U0077623

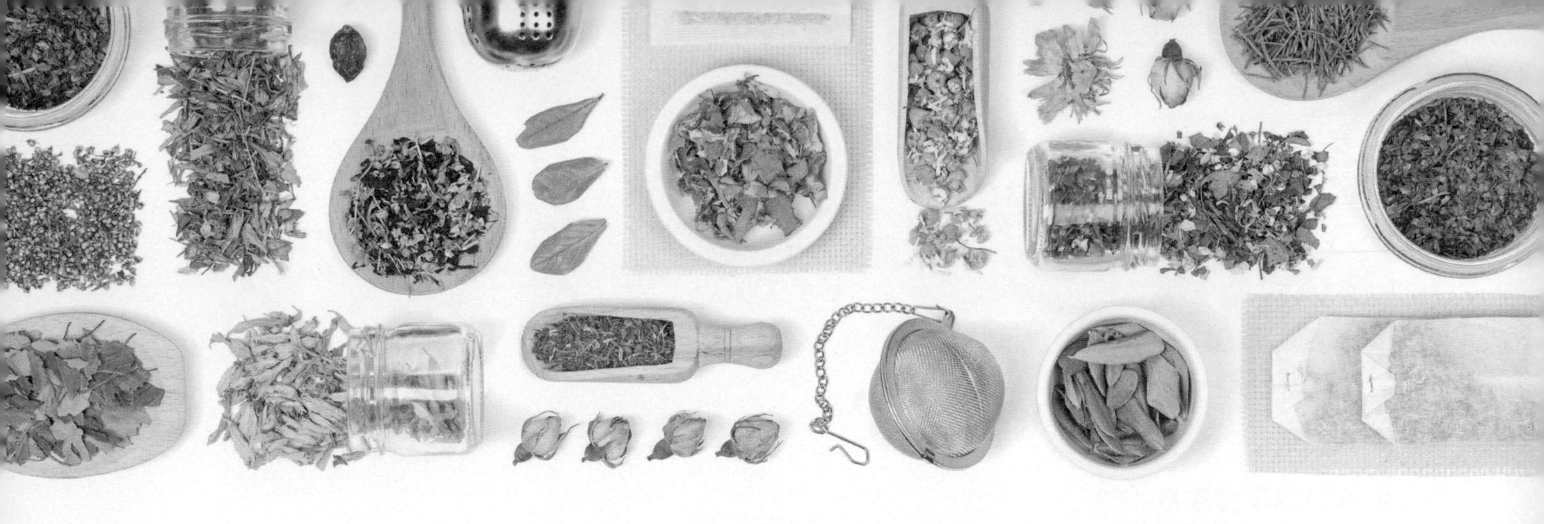

58種 *Natural Remedies* 天然療法

喬安娜・金 Joanna Kim | 著　　金英花 | 譯

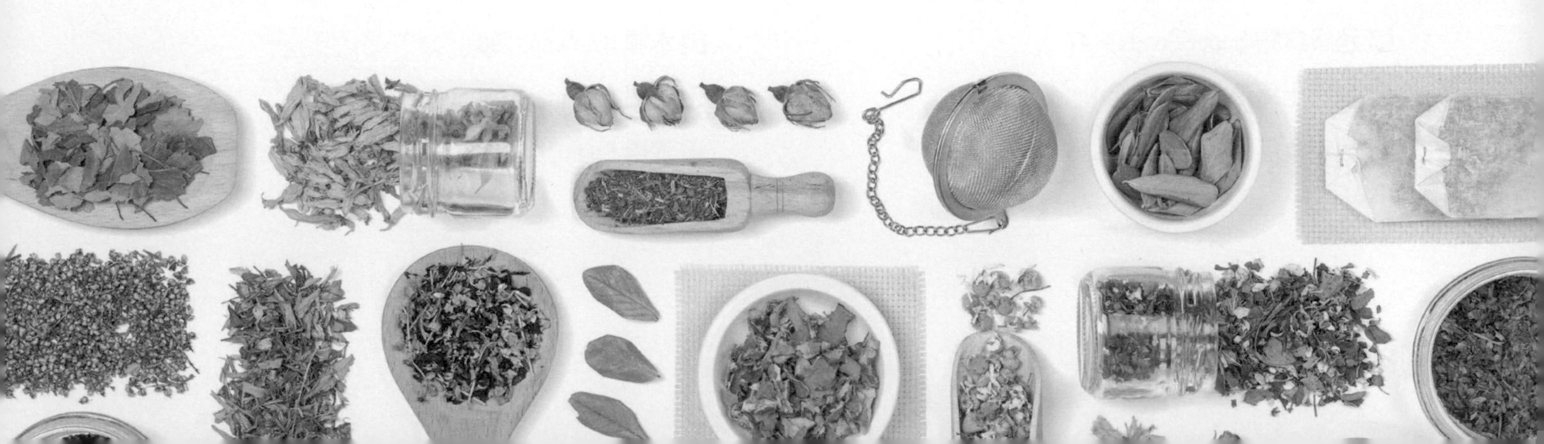

58種 *Natural Remedies* 天然療法 Part 1

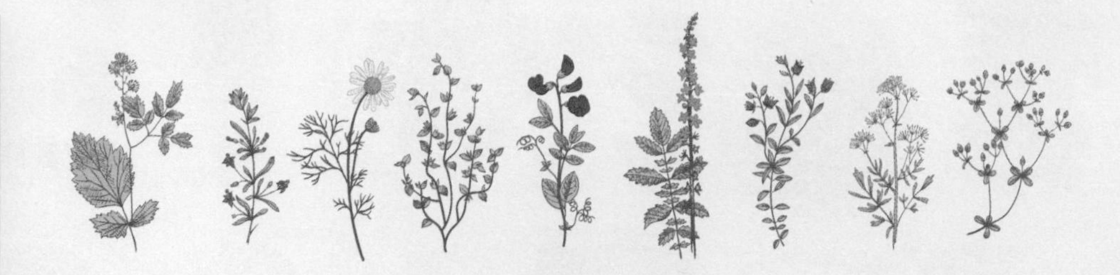

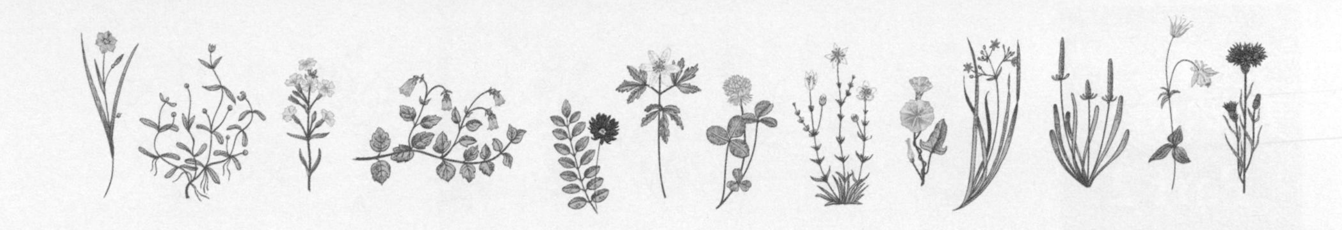

58種 Natural Remedies 天然療法 Part 2

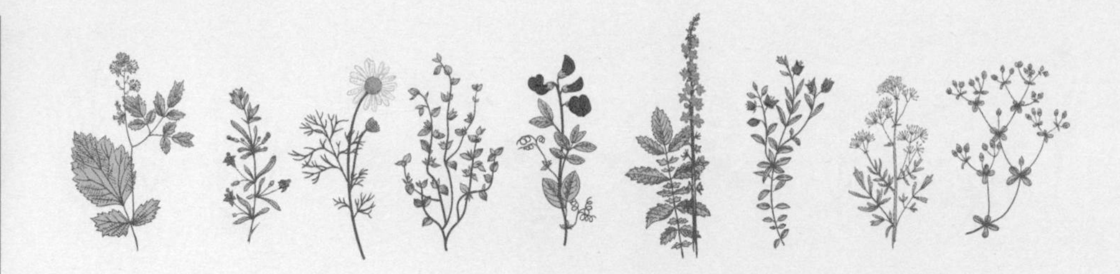

草本植物 Herbs

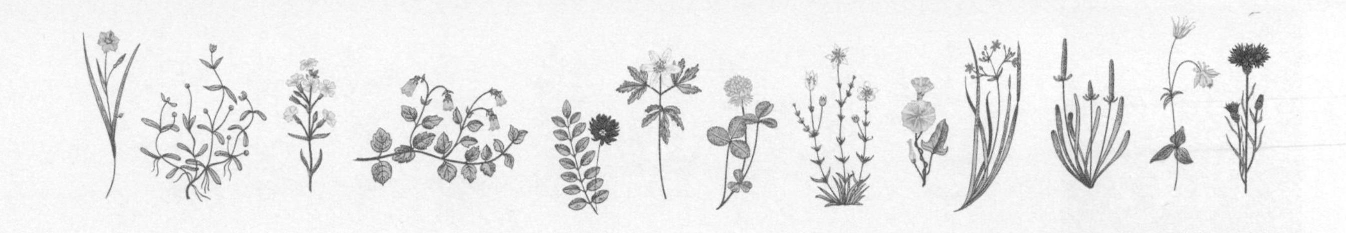

精油 Essential Oils

58種 Natural Remedies 天然療法 Part 2

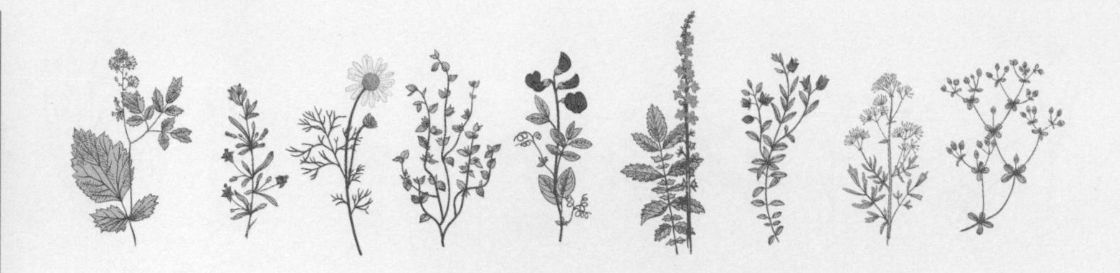

基底油 Carrier Oils

超級種子 Super Seeds

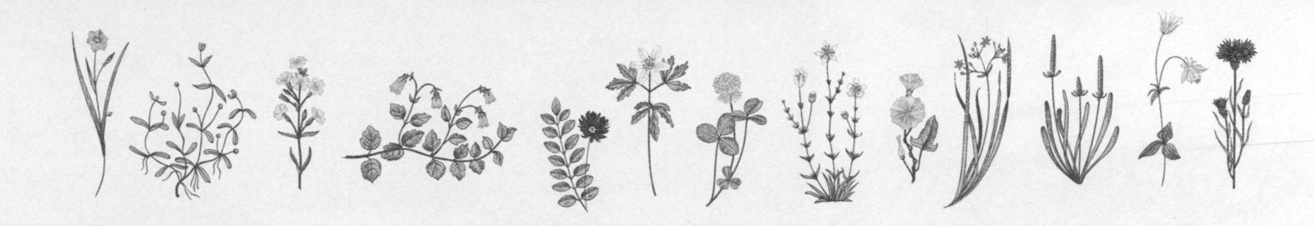

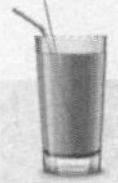

新鮮蔬果汁 Fresh Juice

附錄

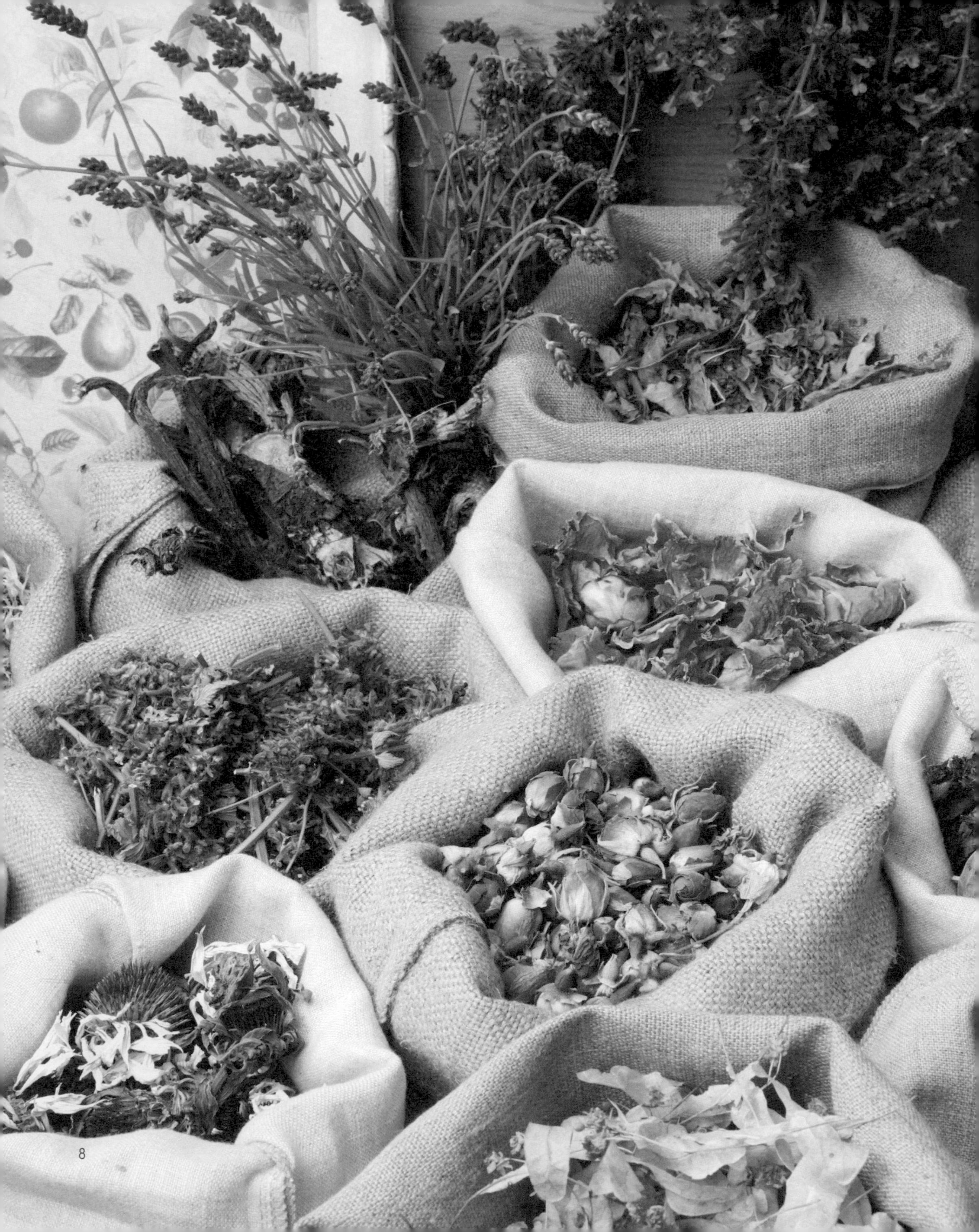

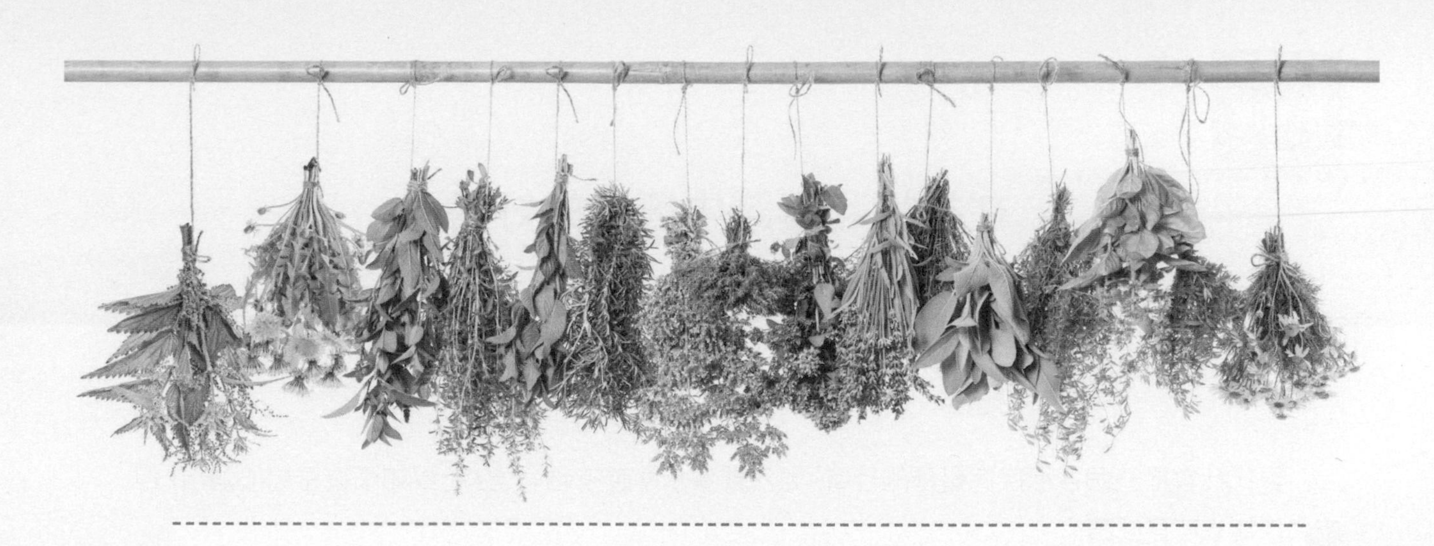

特別聲明

本書中講述的普及性知識並不能代替醫學診斷和治療。我們對不恰當利用本書內容所造成的任何結果不承擔任何責任。草本植物產品和保健食物有藥理效果，但對某些人會產生不良反應，或者與您正在使用的藥物產生相互排斥的反應。如果您的身體出現了本書提及的任何症狀，請您先找專家或醫生問診確認病況，在沒有診斷下，請勿先自行使用任何草本植物產品。

來自實踐的禮物

作者喬安娜·金35年來研究和實踐天然療法所寫下的58種醫療經驗。

治癒奇蹟來自上帝

書中58種天然療法是針對常見疾病，可實施、簡單方便的改善方法，您可參照本書內容說明使用或協助他人，但治癒的奇蹟永遠只來自上帝。

講授健康原理

任何福音傳道者都應該掌握減輕病痛、促進健康的簡單療法。

當前需要健康佈道士

現在就帶著福音上陣，不要等病情嚴重或仇敵撒但在你眼前搶佔陣地。

推薦序

在祈禱和實踐中誕生的好書

現代社會是一個各種疾病蔓延的社會。雖然醫療水準越來越發達，新藥如雨後春筍般湧出，但疾病卻絲毫不見低頭。

上帝造人以後，將如何維持健康生命的說明記載在《聖經》裡。《聖經》提到造物主是提供醫治的上帝。祂在《聖經》裡曉諭了預防疾病的生活方式，並以自然界提供我們無數種具有天然療效的植物，幫助我們克服多種疾病和病症。

這次喬安娜·金 (Joanna Kim) 宣教士基於多年從事天然療法諮詢的經驗和知識，出版了《58種天然療法》一書，我對此表示真心的祝賀。懷愛倫曾說：「促進健康、幫助康復的佈道事工相當於三天使信息的右臂。」教會所有信徒擔任健康佈道士的時候已經到來。「我們已經到了一個時候，每一位教會的信徒都應當從事健康佈道的工作。」我相信本書尤其對那些缺乏醫療資源、得不到醫療救助的地區的人們，更是一個寶貴的禮物。

希望在祈禱和實踐中誕生的本書，能為傳揚福音的使命做出更大貢獻，也祝讀者朋友們透過本書體會到寶貴的祝福。

金時英／基督復臨安息日會北亞太分會會長

掌握簡單治療知識，隨時分享健康福音

現代科技發展為人類帶來高度的生活享受、豐富物質，然而現代化社會同時也帶來了許多文明疾病、富貴病和慢性病等。

現今科學昌明、醫藥進步，但即使如此，科學發展仍然不足以解決現代人對健康的需求，再加上大多數的醫藥科學重點只著重治療，而非預防；著重藥物療效，而非自然療法。並且隨著世界各國人口高齡化、醫療開支龐大，許多國家均面臨醫療財政危機，因此許多先進國家開始注重自然療法，並加強這方面的教育和研究工作。

基督復臨安息日會一直提倡全人健康的重要性，並在世界各地設立醫療機構，解除人類疾病痛苦，同時也訓練並裝備更多教友成為健康佈道士，在世界各地、特別為那些缺乏醫療資源偏遠地區人民提供簡單並有效的自然療法。

現今教會最大的需要，是如何訓練基督徒成為成功的健康佈道士，並提供具體顯明的方法，提醒世人使他們覺悟自身有何等責任，也讓教友在很短時間內，能掌握一些基本簡單實用技巧，包括對一些草本植物、蔬食、水療、按摩方法等基本常識。

很高興看到韓國的宣教士喬安娜·金 (Joanna Kim) 親身體驗並身體力行各種自然療法，並把她多年來在世界各地巡迴演講心得集結成冊——出版《58種天然療法》一書，並翻譯成中文版本，實在是華人教會與社群的好消息。

衷心盼望本書能成為許多健康佈道士及廣大基督門徒手中的工具書，掌握書中提供的簡單治療知識，隨時隨地與人分享健康的福音，並向受惠者介紹那位最偉大的醫師——耶穌基督。

「趁著還有機會，應當學習醫療知識，了解疾病的原因和防治，凡是這樣的人，將會到處找到做工的園地。有許多受苦的人需要幫助，不僅在與我們信仰相同的人中，而且主要在那些不認識真理的人中間做工。」(懷愛倫著，《健康的生活》)

吳偉進／基督復臨安息日會北亞太分會會長助理

自然醫學與西方醫學的結合

許多人認為身為一名西醫，講究的是化學研究和科學數據，對於這種起源於十九世紀歐洲、非主流醫療方式的自然療法並不會特別關注或加以理會，但隨著現代文明與物質生活的提高，我們發現身體上的許多疾病，其病因都是來自於不當飲食及生活作息所造成的，依據世衛組織(WHO)統計，每年全球約七百萬人死於癌症及生活型態造成的慢性病。醫學科技高速發達，但無法治療的疾病卻越來越多，這使我們逐漸了解自然療法在醫學上有其功效，藉由它的輔助效果，在許多方面能使西藥更容易達到醫治的效果。

自然醫學是一種特別的療癒方法，利用大自然的創造，藉由空氣、水、陽光、運動、休養與適當飲食，針對每個人的狀況，以多種自然方式，影響心理情緒、支持身體所需、調整身體狀況，進而達到預防醫學的目的。作者喬安娜·金以她35年來的身體力行，運用蔬果、草本植物、按摩、水療、精油等方式，針對常見疾病寫下58種既簡單又方便的治療措施，而書中所提的「新起點健康生活計劃」(NEWSTART Lifestyle Program)八大原則，更是本院長期以來致力推行預防醫學的基石，本書可被推薦為新起點計劃的實踐版。

作家懷愛倫(Ellen G. White)在其著作《證言》中提到：「上帝的治法是採用簡單的大自然能力，利用其強而有力的特性，即不使身體負擔過重，也不容其趨於虛弱。」我們若能巧妙應用此療法，加上飲食習慣的改變、生活作息的保養，就能讓醫療發揮事半功倍的效果，使身體儘速修復或是不再惡化，而未生病的人也可因此透過預防醫學的功能而遠離疾病，留住健康。

黃暉庭／臺安醫院院長

來自上帝的自然療癒力

A large part of the ministry of Jesus was in ministering to the physical necessities of people. In this way he not only brought relief from suffering, but also revealed the loving character of our God. He has taught us the importance of caring for the bodies God has given us, that were purchased by his blood, and preserving them in the best possible condition. On one occasion in John 9 he healed the eyes of a blind man with clay. While he could have healed the man with just a word, in using clay he "sanctioned the use of simple and natural remedies." (Ellen White, Desire of Ages)

God has provided healing agents in His created works all around us. Water, sunshine, herbs and even clay are readily available to people around the world and can be used with little expense and if carefully used, with no repercussions to our physical or mental health.

Joanna Kim has faithfully worked with Wildwood Lifestyle Center and LIGHT for several years and has decades of experience in natural remedies. I'm sure this book will be very helpful for every home as a resource to help ease common ailments by natural means. "Beloved, I wish above all things that thou mayest prosper and be in health, even as thy soul prospereth." (3 John 2)

James Hartley
President of Lay Institute for Global Health Training

耶穌在世上時，照料人們的健康是祂主要的服事之一。祂用這種方法減輕了人們的痛苦，彰顯了上帝的大愛。我們的身體是上帝用祂的寶血救贖的，耶穌教導我們要管理好自己的身體，並使其保持最佳狀態。《聖經》約翰福音9章記錄了耶穌有一次利用泥土治好天生盲人的事蹟。「基督可以單憑自己大醫師的能力把病人治好，然而祂常用簡單的自然療法。」（懷愛倫著，《歷代願望》）

上帝在我們周圍的天然環境裡加入了治療成分，例如水、陽光、藥草，甚至泥土，不管在哪裡，只要謹慎使用，它們都能成為對身心沒有任何副作用的有益治療劑，而且花費甚少，甚至不需花費分文。

作者喬安娜·金在懷爾德伍德天然療法健康中心和萊特全球醫療宣教士培訓中心服務多年，並在全球多個偏遠地區做過多年健康佈道士。我相信本書可在每個家庭和宣教地區，用自然方法幫助那些遭受痛苦的人們脫離苦痛。「親愛的兄弟啊，我願你凡事興盛，身體健壯，正如你的靈魂興盛一樣。」（約翰三書1：2）

詹姆斯·哈特利
萊特全球醫療宣教士培訓中心院長

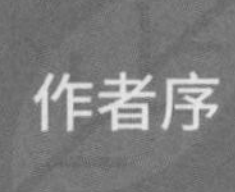

Light Your Health

It is the duty of medical missionaries to make a close contact with our neighbors until our visit of door to door and their hearts are warmed by your unselfish love and concern. Medical missionaries pray for the sick and teach them how to use natural remedies without the need for medicines habitually to serve them according to their needs, to restore health and to avoid disease.

By faith, when human beings do all they can to fight disease and use the simple natural methods God has provided, his efforts will be blessed by God. Healing is done by God. We talk about Jesus, our Lord, a medical missionary, to those who give a helping hand and sharing Jesus' love. We give freely as the Lord's saying of "freely receive, freely give."

The evidence of Jesus discipleship in this age is the serve others as a medical missionary. Most of the people may not sense the coming crisis well now, but we can feel that a very serious crisis is coming right at the doorstep. Today, the world is suffering from so many multiplied diseases.

We have a special health message to tell the whole world. It is a movement that God will open up the heart as we help and serve the sick so that the truth can enter into their hearts.

Now the health ministry is a movement that opens the door to the present truth when it goes from the well-being to the healing once again as we go forward as His disciples. You will be amazed at how simple these methods are, and it will happen as if the idea of working as a missionary to the neighbors in the church is a fire. It contains a balanced principle for treating both the soul and the body that as we learn and practice how Jesus served for the souls around Him.

It is a way of lighting a light that shines through the community in which we live. Today, millions of people suffer from increasing diseases in the world。

Joanna Kim

點亮健康的一盞燈

健康佈道士的責任在於殷勤拜訪左鄰右舍，讓他們能夠因你付出無私的愛心和關懷而受感動。健康佈道士要為患病的人禱告，並且教導他們如何利用天然療法，不習慣性地依賴藥物，並按他們的需要提供服務，使他們恢復健康並遠離疾病。

人若有充分的信心，盡自己所能、按上帝所賜予的簡單天然療法來對抗疾病，他的努力必為上帝所賜福。我們的上帝是醫治的上帝，而我們所傳的耶穌——我們的主，亦是一位健康佈道士，因此我們幫助需要幫助的人，分享祂的愛。我們無私地付出，正如主所說：「施比受更為有福。」

做為耶穌的門徒，在這世代所表現的精神，就是成為一名健康佈道士來服務他人。大多數的人或許目前還察覺不出危機即將到來，但我們卻能清楚感受到危機就在門外徘徊。現今，在全世界每個角落，都有人因各種不同的疾病飽受痛苦。

我們擁有一項特別的健康信息，是要向全世界宣告的。在我們幫助並服事患病之人時，上帝會使人敞開心，讓真理得以進入他們心中。

現今健康佈道是一場行動，無論是對健康或患病的人，我們都要像祂的門徒一樣勇往直前，引導世人認識現代真理。你將訝異這些方法及其原理是多麼簡單易懂，而當這些服務就像是透過佈道士之手，對左鄰右舍提供幫助時，其效益也將如點旺教會復興的火，這其中包括醫治身心健康的平衡原則。我們將效學耶穌的榜樣，如同祂在世時也是如此醫治周遭的人。

藉著健康佈道，我們可以點燃一盞燈，照亮自己所生活的地區，因為現今在這世上有成千上萬的人，正因疾病的不斷增加而受苦。

喬安娜·金

出版序

自然，成為你我生命的活水

隨著工業時代的演進，「自然療法」這種流傳千古的治療法則看似落伍，但即使在醫藥科技發達的今天它仍方興未艾，各樣自然療法學說與實踐，充斥在你我周圍生活當中。

「自然療法」廣義來說就是使用天然的方法，例如生活型態、情緒、飲食的改善、營養的補充，透過天然物質或非侵入性手法的輔助，以達到疾病預防和治療目的，這種與生活結合在一起的療癒方式，就稱為「自然療法」，它與現代預防醫學在理念上是不謀而合的。但是我們要特別強調的，是生活原則的建立，它們應該是相輔相成，而非完全取代正規醫療。

儘管醫學技術日新月異，但許多民眾在眾多媒體傳播訊息下，對疾病的恐懼與警戒遠超過疾病本身所帶來的影響，所以往往在錯誤資訊的推波助瀾下，自然療法成為一種另類的醫藥「技術」，因此，如何正確認識並應用「自然療法」在生活當中，特別是預防重於治療的健康理念下，導入正確的生活飲食習慣，配合心靈和信念的堅持，便能使「自然，成為你我生命的活水。」

時兆文化這次有幸和喬安娜·金宣教士合作出版這本《58種天然療法》，期盼藉由其自身長期投入並奉行自然療法的寶貴經驗，以唾手可得的天然資源及素材，配合持之以恆的生活態度實踐，幫助現代人再次回歸伊甸園時期上帝所建立的美好天地。身為上帝的兒女，我們應當體認「身體是上帝的殿，當以敬畏的心來固守這個殿」。喬安娜·金宣教士藉由這本書及世界各地無數場次的講座形成健康傳播的正向力量，《58種天然療法》是她經驗累積的果實，期待每一位讀者都能遠離病痛折磨，不僅活到老更要活到好。現在就起身活動吧！用喜樂的「心」迎接每天的平安！

周英弼／時兆文化發行人

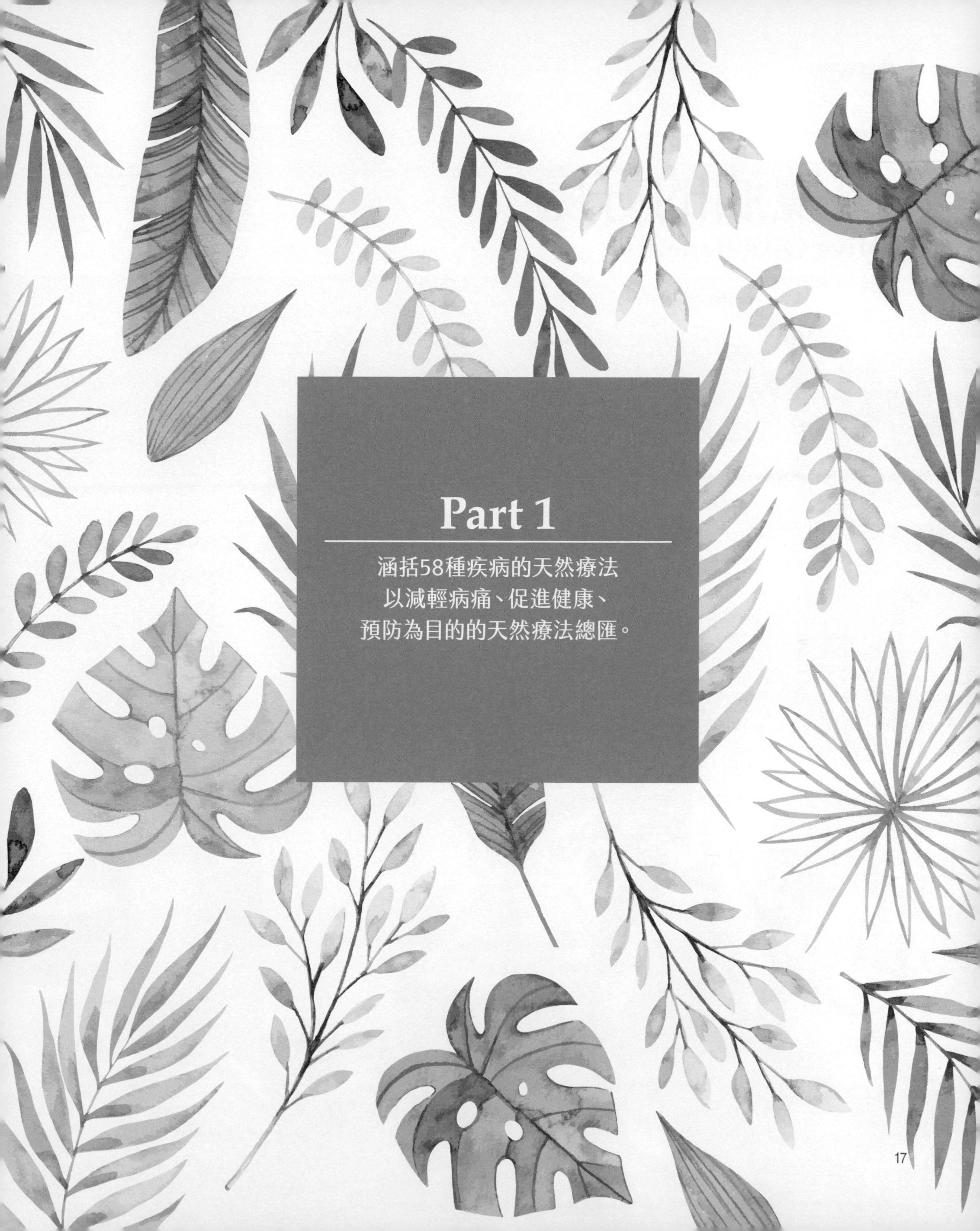

Part 1

涵括58種疾病的天然療法
以減輕病痛、促進健康、
預防為目的的天然療法總匯。

1
橄欖油的好處
Olive Oil's Benefits

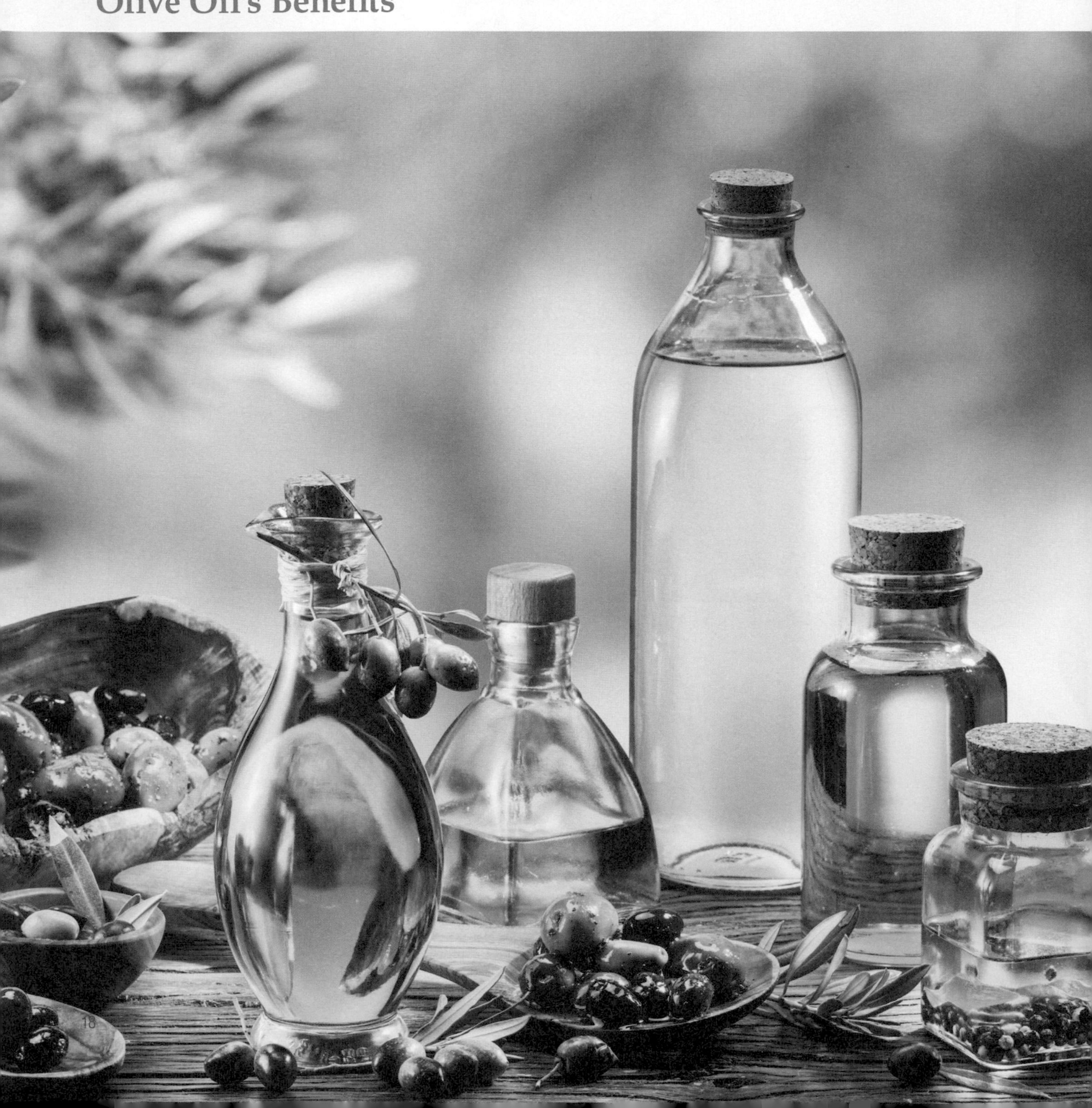

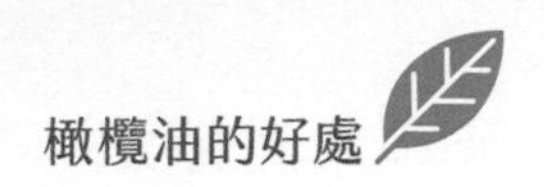

橄欖油的功效

食品

人們喜歡橄欖，不僅是因為橄欖裡含有多種有效成分，而其最大的原因是果實從樹上採摘後，可在1～3小時內壓榨出油。橄欖油在壓榨過程中，既不用加熱，也不用化學提煉，因此酸度低於0.3%，這有助於避免破壞營養成分和酵素。橄欖油可直接用麵包沾著吃，或者和檸檬汁配搭出極佳的沙拉醬汁。

橄欖油的天然療效

橄欖油可塗抹傷口，減輕發炎，緩解胃痛和潰瘍。出現胃酸逆流時，可直接食用橄欖油，或用一杯柳橙汁拌2～3匙橄欖油，空腹慢慢飲下，即可緩解腹痛，幫助消化。有潰瘍者，用橄欖油和活性碳粉揉成稍稠的麵團狀，每天空腹吃一匙。橄欖油的熱量比一般食用油低，因此有助於減肥。橄欖油富含具有抗衰老功效的多酚和生育酚等成分，且因其富含維生素E，用來按摩肌膚可使肌膚變得滋潤。

橄欖樹中有可提取用來消滅黴菌和炎症的天然抗生素。橄欖油所含的不飽和脂肪酸和生育酚含有豐富的抗氧化成分，因此可用來預防慢性病。常用橄欖油不用擔心飽和脂肪酸和反式脂肪酸引起心臟麻痺或血管堵塞，因它具有血糖調節功效，對血壓或糖尿病患者也有益處。橄欖油不同於豆油和玉米油，不含任何會引起過敏或腫瘤的合成抗氧化劑或有機溶劑。橄欖油可消除便祕，降低血壓，增強肺功能，促進細胞膜形成作用，減緩腎臟和關節炎症。特級初榨油含有可預防癌症的高效活性物質，且其不飽和脂肪酸裡含有抑制乳癌增殖的成分。

與人類歷史一樣悠久的橄欖樹

橄欖樹的果實中30～70%為油脂，脂肪酸成分中以不飽和脂肪酸油酸（Oleic Acid）含量最多，達65～85%，而飽和脂肪酸中含量最多的是棕櫚酸（Palmitic Acid）。挪亞洪水退去後，第二次放飛的鴿子啣回來的就是橄欖葉（創世記8：11）；橄欖油是《聖經》裡給國王、祭司長和先知施行按手禮時使用的聖油，也是家庭和聖殿的照明用油。

橄欖油的等級

特級初榨橄欖油 Extra Virgin Olive Oil

特級初榨橄欖油是採摘後1～2小時內用冷壓法榨出的初油。以酸度小於0.8%為好油，最好直接用於沙拉等涼拌菜食用。好油的標準是顏色澄淨鮮明、呈綠色或金色，放一點在嘴裡咕嚕後吞嚥時有稍許辣味和爽口，在嘴裡多咕嚕幾次會生出類似果香的清爽香味。橄欖油裡加檸檬汁和曬乾的香料植物，可沾麵包吃。

初榨橄欖油 Pure Virgin Olive Oil

味道和香味僅次於特級初榨橄欖油，酸度小於1～2%。

普通橄欖油 Light Olive Oil

經過兩次壓榨和精煉所得，酸度小於1～2%。呈現明亮清澈的金黃色，沒有油味。高溫下不會燒焦，因此用於各種煎炒料理和製作麵包、麵條和義大利炒麵，味道香醇可口。

選擇上乘橄欖油的方法：

❶ 顏色偏綠，發出暗色調光澤。
❷ 有稍許辣味，舌尖發麻。
❸ 容易發生氧化，宜用小瓶裝。
❹ 宜選購擺在架子裡後側的產品。
❺ 選擇具有防紫外線功效的深色玻璃瓶裝油。
❻ 酸度應小於0.8%，以0.2～0.4%左右為宜。
❼ 壓榨時間不宜長，最好未滿1年。

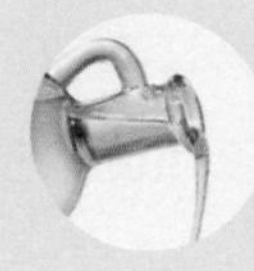
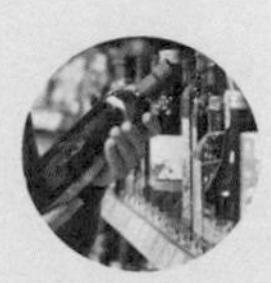

保存橄欖油的注意事項：

❶ 接觸氧氣時會發生氧化，因此保存時一定要轉緊蓋子。
❷ 放在陰涼乾燥處。
❸ 時間久了會發生氧化。
❹ 凝結點比其它食用油高，可在8°C以下即出現凝固。放在冰箱裡可使顏色變濁並出現凝固狀，但不表示變質，放回到室溫便恢復液狀。
❺ 有效期為製造日起1～2年，開封後應儘快使用完畢。

2

檸檬助排毒

Lemon for Detox

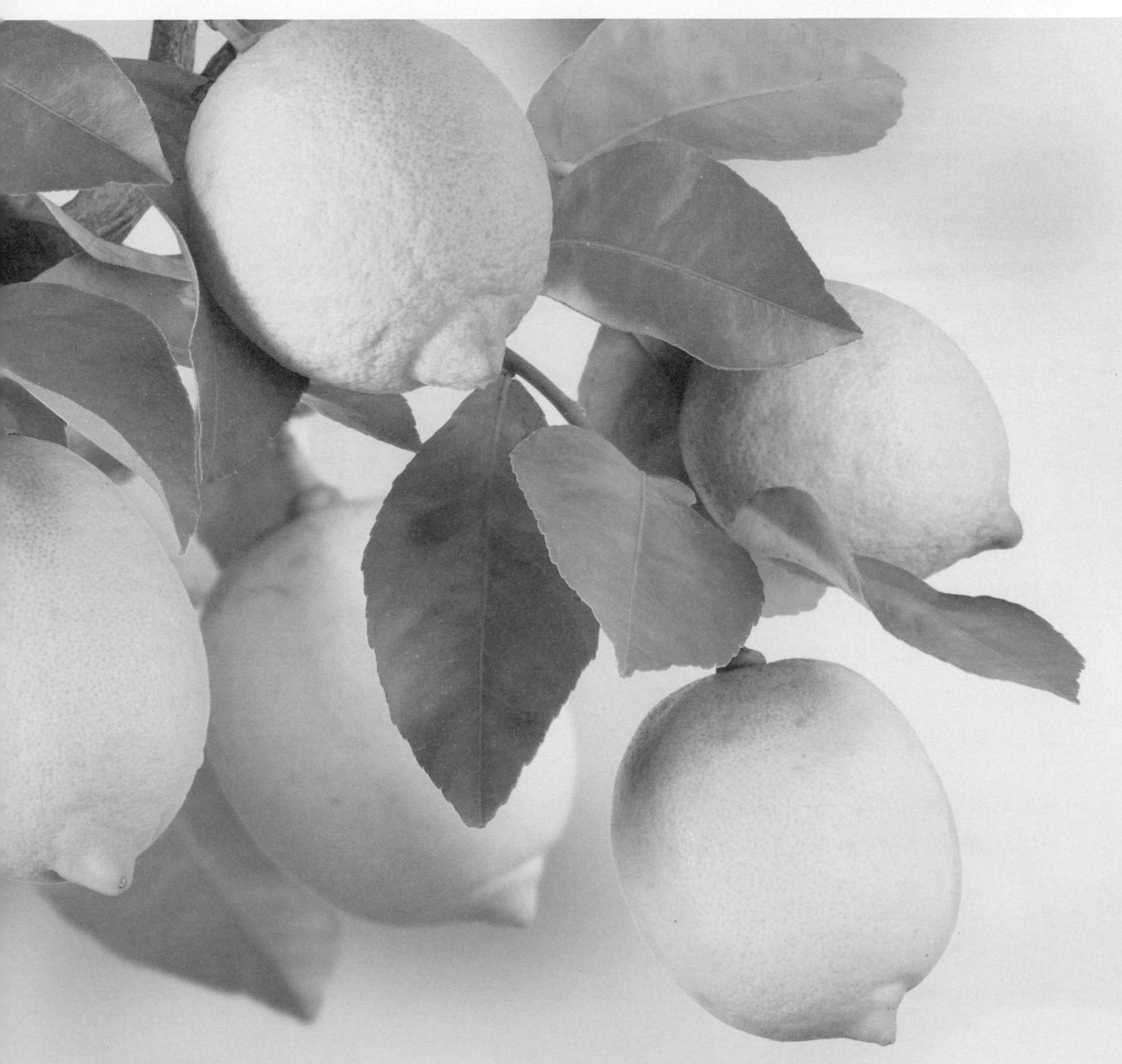

檸檬的特性

檸檬富含維生素C和檸檬酸（枸櫞酸），因此味酸。檸檬油是一種精油，由新鮮果皮經壓榨而得，用作飲料、香水及檸檬汽水的原料，亦可作為調味料加入糕餅材料中。長期食醋會損壞胃黏膜並使血液呈酸性，而檸檬是可替代食醋的天然食物，它不僅具有多種功效，還可提供豐富的維生素和礦物質，可說是來自上帝所賜的禮物。

檸檬的主要成分

- **檸檬酸**（枸櫞酸）——檸檬酸有恢復疲勞的功效，亦是天然清潔劑。將檸檬帶皮榨汁後用溫水沖飲，可清潔肝、膽、腎；用涼水調和飲用，可促進腸道蠕動和排便。

- **檸檬油**（檸檬烯）——由檸檬果皮經壓榨而得的檸檬油，具有排除體內毒素的功效，因此常用於抗癌、除黴、抗菌、抗病毒、消炎、增強免疫力，肝和腎的排毒，以及緩解痛風、尿道感染、寄生蟲、失眠等症狀。

- **果膠**——用於防止出血不凝，加速血液凝固，可用作血漿擴容劑，亦有助於糖尿病患者。

檸檬的功效和作用

- **預防便祕**——檸檬果皮裡的纖維質成分有促進排便、預防便祕的作用。早晨起床後用半顆檸檬榨出汁並用一杯溫水沖服，可加強消化能力，促進肝膽腎內毒素的排除，溶解膽結石；檸檬汁用涼水沖服，可促進消化，預防便祕。

- **減輕咽喉腫脹或刺痛**——在溫水裡加入檸檬汁和少許蜂蜜後飲用，可對咽喉感染有抗菌作用；對防止牙齦出血和預防蛀牙也有幫助。

- **降低高血壓、促進血液循環**——檸檬裡的鉀成分可降低高血壓，阻止噁心眩暈；心肌收縮，溶解堵塞血管的血脂，從而打通血液循環。每100g檸檬中含有55mg鈣，具有安定心神，促進蛋白質代謝的作用。

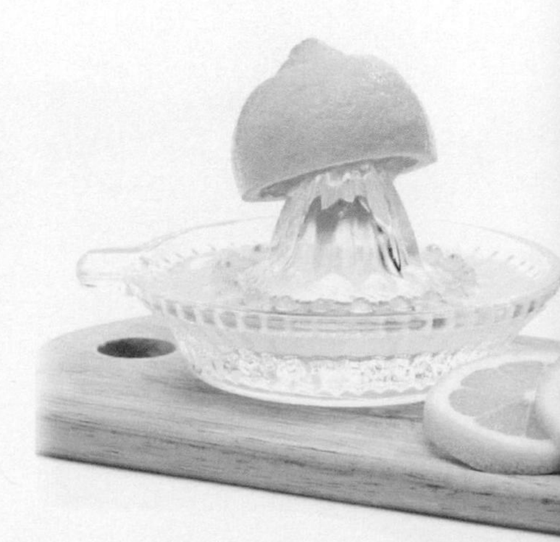

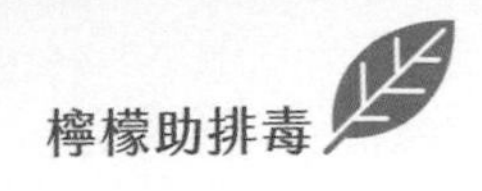

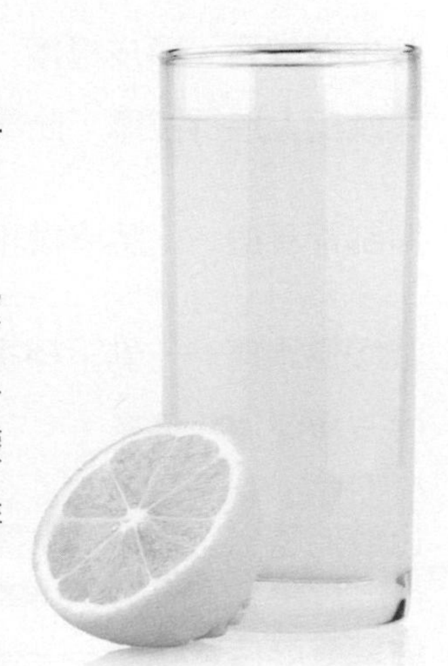

- 防治感冒——檸檬富含維生素C，可增強免疫力，快速消炎抗菌。感冒或咽喉痛時，可在開水中加入一些檸檬汁和蜂蜜，一天喝3、4次。

- 除哮祛痰——用半杯檸檬汁和半杯鳳梨汁或其它果汁混合在一起飲用，可促進唾液分泌和去痰，對感冒和氣喘有功效。在溫水中加入檸檬汁後飲用，有助於消除疲勞，進而安定心神。檸檬裡富含檸檬酸和維生素C，不僅提高身體活力，而且因其抗氧化作用和消炎排毒作用，可預防感冒等傳染病，減少癌細胞。

- 預防貧血——綠黃色蔬菜裡富含鐵質，為了幫助鐵質的吸收，可用橄欖油和檸檬汁做成醬汁淋在蔬菜上食用。

- 排毒——早餐前空腹喝檸檬汁對排毒有特別功效。現在有很多人熱衷於排毒和減肥，而檸檬汁是淨化身體、改善體質的高效促進劑。

- 促進胰腺分泌——果皮和果肉之間的白色部位裡有很多果膠成分，可促進胰腺分泌。將2小匙左右檸檬汁倒入半杯水，用來漱口，可消除口臭。

- 改善牙齦疾病——牙齦出血時，用檸檬皮內側擦抹牙齦部分。

- 牙齒美白——調和1/4顆檸檬和2大匙蘋果醋，代替牙膏刷牙後，再用清水漱口，有助於清除葡萄酒、咖啡或尼古丁引起的牙齒變黃。需要注意的是過量的酸性可腐蝕牙齒琺瑯質，因此用此法刷牙一週不宜超過兩次。

- 消除皺紋——將兩片檸檬放在木質容器裡，蓋上蓋子放在室溫下，過3個小時後，用來做臉部按摩，擦乾臉後塗抹橄欖油，如此幾天即可減輕皺紋。用香蕉和檸檬搗在一起做面膜也有此功效。

- 防止老化——活性氧是導致皮膚老化的罪魁禍首，而檸檬汁可減少產生活性氧。檸檬汁是高效的抗氧化劑。

- **減少頭皮屑、頭皮搔癢**——出現頭皮屑和頭皮搔癢時，在一杯水裡榨入1/4顆檸檬，將其塗抹在頭皮上進行按摩，此舉可促進頭皮血液循環，預防脫髮。

- **抑制青春痘**——將檸檬和青檸（萊姆）榨汁後用水稀釋，用毛巾沾其輕輕點擦在青春痘上。

- **減緩偏頭痛**——剝下檸檬皮，用手帕包好，按摩頭痛部位的相對另一邊，可感受到刺激，進而減緩或消除疼痛。

- **止癢消腫**——在蟲咬處擦上檸檬汁，可止癢、消除傷口紅腫。

- **紓解雙腳疲累痠痛**——在用來泡腳的溫水裡放入幾片檸檬，可紓解疲勞。

- **清除寄生蟲**——檸檬萃取物是高效殺蟲劑，可殺死寄生在腸道裡的蛔蟲等寄生蟲；它亦具有消滅黴菌生長的作用，因此可有效預防皮膚病。

- **檸檬浴**——將一顆檸檬切成薄片，用紗布包好後泡在澡盆裡，可發出清香。曬乾的檸檬皮可用來泡茶或泡澡，也有相同效果。

- **皮膚美容**——將檸檬油（檸檬汁1大匙加上橄欖油1大匙）擦在臉上，10多分鐘後用微溫水洗乾淨，有鎮靜肌膚，供應油分的功效。將檸檬汁和牛奶各取1大匙拌勻後輕輕塗抹在臉上，可使肌膚滑嫩，抑制炎症。經過10～15分鐘變乾後用微溫水洗淨，最後用涼水以按摩手法清洗收尾，可去除老舊角質，排除皮膚裡的髒污，從而打造出光彩照人的肌膚。

- **白亮肌膚**——將檸檬汁、優酪乳和蜂蜜各1茶匙攪拌均勻，一天一次塗抹約20分鐘。經過一段時間可見成效。在肌膚上使用檸檬時一定要擦上防曬霜，並儘量避免太陽直射，因為檸檬會讓肌膚變得對光敏感。

- **提神解憂**——用檸檬汁和雞蛋蛋白攪勻做成面膜，用其敷臉有助於精神健康。檸檬汁有提神作用，可緩解憂鬱和壓力。

- **消除疲勞**——環遊世界的旅行家或探險家們通常都會攜帶檸檬。在長途旅行中一感到疲

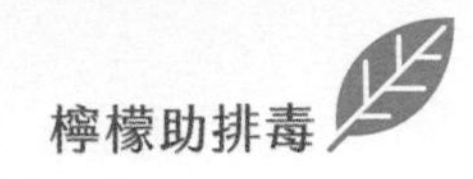

乏，就會在檸檬上端開出一個孔，用鼻子或口吸入，以此消除疲勞，其恢復程度快得令人不可置信。

- **改善關節炎和風濕病**——清除毒素和細菌，減輕炎症，其利尿功能也有助於人體排出毒素。
- **預防腎結石**——用檸檬汁和水混合而成檸檬水，平時用其代替飲用水，可增加體內檸檬酸，預防腎結石。
- **有益於糖尿病患**——在糖尿病患者日常飲食裡增加檸檬或其它酸性物質，有助於調節血糖。任何食物裡添加酸性物質都能降低血糖值，這是因為酸性物質會調節消化速度，避免血糖值突然爬升。研究表明檸檬裡富含的水溶性纖維質和維生素C對糖尿病患者有益。
- **淨化血液毒素**——高熱量、高脂、低營養的垃圾食品裡含有各種防腐劑和人工香料，這些東西會在血液裡產生毒素。每天喝檸檬汁有助於淨化血液。
- **天然清潔劑**——在被燒焦或變色的鍋具裡倒入清水和一顆對半剖開的檸檬，煮10分鐘後，鍋具便易於清洗乾淨。
- **衣物漂白**——將待洗衣物煮過一遍後，倒入檸檬水泡一夜，可去霉漂白。白襪穿過一段時間後就會泛黃，此時，可將檸檬皮和襪子放在一起浸泡一天，即可重新洗得潔白如新。
- **去除冰箱異味**——將用剩下的檸檬放進冰箱，或用海綿沾取檸檬汁後放進冰箱，檸檬裡的多酚成分會去除冰箱異味。

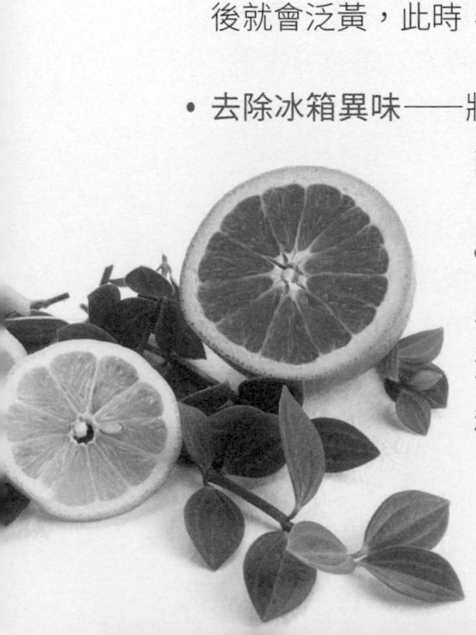

- **防止昆蟲或螞蟻進入廚房或室內**——螞蟻進入廚房或室內時無需使用殺蟲劑或螞蟻陷阱，只要在螞蟻有可能經過的房門、窗臺、孔洞或縫隙裡噴灑檸檬汁，或散放切成小塊的檸檬皮，即可防止螞蟻進入。這一招對蟑螂和跳蚤也有效。

• 防止蟑螂——4顆檸檬連皮一起磨碎，倒入2公升水，用其擦地，蟑螂就會逃走。蟑螂特別討厭這種味道。

• 清洗蔬果——蔬果表面可能附著有灰塵、寄生蟲和蟲卵。將檸檬切成薄片泡在水裡一段時間後，用其水浸泡蔬果，或是在噴霧器裡裝滿水，倒入1匙檸檬汁後搖晃均勻，將其噴在蔬果上亦可清除蔬果上的細菌。

• 防止蔬果氧化變色——將酪梨快速浸在檸檬汁後取出，或在用酪梨做成的醬汁裡放入一點檸檬汁，可保持青綠色。酪梨醬汁與檸檬汁渾然相成，可使味道更加鮮美，顏色不變。花椰菜煮之前在水中滴入一滴檸檬汁，可防止白色變褐色。高麗菜淋上檸檬汁或用檸檬水清洗，可保鮮護色。在一盆涼水裡榨入半顆檸檬，用其水清洗高麗菜後除去水分放在冰箱裡1個小時，此後再放進沙拉或三明治裡就不易變色。

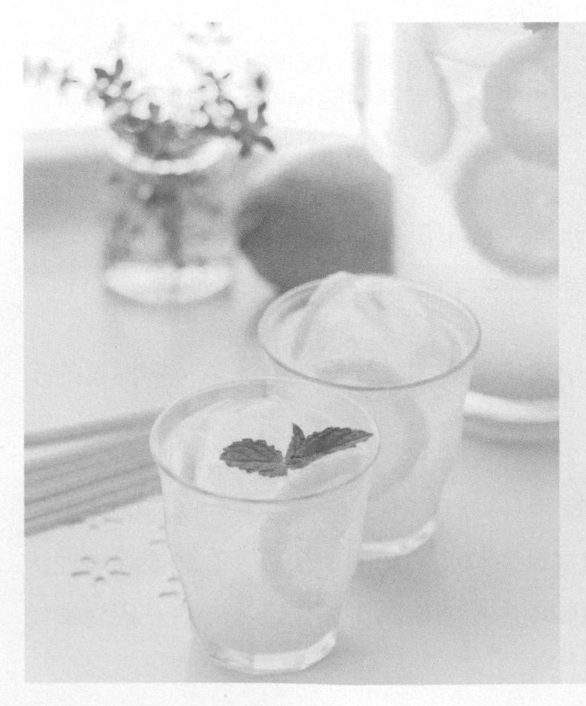

檸檬飲品的製作方法

❶ 檸檬用鹽水或放入麵粉的水洗淨，之後切成一半，用榨汁機榨汁；或用手擠榨半顆檸檬的汁放入一杯水裡，剩下的果肉用湯匙刮取，最後加入蜂蜜混合後飲用。另一種方法是將檸檬帶皮切成薄片後放進蜂蜜裡一段時間，以後每次取一匙用一杯水稀釋飲用。

❷ 無子檸檬清洗乾淨後，放進開水裡稍微燙一下，剝去果皮後，整顆放進攪拌器裡打碎，並裝入瓶裡保存。每次食用時用水稀釋飲用。

3
憂鬱症
Depression

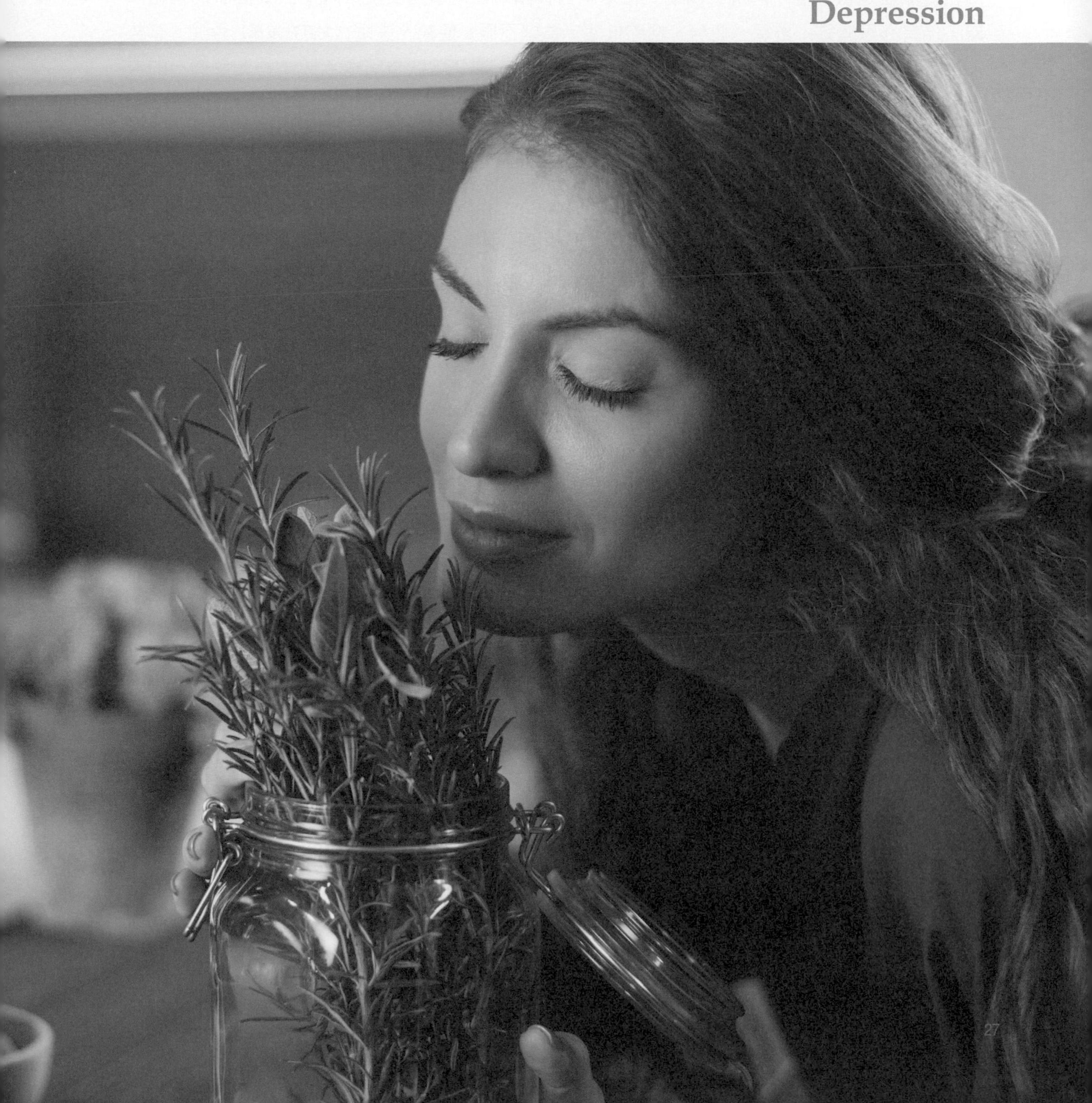

憂鬱症是以悲傷、消沉、無助、低落、自責和對任何事物喪失興趣為主要症狀的情緒障礙，伴有心思遲鈍、倦怠、疲勞、性慾低落、食慾不振、便祕、失眠（尤其在凌晨）等症。某些情形下嗜睡會代替失眠，食慾過度會代替食慾不振，這些症狀有可能引起精神和身體上的疾病。典型的治療方法是攝取富含維生素C的食物以及從事運動和趣味活動。

憂鬱症的症狀

憂鬱症患者情緒低落，焦慮不安，對任何事提不起興趣，整日憂心忡忡，對外界活動和他人不聞不問。患者常出現自我懷疑，認為自己一文不值，有嚴重缺陷，罹患重病。對嚴重的憂鬱症患者來說，這種自我封閉源於自責，而自責會延伸出對內心逐漸產生的恐懼，嚴重時甚至企圖自殺。

憂鬱症的原因

血清素是一種神經傳遞素，在大腦、腸道和血小板等處可見，能有效舒緩情緒和產生幸福感的作用，因此被成為「幸福激素」（Happiness Hormone）。但事實上血清素並不是激素，血清素在白天日照環境下生成，夜晚則變成有安眠作用的褪黑激素。憂鬱症跟身體不能正常分泌血清素有關。缺乏對合成血清素有重要作用的葉酸和維生素B12，也是引起憂鬱症的原因之一。

對憂鬱症和失眠有療效的草本植物

據哈佛大學醫學部的調查統計顯示，大約10%的人群生病後不去醫院治病而是尋找代替療法，其中約3%的人會尋找具有藥效的草本植物以嘗試天然療法。世上有幾萬種疾病和幾萬種藥，而治療這些疾病並不需要這麼多藥，只需大約20多種草本植物即可改善或緩解大多數疾病症狀。其中與憂鬱症和安神有關的常用草本植物如右頁所列：

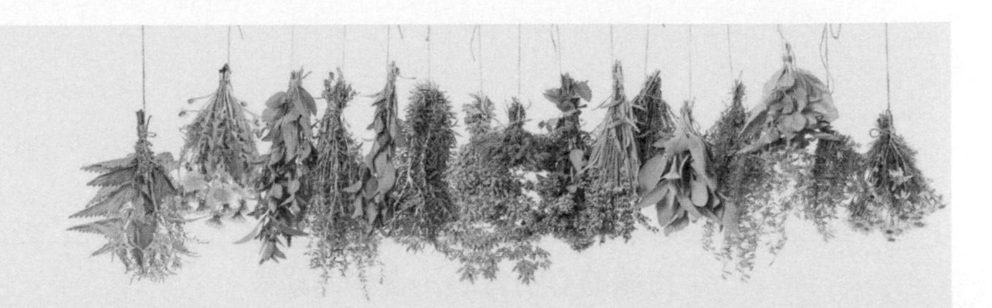

對憂鬱症有療效的草本植物

❶ 鼠尾草（Sage）和貓薄荷（Catnip）——可與苜蓿混合，早晚飲用。

❷ 洋甘菊（Chamomile）——有清香，可做花茶與其它茶一起飲用，有助於緩解神經過敏、憂鬱症和頭痛。

❸ 啤酒花（Hops）——又稱蛇麻草，是天然的鎮靜劑、助眠、神經舒緩劑。

❹ 迷迭香（Rosemary）——安神、提高記憶力、集中注意力、緩解頭痛、消除口臭。

❺ 松樹葉（Pinetree Leaf）——促進血液循環、淨化血液、緩解憂鬱症和貧血、調節血糖。

❻ 聖約翰草（St. John's Wort）——對憂鬱症有特效。沒有任何毒性，兼具營養成分，其藥理作用溫和舒緩。不過與其它抗憂鬱症藥或血壓藥一起服用有可能發生副作用。

❼ 纈草根（Valerian Root）——強效鎮靜劑、安神劑、天然安眠藥。古希臘和羅馬時代起就已用於安心養神，催人入眠，舒緩壓力。睡前30分鐘～1小時內服用400～800mg或泡茶喝，次日不會出現瞌睡和注意力不集中等副作用，而且不會像安眠藥一樣使人產生依賴性。

纈草的注意事項：

纈草屬多年生耐寒植物，夏季開出有香味的粉色或白色花。纈草用做鎮靜劑、抗痙攣藥、偏頭痛藥、鎮痛劑等，其根雖沒有毒性，但用量過度，可引起眩暈和方向感缺失（定向障礙）等症，此外還可伴隨胃痛、情感淡漠（Apathy）、輕度憂鬱和神志遲鈍（Mental Dullness）等症狀。雖然較少見，但偶爾會出現皮膚出疹、起痘、呼吸困難等過敏症狀。纈草的藥理作用是透過抑制中樞神經起到鎮靜作用，因此應避免與中樞神經抑制劑並用。孕期最好避免使用纈草。纈草本身雖沒有副作用，但和治療失眠症的藥物一起使用時，會提高副作用的發生頻率。

憂鬱症自我簡易檢測表

	持續的心情低落、憂傷或緊張。
	對於任何事物都感到索然無味。
	食慾增加或減少。
	體重在1個月內增減5%。
	有嗜睡或睡不著的狀況。
	做事猶豫不決。
	思考變得緩慢。
	經常有自殺和死亡的念頭。

以上9項，若符合4項以上，並持續超過2週，就可能是罹患憂鬱症！

資料來源：DSM-IV《精神疾病診斷與統計手冊》

使用草本植物的注意事項

❶ 採用沒有毒性、沒有刺激成分的草本植物。

❷ 服用前先改良生活和飲食習慣，才能得到較好功效。

❸ 每種草本植物的有效成分、含量各不相同，因此應確認、熟知其使用方法後，再因人而異的用量去使用之。

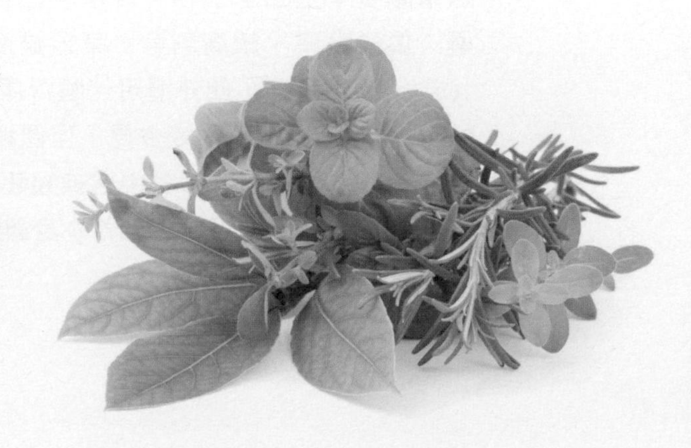

4

眼睛充血

Congested Eye

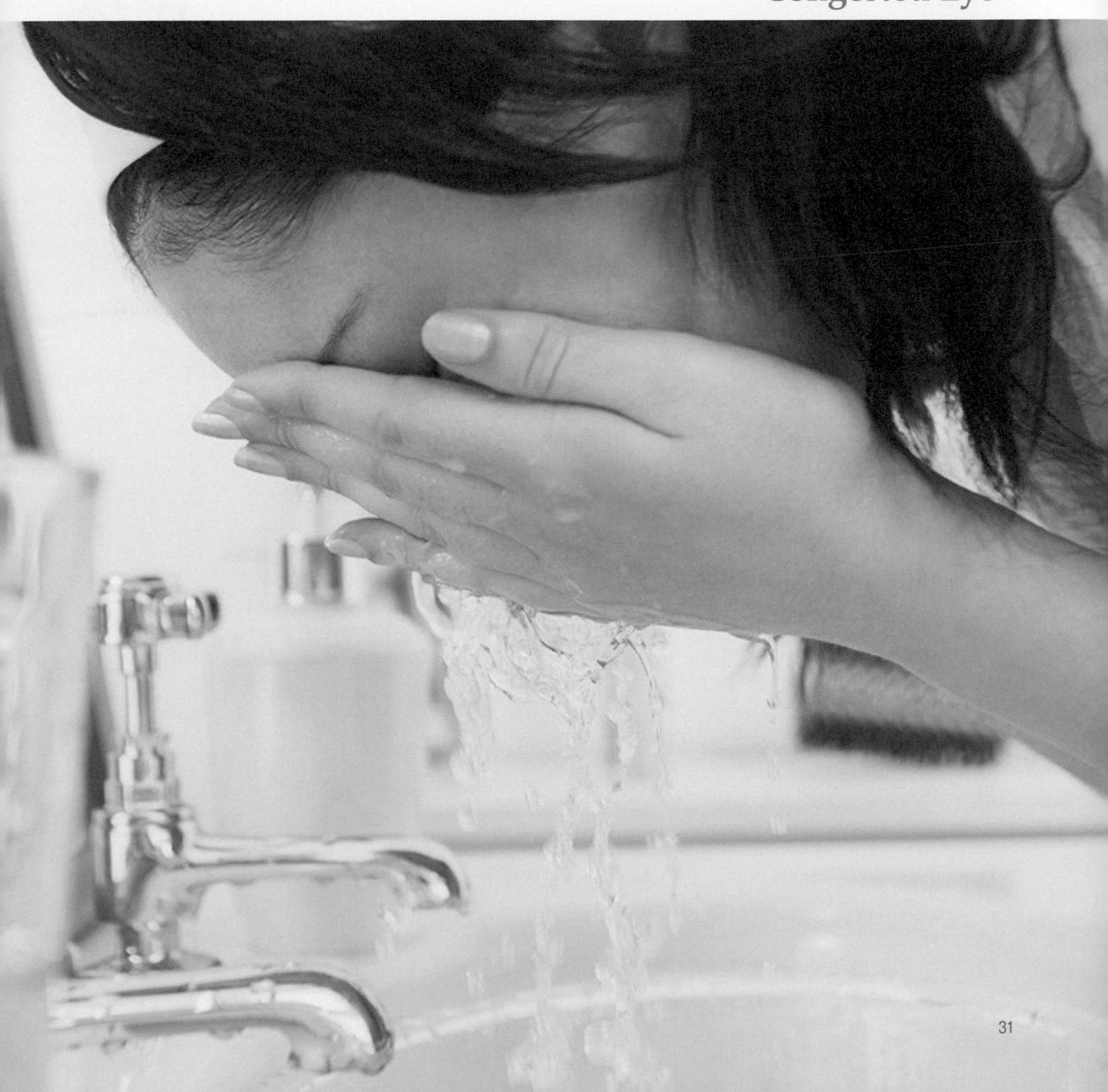

眼睛充血的原因

眼睛和大腦的氧氣使用量比其它器官多，如果供氧不足，就會出現微細血管破裂，嚴重時可致失明。眼睛裡的充血就像肌膚被衝撞時出現瘀腫，之後會慢慢消退一樣，只要經過2～3天充足的睡眠和休息就能漸漸恢復正常。導致眼部充血的常見原因有水分或氧氣不足，或長時間看電視或手機、玩電腦、讀書等，眼睛充血可引發其它多種疾病。

改善眼部充血的簡單方法

1. 對於細菌性結膜炎，出血會導致結膜出現血絲，用活性碳製成的眼罩放在眼睛上，睡一晚即可好轉。
2. 壓力過重或勞累過度導致睡眠不足時，眼睛容易充血，此時宜用涼水輕輕沖洗眼睛。
3. 很多時候婦女使用的化妝品會刺激眼睛出現血絲，應儘量使用天然溫和的化妝品。
4. 保持均衡的飲食習慣。透過攝取各種食物維持均衡的營養，對眼部保健很重要。
5. 攝取充足的蛋白質、維生素和礦物質。蛋白質是組成水晶體和肌肉的主要成分，維生素A可促進視神經活動，預防眼球乾燥和夜盲症，維生素B可防止眼睛老化，預防白內障和青光眼。用開水泡決明子和柿子葉當茶喝有益於眼部保健。
6. 遠離速食餐和加入多種添加劑的食物。尼古丁、白糖、咖啡因都會對眼部健康造成傷害，人造奶油和植物性酥油也不利於眼部保健。
7. 不合格的太陽眼鏡也是引發眼睛疲勞的原因之一，應慎選太陽眼鏡，佩戴品質良好的偏光太陽眼鏡 (Polarized Sunglasses)。
8. 照明亮度以400～700勒克斯 (LUX) 為宜，因此進行閱讀或工作時，除了室內照明外，還應多開一盞落地燈。

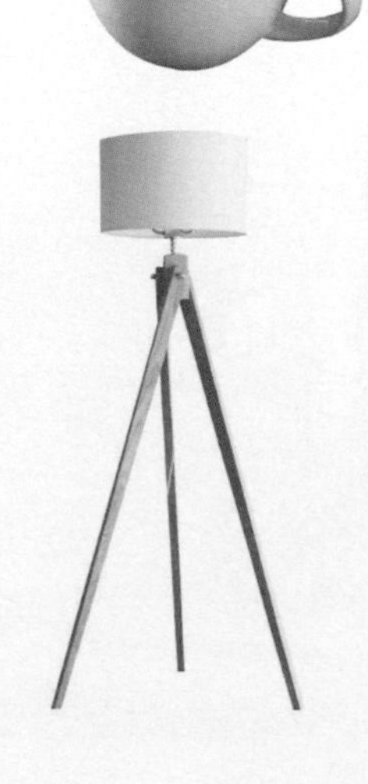

9. 多笑。眼睛健康受身體狀況的影響，因此經常笑顏逐開和保持心情愉

悅有助於眼睛保健。同理，減少壓力才不會傷害眼睛。

10 從事用眼工作時需要定點休息。使用電腦或閱讀時，應每隔一小時讓眼睛休息10～15分鐘，此時眺望遠處有益於舒緩眼睛疲勞、和延緩老花眼的形成。

11 使用電腦一天不宜超過5個小時，電腦螢幕的高度應比視線約低10～20度。

12 眼球運動很有必要，可經常將眼球上下左右轉動幾次。

13 按摩眼部周圍，增強眼部血液循環，讓眼球肌肉鬆弛。用手指按壓眼睛和鼻樑之間的前眼角處和太陽穴，即可感覺眼睛疲勞消緩，眼睛變得清爽明目。

14 攝取礦物質和鋅對眼部保健很重要。檢查一下您的食譜裡有沒有包含足夠的礦物質。綜合維生素A和B，維生素C、E、硒和鋅缺一不可，必須每天吃蔬菜。蒲公英有助於肝臟排毒，海藻類可提供身體所需礦物質。

15 維護眼睛濕潤的淚腺，若無法正常工作會引發乾眼症。持續缺乏維生素A會導致黏膜細胞遭受破壞，從而眼淚黏液變少，最終發生乾眼症。

16 鈣和必需脂肪酸是不可或缺的。尤其是糖尿病可導致眼睛病變，而櫟樹茶因含有豐富的維生素A對此症有益。

17 一天一次用溫水清洗眼部，清洗時輕輕地按壓眼眶周邊，可促進眼眶周圍的皮脂腺分泌眼淚，此舉可明顯舒緩眼睛不適，尤其對乾眼症、預防慢性充血有幫助。注意一定要做到眼眶周圍發熱為止。

18 用小杯接半杯清水，倒入1/10活性碳膠囊，攪拌均勻後放置10分鐘以上。取另一個杯子用紙巾或乾淨紗布遮住杯口，將前一杯水輕輕倒入，濾出活性碳。將略呈黑色的清水倒進眼藥瓶裡待用。

19 將1/10黃連膠囊、1/10小米草（Eyebright）膠囊和半杯水攪勻，放置10分鐘以上，取另一個杯子用紙巾或乾淨紗布遮住杯口後進行過濾。對有發炎症狀的眼睛先滴入活性碳過濾水，再滴入用最好的抗生素黃連和有補眼效果的小米草混合而成的藥水。活性碳過濾水讓眼睛感覺清涼，而黃連水有些刺眼，但紅血絲會很快消失。

20 眼睛用溫水清洗1分鐘，再用涼水清洗1分鐘，周而復始。

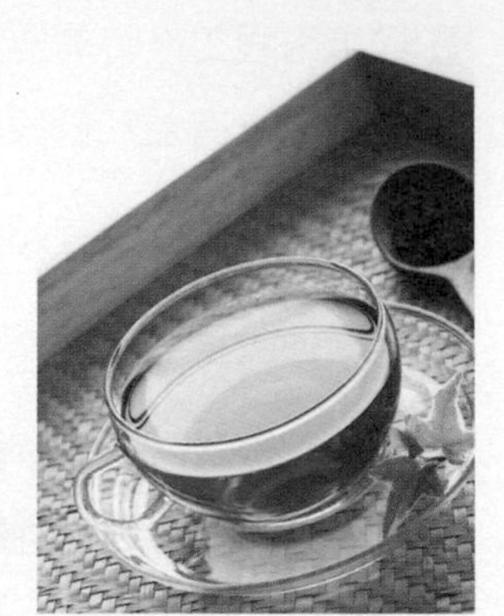

21 做眼部運動。將雙手食指張開至肩寬，舉高齊眼，頭部固定不動，只用眼睛輪流看向兩邊指尖，以此做眼球運動。

22 有記載說柿子葉茶可預防眼疾，保護眼睛。決明子因有「明目」功效而被取名為決明子。這兩種東西可像大麥茶一樣用開水沖泡代替茶飲。

23 應經常食用胡蘿蔔、南瓜、黃色地瓜、香瓜類和柿子等食物。多吃亞麻子、紫蘇子、橄欖油、橄欖、酪梨等。常吃富含維生素C、E、類胡蘿蔔素（Carotenoid）等成分的食物。應喝富含類黃酮的茶，銀杏葉即含有豐富的類黃酮。

24 冬天長時間使用電暖器，或夏天長時間開著空調，都不利於眼部健康。不要使用吹風機，因其會加重乾眼症等眼疾。眼睛不適時不要用手去揉，多眨幾下即可，避免加重乾眼症等眼疾。

注意事項：

❶ 可能引起眼睛不適的藥物——阿斯匹靈、促腎上腺皮質激素、抗凝劑、類固醇、利尿劑、鏈黴素（Streptomycin）、磺胺、四環素、別嘌呤醇（治痛風藥）、抗組織胺劑（撲爾敏）、強心劑、氰呱啶醇（精神治療藥）、抗感染劑、大麻、安定片（鋇）等。而部分抗憂鬱劑、瘧疾和外傷治療藥物也有可能引起眼球異常。

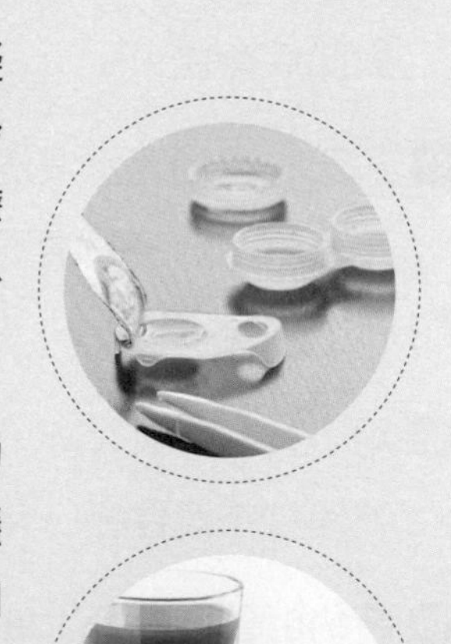

❷ 隱形眼鏡——戴隱形眼鏡要特別注意！隱形眼鏡可能阻隔眼球表面的氧氣供應，造成感染。連續戴24小時以上可導致潰瘍性角膜炎。戴隱形眼鏡時揉眼睛造成的傷口嚴重時可導致失明。每天戴隱形眼鏡會加重這些隱患。

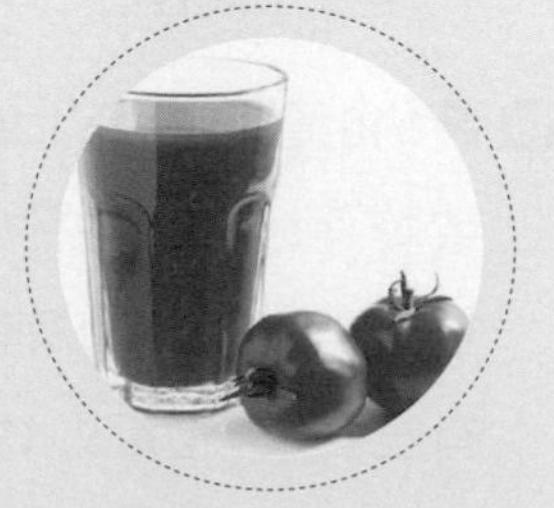

❸ 要從餐桌上驅逐所有油炸食品。油膩食品裡含有大量自由基，而自由基會損壞眼睛。每天喝一杯用胡蘿蔔、芹菜、甜菜、巴西利和深綠色蔬菜榨成的蔬菜汁或果汁，可迅速恢復眼睛健康。

5 五十肩 Frozen Shoulder

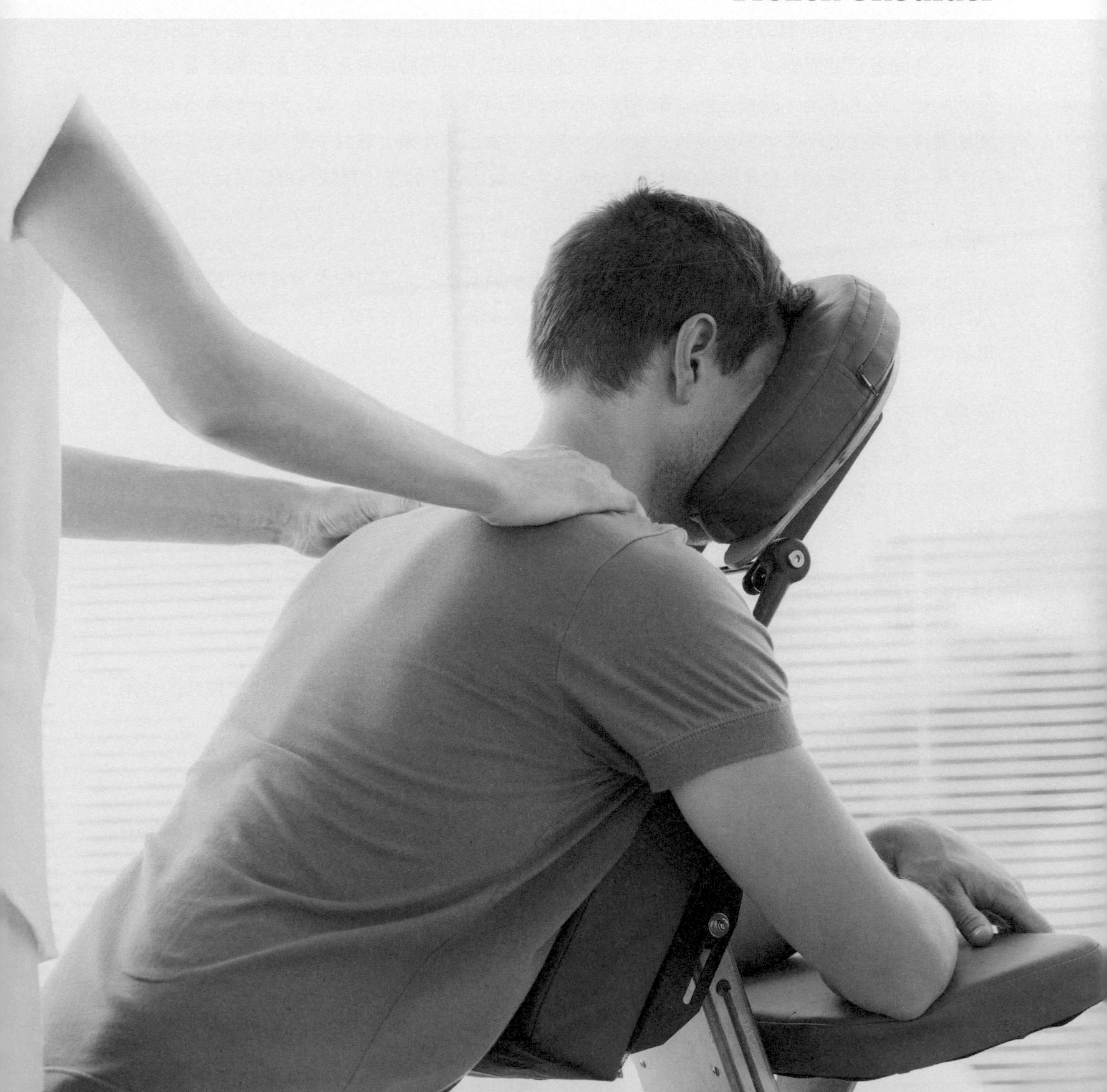

什麼是五十肩？

一般人在肩部沒有受過傷但出現疼痛時，就會想放任讓它自然康復，但疼痛不僅沒有消失，反而隨著時間而變本加厲，造成手臂異常艱難舉起，連洗臉或拿起湯匙都困難重重，而且在如廁也會陷入困境，這種症狀就是俗稱的五十肩或肩周炎、凍結肩，其正式名稱為沾黏性肩關節囊炎。患上五十肩，即使沒有受到外傷，肩膀也會出現疼痛，並且手臂的運動受到阻礙。五十肩，顧名思義其好發年齡為50歲左右，但各年齡層皆可能發生，是骨科裡較常見的疾病。

病因

五十肩的病因尚不清楚。外傷或其它疾病與五十肩有關，尤其是糖尿患者中常見五十肩，其比率高達10～36%。有研究顯示甲狀腺亢進、甲狀腺低下、帕金森氏症、心臟病、腦中風的患者中，也多見患有五十肩。

治療方法

早期症狀，即一動就痛的階段，需要休息。經過這一階段後，患者應在不引起肩部過度疼痛的情形下主動活動關節。五十肩的天然療法除了勤做肩膀伸展運動、注意飲食，還包括冰塊按摩。

冰塊按摩

功效

用冰塊按摩肌膚可使皮膚深層變得冰涼，減緩血液循環，由此達到止痛效果。按摩的作用是減輕疼痛，使組織放鬆，為麻痺的神經提高皮膚彈性。

適用情況

以下疼痛或炎症可採用冰塊按摩：關節疼痛、肌肉組織發炎、肌肉疼痛（緊張收縮或發炎）、柔軟的組織部位出現痛感、脖子和後背疼痛（如五十肩）。

冰塊按摩的步驟

❶ 用2個紙杯裝滿水，冷凍
❷ 地板上鋪上乾毛巾，再取另一條毛巾以備擦拭
❸ 讓患者採取適合接受按摩的姿勢
❹ 給患者蓋上保暖被
❺ 拿出已凍冰的紙杯，將2/3杯口部分剪掉，只留下1/3的底部供手握住
❻ 檢查一下冰塊表面有無尖銳的部分
❼ 用手確認需要治療的部位
❽ 手握冰塊，在患處以逆時針方向轉著圈進行按摩
❾ 痛感輕的部位按摩5分鐘，較痛的部位按摩15分鐘
❿ 按摩結束後用乾毛巾擦掉水分
⓫ 用手臂轉大圓圈，前後各轉10次
⓬ 在尤加利精油、薄荷精油、冬青精油中選一種塗抹，可加快復原

患者按摩後會產生的感覺：

第1步 ____________ 冰涼

第2步 ____________ 麻辣

第3步 ____________ 火辣

第4步 ____________ 清爽

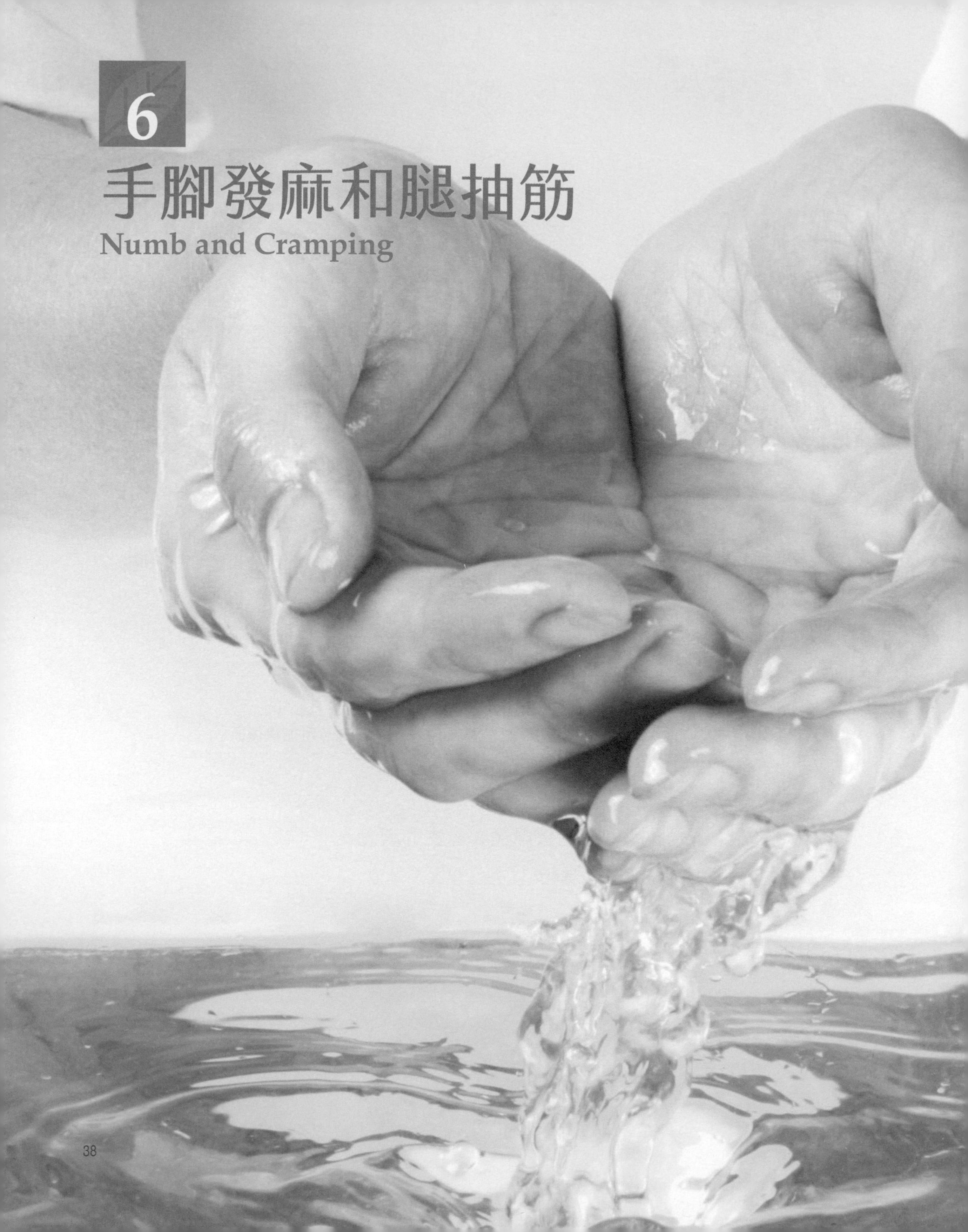

6 手腳發麻和腿抽筋
Numb and Cramping

手腳發麻的原因

四十多歲的中年婦女常出現「手麻」現象，即手和指尖發麻疼痛，嚴重時甚至會從夢中疼醒。大多數人認為這是末梢血液循環不良或單純的神經壓迫所致，但事實上有些手麻症狀的起因有可能是其他疾病引起，故應及時就醫。

水療益處多多

適合水療的疾病

以下疾病可透過水療進行症狀改善：腫脹伴有極痛的潰瘍、發生在淋巴腺的傳染病、扭傷、變形、骨折、關節炎、風濕病和骨關節炎、瘀血、頭痛、水腫等。

目的與效果

促進血管的收縮擴張，增加局部的反射性血流量，提高新陳代謝，抗氧化，提高白血球的活動能力。

準備物品

熱水、冰塊、臉盆2個、足夠放進整隻腳的深盆或水桶2個、水瓢1個、毛巾1條、水壺1個、溫度計1支。

水療過程與方法

1. 先用熱水泡3～4分鐘，接著在放進冰塊的冰水裡泡30秒～1分鐘。用冰水泡腳時熱水要加溫，但不宜超過43°C。

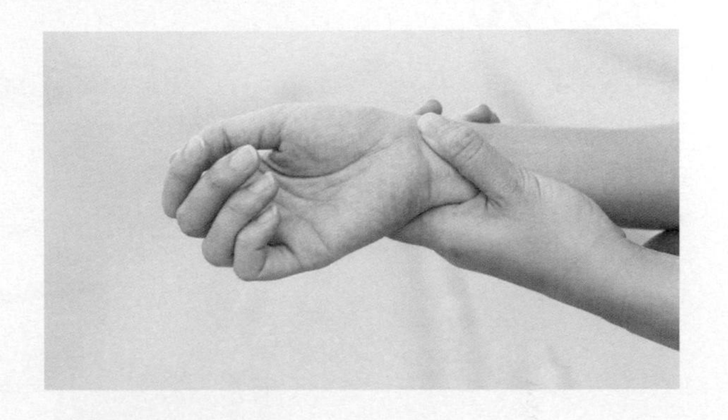

2. 重複7～8次，最後以涼水結束。
3. 風濕病患者以熱水結束。
4. 利用乾毛巾擦乾水分。
5. 揉捏或按摩手和胳膊。
6. 做完水療後，在手腕疼痛部位塗上薄荷精油或冬青精油，能加速其效果。

注意事項：

❶ 胸悶或血壓升高時，可將涼毛巾圍在脖子和頭上。

❷ 心跳超過80下的，可將冰袋抱在胸前。

❸ 熱水溫度不宜超過43°C。患有糖尿病或末梢血管疾病的患者，熱水溫度不宜超過40°C，冷水溫度也不宜過低。

❹ 患者的手或腳入水之前，先用手指試一下水溫。

❺ 水療前儘量讓患者保持溫暖，避免著涼。

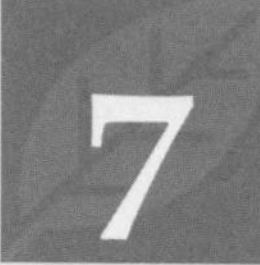

發燒
Fever

 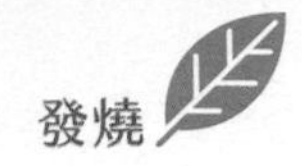

人的體溫只要比正常溫度36.5°C高出1～2度，就會感到渾身難受，此時人會出現臉龐發熱、頭痛、渾身痠痛、噁心、食慾不振、腹瀉、嘔吐、發乾或出汗等症狀。發燒時出現的症狀或輕或重。發燒時體溫一般為38～38.5°C，超過39°C要特別注意，超過40°C可能出現抽筋，超過42°C會導致大腦損傷。對發燒應有正確的認識，不要一發燒就用各種方法去解熱，最重要的是首先查明病因以及對症下藥，同時掌握正確的解熱方法。

發燒的原因

1. 發燒其實是一種對感染或治療過程中出現的發熱現象的過激反應，是人體的保護機制。患病時容易發燒，為了降溫，吃解熱藥只能起一時的作用，是無法從根本上解決病根。因感染引起發燒而服用解熱藥，有時會起到相反作用。如果燒得厲害，可用涼毛巾擦拭額頭和臉頰。為了防止體溫過高時身體出現抽搐，應多喝水，用熱水泡腳，並將濕涼的毛巾放在額頭、臉頰和後脖頸上。發燒時如果吃阿斯匹靈等各種藥物，會導致白血球無法發揮作用，致使本來2～3天能見好的也要拖上2～3週。
2. 當身體某部位發現細菌、病毒、阿米巴原蟲、支原體或瘧疾等病原體感染時，身體溫度會升高。病菌喜歡在體溫環境下寄生和繁殖，因此人體遭到病菌攻擊時，會自發提高溫度以抑制病菌增殖，即人體發燒是為了與病菌戰鬥。因此適當的發熱有利於恢復健康。高溫發燒可消滅病毒，同時出汗有利於排出體內毒素。
3. 從癌症到感冒起初症狀都是發燒。發燒對癌症的自我治癒也有幫助，這是因為在高體溫下淋巴細胞的活動會變得更旺盛。
4. 人在剛患上感冒時會覺得渾身發冷，寒氣襲人或頭疼，這是典型的病毒感染症狀，此時因為體溫低於正常溫度，所以會覺得發冷。身體發寒變虛時，體溫升高是為了對付炎症，同時身體會啟動相關機制消滅病毒。發冷和頭疼是因為身體會透過收縮手腳的皮下組織，減少熱量從皮膚發散，並使血液集中到臟器內部所致。
5. 關節為了恢復健康也需要經過水腫或發燒過程。出現肩部痠痛或腰痛時，保持身體溫熱，可促進血液循環，加快自癒。綜合所述，身體發燒時首先要查明原因和病理，而不是急著找解熱藥。
6. 媽媽的錯誤習慣有可能損害子女健康。發燒時不去尋找原因，而一味地使用解熱藥壓制表面症狀，有可能延誤診斷的時機。未滿3個月的嬰兒發燒大部分是由感冒而起。發燒加上咳嗽和流鼻涕屬於熱感，此時就算使用再好的解熱藥也只能使體溫降低1～1.5度，人體機制為了增強身體消炎能力，加快治病療程而使體溫升高。咳嗽表明體內有病毒，知道消滅病毒的方法就能輕易地消退感冒。

7 發燒伴有腹痛和瀉肚，極有可能患上了腸炎；發燒伴有頻尿和尿痛，可能得了尿道感染；發燒伴隨著耳痛可能是中耳炎；發燒持續5天以上，並伴有淋巴腺腫脹、眼睛和嘴唇發紅，手腳出疹，則應懷疑川崎病。

8 發燒後渾身出現紅疹或紅斑的，不是因為病情惡化，而是表明病情在好轉。紅斑多出現在軀幹、脖子或耳後，較少出現在臉部和腿部。紅斑出現幾天後即可消失；若持續不消失，應去看醫生。

9 孩子像消化不良一樣打著哈欠，手腳冰涼，伴有嘔吐和發燒時，媽媽們多以為只是單純消化不良的症狀，但更有可能是患了感冒。雖然體內溫度和皮膚表面溫度會有所不同，但孩子的體溫過低也不是好現象。

容易出現發燒症狀的疾病

- 甲狀腺亢進、猩紅熱、風濕性關節炎、感冒、關節炎、白血病、惡性腫瘤、潰瘍性大腸炎、傳染性病毒感染。
- 藥物副作用、藥物中毒、預防接種、脫水。

四種常見的發燒類型：

- 稽留熱／恆常熱（Continuous Fever）：持續整天發燒，溫度上下變動小於1°C。
- 間歇熱（Intermittent Fever）：一天之中體溫變化很大，可能突然上升數次，又突然下降至正常或正常以上，有時還可能間隔數日不發燒。
- 弛張熱（Remittent Fever）：持續整天發燒，溫度上下變動大於1°C。
- 回歸熱（Recurring Fever）：體溫升降反反覆覆，其體溫可能在一、二天內恢復正常，又再上升。

退燒方法

1 不要一發燒就服藥，如果體溫在38～39°C左右，先用熱水泡腳，並將涼毛巾圍在後脖頸和頭上。若此時吃各種藥，本來2～3天能好的，也有可能拖上2～3週。退燒時白血球無法戰鬥，因此會讓病菌在舒適的溫度下快速增殖，甚至引起過敏症。

2 用熱水泡腳，臉部和頭上放置用冰水沾濕的毛巾，即可降溫。等10～15分鐘左右，待體溫升高後，重複進行。多喝溫水、果汁或摻上一點蜂蜜的花草茶也有幫助。

3 體溫很高，但身體打冷顫時，可用熱水泡腳，前額放上涼毛巾，身上披上涼浴巾，或穿上

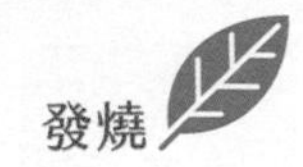

濕內衣後裹上床單，再裹上被子。屋內應保持溫暖，結束後喝些水並好好睡上一覺。

4 發燒溫度太高時，可用微溫水泡澡以立即降低體溫。前額放上冰毛巾或冰袋。喝紫錐菊（Echinacia）、菊花茶。

5 製作維生素C豐富的檸檬、橘子、柑橘，或胡蘿蔔、甜菜，或漿果類、熱帶水果、葡萄、草莓等蔬果汁，用吸管吸飲。服用維生素A、B，綜合維生素B1和D；鈣、鉀、鈉也有幫助。

6 發燒會引起蛋白質損失，新陳代謝的增加會消耗更多熱量，鈉和鉀也會快速流失，因此不僅要多喝水，還要喝果汁或蔬菜汁。退燒前避免食用堅硬的食物。

7 此時不要給孩子們吃阿斯匹靈，因為有可能激起蟄伏的致命性雷氏症候群。

8 需要很多氧氣，打開窗戶使室內空氣流通。

9 用熱水泡腳，用海綿沾上涼水擦拭全身，體熱會讓水分迅速蒸發，因此不需再用乾毛巾擦身。用涼水擦身體，每次擦一部分。

10 一會兒發熱，一會兒發冷的，可泡溫水澡，頭上放涼毛巾。在水中給身體圍上毛巾。如果外面冷，泡熱水，頭上放涼毛巾。要特別注意，不要讓水溫的熱度快速使體溫上升到頭部。等燒退後，為了不再著涼，穿上保暖的衣服，在暖和的床上休息。

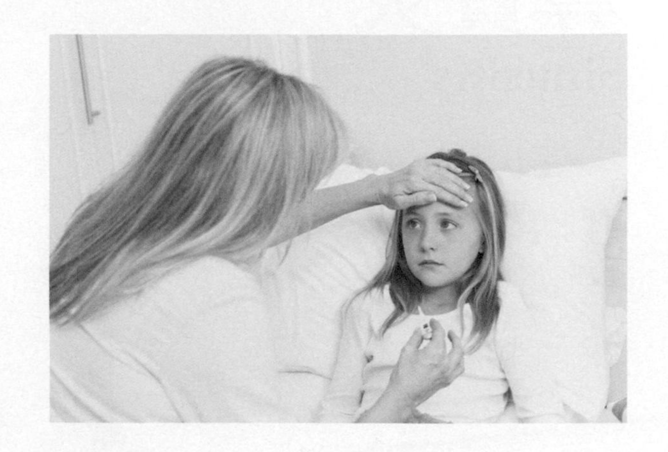

11 室內溫度高，若還讓孩子穿過多的衣服，反而有可能引起發燒。

12 水痘、白喉、麻疹、流行性腮腺炎等可引起孩子發燒，此時宜喝檸檬汁、清淡的蔬菜湯、燕麥粥和果汁等，並做灌腸。用經過消毒的針尖挑開膿包，塗上雙氧水或茶樹精油，傷口見好後擦上蘆薈膠以消除傷疤。

13 待在三溫暖或SPA房間的高溫環境下，也可能引起發燒，可戴冰帽預防，也應避免待的時間過長。

14 腹膜炎可引起發燒。做灌腸，同時用冰水冰鎮頭部和脖子，身子用熱水泡10～15分鐘。

15 對關節炎和靜脈炎，在疼痛部位做15分鐘熱敷，頭上放涼毛巾。

16 對喉嚨發炎，吸入蒸汽、做熱水足浴，並用涼毛巾圍脖子。

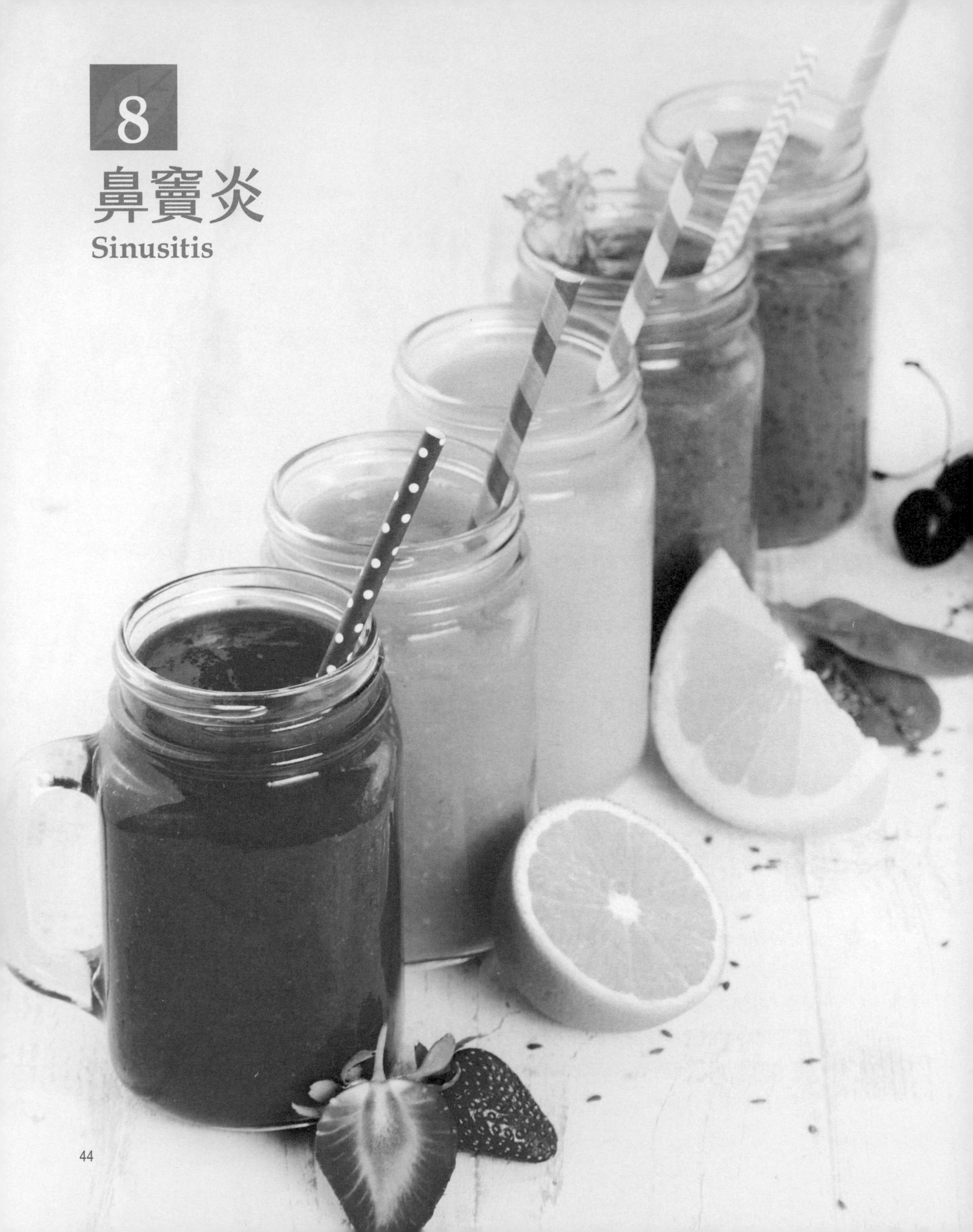

8 鼻竇炎 Sinusitis

什麼是鼻竇炎？

鼻竇炎在城市的發病率較高為5～15%。在台灣受慢性鼻竇炎影響的患者佔總人口的15～20%（《中華醫學會期刊》2018年5月），通常是副鼻腔黏膜出現炎症，導致膿液蓄積在副鼻腔裡。患者會感到頭痛、臉頰部位僵直，進而引發健忘症，有時還伴有惡臭和黏稠的鼻涕。

症狀

鼻子的功能終生影響著人體健康。鼻孔不過1平方公分的小洞，但它是與肺部合作通過呼吸作用交換氧氣和二氧化碳的重要器官。如果鼻子的功能遭到破壞，那麼呼吸空氣、過濾細菌和灰塵，並分辨氣味的作用就要大打折扣，因此鼻子出現疾病時就需要立即診治。營養狀態、寒冷、高溫、潮濕、乾燥等環境因素，以及病毒、細菌、黴菌感染等引起的病毒性副鼻腔炎，都可能成為誘發鼻竇炎的原因。鼻竇炎通常伴有頭痛、乾咳、口臭、發燒、面部疼痛、顴骨與額頭疼痛、鼻塞、濃痰、耳疾和水腫等症狀。

天然療法

1. 不要長時間保持面部朝下的姿勢。如果長時間趴著看書、滑手機或玩電腦，或長時間面部朝下而不抬頭，頭部的重量和血液會集中到面部，給頭部形成壓力。要經常抬頭仰望，並按摩鼻子周圍。

2. 如果睡前吃很多食物，鼻竇炎和鼻炎絕對好不了。牛奶、乳製品、澱粉、白糖等引起的過敏症會生成鼻涕，因此晚餐要排除這些東西。禁止暴食和頻繁吃零食以避免呼吸變粗。如果不良飲食習慣沒有改善，鼻竇炎絕對好不了。

3. 浴室洗手台前要常備鹽罐。一杯水加入一茶匙（5g）鹽後溶化，用其漱口，並多清洗鼻腔。盡量養成用鹽水漱口和清洗鼻子的習慣。

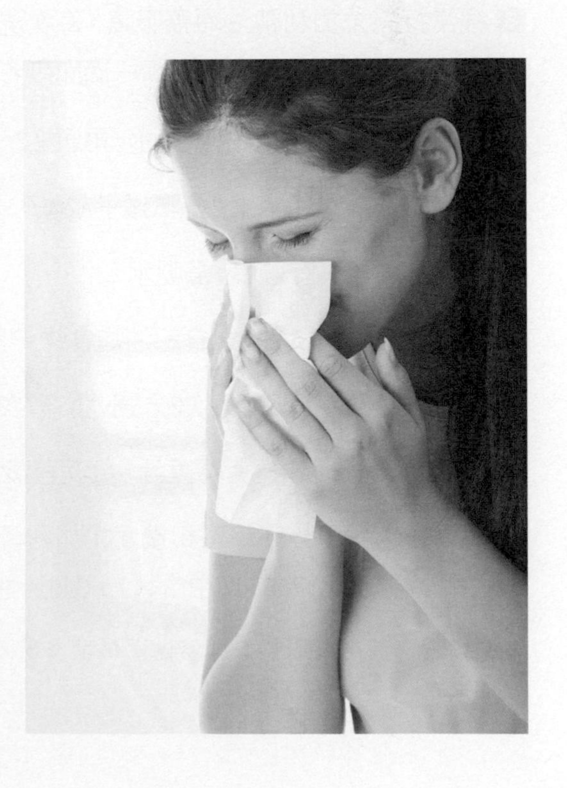

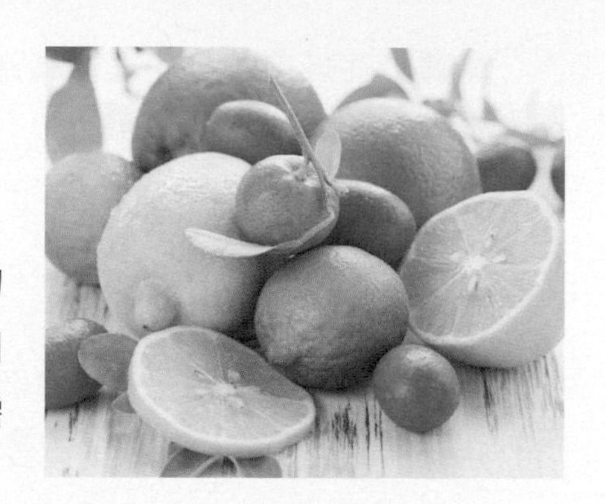

❹ 不要長時間待在濕冷的地方。體溫下降會導致免疫力下降，進而使預防感染的能力減弱。燒水後滴入幾滴尤加利精油，吸入該蒸汽。用毛巾圍住頭部，可讓蒸汽直接進入鼻孔。

❺ 游泳或跳水運動會使鼻竇裡發生膿液。過敏性鼻炎是常見的鼻竇炎誘因，而蛀牙、腺樣體擴大感染※、煙霧、香水、家用洗滌劑、殺蟲劑、灰塵等都是引起炎症的罪魁禍首，因此需慎用。用髒手挖鼻孔也有可能引起感染。

※參考：咽扁桃體是淋巴組織聚集的地方，如果咽扁桃體過於肥大，就會出現腺樣體肥大。

❻ 用棉花棒沾取黃連粉擦在鼻孔裡。睡覺時口含活性碳入睡。

❼ 經常按摩鼻子、眼眶和耳部直到脖子，睡覺時將做好的活性碳包放在鼻樑上。

❽ 經常打開尤加利精油瓶蓋吸氣。每次洗臉時，用一杯水稀釋一滴尤加利精油用以漱口。滴太多滴，會使苦味加重，因此只需一滴即可。

❾ 室內乾燥時，可在噴霧器加水，再滴上3～4滴尤加利精油搖晃搖勻，然後噴灑。

❿ 多吃生鮮蔬菜和水果。多喝橘子、柿子、柑橘、蔬菜等蔬果汁和水。

⓫ 飲食宜清淡不宜過鹹，多喝水。

⓬ 儘量少吃油膩食物、葷食和油炸食物。想甩掉鼻竇炎，最重要的是改善飲食習慣※。

⓭ 在鼻樑上做冷熱敷，每次2分鐘，重複7次。

⓮ 黃連茶、蒲公英茶、蘆薈葉汁、紅花苜蓿茶、薄荷茶、尤加利精油等可疏通鼻塞。

⓯ 將活性碳粉用些許蜂蜜和幾滴尤加利精油揉成麵團狀，口含一匙左右睡覺。枕頭上放毛巾以防活性碳粉流出來，或口中含著2～3個活性碳片劑入睡。

※如果飲食習慣不改變，即使做過鼻竇炎手術，也很容易復發。活性碳粉和黃連對重症鼻竇炎患者很有效果。

9

超級食物

Super Foods

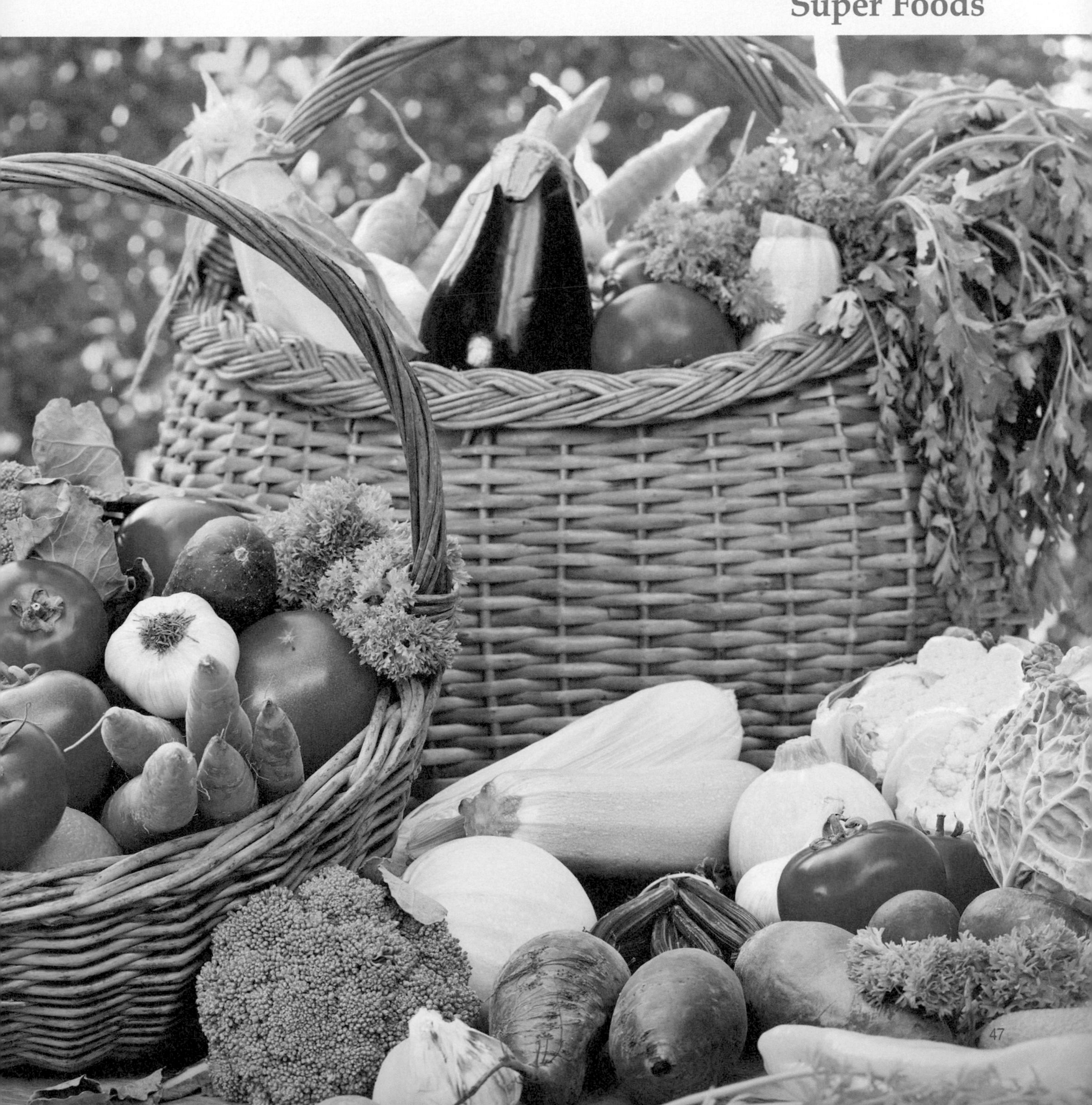

上天賜予的食物

「簡單的五穀、水果及蔬菜，都是製造良好血液所必需的營養質料。這是肉類食物所辦不到的。」（懷愛倫著，《論飲食》第274頁，2015年版）

10種超級食物

❶漿果類（覆盆子類）和葡萄類
❷蘋果、香蕉、檸檬類
❸十字花科綠葉蔬菜
❹全穀類
❺豆類
❻橄欖和橄欖油
❼番茄
❽綠茶和花草茶
❾亞麻子
❿堅果類

超級食物的標準：

1營養密度高　2熱量低　3高纖維質　4低糖　5天然、不加工

植物性化合物

蔬菜或水果中的植物性化合物（Phytochemical）含有多種營養豐富的抗氧化或減少細胞受損的作用，從色彩來看，有白色、紅色、橘色、黃色、紫色、黑色、綠色等，其中以綠色蔬果裡的含量最多。

1 紫色、黑色（花青素、白藜蘆醇）：葡萄、茄子、藍莓、紫薯、黑色豆類、穀類及其它——具有抗氧化作用、抑制和解毒致癌物的功效。

2 紅色（茄紅素）：番茄、西瓜、草莓、櫻桃及其它——具有預防前列腺癌和肺癌的效果。

3 綠色（葉黃素、蘿蔔硫素）：綠花椰菜、菠菜、酪梨、奇異果、綠葡萄、羽衣甘藍及其它——具有抑制癌細胞生成和增長的作用。

4 黃色橘色（類黃酮）：柳丁、橘子、胡蘿蔔、南瓜及其它——具有防止乳癌復發的作用。

5 白色（蒜素、槲皮苷）：大蒜、洋蔥、蘑菇及其它——具有強烈的殺菌作用和預防胃癌效果。

有益健康的食物有哪些？

蘋果 Apple

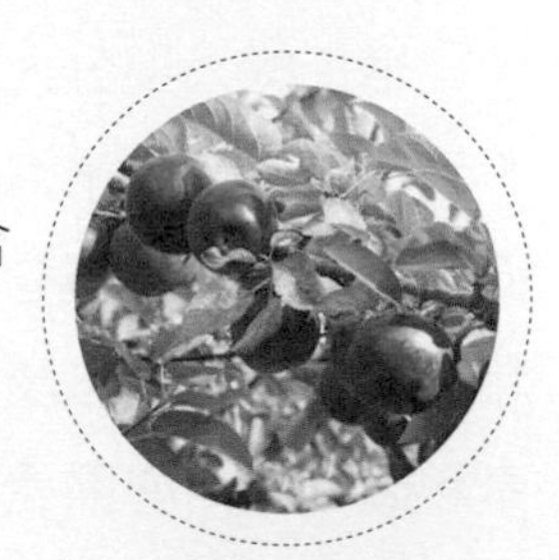

全球有超過7500多種蘋果，蘋果含有豐富的維生素C，紅色果皮裡富含果膠，其抗癌效果比果肉高出50%。另外對皮膚美容、消化、血液循環、疲勞恢復、抗氧化、滅菌、排出重金屬等有害成分及利尿作用皆有益處。

橄欖油 Olive Oil

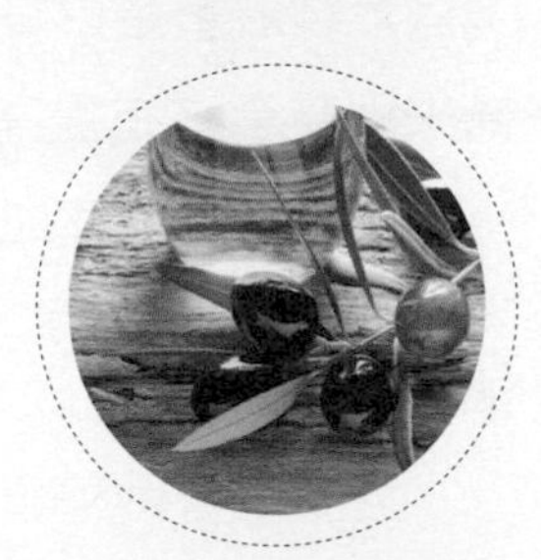

橄欖油是有益心臟的不飽和脂肪，富含具有降血壓作用的油酸和抗氧化劑。對皮膚美容、抗老、預防糖尿病、腸胃治療、預防癌症和成人病有功效。（有關橄欖油的詳細內容請參考本書第18～20頁。）

香蕉 Banana

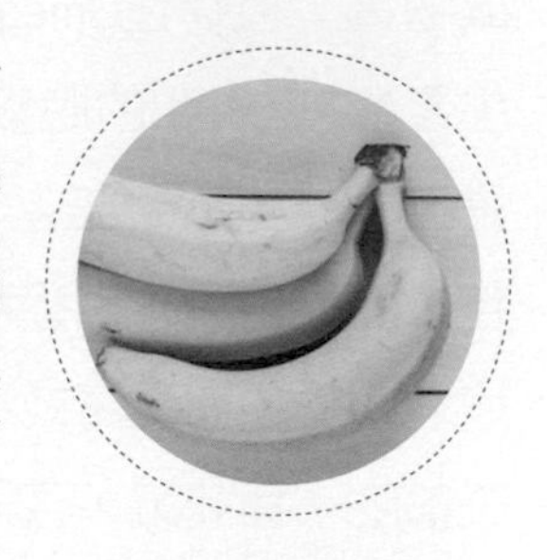

香蕉是藏有各種維生素、礦物質等營養素的寶庫。它不僅含有大量有助消化的膳食纖維，而且1根香蕉的熱量等於1顆馬鈴薯的熱量，因此可替代主食。香蕉屬於「轉換性水果」，收穫後果實開始成熟，即在水果體內合成的乙烯的催化作用下，香蕉所含的澱粉轉化成糖，從而使香蕉的甜度變高，味道變美。熟透的香蕉不僅果皮能直接生吃，還能用來做菜。

香蕉所含的鉀成分幫助體內積聚的鈉透過小便排出體外，因此對消解水腫有幫助。眾所周知，香蕉具有強效抑制癌細胞的功效。香蕉皮含有色氨酸、鉀等大量的礦物質和膳食纖維，所以熟透的香蕉皮可以放入果昔或水果泥裡。

番茄 Tomato

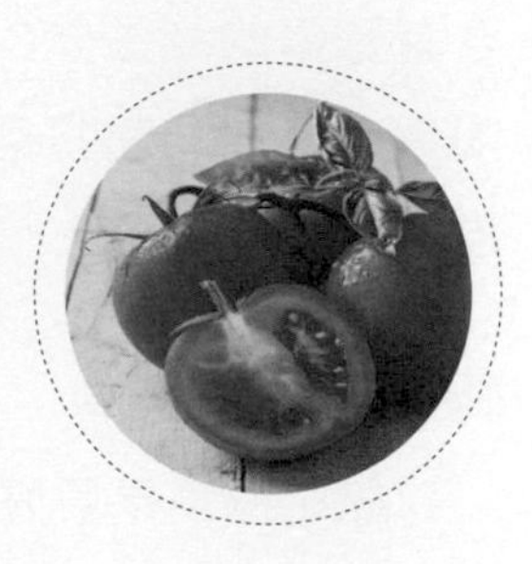

番茄裡的茄紅素具有抗氧化作用，可阻止DNA受損，提高皮膚抵抗力，增強抗癌作用，並對心血管疾病有特效。它可以降血壓、減輕糖尿病、阻止便祕、預防骨質疏鬆、幫助肌膚與毛髮，並因其具有安神作用，有助於改善失眠症狀。番茄也是「吃的防曬霜」。

糙米 Unpolished Rice

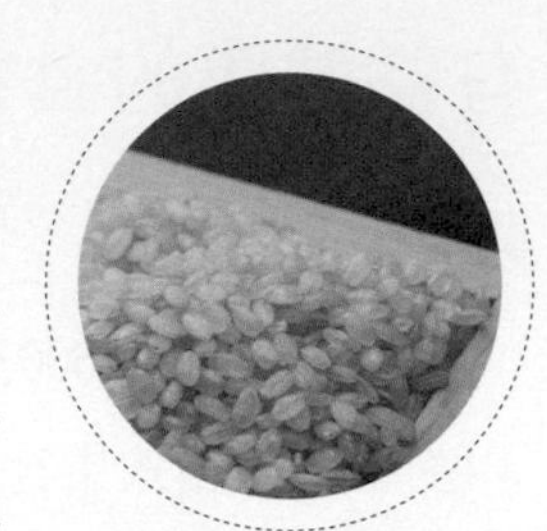

世上的大部分人口以白米為主食。患病時以糙米代替白米可取得意想不到的效果。糙米泡在水裡會發芽，而白米會腐爛，這是因為白米在加工過程中被削掉了胚芽和內保護皮層中富有生命力的營養成分。糙米的穀皮和胚芽裡含有離胺酸、精氨酸、穀維素、生育酚、肌醇、煙酸、各種維生素和礦物質、必需氨基酸和必需脂肪酸等，因此對皮膚美容有益。糙米裡除了碳水化合物，還滿滿地裝載著蛋白質、脂肪等22種人體必需營養素，並且含有預防各種癌症的豐富營養物質。糙米裡甚至還有提高大腦功能和進行解毒作用的物質。1碗糙米的功效等於19碗白米，而且白米在消化過程中使血液變酸性，但糙米會使血液變鹼性。

菠菜 Spinach

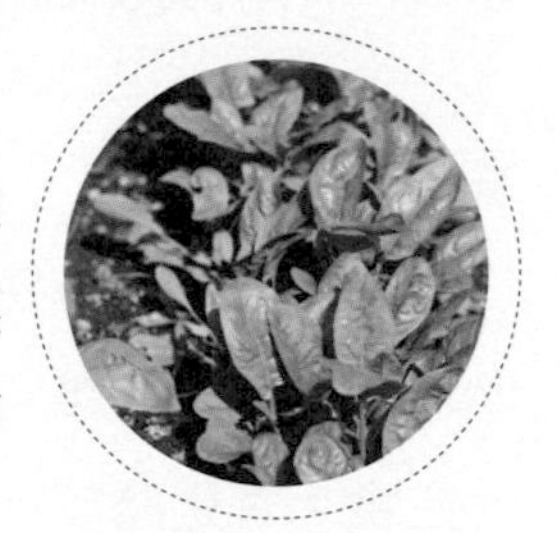

菠菜富含鐵和類胡蘿蔔素，對白內障有療效，還含有豐富的維生素K、礦物質、植物性Omega-3脂肪酸等成分。菠菜具有健腸補血作用，可防止維生素A缺乏引起的脫髮，有助於改善貧血，並有較好的止血作用。新鮮菠菜是天然維生素之王。它含有豐富的抗氧化物質——葉酸，不僅有助抑制肺癌，而且可預防癌症和老化。菠菜唯一的缺點是草酸（Oxalic acid）含量偏高，這種成分遇到豆腐或小魚乾裡富含的鈣可生成氫氧化鈣，長期累積在體內可形成結石。但除非每天都吃一捆菠菜，否則不用擔心得結石，而且用開水汆燙後，可去掉大部分草酸。

柳橙 Orange

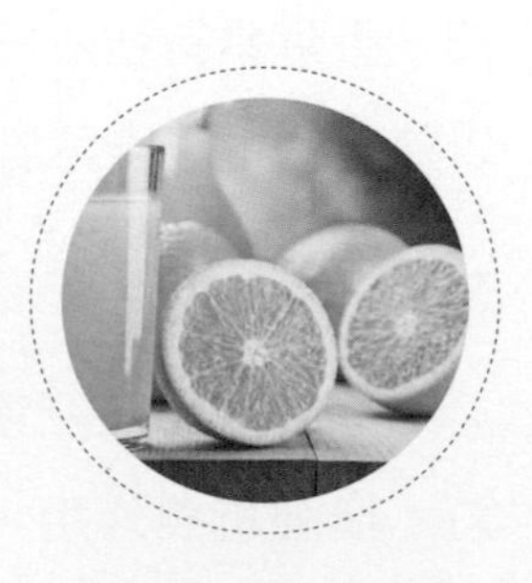

模皮苷（Hesperidin）和檸檬苦素類化合物（Limonoid）可抑制乳癌細胞的增殖和癌細胞的增長，強化微血管，降低心臟麻痺和腦中風發病率。柳橙含有豐富的維生素C，而且果皮裡的含量比果肉多4倍，因此果皮可泡茶喝，或連皮一起打磨後加入料理，或生吃亦可。柳橙可預防肺癌、胰腺癌，中和各種毒性。柳橙的保存溫度以4～5°C為佳。

綠花椰菜 Broccoli

綠花椰菜是最好的抗癌食物，富含對乳癌有效的植物性化合物成分吲哚（Indoles）。它可將

雌激素分解成無毒狀態，從而防止癌症發生。它所含的維生素C、K和纖維質對血液和骨質有良效。不用花時間到處找抗癌物，十字花科蔬菜就能阻止癌細胞生長，並減少活性氧的生成。

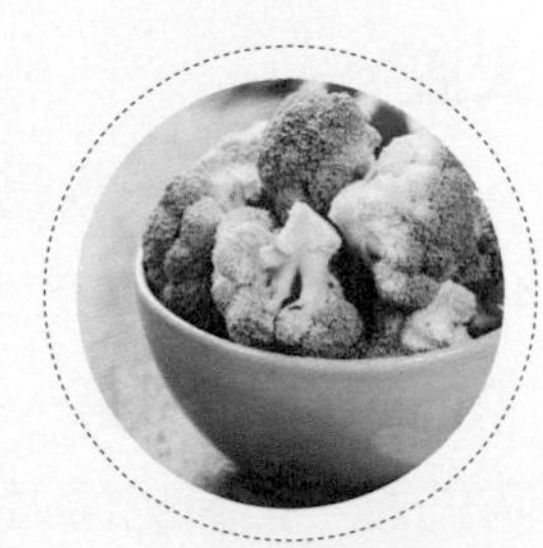

綠花椰菜裡含有豐富的蘿蔔硫素，可抑制、防止和殺滅幽門螺旋桿菌（Helicobacter Pylori），綠花椰菜嫩芽裡的含量更是高達20倍。腸胃病的著名西藥「複方維生素U」可鞏固腸胃、改善胃炎和胃潰瘍。綠花椰菜所含的天然維生素U比高麗菜多。綠花椰菜富含的硒可抑制促進老化的活性氧，對前列腺癌、大腸癌、肺癌、肝癌、乳癌和胰腺癌等發揮療效，其富含的維生素A可提高人體免疫力，減輕夜盲症。綠花椰菜的維生素C含量比馬鈴薯多7倍，因此有助於恢復疲勞和增強免疫力，並預防貧血。

核桃 Walnut

核桃對腦細胞生長、心臟病、糖尿病、肺病、皮膚病、脫髮、癌症、清除體內廢物有卓越功效。它是植物性脂肪和蛋白質的供應源。核桃含有豐富的鎂、銅和葉酸，可降低罹患癌症和心血管疾病的危險，防止腦細胞損傷，對大腦發育有益處。核桃對健康有益，從而被選入「每天應吃的6種食物」。西班牙羅維拉-威爾吉利大學研究團隊曾以55～90歲之間的7000多名為對象，研究「核桃攝取與癌症、心血管疾病隱患的關係」，結果顯示，每週攝取3次以上含28g核桃等的堅果類，比那些採用低脂肪食譜的人群，因癌症和心血管疾病死亡的危險分別減少40%和55%。另外核桃裡的不飽和脂肪酸可防止腦神經細胞受損，使腦神經細胞更加活躍。雖說核桃對人體有很多益處，但不要多吃，每天2～3個即可。

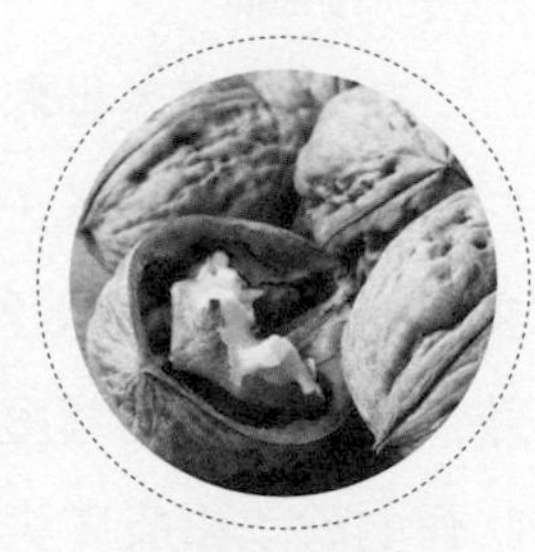

藍莓 Blueberry

呈紫色的花青素有助於預防心臟病，它具有殺滅病毒和細菌的作用，有利於促進大腦功能和尿道健康，防止老化，它比其它水果多含5倍以上抗氧化物。花青素具有很強的抗氧化、抗發炎作用，可促進大腦功能、眼部健康，發揮利尿作用，消除前列腺炎症，對康復期患者和年長者健康是必不可少的食物。

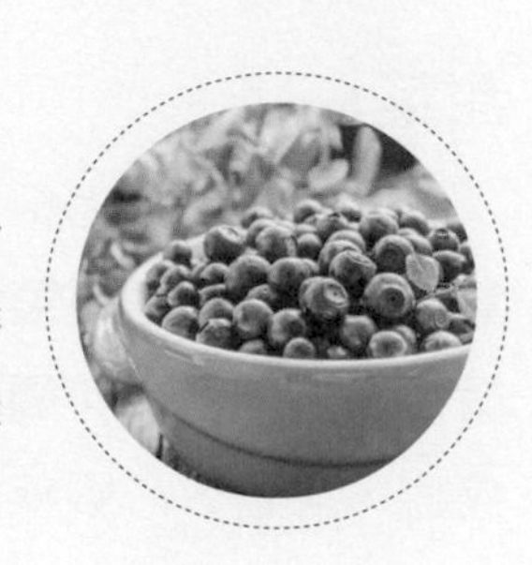

大豆 Soybean

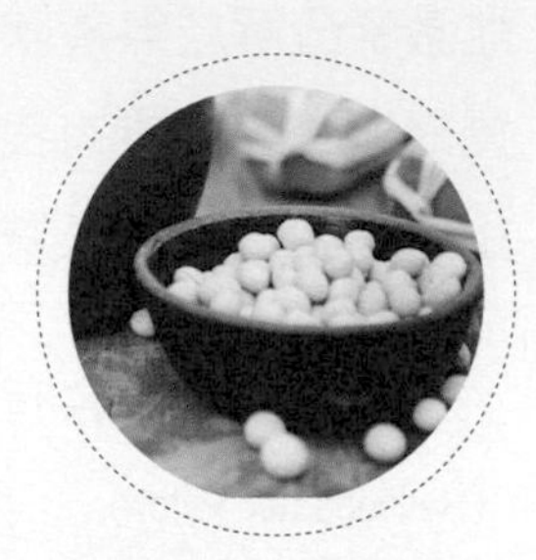

大豆屬於一級長壽食品，蛋白質含量比牛肉多2倍，鐵含量比牛肉多4倍，比牛奶多10倍。大豆所含的卵磷脂（Lecithin）藉由降低低密度脂蛋白（LDL）膽固醇數值，可預防高血壓、腦中風、心絞痛等血管疾病，幫助預防失智、提高記憶力、促進兒童大腦發育。異黃酮是大豆蛋白中的一種，具有與雌激素類似的作用，因此可緩解婦女更年期症狀，是與前列腺癌、乳癌等各種癌症戰鬥的鬥士。尤其是異黃酮中的染料木黃酮（Genistein）成分可直接阻止癌細胞增殖。大豆含有人體必需的脂肪酸——亞油酸、油酸和亞麻酸等；大豆富含的維生素E可減少血中膽固醇，並含有豐富的皂角苷（Saponin）可阻止過氧化脂質的生成，從而預防高血壓、動脈硬化等血管疾病。所含的異黃酮（Isoflavone）則可防止前列腺癌、乳癌發病。

燕麥 Oatmeal

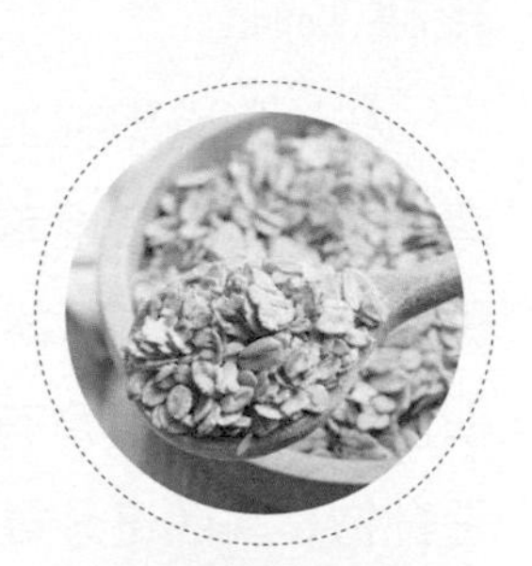

燕麥被選入世界十大營養食品，它含有豐富的碳水化合物、脂肪和蛋白質等，卻熱量低，膳食纖維豐富。燕麥富含鎂等多種礦物質、維生素、多酚、植物性雌激素和維生素E等人體必需營養素。燕麥對大腸癌有療效，稀釋致癌物濃度，強力預防皮膚炎，增強前列腺素促進劑的生成，因此有助於改善皮膚炎症、過敏性皮膚炎和濕疹等病症。

南瓜 Pumpkin

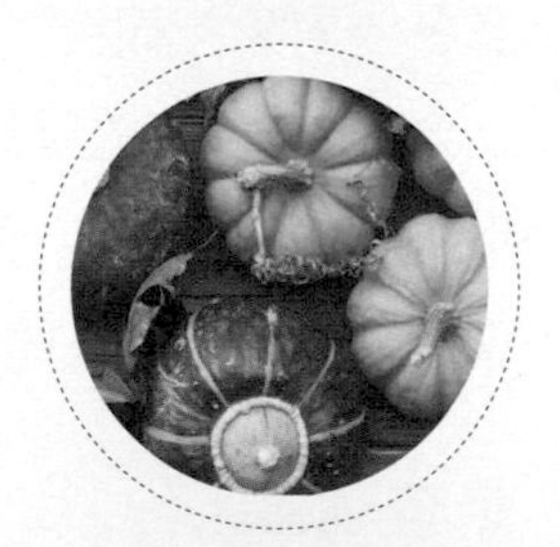

富含纖維質，熱量低。含有豐富的鉀、維生素C、E等營養成分，可減少各種癌症、心臟疾病的發病危險。具有利尿、抗癌、減痛，消炎、解毒、驅蟲等效果，對皮膚美容有益處。

甜菜 Beet

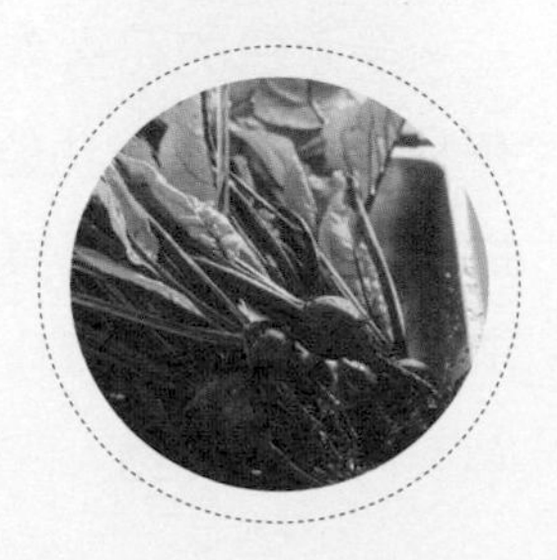

屬強效抗氧化劑，可將血液中的含氧量提高400%，使癌細胞無法在富氧環境中生長。甜菜含有大量的鈣、鐵、維生素A、C等。豐富的甜菜鹼使蔬菜呈現紅色，可顯著降低高胱氨酸含量，而高胱氨酸是已知引起失智、癌症、血管、心臟疾病、骨質疏鬆等症的原因。不過用於解毒或癌症患者

時，不要使用100%甜菜汁，而應與胡蘿蔔、蘋果或芹菜等一起榨汁飲用。

梨 Pear

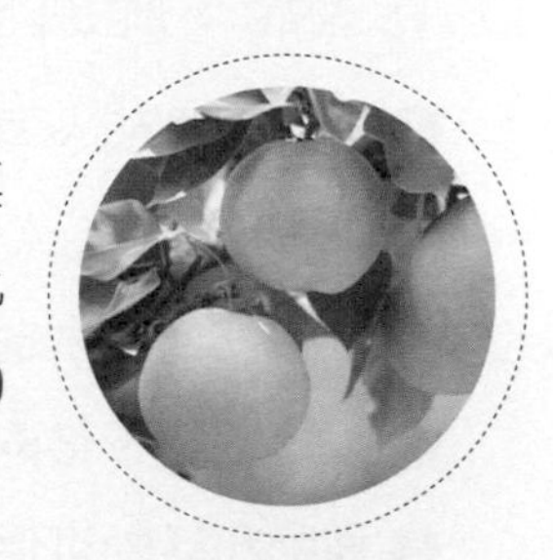

梨所含的馬拉西尼酸（Malaxinic acid）具有殺死子宮頸癌細胞的作用。其含有的熊果素具有卓越的預防肥胖和成人病、防止老化及美白的功效。此外，梨還含有50多種功能性成分。果皮所含的有效成分含量比果肉多100倍。

酪梨 Avocado

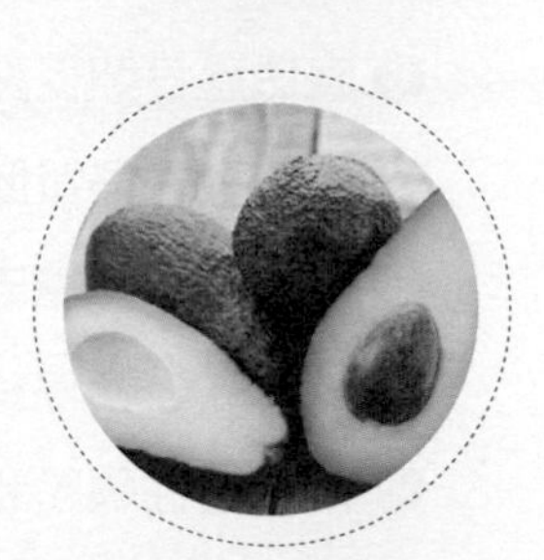

抑制前列腺癌生長，防止口腔癌細胞生成，預防白內障和老花眼。含有類胡蘿蔔素、葉黃素、維生素E、不飽和脂肪酸。穀胱甘肽成分對心臟健康有良效。葉酸可預防腦中風，穀胱甘肽成分具有很強的抗氧化作用，可防止衰老，預防癌症和心臟疾病等症。大量的Omega-3脂肪酸對降低膽固醇，預防關節炎有特效。可提高記憶力和學習能力，預防老年失智症。

大蒜 Garlic

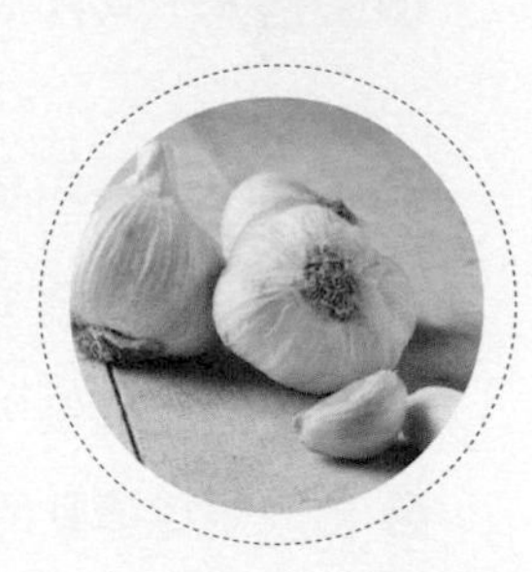

美國「國立癌症研究所」用5年時間選擇48種含有抗癌成分的食物檢驗其效果，結果顯示大蒜的抗癌效果最強。其含有豐富的大蒜素（allicin），生吃比熟吃效果更好。生蒜每日以1瓣（2～4g）為宜。

癌症與營養

癌症是導致死亡的最主要病症，帶來極大的經濟和社會損失。最有效的方法是在癌症發生前進行預防。有關預防癌症的很多研究，都集中在食品和營養相關領域，這是因為致癌的原因約1/3與食物有關，尤其是胃癌、大腸癌等消化系統的癌症更是與食品有密不可分的關係。常見食物中包含的典型的抑制癌症成分，有屬抗氧化物的維生素A、C、E，以及多酚、茄紅素、硒、葉綠素和膳食纖維等。平時應透過均衡的飲食和規律的運動，維持健康體重並預防癌症。

對胃癌、肺癌、肝癌、乳癌、膀胱癌或子宮頸癌患者的建議：

❶ 多攝取番茄、海藻類、南瓜、草莓類、綠色蔬菜，避免基因改造食物。

❷ 食物中的50～70%採用有外皮的食物。

❸ 拒絕任何速食餐。胃黏膜、腸道內的所有黏膜討厭消化含有各種人工添加物的食物。

❹ 人體細胞不喜歡任何動物性食物。

❺ 運動和活動可促進新陳代謝。

❻ 應透過日照促進維生素D的生成。

❼ 好的睡眠品質勝過吃補藥。

❽ 避免壓力，拋去擔憂。

❾ 做深呼吸。保持正確的站姿和坐姿。

❿ 常用活性碳粉和檸檬來清除毒素。

⓫ 愛別人，常喜樂。

防癌非知不可的10件事：

❶ 拒菸、拒檳榔，避免過度飲酒。

❷ 維持健康體位，控制體重。

❸ 養成規律運動的習慣。

❹ 有計畫的攝取蔬果五穀，減少紅肉和加工肉品。

❺ 選擇低卡路里的食物，並且減鹽。

❻ 不要過度倚賴營養補充品。

❼ 產婦盡量替寶寶哺乳。

❽ 使用具實證可預防癌症之疫苗。

❾ 定期接受篩檢。

❿ 癌症病患經過治療，更要注意防癌避免復發。

資料來源：台灣國民健康署（2017.12.11）

防癌食物的注意事項

1. 蔬菜和水果要用清水洗乾淨。
2. 避免吃太燙的飲食或同時進食冷熱食物。
3. 蔬菜泡在水裡脫澀，或汆燙以去除致癌物。
4. 豆類或蔬菜類含有的抗癌成分苯酚，富含脂肪的種子類（大豆、芝麻等）、穀類（小麥、麥芽、米糠），以及堅果類（核桃、松子）等含有具抗氧化作用的維生素E，因為可抑制致癌物亞硝胺的生成，烹調時要把它們一起加入。
5. 茶葉含有維生素和抗癌物苯酚，因此泡完茶後，茶葉可炒著吃或加入拌飯或放進醬湯裡。
6. 洋蔥、大蒜含有具抗癌、抗菌和預防動脈硬化作用的硫化合物，因此不宜過度加熱。
7. 鐵器或銅器容易促進蔬菜和水果中的維生素C、胡蘿蔔素、維生素E和苯酚出現氧化，因此湯鍋、煎鍋、菜刀等應使用不鏽鋼或經過氟加工處理的器具。

各種癌症與飲食習慣

前列腺癌——前列腺癌是發病增速最高的癌症。預防前列腺癌最有效的方法是控制飲食，以素食為主的飲食習慣可降低前列腺癌的發病隱患。據大韓泌尿科學會發表，攝取過多動物性高脂肪，以及膳食纖維攝取不夠，速食餐增加等西方飲食習慣，在過去20年裡，已使前列腺癌發病危險提高了20.6倍。

對預防前列腺癌最有效的食物是含有豐富抗氧化物茄紅素的番茄。有研究表示長期食用番茄可將前列腺癌發病率降低35%。與其它蔬菜不同，番茄煮熟後食用效果更佳。含有豐富的胡蘿蔔素成分的綠黃蔬菜和大醬、豆腐、清麴醬等豆類食品也對預防前列腺癌有功效。柑橘、大蒜、洋蔥、綠茶也屬於推薦食用食物。

各種癌症適合的食物：

胃癌	杏桃最佳，曬乾也可，每天吃7顆以上。糙米、薏仁、番茄、海帶類、蒲公英、南瓜、草莓類、高麗菜、蘆薈、綠花椰菜、黃連、豆奶、洋蔥、鳳梨、橄欖油、綠黃蔬菜、馬鈴薯、地瓜、青椒。
肺癌	桔梗、芹菜、生薑、酪梨、木瓜、南瓜、菠菜、羽衣甘藍、大豆。
肝癌	甜菜、天門冬、芹菜、地瓜、茄子、胡蘿蔔、番茄、高麗菜、綠花椰菜、蒲公英。
乳癌	綠花椰菜、檸檬、青椒、芹菜、蘋果、柳橙類。
膀胱癌	西瓜、玉米鬚茶、海帶、蒲公英、布庫茶（Buchu Tea）、蘆薈、風鈴木（又稱保哥果。取其樹皮泡茶，叫大喜寶茶）。
淋巴癌	綠葉、哈密瓜種類、水、草莓類、酪梨、堅果類、蘋果。
血癌	蘋果、無花果、甜菜、奇異果、橙類、胡蘿蔔、葡萄類、芹菜、青椒、櫻桃、深綠色蔬菜。
甲狀腺癌	海帶類、芹菜、綠花椰菜、蘋果、橙類、櫻桃或漿果類、蒲公英、生菜。
腦腫瘤	種子類、深綠色蔬菜、香蕉、西瓜、漿果類、天門冬、酪梨、胡蘿蔔。
胰腺癌	番茄、芹菜、洋蔥、無花果、巴西利、綠花椰菜、甜菜、南瓜。
大腸癌	糙米、高麗菜、羽衣甘藍、燕麥、玉米、蘆薈、橄欖油、芹菜、生菜、蘋果、西瓜、油菜。
前列腺癌	番茄、南瓜、胡蘿蔔、菠菜、生菜、天門冬、柑橘、大蒜、洋蔥、綠茶。
糖尿病	藍莓、櫻桃、蜜瓜類、蘋果、柚子、番茄、天門冬、胡蘿蔔、綠花椰菜、紅洋蔥、菠菜、大豆、豆腐、豆奶、亞麻子、堅果類、豆類、燕麥。
腦癌	種子類、深色蔬菜、香蕉、西瓜、漿果類、天門冬、酪梨、胡蘿蔔。

10
自然止痛法
Killing Pain Naturally

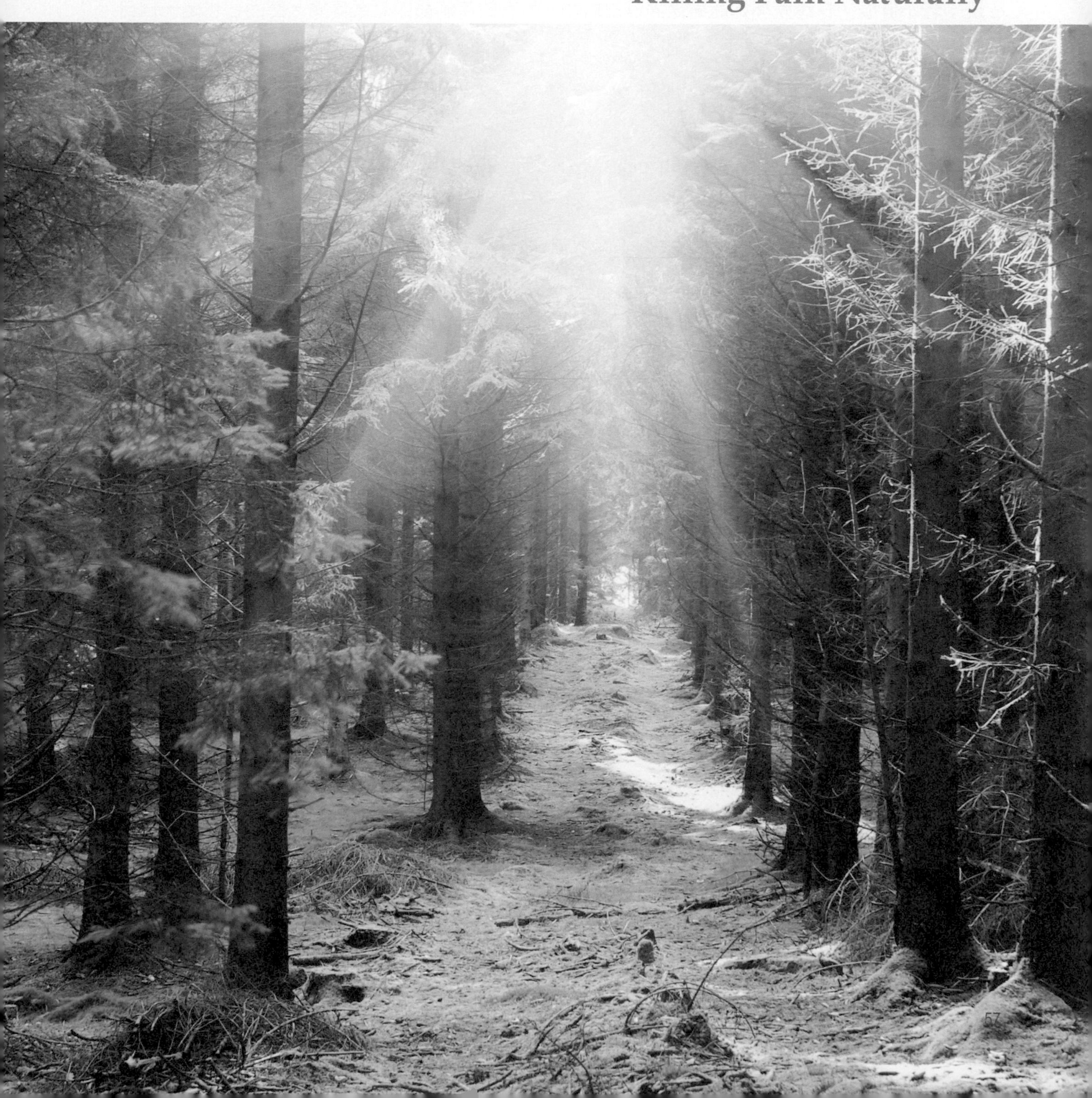

人體由幾十萬億個細胞組成，所有臟器都在自動運轉。若身體健康，一切機能都會按部就班；若不健康，身體就開始藉著疼痛發出信號。所有的疾病都伴隨著疼痛，然而它也是一個自身恢復的過程。

身體對疼痛作出的反應

1. 沒有食慾。腦中的電能是為了消化吸收而充好的。但是因為廢物增加，腦中的電能卻使用於消除廢物，因此食慾不振。
2. 身體無力。使用於活動的電能挪用於消除廢物，所以電能猛烈地遷移到肝、肺、皮膚、腎臟、大腸等臟器。
3. 精神活動減退。使用於思考和表現的所有電能因挪用於消除廢物，所以導致精神活動的遲鈍。
4. 五感活動變為遲鈍。視、聽、嗅、味、觸等感官都變為遲鈍。疼勞的時候，不愛說話，為了使用於視覺的能量挪用於解毒，我們的頭腦停止其作用，就閉著眼睛想休息。萬事讓人厭煩。
5. 受涼。當人體為了恢復健康而努力的時候會受涼。這時候，身體為了消除廢物和解毒就會造成體溫上升，因而容易受涼、飢渴，渾身疼痛。
6. 發燒。癌症或其他患者感到疼痛也是身體為了退燒，消滅癌細胞和癌症病菌而努力的過程，因此要控制飲食，而且攝取飲食時，也要給身體提供恢復的機會。
7. 肌肉疼痛。突如其來的過度運動或活動給肌肉帶來痛苦，這是因為給處於停止活動狀態的肌肉帶來活力，令肌肉恢復所帶來的狀況。此時的疼痛是走向恢復的前奏！

疼痛的種類

A. 心臟出現問題——左側胸部或胳膊無緣由地發麻或疼痛，有可能是心臟出了毛病。如果靠近心臟的脊椎也出現痛感，更不能等閒視之。

B. 肺和橫膈膜——左側脖頸和肩膀出現疼痛是臟器有問題的先兆，會伴有呼吸不規則和痛感。

C. 肝和膽囊——如果肝或膽囊出現問題，右側胸下部或肩膀會出現針扎似的痛感。症狀嚴重時右側脖頸感覺僵硬。

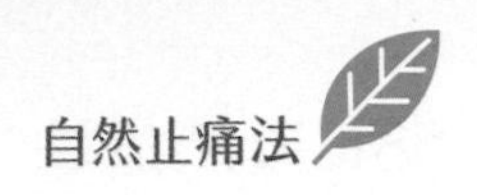

D 胃和胰臟——如果消化不良或持續疼痛，應立刻去醫院。超過50%的急性胰腺炎患者出現胸口到肋骨左下側疼痛，和背部相同部位疼痛。

E 小腸——肚臍周圍的痛症表示小腸出現了炎症或痙攣。如果置之不理，小腸就無法發揮正常功能，最後發展成消化和排便困難。

F 結腸和疝氣——盲腸疾病很容易藉由手術治療，但等閒視之則會加深危險。如果右側髖骨和肚臍中間部位疼痛，應立即採取措施。

G 腎臟——若腎臟出現問題，肋骨下面的所有部位都會疼。多飲水加上做適當的下肢運動可預防。

H 膀胱——膀胱和骨盆疼痛是尿道和膀胱出現炎症等問題的先兆。嚴重時會出現小便疼痛。

最簡單的止痛方法

1 用10～15分鐘按摩疼痛部位。

2 做10～20分鐘熱水足療緩解疼痛，結束時用冷水沖一下腳。

3 用熱水泡腳，同時按摩疼痛部位。

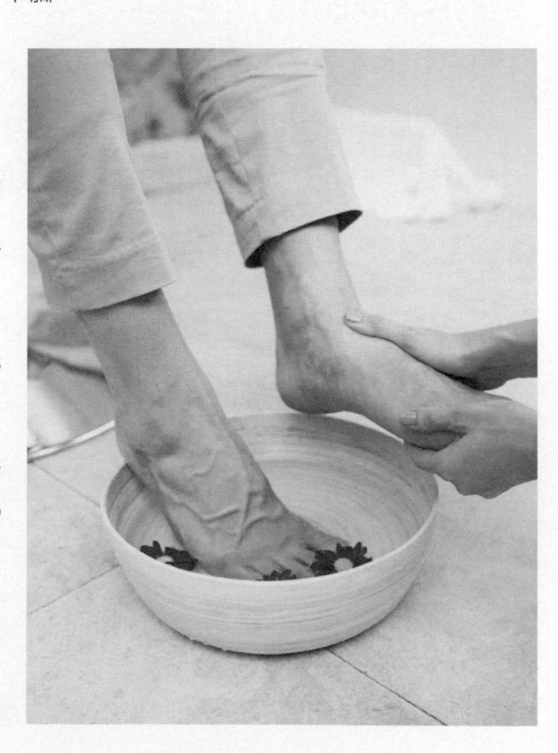

4 將熱毛巾敷在疼痛部位並按摩。

5 手腳出現疼痛時，用熱水和冷水依3分鐘對1分鐘的比例輪流浸泡。冷熱水溫差越大效果越好。用熱水開始，以冷水結束。

6 身體出現疼痛時，同樣實施冷熱敷。將熱毛巾和冷毛巾擰出水後，按3分鐘對1分鐘的比例輪流敷在身上。為了保持3分鐘熱度，在疼痛部位先放上幾張乾毛巾後放燙毛巾，最後在最上層覆蓋塑膠布以保持熱度。

7 疼痛部位做完冷熱敷後，塗上薄荷或尤加利等清爽的精油。

暫時止痛的方法

疼痛是疾病的預兆，以下方法可暫時減緩疼痛，之後需要就醫檢查。

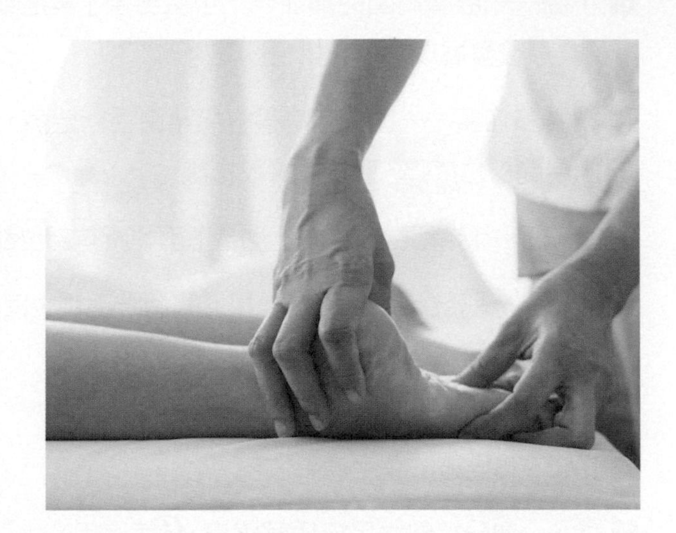

1. 做30分鐘左右熱水足療。結束時給腳部過一下冷水。
2. 做足療同時按摩疼痛部位10～15分鐘。
3. 疼痛出現在胳膊和腿上時，盆裡分別裝上不至燙傷的熱水和裝有冰塊的冷水，按3分鐘對1分鐘比例輪流用冷熱水浸泡胳膊和腿。
4. 如果疼痛部位無法直接放進水裡，將2條大棉毛巾浸水，擰乾後裝進塑膠袋裡，用微波爐分別加熱10分鐘。在患處墊上3～4條乾毛巾，將疊好的熱毛巾放在上面，為了防止快速變冷，上面再放上塑膠布，最後蓋上被子靜置3分鐘。隨後在患處換上用冰水浸濕擰乾的毛巾，靜置1分鐘。過後再用熱毛巾熱敷，如此重複7～8次冷熱敷，可感到痛感消失，而且免疫力得到快速恢復並能戰勝疾病。
5. 做完冷熱敷後，疼痛部位最好塗上尤加利精油或薄荷精油。
6. 宜用亞麻子和活性碳粉混合製成活性碳粉熱敷貼。
7. 搭配使用幾種天然療法會得到更出色的結果。

正確對待痛苦（疼痛）

您有沒有遭受過肉體和精神的痛苦？我們應該如何克服這種困難？

A 疾病和痛苦的原因

主要原因在於他人和我們所做的錯誤選擇。

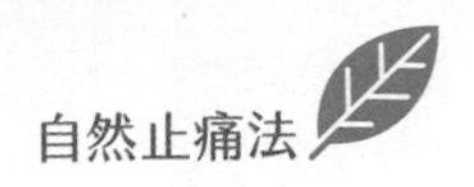

Ⓑ 透過疾病和痛苦我們能學到什麼？

1. 同情他人——我們中的某些人對人類的悲傷和肉體的苦痛一無所知，他們沒有得過病，因此無法對患者的心情感同身受。
2. 疾病是違反自然法則的結果，它可以顯露出錯誤的生活習慣所帶來的痛苦和疾病。
3. 可以向其他人發出警告。
4. 理解疾病和痛苦的意義。

實施治療方法的途徑有很多，但符合自然法則的只有一種：自然療法，它是最簡單的治療方法，不會對人體組織造成負擔或形成衰弱。

「純淨的空氣及水、清潔、適當的食物，純正的生活以及堅定的信念，都是千萬病患所需要的藥方；但是這些天然療法現今已漸過時，其原因是由於巧妙應用此療法所需之資訊，未蒙人們重視所致。新鮮的空氣、運動、純潔的水，以及清潔雅致的居室，這些都是費用甚少，而為人人力所能及的；至於藥品，且不論是金錢方面的付出，或是在身體上所產生的後果，都可算是代價昂貴的。」**（懷愛倫著，《論飲食》）**

恢復健康的9個步驟

❶ 學習自然法則。
❷ 查出得病的原因。
❸ 調整生活方式。
❹ 採用簡單的天然療法。
❺ 必要急救時使用救生工具。
❻ 拒絕違背科學的新世紀（New Age）治療方法。
❼ 學會放手。
❽ 在痛苦當中學會感恩。
❾ 經常保持喜樂的心情！

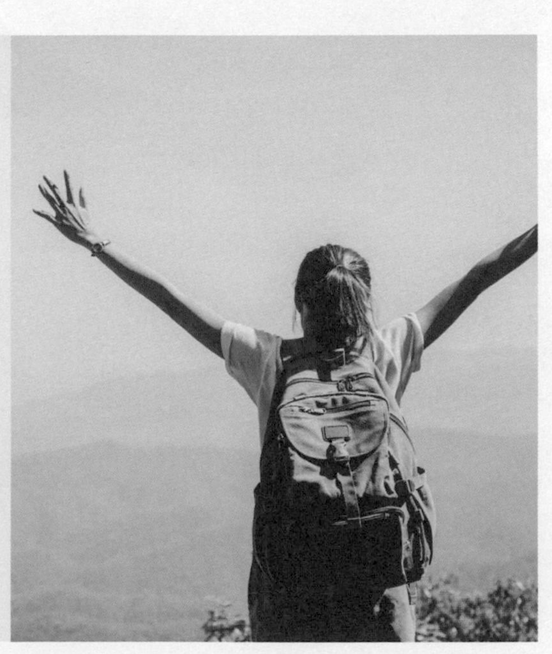

11

致癌食品

Foods that Cause Cancer

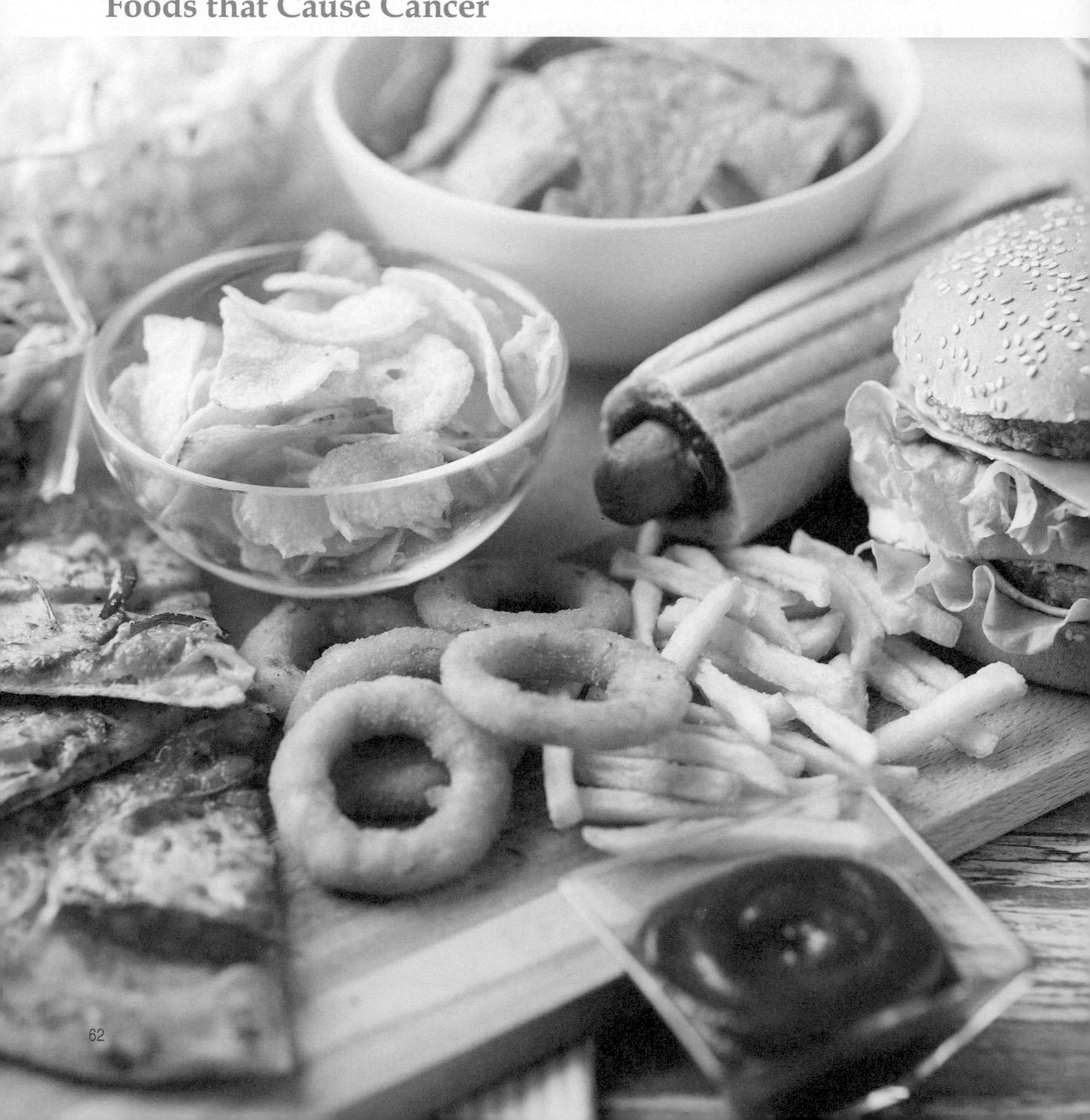

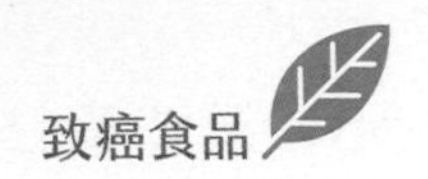

媽媽的菜籃

媽媽為家人準備的菜籃裡，還有我為自己準備的一日三餐裡都裝著些什麼？事實上盤子裡裝的就是我的健康。我們得好好看看自己準備的，究竟是誘發癌症的高危險食品，還是預防癌症的優良食品。下列10種食物是典型的致癌食品：

1 醃菜 Pickle

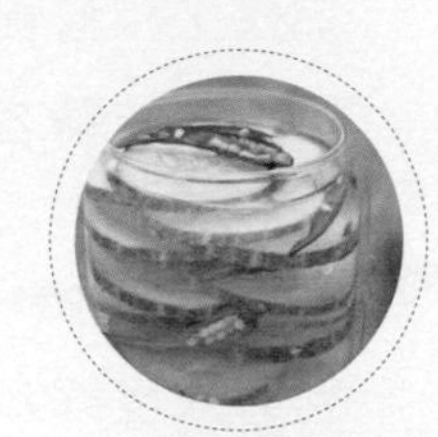

醃菜是誘發心血管疾病的起因，這些食品裡面含有致癌物，可破壞維生素，使蛋白質發生變質。

2 罐裝食品 Canning Food

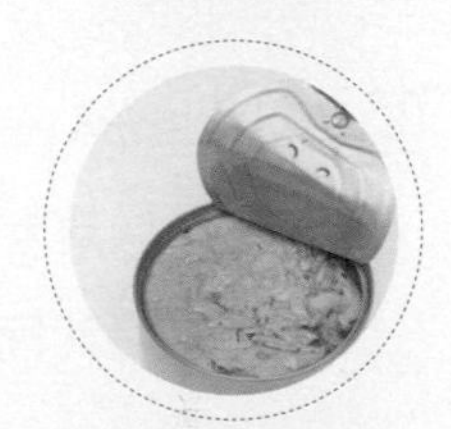

罐裝食品裡的鈉含量極高，海鮮、肉類、水果及其它各種食物都可被罐裝保存。問題是罐裝食品熱量極高，且維生素和蛋白質已遭破壞，沒有什麼營養價值。

3 肉類加工品 Meat-Processing Food

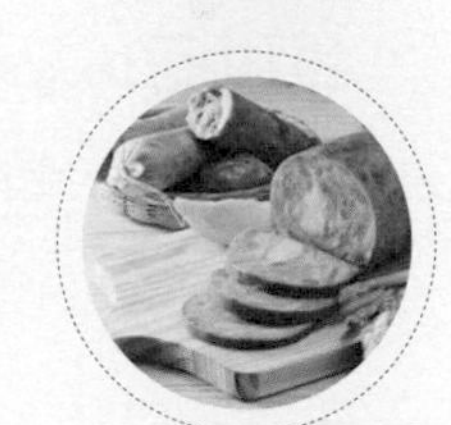

肉類加工品包括醃漬或燻製食品，含有亞硝酸鹽和防腐劑等致癌物。

4 漢堡 Hamburger

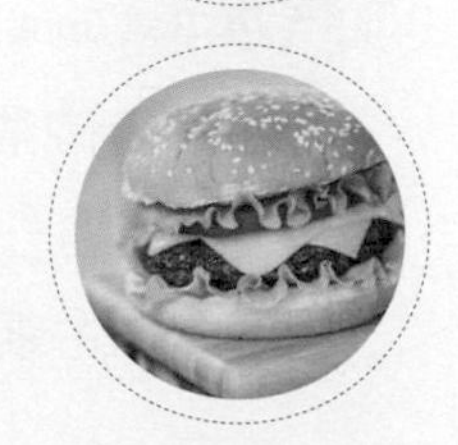

對美國人來說，漢堡是從街頭流浪漢到總統、不管貧富貴賤都愛吃的食物之一。美國有個企業每天甚至要屠宰6萬頭牛。不過有個家喻戶曉的故事，說有一項實驗結果顯示麵包和漢堡裡含有過多的防腐劑和添加物，以致放置一年也未發生腐爛。寄生在家畜腸道裡的病原性大腸菌一旦進入人體可引起食物中毒。

5 甜點、冰淇淋和零食類 Dessert, Ice Cream and Snack

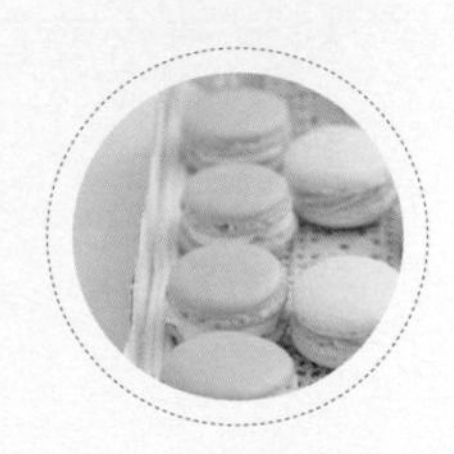

每天新鮮出爐且當日出售的麵包和餅乾尚可，但許多甜點、冰淇淋和零食類都含有大量白糖、動物性油脂、食用色素、辛香料和防腐劑等多種人工添加劑。

⑥ 洋芋片和泡麵 Potato Chip and Instant Noodle

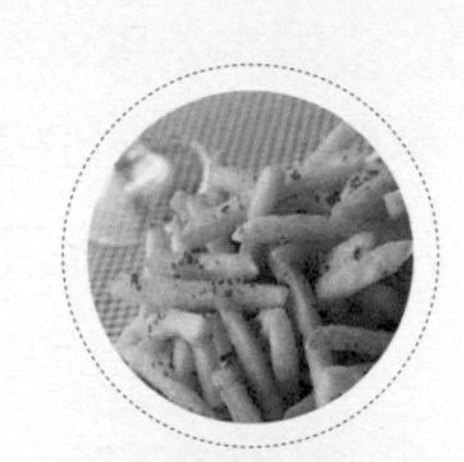

大部分洋芋片和泡麵是油炸食品，使用的油是7%豆油和93%奶油的合成油。用動物性油脂炸出來味道雖好，但產生的飽和脂肪比漢堡還要多。因為醫生和營養師們的接二連三抗議，1990年韓國速食企業用植物油代替了奶油，並輔之以天然香料。

⑦ 熱狗 Hot Dog

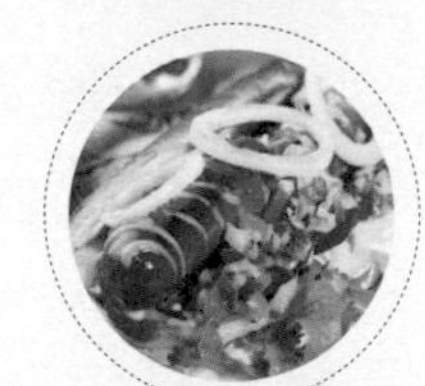

含有大量諸如亞硝酸鈉等發色劑、化學添加物防腐劑和化學調味料。

⑧ 燒烤 Barbecue

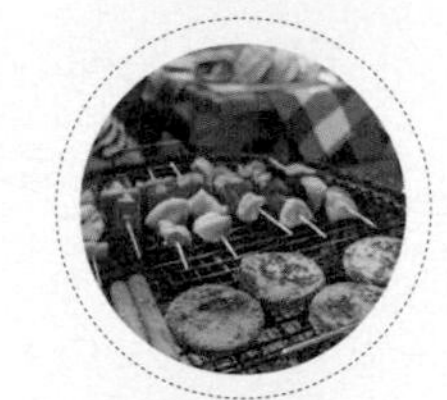

吃燒烤對肝和腎造成負擔，一個烤雞腿的毒性相當於60根香菸。炭火和醃漬的肉烤焦時發出的戴奧辛（Dioxin）的毒性可誘發癌症。

⑨ 甜甜圈 Doughnut

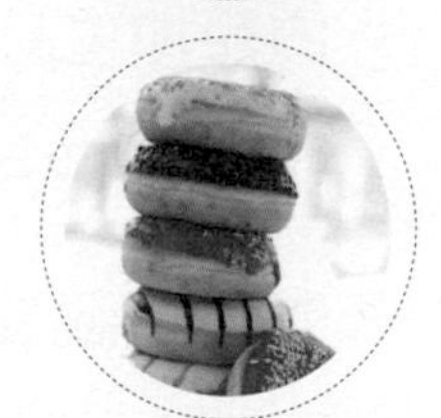

便利商店、超市隨處可見的甜甜圈，因油炸後再撒上大量糖霜，所以倍加有害。

⑩ 汽水 Soft Drink

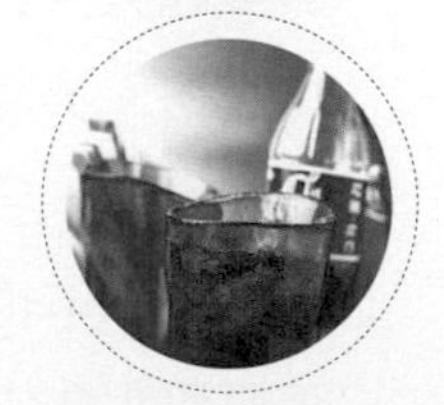

汽水含有磷酸和碳酸，可將體內的鐵、鈣成分透過尿液排出去；糖度雖高，但不含任何可將吸收的糖轉換成能量的礦物質和維生素等，因此會消耗體內維生素，造成困倦和喪失胃口。

汽水還含有大量有害人體的色素、大量的糖分、用人工化合物製造的香料。汽水簡直等於白糖水，甚至含有大量咖啡因，也是致癌食物中的一種。

12
便祕
Constipation

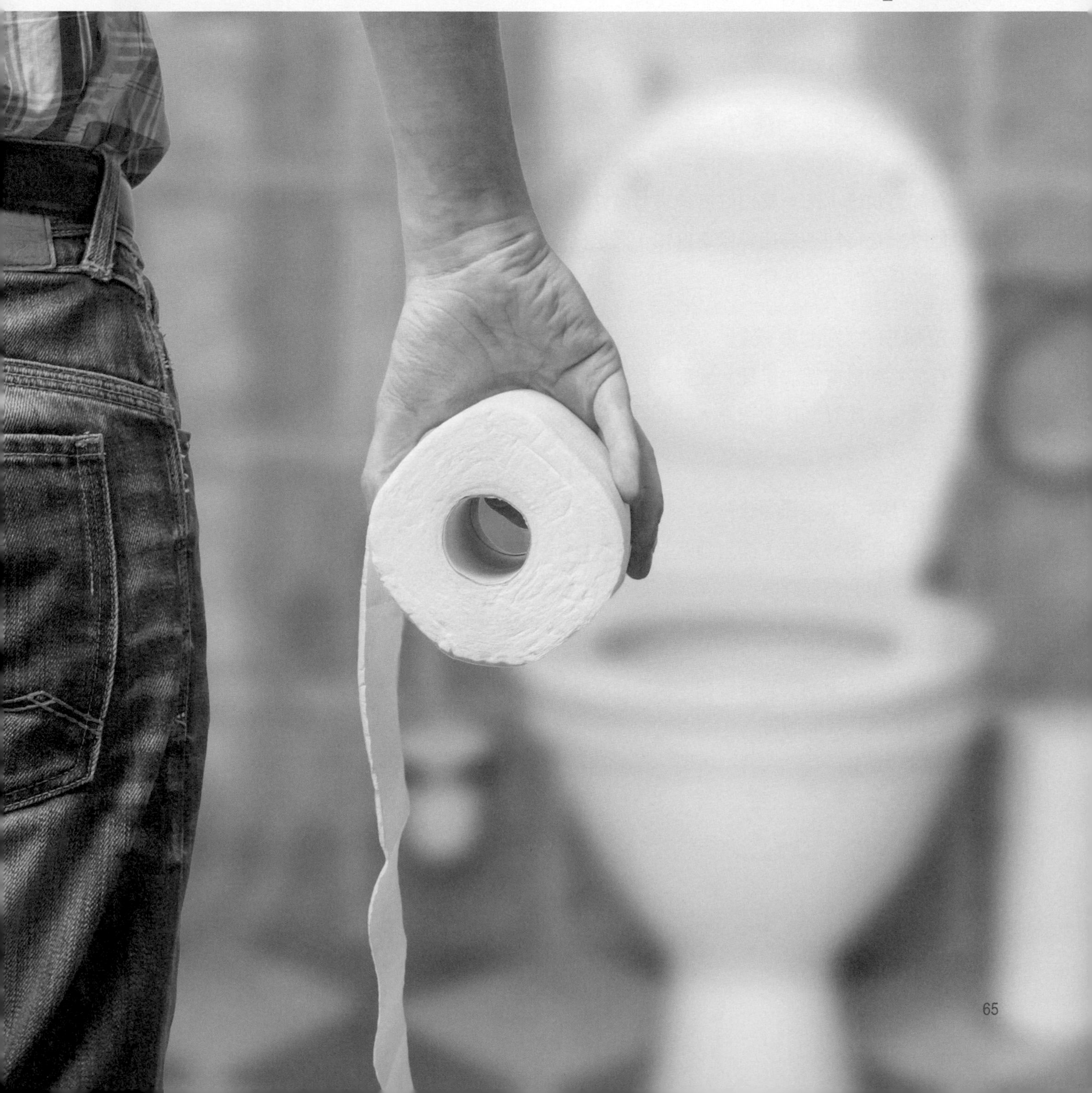

健康的人，特點有4個「快」！

在中國，醫生健診時會對病人說以下這些簡易的標準，以衡量是否健康。

①吃得快：胃腸功能好

「最近食慾好嗎？」看病時，許多醫生都會問這句話，因為胃口好就代表身體好，但所謂吃得快不是指吃飯速度快，而是指吃飯胃口好，不挑食。

②拉得快：消化系統好

有便意時就能暢快排便，感覺輕鬆，這說明消化系統好。排便次數，最好與吃飯次數一樣多。

③睡得快：神經系統好

上床就能很快入睡，而且睡眠品質好，做夢少，說明你很健康。

④說得快：大腦功能好

一個人話說得溜、思維敏捷，說明神經系統和大腦功能狀態好。

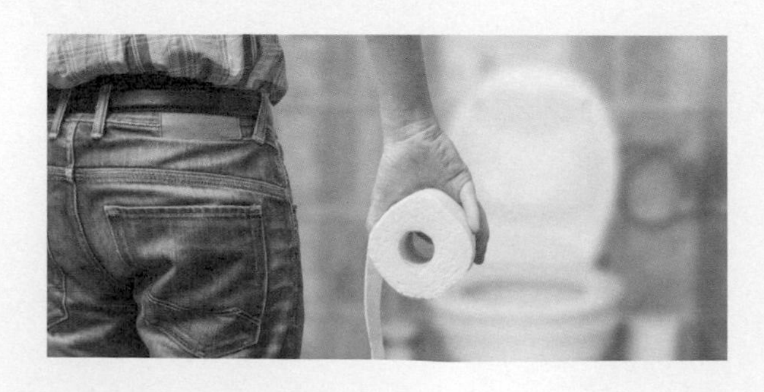

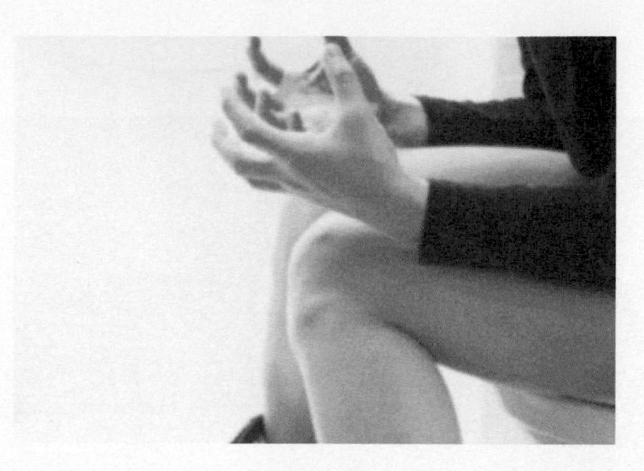

便祕的症狀和原因

症狀

久坐導致腸道蠕動不佳、排便不暢、腹痛、煩躁、及至臉部膚色暗沉、長黑斑，最終成為引發痔瘡、腸炎或腸癌的誘因。

原因

1. 常吃纖維質含量低的肉類、牛奶、雞蛋、奶酪、速食
2. 精製麵粉、白米
3. 水分不足——不吃早餐，不喝水
4. 運動不足
5. 養成長時間忍住便意不排的習慣——排便次數一週少於三次
6. 姿勢不正確，呼吸不深
7. 服裝過緊
8. 壓力大導致腸道蠕動受阻

便祕的解決方法

1. 最好的便祕藥——水。
2. 起床後喝3～4杯水，使尿色變透明。
3. 將半顆或一顆檸檬榨汁倒入一杯水喝，檸檬的酸味可促進腸道蠕動，很快催生便意。
4. 經常活動胳膊、肩膀和腰部，從心窩處沿著大腸腸道，從右側開始向肚臍上面進行按摩或用雙手輕輕拍打。
5. 橄欖油和李子汁具有稀釋乾便，使排便通暢的功效。
6. 多攝取糙米、全穀類、生蔬菜、野菜和水果等富含纖維質的食物，可預防便祕，增強腸道功能。
7. 如果吃不了糙米，可在餐桌上常備米糠、麥麩做成的全穀類穀皮以供食用。並且要吃足夠的蔬菜和水果。
8. 不要穿緊身褲。
9. 保持大腸健康。大腸舒服，才能臉色平穩，做夢少，睡眠好。大腸健康，人體才能健康，不怕冷不怕熱，皮膚也能保持健康。
10. 一天最好花1～3小時從事田間勞動、登山或步行，運動時做深呼吸。
11. 將3顆檸檬榨汁與1000cc溫水混合後，利用灌腸器進行灌腸。要注意灌腸次數過頻有可能造成無法主動排便的後遺症。儘量不使用藥房賣的栓劑。
12. 儘量在每天早晨固定的時間內排便。如果一天吃3頓餐，最好排便3次，如果做不到，至少也要一天排一次。體內廢物不宜長時間滯留在腸道內。
13. 可採用運動療法。
14. 冷熱敷有很好的效果。

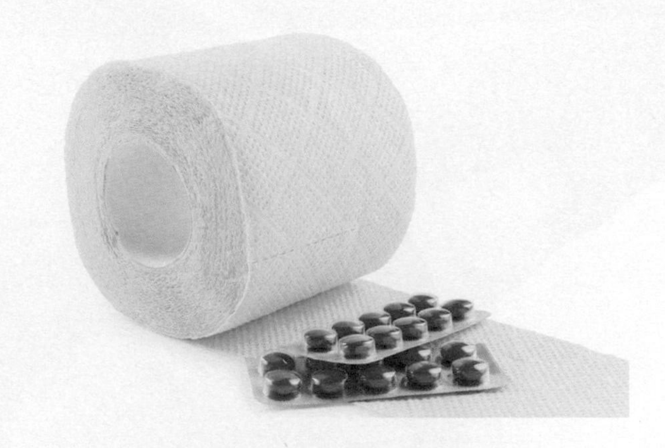

使用便祕藥的風險

出現便祕時，人們通常會一味忍受，或依靠市售的便祕藥。但這是助長病情的危險方法。便祕也分種類，不同便祕需要不同療法，用錯藥可致病情更加惡化。尤其是痙攣性便祕，沒有確診就亂用市售的便祕藥，可使痙攣更嚴重，甚至引起其它危險。

13
傳染病
Infectious Diseases

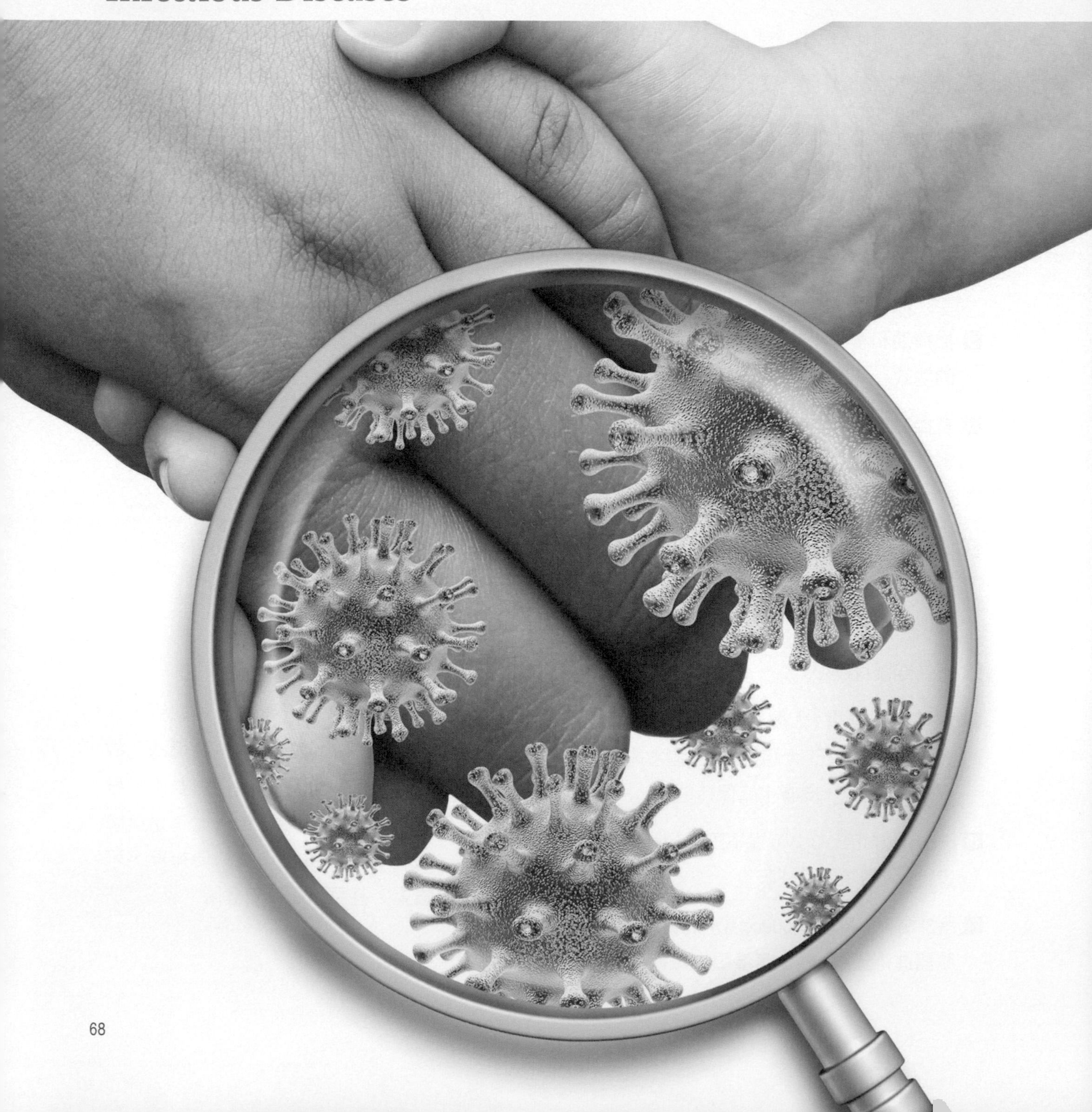

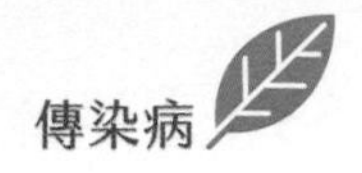

微生物隨處可見，但大部分都對人體無害，而有些對動植物有用的微生物，對某些人群卻會誘發疾病。病原性微生物在城市以及人口密集的地方，可藉助呼吸、咳嗽、性接觸、空氣、受感染食物、老鼠、蒼蠅或垃圾等媒介迅速增殖傳播。病原性微生物中最常見的類型有病毒、細菌、寄生蟲和黴菌等。傳染病一般是透過直接接觸和諸如昆蟲、被污染毛巾、水、食物和動物等間接接觸，從傳染源傳播給其他人。

傳染方式

每種疾病都有不同的傳播方式，如果切斷其傳播途徑，疾病就會無法擴散。舉例來說，瘧疾通常是藉由受感染的蚊子叮咬而傳播，如果人不被蚊子叮咬就不會染上瘧疾。因此預防傳染病的最佳方式是研究疾病傳染方式，找出切斷傳播途徑的方法並付諸行動。一般情況下病毒或細菌入侵身體時免疫細胞會記住它，以後再次入侵時就啟動記憶功能防止二次感染。但也有些例外，像引起流感的流行性感冒病毒每次都會變形，因此會反覆出現感染；還有些像水痘病毒等慢性潛伏病毒，一旦感染就無法消除乾淨，從而一生與人體共存。病毒引發的代表性疾病有感冒、流感、水痘、帶狀孢疹、肝炎、小兒痲痺和愛滋病等。細菌引發的代表性疾病有肺炎、結核病和破傷風等。

1 接觸傳播

傳染源與被感染者發生直接接觸，微生物從傳染源轉移到被感染者身上。這種接觸包括軀體、接吻、性行為、體液或傷口接觸，最常出現在親朋好友之間。

2 間接傳播

指透過接觸傳染源觸碰過的物體表面而被感染。部分微生物可長期存活在物體表面，如門把、桌子、床、椅子、浴室、廁所、被子、盤子、醫療器械、筆、電腦、玩具和錢幣等。

3 飛沫傳播

受污染的飛沫透過他人的眼睛、鼻子、嘴以及噴嚏、咳嗽、醫療過程或空氣擴散。感染核會在空氣中迅速傳播，但傳染源無法在空氣中長期存活。

④ 空氣傳播（如肺結核）

受污染的飛沫透過黏在空氣中的小塵埃，即使飛沫乾燥後，飛沫殘核仍然可能造成感染，因此即使離開感染源甚遠，如果不小心吸入患者產生的飛沫殘核，仍然有可能感染。

⑤ 糞——口傳播

手指不小心沾到受病毒污染的排泄物，後來吃進嘴巴裡；或是吃到被這些排泄物污染的飲水或食物。病原微生物會在消化系統中繁殖後透過大便排出體外，而受此糞便污染的水可將疾病傳染給他人。喝煮沸的開水可預防疾病，勤洗手也能減少傳播（尤其在飯前和廁後）。完全煮熟的食物、對烹調的教育、定期進行清潔和消毒、多喝水、進行污水處理、未烹調食物不在室溫下放置2個小時以上，這些方法都非常重要（經過烹調的食物應存放在60°C以上，或1～3°C環境下）。

⑥ 媒介傳染病

疾病可由蒼蠅、蟎蟲、跳蚤、老鼠或狗等動物傳染到人身上。最常見的傳播媒介是蚊子，透過體液在人群中傳播。這種傳播方式具有快而廣的特點，但只要控制媒介即能控制疾病傳播。被蚊蟲叮咬、接觸動物糞便或接觸黏上動物糞便的物體表面，都可將疾病傳染給人體。

抗生素無法消滅病毒的原因

對細菌最常用的方法是打破細菌的細胞壁。隨著體積變大，細胞膜變薄，最終導致細胞壁破裂，細菌死亡。其它方法是抑制細菌的蛋白質合成，或破壞細胞膜。反過來講，病毒會從宿主細胞獲得自我複製所需的所有東西，因此抗生素會失效。

對阻止傳染病擴散的建議

1. 定期洗澡（尤其是天熱時要天天洗）。洗澡可從皮膚上清除病原性微生物，對預防皮膚感染、皮屑、粉刺、蝨子或出疹等有益處。照料患者時這點尤其重要。
2. 勤洗手。養成起床後、如廁後、做飯前、吃飯前，以及每次弄髒手就立即清潔雙手的習慣。
3. 指甲保持簡短乾淨。
4. 盡量不要讓動物舔臉，包括貓狗在內的所有動物都可傳播疾病。撫摸或觸碰動物後立即洗手。

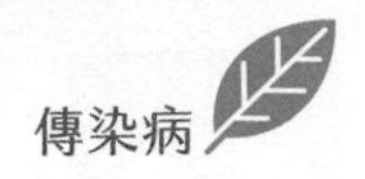

5 不要讓孩子們在動物糞便附近玩耍，動物糞便可傳播疾病。

6 不要讓蒼蠅及其它昆蟲接觸食物，尤其是蒼蠅會傳播很多疾病和細菌。

7 不要讓動物出入廚房、接觸水源或儲水池等區域。

8 經常換洗被褥，在陽光下曝曬被褥床單，可消滅床鋪上的蟲子。

9 掉在地上的食物不洗不要吃。

10 蔬菜和水果清洗後再吃。這點非常重要，不加熱的蔬果即使果皮受傷也要清洗後再吃。為了清除殘留農藥，可在水中放一把麵粉，浸泡一會兒後再清洗。細菌可從果皮傳遞到人體。用每公升添加5滴茶樹精油的水浸泡10分鐘以上，可殺死大部分微生物。

11 動物的肉含有病毒和細菌，因此烹調魚、肉類時，一定要完全煮熟。

12 接觸到魚、肉、海鮮、雞蛋或乳製品後，洗淨手、餐具、砧板和菜刀等用品。切新鮮水果蔬菜的砧板和切魚、肉、乳製品的砧板一定要分開使用。

13 不要吃味道可疑或出現霉斑的食物。

14 不要和患者共用碗碟匙筷，唾液裡的細菌可經由餐具傳播。

15 患病的孩子應和健康的孩子分開吃喝睡覺，以免在孩子們之間出現交叉感染。

16 大小便一定要在廁所解決，切不可在水裡或馬路邊大小便。

17 浴室和廁所要和自來水管保持一定距離。沒有化糞池或廁所時，人的排泄物應埋起來以免動物接觸。

18 家裡要保持清潔衛生，杜絕細菌、蟲子和其它生物滋生。

19 為了消滅微生物，自來水要燒開煮沸10分鐘以上，或飲用封裝水。

20 在戶外時，若發現地面有污水或污泥的土壤，應穿上鞋。

21 接觸分泌物時要帶上手套。

其它建議：

1. 接觸呼吸器官感染者時儘量戴口罩。
2. 避免飲用可能含有病原性微生物的生牛奶，如果未進行低溫殺菌，則煮沸後飲用。
3. 垃圾應該焚燒或在遠離住宅和自來水的地方掩埋。食物垃圾和其它垃圾不要丟在住宅周圍。垃圾的腐爛過程不僅給細菌繁殖提供環境，而且會污染空氣，產生有害健康的毒氣。
4. 未洗手不要觸碰眼、鼻、嘴。我們的手在不停地接觸可傳播疾病的東西。
5. 水質可疑時用開水或礦泉水刷牙。
6. 保持浴室和廁所的清潔衛生，定期用有殺菌作用的漂白水進行消毒。

14

每天散步10分鐘

10 Minutes Walk Daily

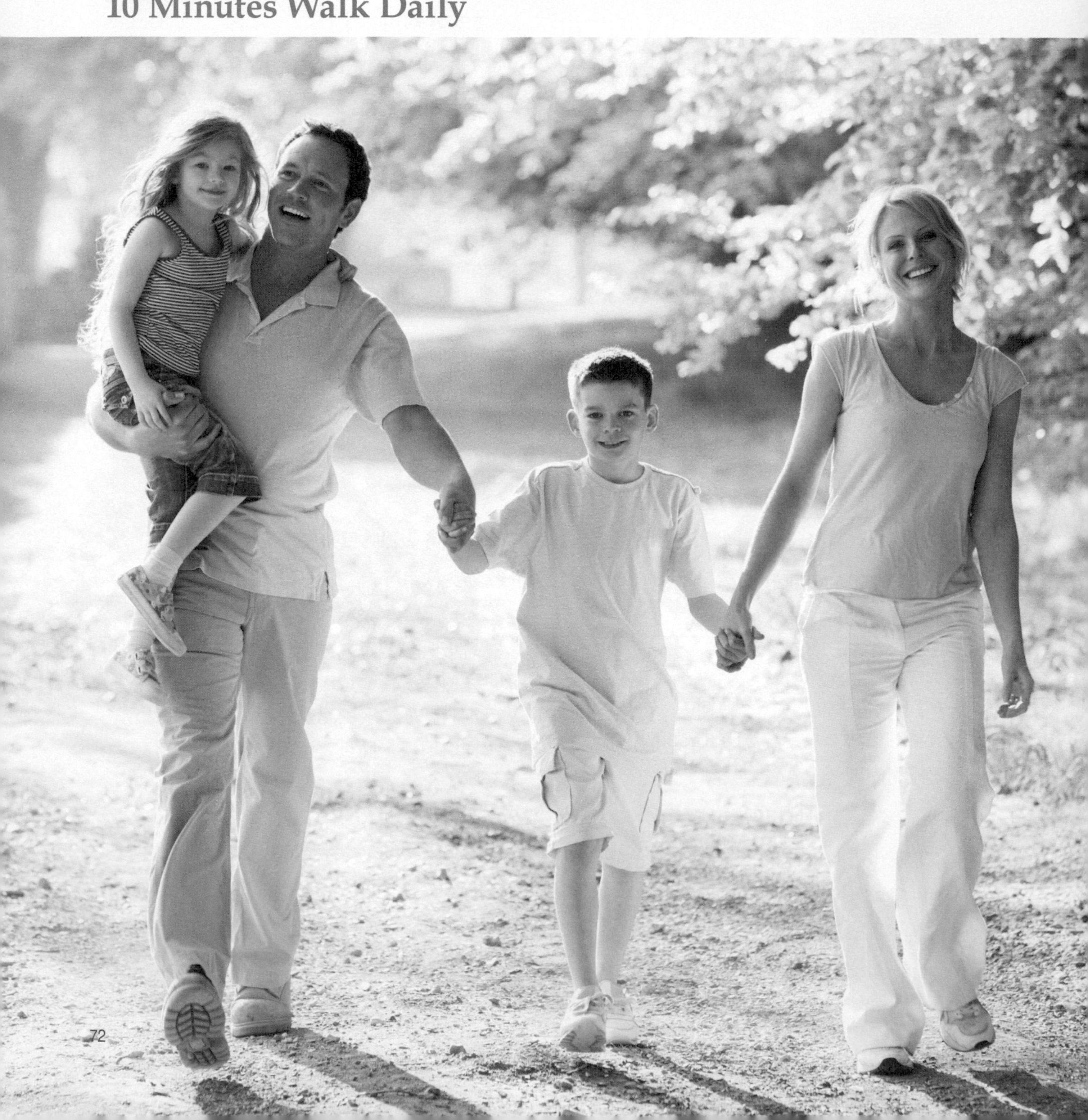

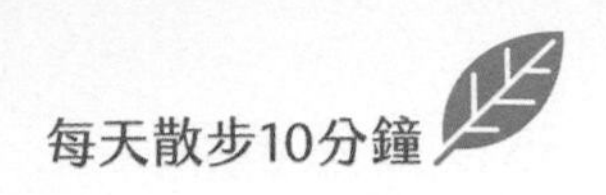

散步的效果

散步時我們的大腦會開始分泌腦內啡，腦內啡具有減輕痛苦，消除憂鬱和壓力的效果，因此散步後心情會變得輕鬆。在陽光下散步15分鐘，可使皮膚吸收，轉化成人體不可缺少的維生素D。因此散步可達到運動和藉助日照合成維生素D的雙重效果。維生素D幾乎與所有疾病和人體功能有關，對身體具有極其重要的作用，它不僅促進男性激素生成，而且降低壓力激素——皮質醇的數值。步行等有氧運動對憂鬱症患者有著極好的療效。

一週步行20小時比不運動的人腦中風發生率降低40%，心臟麻痺危險減少近50%。運動鞋——選擇重量為體重的1%左右的鞋，如體重為60公斤的人宜選600公克左右的運動鞋。

散步的方法

散步的姿勢很重要，行走時不要低頭或抬下巴，應目視前方，稍收下巴。眼睛盯著下面會影響吸氧量。散步一開始速度要慢，以免給關節造成負擔，再逐漸加快速度至微喘，並保持速度。散步時有聊天的夥伴也是個不錯的選擇。冬季為了保暖可多穿幾件衣服，但以吸汗效果好的純棉服裝和運動服為宜。

步行時腳重心的移動以腳後跟→腳外側→腳小指→腳拇指順序移動為宜。

飯後1小時內不要行走過度。飯後人體需要調動更多的能量用於消化，此時若動用全身筋骨進行運動將不利於消化。

散步是淨化身心的過程。如果在散步中省察自己，與上帝對話，就能體驗真正的身心的恢復。散步是親近大自然的時間，也是與自己的內心對話的時間。

運動

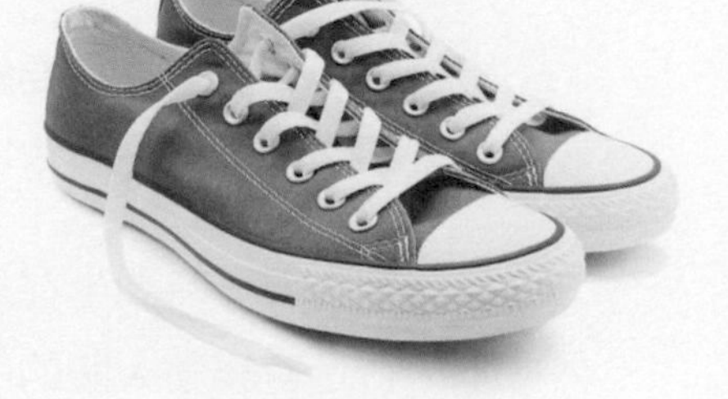

① 步行的益處

晨運可增強免疫力。一邊呼吸清新的空氣，一邊在花花草草當中自由晨運，對血液的健康循環有重要的作用。這種鍛煉是

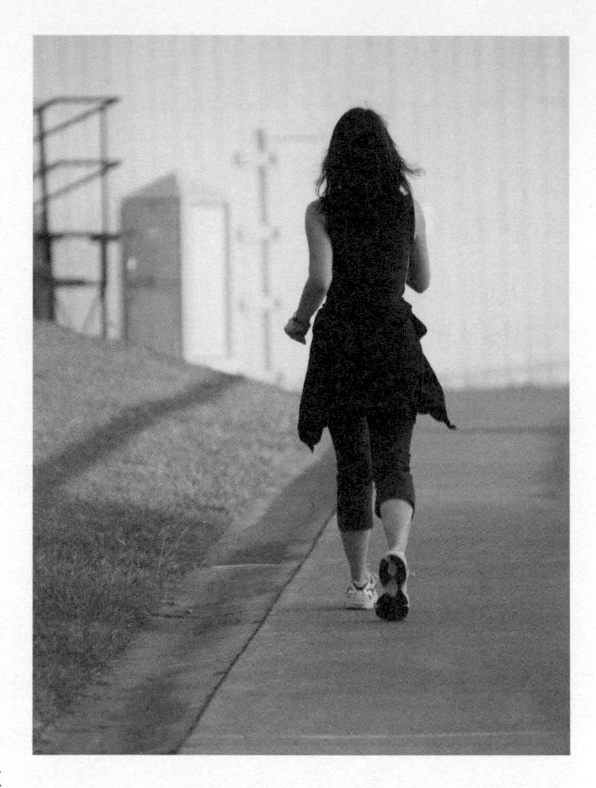

保護人體免受感冒和咳嗽、肺瘀血、腦充血、肝炎、腎臟疾病、肺病，以及其它幾百種疾病侵害的最佳方法。

步行是最好的運動。沒有什麼能像行走一樣對人體各個部位產生這麼好的效果。呼吸戶外空氣，經常散步，走路虎虎生風，是保持身體健康最無可比擬的方法。步行也是對身體不便者療效最好的方法之一。其它相似運動還包括田間勞動、農場勞作、騎自行車、游泳、爬樓梯，以及重複劇烈運動和短暫休息的間歇性訓練。

運動是人類生存的基本法則之一。人體各個器官有不同的任務，完成任務的程度決定著這些器官的發育程度和功能。如果所有器官正常運作，人體就會充滿生機和力量，但如果長時間不使用它們，它們就會出現衰退甚至死亡。

有效的勞動對人的德智體全面發展是不可或缺的因素。有強度但不劇烈的室外活動加上愉悅的心情，可促進血液循環，使膚色變亮，並將吸收新鮮空氣的血液輸送到四肢末梢。運動是恢復健康的必要條件，如果有誰不舒服，就讓他每天做肌肉運動。如果女性也像男性一樣從事戶外勞動或運動，可鍛煉大腦和筋骨，脫離虛弱乏力的形象，由嬌氣變得堅強。

運動可減輕腸胃病。運動對消化系統、身體和心理健康有非常重要的作用。

學生和辦公室人員需要經常鍛煉。從事腦力活動的人們如果忽視軀體運動，流向大腦的血液將出現不均衡，最終導致循環不良。此類人群應將生活中的一部分時間固定用於體力鍛煉。

一天中大部分時間坐在桌前度過的人們，只要天氣允許，不管春夏秋冬每天都應該堅持戶外散步，行走可調動人體的所有肌肉。散步時做深呼吸，可使肺部得到鍛煉。

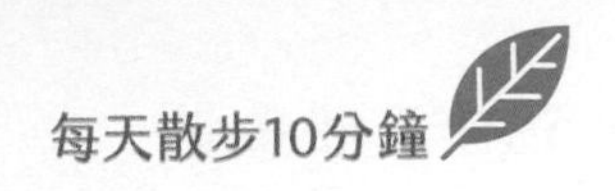

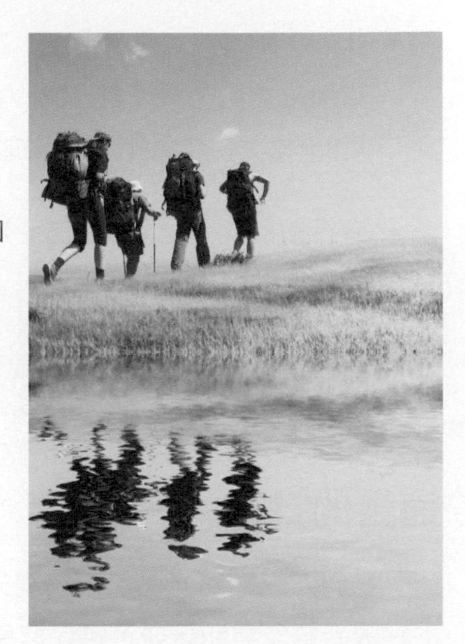

② 運動帶來的各種好處

- 促進心臟健康。
- 降低血壓，使常態下的心跳數變少，保護心臟和血管。
- 降低血液中的膽固醇數值，提高高密度脂蛋白（好膽固醇）數值。
- 避免鈣及其它礦物質的流失，使骨骼變結實。
- 有助於擺脫憂鬱症。
- 緩解緊張情緒和壓力。
- 增強體質，提高各器官效能。
- 幫助維持正常體重。
- 促進血液循環，有助於保持清醒的頭腦，安穩的睡眠，並快速治癒傷口。

③ 人體運動指南

- 所有健康成人每週需要5次，每次至少30分鐘強度適當的有氧（持久力）運動；或者每週3次，每次最少20分鐘劇烈運動。

- 如果希望促進健康，預防疾病，避免有損健康的肥胖，可在上述最低運動量之外加做額外運動。事實上美國癌症協會建議為了預防癌症，幾乎每天都要進行適當運動（1天45～60分鐘左右）。美國醫學研究所（The Institute of Medicine）則建議，為了避免體重增加，每天需要鍛煉60分鐘，為了健康則應超過這一標準。同時建議兒童每天至少進行60分鐘以上適當的運動。

- 間歇性訓練是適合那些打算短期調節體重者的方法。間歇性訓練混合了劇烈的運動和短暫休息，具有無氧運動的效果，但不會消耗肌肉。最基本的間歇性訓練是在給定時間內一直重複1分鐘步行和1分鐘慢跑或快走。每個區間的強度要隨情緒和目標而定。每個區間的長度也要據此而定。舉例來說，如果習慣於每天用30分鐘行走3公里，則用幾分鐘快走燃燒熱量，然後回到普通速度，如此周而復始。

- 此外，所有成人應每週至少花2天鍛煉肌肉，年紀越大其重要性越突出。建議您每週花2天利用主要肌肉鍛煉8～10種力量，而不是每天持續。為了取得最好的效果，可選擇那些重複8～12次就感到疲乏的抵抗運動或重量運動，諸如負重、啞鈴、俯地挺身和爬樓梯等。

- 進行劇烈運動之前，花5～10分鐘做熱身運動，比如漫步走或簡單的伸展運動等。

- 對自己的健康狀況有疑問或已過35歲但好多年未鍛煉時，應在開始運動前先諮詢醫生的意見。

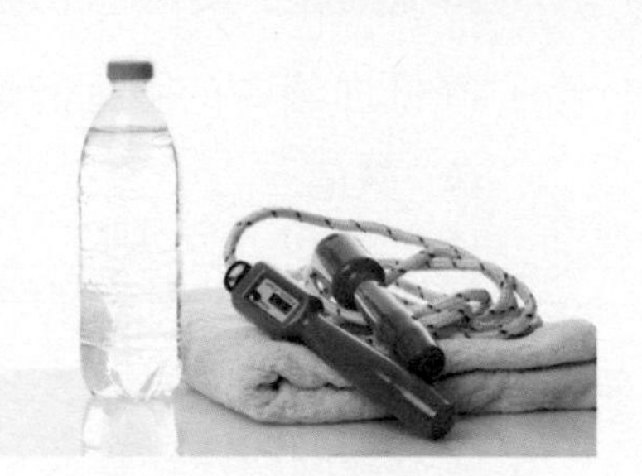

適量的日照

我們要感謝陽光。如果在陽光下曬衣服，可預防白毛（菌絲）和其它霉斑。孩子們在陽光下呼吸新鮮空氣和玩耍，可保持身心健康並取得活力。陽光對人的身心靈健康都有益處。大自然處處是醫生，清新的空氣、舒適的陽光、美麗的花草樹木、茂盛的果園和葡萄園，以及在此間進行戶外活動，簡直就是促進健康的靈丹妙藥。戶外生活是許多體弱病殘者需要服用的唯一藥方，可以有效地改善因那些世俗的生活、削弱和破壞身心靈健康的生活所帶來的各種疾病。

陽光對健康的好處：

- 可促進褪黑激素(休息和再生激素)的分泌
- 增強免疫力
- 減輕關節炎引起的浮腫所帶來的疼痛
- 緩解經前症候群的各種症狀
- 降低血中膽固醇值
- 有助於生成維生素D

注意事項：

- 每天花幾分鐘時間將臉部和手曝露在陽光下，足以生成充分的維生素D。
- 肌膚適當曬黑，可保護皮膚受損。
- 膚色偏暗的人應比偏白的人吸收更多的陽光。
- 需要注意的是過多的日曬或曬傷，會提高罹患皮膚癌的危險性，因此要留意。

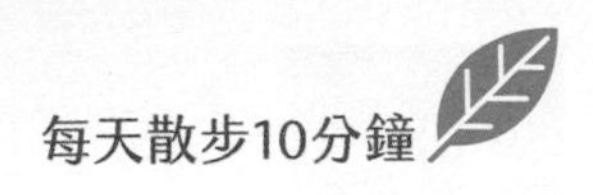

維生素D的用途

- 維生素D屬於脂溶性維生素，對吸收鈣以及形成結實的骨骼有重要作用。
- 可調節細胞生長過程（減少癌症發病率），加強正常神經肌和免疫功能，減少炎症。
- 據多項研究結果顯示，維生素D對預防心臟病、糖尿病、癌症、感染和自體免疫性疾病具有重要的作用。
- 只有極少數食物含有維生素D，主要集中在多脂肪鮮魚肉中，有幾種蘑菇類也含有少量維生素D。獲得維生素D的最有效、最神奇的方法是利用太陽光中的紫外線。據研究人員顯示，一週2次在上午10點至下午3點之間，花5～30分鐘時間在陽光下曬一曬未塗防曬乳液的臉、胳膊、腿和後背等部位，即可吸收足夠生成維生素D的陽光。
- 如果血中濃度低，建議服用營養劑，不過要先與醫生商議用量和濃度。

散步的效果

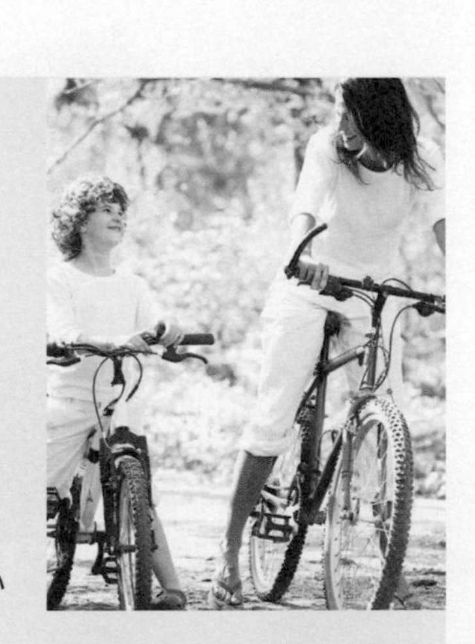

❶ 身體—促進全身的血液循環和新陳代謝。
❷ 神經—安定神經，保持情緒的平衡。
❸ 腦—使心情舒暢，精神清晰，緩解頭痛，恢復疲勞，增進視力。
❸ 肺—以深呼吸供給充分的氧氣。
❺ 血液—促進血液循環，以此提高免疫力，而且血色也變好。
❻ 心臟—增強心臟的功能，使心搏更具活力。爬小上坡路可預防心臟病。
❼ 胃腸—有助於消化，提高胃腸功能，從而使排便暢通。
❽ 肌肉—使肌肉富有彈性且結實。
❾ 腰—消耗腰部的脂肪，使身材變得苗條。
❿ 提高對疾病的抵抗力，增強精神力。
⓫ 透過曬太陽供給維生素D，以此提高鈣的吸收率，因此能夠使骨骼更健壯。

15

如何正確對待疾病

Dealing with Disease

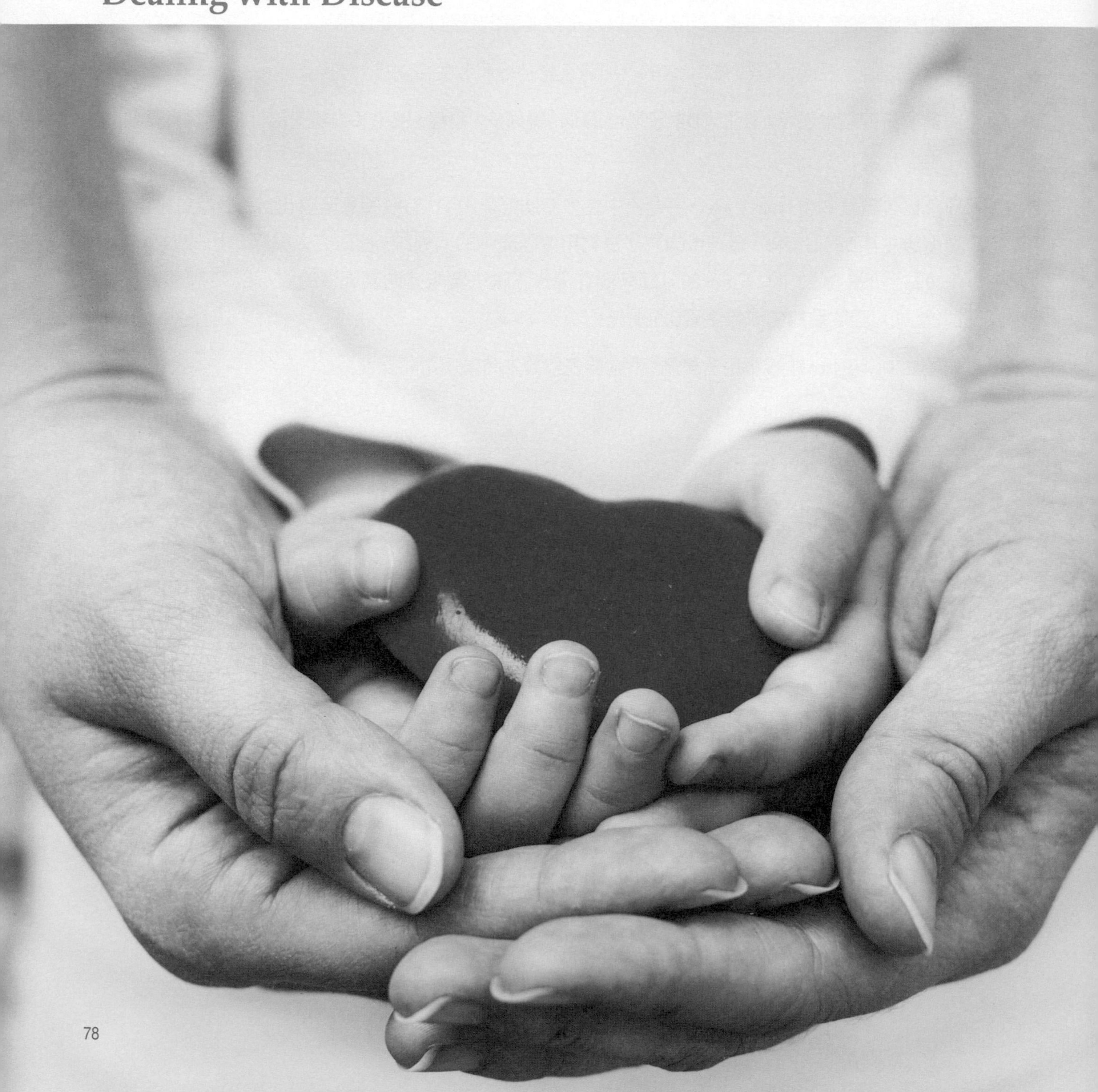

疾病是違反自然法則的結果

世界已被廣泛污染——微生物、昆蟲、動物、營養失調、事故、退化、環境污染、戰爭、氣候，不管污染源是什麼，人類越來越容易遭受疾病攻擊。當今社會心理疾病普遍蔓延，而人生之苦的90%源於此。就像癌症給患者家庭帶來災難性結果一樣，心理疾病也會侵蝕患者內心，奪走其生命力。自我譴責經常會破壞人體組織，打破精神平衡。某些宗教團體的教義包括地獄有永火和惡人永遠受罰等錯誤的內容，這種誇張而扭曲的想法也會對敏感的心靈造成不良的結果。某些時候，單憑想像就能引發疾病並使病情惡化。一些人原本認為只要自己無病就能健健康康度過一生，沒想到一輩子受著疾病的煎熬。很多人只要一接觸危險環境，就猜測自己得了病，並由此真的得到了他們想像的壞結果。無中生有的疾病可以致很多人於死地。

疾病是違反健康法則，違反自然法則的結果。我們對自己和他人應負的首要責任是遵從健康法則。我們對身體的誤用其實就是對健康法則的違犯。而違反人體使用法則，結果必然是對人身的傷害。所有疾病、痛苦、體質上的損壞、早發性衰老和意外死亡等都源於這一結果，想一想那些因違反身心法則而遭受疾病折磨的人們即可得知。糟糕的生活習慣包括有害健康而不規律的作息，視菸酒如命，不自然的性行為，以及非法吸毒等。不要自欺欺人，人種什麼就得什麼。我們要銘記，所有行為都會有回報，自己的不幸終究是自己撒的種子發芽生長結出的果子，這點沒有人可以否定。不過即使這樣，我們也不是沒有一絲希望。

對疾病的基本認知

對疾病的理解，要知道疾病的基礎理論。其理論就是：人不根除疾病的原因，則疾病就不停地折磨人。疾病的最大原因是毒素。毒素的形態多姿多樣，不能一一列舉，但是如果從毒素之中得到自由，那麼從疾病之中也能得到自由。

知道自己所患的疾病名稱

人體內的廢物無法正常排出時，那些廢物就沉積在人體最虛弱的器官裡面，那麼便會按照那器官的名稱命名疾病。若廢物沉積於肺當中，則稱為肺炎、肺癌；若是在胃，則稱為胃炎、胃潰瘍、胃癌；若是在肝，則稱為肝炎、肝硬化、肝癌等。

排出毒素的五大臟器

1 肝

肝臟的重量約有1.4公斤左右。它在五大臟器當中，具有最為複雜的功能。它生產出一千種以上的酵素，而且工作量很大，可處理五百多種工作。它為了解毒活性氧，排出毒素，就每天起到解毒作用。對酒精、藥物等的解毒也是它的工作。為了分解蛋白質、脂肪等，就生產膽汁。我們要好好保護肝臟，不要使它疲勞過度而受到損傷。排毒過程中產生的疲勞要當天消除。肝臟受損，則其他臟器也容易受損。

2 肺

肺的重量約有450公克左右，分為葉支氣管，左肺二支，右肺三支。肺泡的面積約有人體表面積的75倍，將近於半個網球場大小。憑藉呼吸功能吸進清氣，排出濁氣，以此起到把體內的毒素排出體外的作用。透過肺吸入到體內的氧氣起到淨化血液的作用。要多吸進氧氣。氧氣占空氣中的21%。但是城市裡的空氣品質不好，應要多吸進負離子。

3 腎臟

腎臟的重量約有140公克左右。它具有100萬個以上的腎元（nephron），這些腎元起著過濾作用。腎元的腎小管的長度將近達110公里。腎臟每時刻濾出血液中的廢物儲存於膀胱，並以排尿方式排出體外。要多喝水，停止攝取所有肉食和乳製品。

4 大腸

主要功能是把食物殘渣形成糞便排出體外。大腸是人體最重要的免疫器官，所以大腸的健康非常重要，要謹慎食用動物性蛋白質和乳製品。

5 皮膚

體內廢物透過200多萬個毛細孔排出體外。這些毛細孔的細毛組合起來，約有12公尺，長度約有10公里。流汗的時候可排出很多廢物，因此流汗對排毒很有益處。所以，人要多做運動，多做勞動。這就是上帝賜予亞當的健康法則之一。要選擇好的衣服材質，因為衣服能幫助皮膚的呼吸，但也能起到妨礙作用。皮膚是第二呼吸器官，穿著過緊的衣服會使血液循環發生問題。

改變生活習慣

一旦遭受疾病攻擊，很多人不去尋找原因，而只想著趕緊脫離痛苦難受的境況。為此他們到處尋找靈丹妙藥，或者找醫生去解除病症，而不是去改正不健康的習慣。如果沒有立竿見影的療效，他們又馬上去找別的特效藥，而且樂此不疲，於是病根得不到根除。其實如果患者和受苦的人們能夠遵循自己所知道的健康原則，十之八九就能得到痊癒。

如何改變生活習慣？

1. 要充分認識到改變自己其實非常難，務必要意志堅決。
2. 列出需要具體改變的方法。
3. 尋求上帝的智慧。
4. 一步一步的執行，養成良好的生活習慣。

實行簡單的天然療法

我們要知道藥物並不能真正治癒疾病。事實上某些時候藥物確實能解除疼痛，並且用藥後病況會好轉。但這是因為身體本身具有足夠的自癒力，繼而能進行自我解毒、自我修復。換句話說，沒有藥物，身體也能恢復健康。

事實上有很多生命本可以透過自然療法挽回。不少現代治療方法中含有可破壞身心的毒素，很多聲稱包治百病的特效藥，甚至包括醫院開出的一些處方藥，都會促成酗酒、吸食鴉片、吸毒等不良習慣的形成，從而給社會帶來沉重的負擔。

真正的療法應該來自乾淨的空氣、陽光、節制、營養、運動、休息、水和信念（信仰）等正能量。所有人應該瞭解大自然的治癒能力，並學習如何使用這些能力，應該藉由實際訓練瞭解治病原則，並正確運用這些知識。利用大自然的方法可以取得超乎意料之外的效果。天然療法非常簡單，且可以帶給我們意想不到的奇蹟。

A 水療 Hydrotherapy - Water Treatments

水療若能被靈活有效地加以運用，可成為救活很多生命的療法。很多人沒有體驗過妥善運用水所帶來的好處，因此害怕用水。水療過程中有些步驟不太討人喜歡，因此水療至今尚未得到應有的評價。但沒有人可以對自己的無知和冷漠找藉口。有很多疾病可以運用水療去消除痛苦、改善症狀。因此，所有人應該能在家中運用水療，尤其是母親，更應該懂得如何維護及促進家人的健康。

Ⓑ 草本植物 Herbs

田野裡平凡的草本植物具有驚人的功效。患病時如果所有家人學習怎樣使用這些草本植物，可預防很多小疾病，也不用去看醫生。

Ⓒ 活性碳和黏土 Charcoal & Clay

最有效的一種治療劑是將活性碳粉裝在小袋裡用於敷療，這是最有效的天然療法之一。

Ⓓ 按摩 Massage

家裡可以準備一個設施，即按摩床。

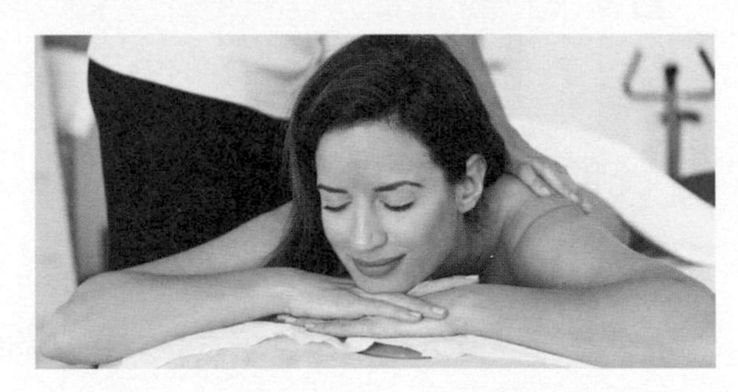

緊急情況

① 緊急狀況和手術

生命是寶貴的，發生意外時為了救死扶傷，有時需要進行手術或治療，要立刻通知醫院進行緊急醫療救護。

② 激素異常

某些人早先摘除了特定器官，某些人因為器官無法正常運行，導致內分泌功能中的特定激素分泌異常，如果他們渴望過健康而正常的生活，就有必要終生服藥。

③ 有潛在危險或處於潛伏期的疾病

面對威脅生命或可引發殘疾的疾病，諸如致命性寄生蟲引起的疾病、黴菌細菌性感染，為了保全生命或避免終身殘疾和痛苦，應當進行積極性治療。像痢疾等疾病是重疾，如果延遲治療可致生命危險。發現疑似此類疾病的症狀時，要早期就醫、早期診斷與治療，避免將致病原傳播他人，危害家人及親友的健康。

人體違反健康法則導致的不良後果就是疾病。人生病時首先要查找病因，然後改善不健康的環境，矯正不良習慣，最後藉由來自大自然的幫助清除毒素，重新塑造身體所需的健康環境。治療劑越簡單其有害程度越小。不過有時簡單的治療劑也會出現濫用情況。所有家人應該學會用簡單的藥草治療疾病的方法。

人們為什麼喜歡用藥？

縱容食慾的人們面對放縱導致的痛苦結果，試圖以服藥來簡單解決。但事情總會有前因後果，這些人恢復健康後多半還會回到原來的習慣而再次犧牲健康。

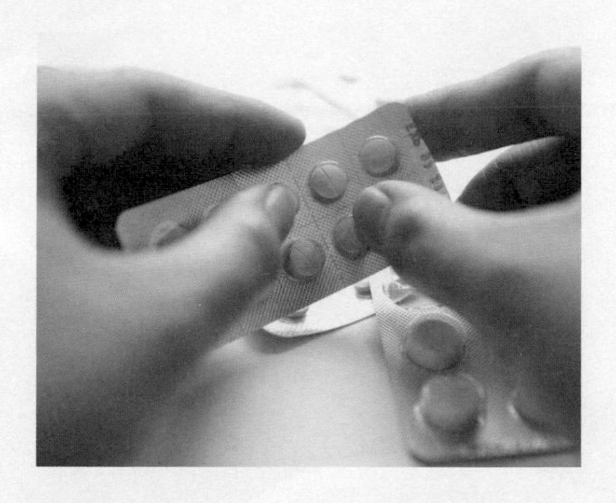

大自然給予的平凡治療劑，在幫助改善疾病的過程中，不會留下那些使用有毒藥物的患者們經常遭受的致命性後遺症。這些藥物會削減患者的自我康復能力。如果遵守健康法則，很多人不用吃藥也能恢復健康，而必要的藥物也能儘量少用。

醫生應該兼具智慧和經驗，成為徹頭徹尾的健康改革者。他們可藉助教訓和榜樣的力量，不斷教育他們的患者怎樣正確使用藥品。因為他們清楚知道持續用藥雖然有早期效果，但會在人體內留下重大隱患，有時會牽制患者一輩子。應該給身體自我治癒的機會，應去除障礙物，使其主動發揮作用。如果不去濫用藥物，而是給身體自療的機會，人體的自癒能力就會出現。

教育的重要性

出於一己之私的野心、對權力的慾望、忽視人類的權利與需要等現象，都對社會造成負面影響，而真正的教育則能起到撥亂反正的作用。我們每個人都有自己的目標和影響力，我們應該盡自己的最大程度開發自身的才能。不管我們的才能有多大，當我們竭盡全力發揮才能且用於幫助他人時，我們就有資格獲得他人的尊重。

16

按摩

Massage

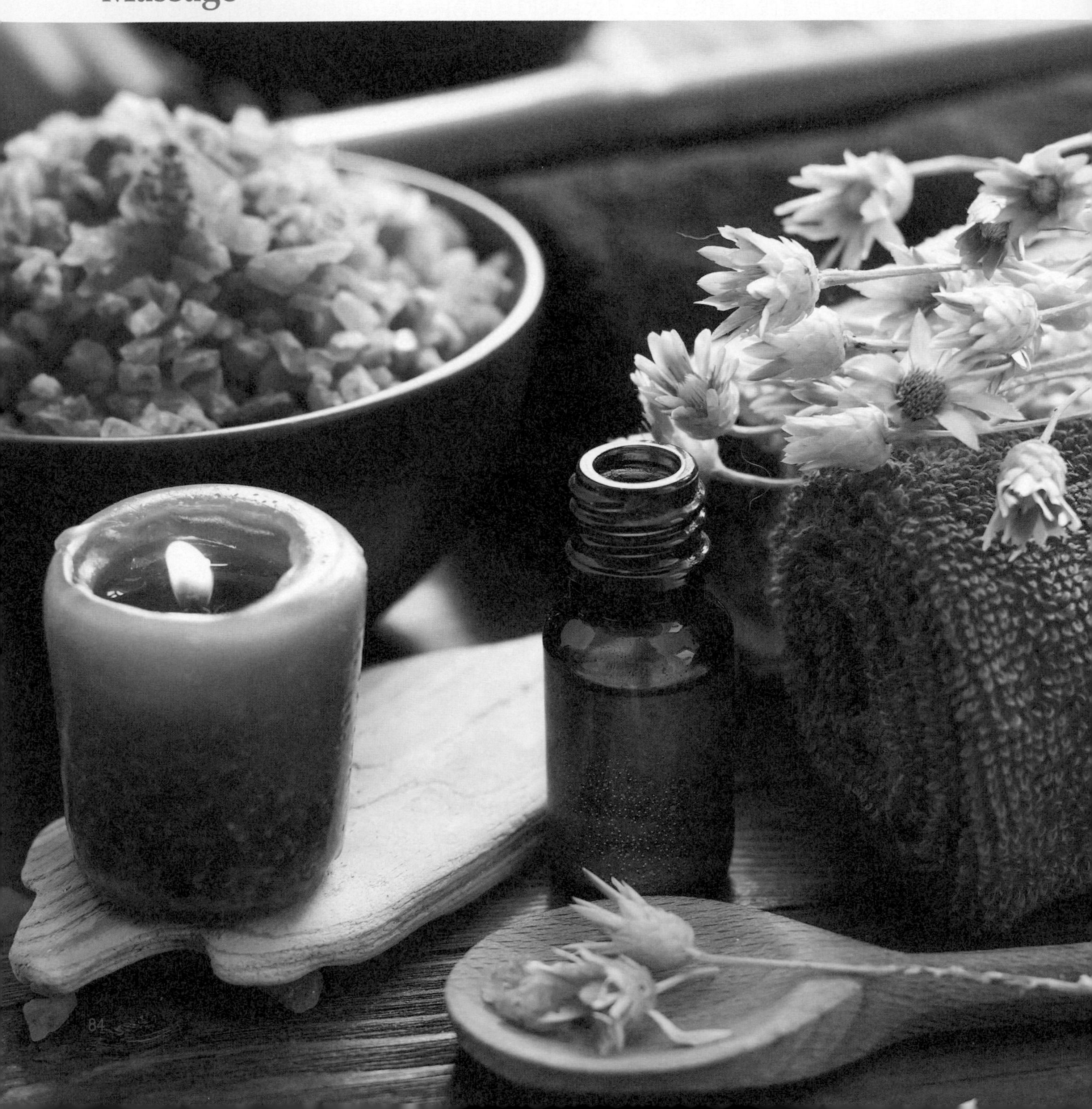

身體不同部位的按摩療法

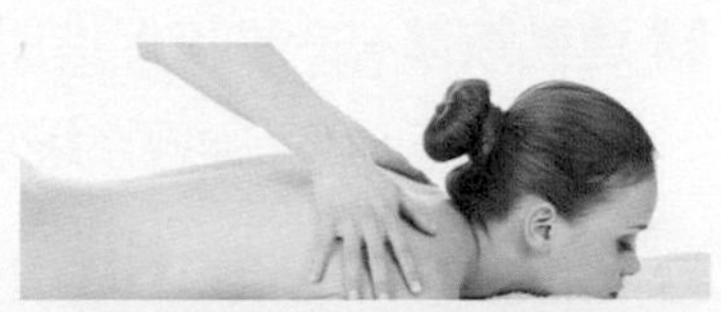

❶ 背部按摩（整個後背）——能鬆弛全身，緩解過度勞累造成的身體疼痛，增強免疫力。

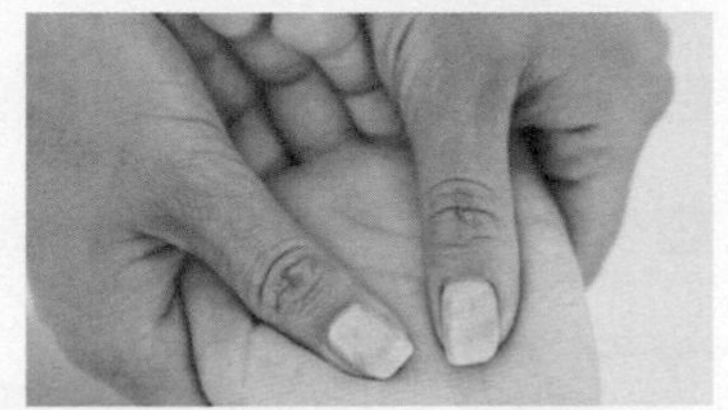

❷ 手部按摩——針對不適合做全身按摩的高齡老人。歲數大的老人們感受到有壓力時會不自覺地搓起手來。手和腳一樣布滿穴位，因此按摩手部有助於治病。只做手部按摩也能給老人帶來身心上的安慰並舒緩緊張情緒。

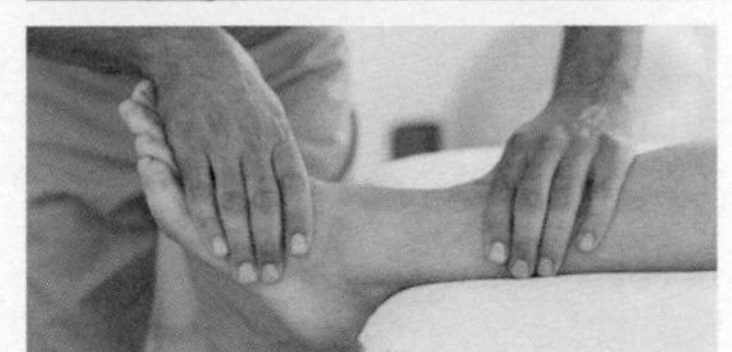

❸ 腳部按摩——緩解腳部疲累和疼痛。柔和地刺激腳上的各個穴位可促進全身健康，排出因長時間站立或行走後發生的腳部痠痛，消除腫脹。

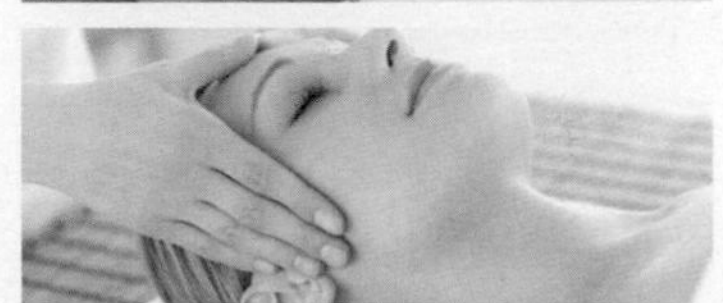

❹ 臉部按摩——輕輕揉搓或拍打臉部可消除緊張，有助於讓壓力大的人放鬆下來。按摩下巴可放鬆甲狀腺、扁桃體和淋巴腺，預防重疾。

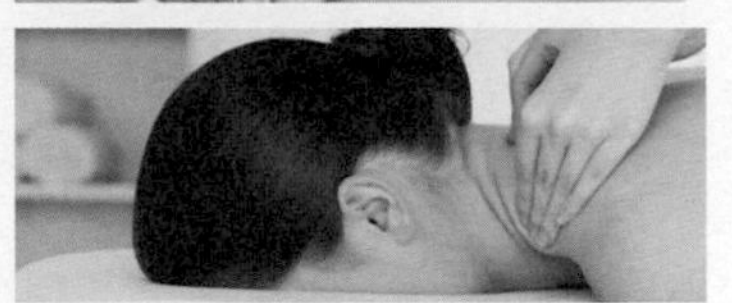

❺ 胸部和肩部按摩——適合用於失眠症。上床前10～15分鐘內做此按摩有助於進入睡眠。輾轉反側時做這種按摩有較好的療效。

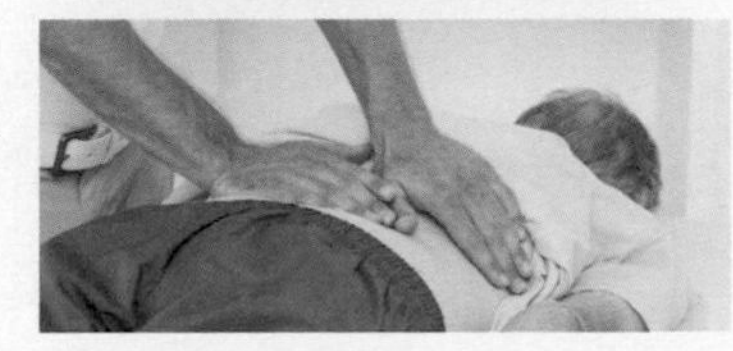

❻ 特殊部位按摩——長時間駕駛或後頸僵硬，運動過度導致腿部不適，或長久保持坐姿造成全身僵硬時，可按摩臀部和腿部。

瑞典按摩法的5種手法：

- 觸摸法（Effleurage）：是小力一點，輕微舒緩的按摩法。
- 壓捏法（Petrissage）：是大力一點，來回揉捏並施壓的按摩法。
- 摩擦法（Friction）：是深一點的拇指和指頭的圓形動作的按摩法。
- 顫動法（Vibration）：是快速搖動的按摩法。
- 叩撫法（Tapotement）：是用手快速輕打肌肉的按摩法。

按摩的種類

❶ **運動按摩**——直接促進肌肉、皮膚的血液循環，增強體力，促進新陳代謝。可去除體內廢物，提高供氧量，調節神經系統功能，消除衝動情緒，並提高身體機能。

❷ **醫療按摩**——目的為恢復受傷或疼痛導致的功能損傷。有益皮下組織、肌肉、骨骼、新陳代謝。

❸ **保健按摩**——目的為一般的促進健康、恢復疲勞。程度較輕。

❹ **美容按摩**——藉由疏通臉部和脖頸等部位的血液循環，消除黑痣、提高皮膚彈性、緩解軀體衰老。

❺ **減肥按摩**——用於消除體內脂肪，包括屈折法、屈伸法和經絡療法。

❻ **促生長按摩**——促進幼兒、兒童及青少年的成長。可矯正扭曲的體型。

❼ **舒壓按摩**——對象為精神壓力大或身體疲勞的上班族。

可接受按摩的患者：

- 患有新陳代謝疾病——痛風、腳氣病
- 患有消化系統疾病——腸胃無力症、胃下垂、便祕、胃酸過多
- 患有呼吸系統疾病——氣喘、肺氣腫
- 患有循環系統疾病——貧血
- 患有運動系統疾病——風濕性關節炎、肌肉痛、肌肉緊繃
- 患有神經系統疾病——脊椎性麻痺、神經痛、抽筋、失眠症
- 患有泌尿系統疾病——膀胱麻痺痙攣、乳房疾病、經痛

不適合按摩的患者：

- 患有病毒傳播——化膿性疾病、蛇毒、蟲毒
- 患有血管疾病——靜脈血栓、動脈瘤、動脈硬化
- 患有器官炎症——闌尾炎、腹膜炎
- 患有潰瘍——胃、腸、皮膚潰瘍等
- 患有重度內臟疾病——心臟、肺、腎臟等重症
- 需要保持安定的患者——咳血、腸胃出血
- 禁止做腹部按摩的患者——孕婦、疝氣、結石等患者
- 其他——結核病、骨折、脫臼、惡性腫瘤、脊椎疾病、傳染病等患者

按摩中需要記住的11個重點

1. 皮膚——指身體表面包在肌肉、骨骼和脂肪外面的最外層組織。
2. 滑液囊——內含滑夜的小囊，功能是減緩肌腱與骨面的摩擦，位於肩關節、肘關節、膝關節、髖關節等大關節附近的韌帶周圍。此處出現炎症叫滑液囊炎。
3. 血腫——因壓迫、刺激等外力作用，導致微血管破裂，溢出的血液滲進周圍組織，形成瘀血或腫塊。
4. 炎症——發炎時會出現浮腫、紅暈、發燒等症狀。

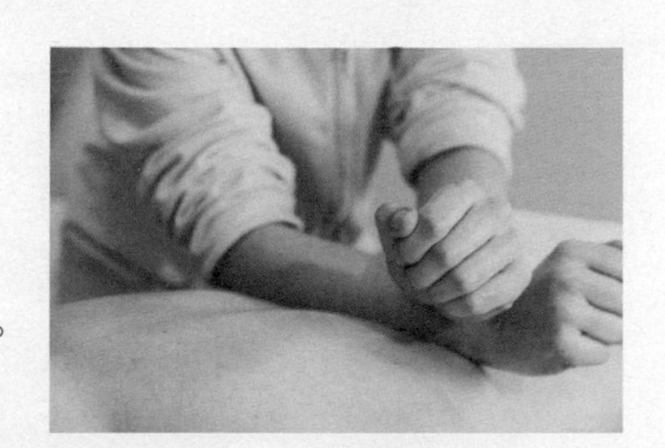

5. 關節——骨骼的骨塊之間的連接點。
6. 韌帶——使各骨塊相互連結的緻密纖維組織。
7. 肌腱——肌肉的延續部分，連結肌肉和骨的緻密纖維組織。
8. 斷裂——肌肉、肌腱、韌帶完全斷開脫離的狀態。
9. 扭傷——在刺激或衝擊等外力作用下出現輕度浮腫，或韌帶的部分纖維出現斷裂的狀態。
10. 肌肉撕裂傷——與肌腱扭傷、挫傷、血腫不同，是因肌肉或肌腱過度運動引起的撕裂，伴有變色、瘀血或浮腫。
11. 腱炎——肌腱發炎紅腫的狀態。

注意事項：

- 給按摩部位塗上按摩霜
- 脫下手錶、戒指等所有首飾
- 室內照明要柔和
- 播放輕柔的音樂，以免神經過於緊繃
- 著裝要舒適，可穿T恤
- 身體要放鬆
- 按摩師不要留指甲以免造成傷口
- 仰臥時，光線不可刺眼
- 室溫要適度，不宜過熱或過冷

17

糖尿病

Diabetes

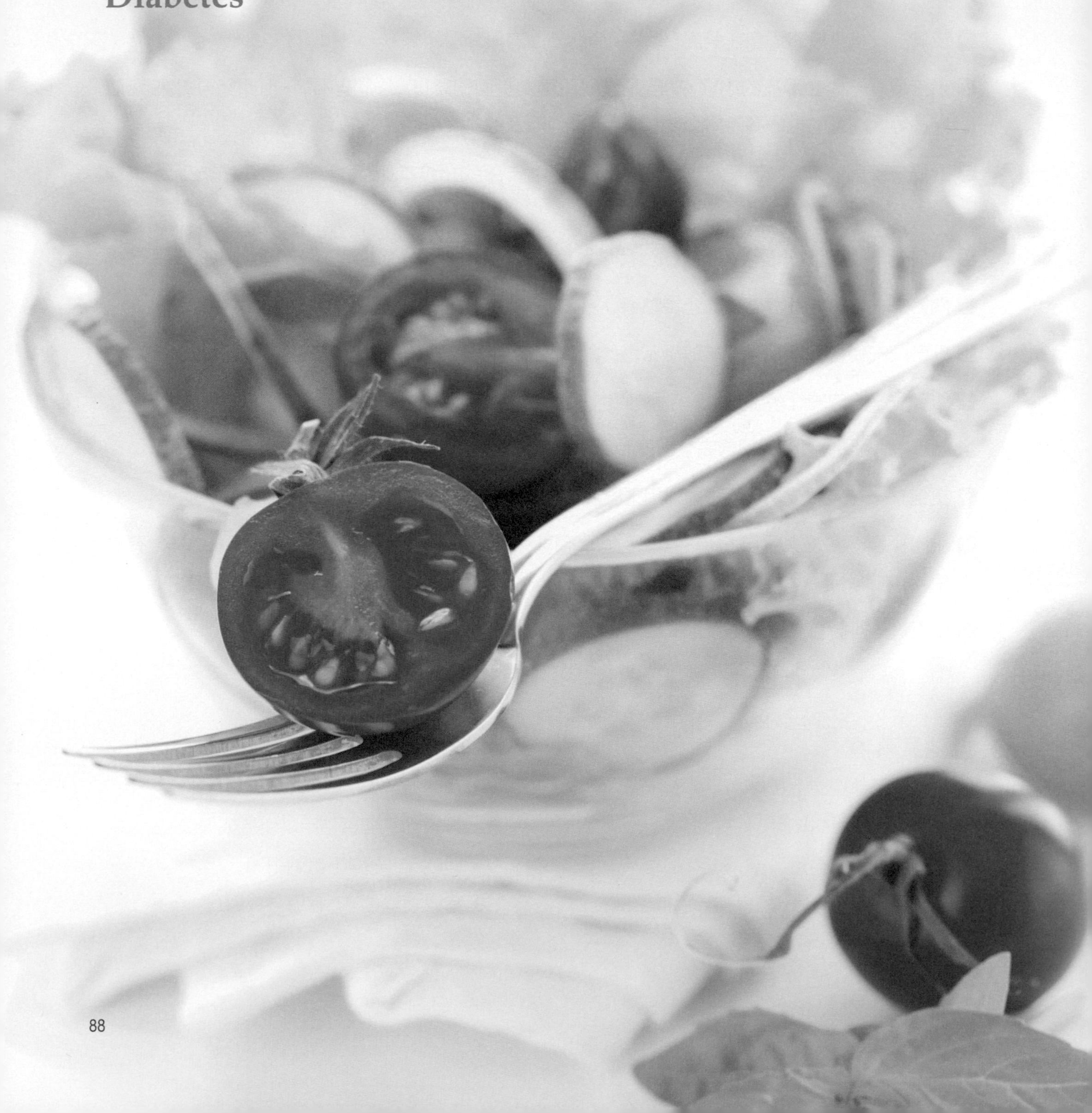

人體攝取食物後，消化系統將食物裡的澱粉和糖分解成單糖，分解後的小分子單糖被腸壁吸收並進入血液。葡萄糖可直接為人體所用，但果糖和半乳糖（糖分的一種）首先要藉助肝的作用轉換成葡萄糖才能被身體利用。高血壓及其它激素或神經系統發出的信號，會促使胰腺生產胰島素。

胰島素相當於打開細胞膜受體的鑰匙，有了鑰匙，葡萄糖才能進入細胞裡面。血糖值降低，胰腺就會放慢生成胰島素的速度。血液需要維持適量葡萄糖才能給大腦提供足夠的能量，如果大腦的葡萄糖供應量不足，就會出現緊張、過敏、憂鬱、健忘、精神混亂、注意力不集中、做噩夢或自殺衝動等現象。

糖尿病的類型

糖尿病有四種類型：第一型糖尿病、第二型糖尿病、妊娠糖尿病、營養不良型糖尿病。

第一型糖尿病——主要在20歲之前發病，其症狀進展得很快，需依賴注射胰島素存活。可以說是自家免疫病。

第二型糖尿病——多數發病在35歲以後，其症狀呈現得較慢。雖然血糖值高，但是症狀並不那麼嚴重。糖尿病患者大多數因心血管病綜合變死亡。

妊娠糖尿病——一般在妊娠期間攝取營養過多或營養不足時發病。導致巨嬰。

營養不良型糖尿病——患者本身體質較差，要增加一定量的優質蛋白質，少量多餐，隨時監測指數。

低血糖

低血糖更可怕。血糖值低於50，會出現暈眩、冒冷汗及手腳發涼的症狀，如果不及時救治會發生死亡。應立即補充蜂蜜和糖果等含糖成分的食物即可見好轉。堅持運動，宜攝取全穀類食物和營養膳食。

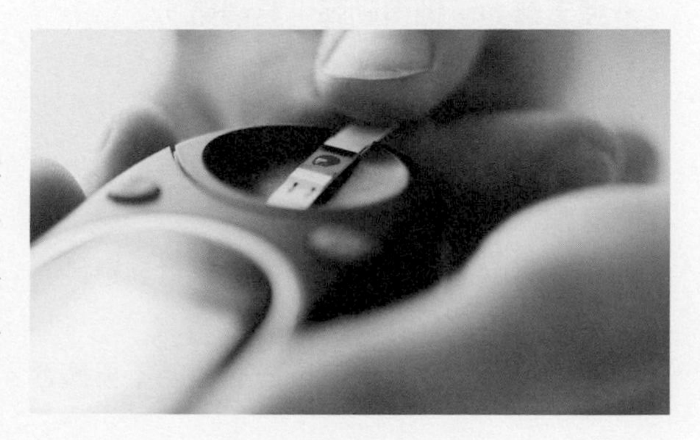

不管理好糖尿病，會出現什麼後果？

1. 腎臟損傷導致腎功能衰竭，糖尿病患者的10～20%因腎功能衰竭而死亡。
2. 視力惡化（糖尿病性視網膜病變）可導致失明，或者提高白內障和青光眼的患病風險。病齡在15年以上的糖尿病患者中2%會喪失視力，10%出現嚴重的視力惡化。
3. 出現消化不良、頻尿、乏力、神經障礙（神經損傷導致身體末端、尤其是腳和腳趾麻痺）、手腳發麻、麻痺、失去知覺、刺痛、心肌挫傷等症狀。
4. 動脈損傷（動脈硬化）誘發心臟病、心絞痛、腦中風及腎功能衰竭，糖尿病患者中的50%（尤其是心臟病和腦中風）死於心血管疾病。
5. 有末梢動脈疾病（出現動脈和靜脈粥樣硬化）者，血液無法到達身體末梢，因此可引發皮膚疾病（鬱積性皮膚炎）、皮膚刺癢、潰瘍（無法治癒的腿腳疼痛）、壞疽甚至截肢。糖尿病患者的局部截肢概率是普通人的25倍。
6. 妊娠糖尿病。形成巨大胎兒（體重過重）、嬰兒低血糖症及糖尿病的風險變高。
7. 口腔健康。牙齦炎的患病風險變大，可致掉牙，並提高心血管疾病的風險。
8. 睡眠呼吸中止症候群。此症與第二型糖尿病有關。（睡眠呼吸中止症候群患者的40%患有糖尿病。）
9. 聽力損傷。
10. 出現昏厥甚至死亡。

糖尿病的病症

- 疲乏無力，懶得動彈，易饑餓。
- 口渴、多飲、多尿。
- 消瘦、頭痛。
- 視力障礙——視力下降，嚴重時可致失明。
- 牙病——牙齒鬆動或掉牙。
- 手腳發麻、手腳麻痺、指尖感覺變遲鈍。
- 皮膚乾燥。
- 手腳出現感染、炎症或皮膚病時不易癒合。
- 影響逐漸遍及全身，引發各種病變。主要是微血管密布的臟器、眼睛、腎臟和神經出現異常，包括引發視網膜損傷、神經損傷、手腳和腿、消化系統、排尿、腎臟疾病、心臟疾病、動脈疾病、身體功能損傷、低血糖、噁心、嘔吐、乏力、昏迷等。

糖尿病的療法

現代醫學治療糖尿病的方法通常是使用胰島素，但如果在病情惡化並導致各種病變之前徹底改變生活習慣，使人生出現重大轉變，可自然而然地擊退糖尿病。

1 禁食、多喝水。早晨喝自製的檸檬汁，下午用一杯水加上1大匙活性碳飲下。只要體重不出現大幅下降，1週禁食1餐將是排毒降血糖的好方法。

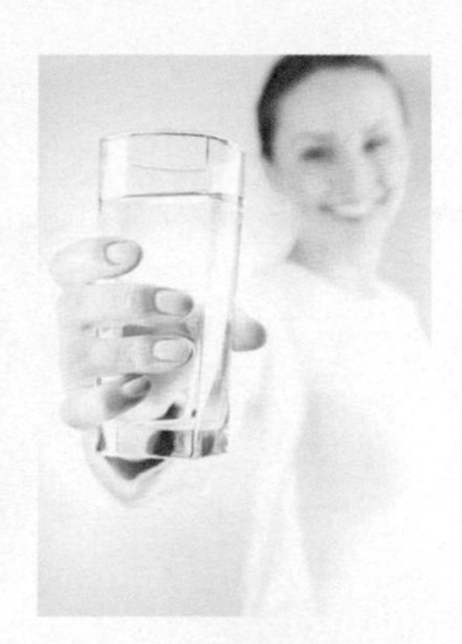

2 嚴禁食用含有白糖的食品。雖然水果中的糖分會讓血糖上升，但胰島素的抵抗機制啟動時，水果會促進胰島素生產，因此不用拒絕水果。最好也不要用甜味劑代替白糖。

3 絕對禁食油炸食品和油脂。對糖尿病來說油比白糖更可怕。多食油膩食品使血液變稠，進而妨礙胰島素的生成。

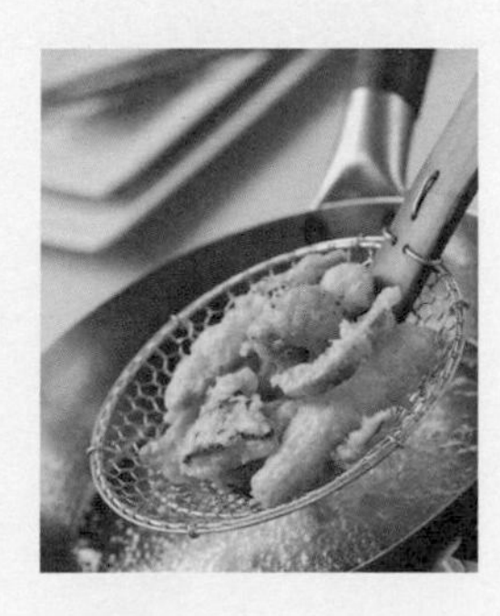

4 做運動。應該是吃多少消耗多少。去鄉村生活。糖尿病患者因為疲乏無力，所以討厭運動，但又喜食甜食，因此會變肥胖，並引發其它合併症。

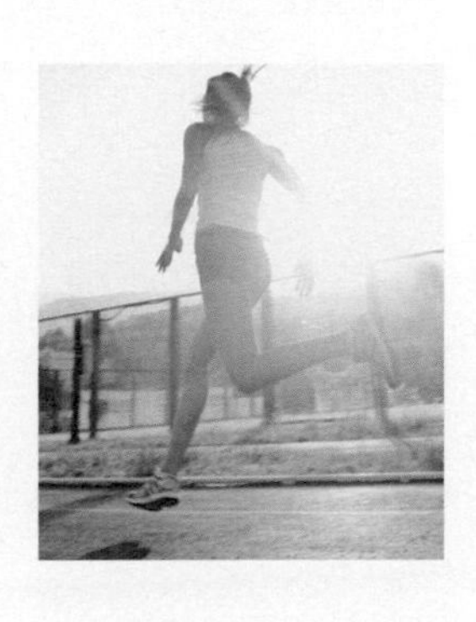

5 禁止暴食、零食、宵夜。不吃晚餐更佳。

6 菜不要過鹹，食物要清淡。從餐桌上剔除動物性油脂，口味清淡對糖尿病患者有極其重要的意義。

7 不要勞累過度，避免承受過多壓力。

8 素食。攝取亞麻子，用多種方式攝取豆類。戒掉所有葷食。

- 用糙米、雜糧、大麥、全穀類代替白米。
- 用豆腐、黃豆、紅豆代替魚肉。
- 用芝麻和堅果類代替食用油。
- 菜餚應富含膳食纖維。
- 最好食用海帶、昆布、紫菜和新鮮蔬菜。

9 以下食物不能吃，即富含人工添加物的加工食品、油炸類、甜品、油膩的食物、乾貨、乾果、酒、菸、各種濃縮果汁、剝掉皮的澱粉食品等。

18
青春痘
Acne

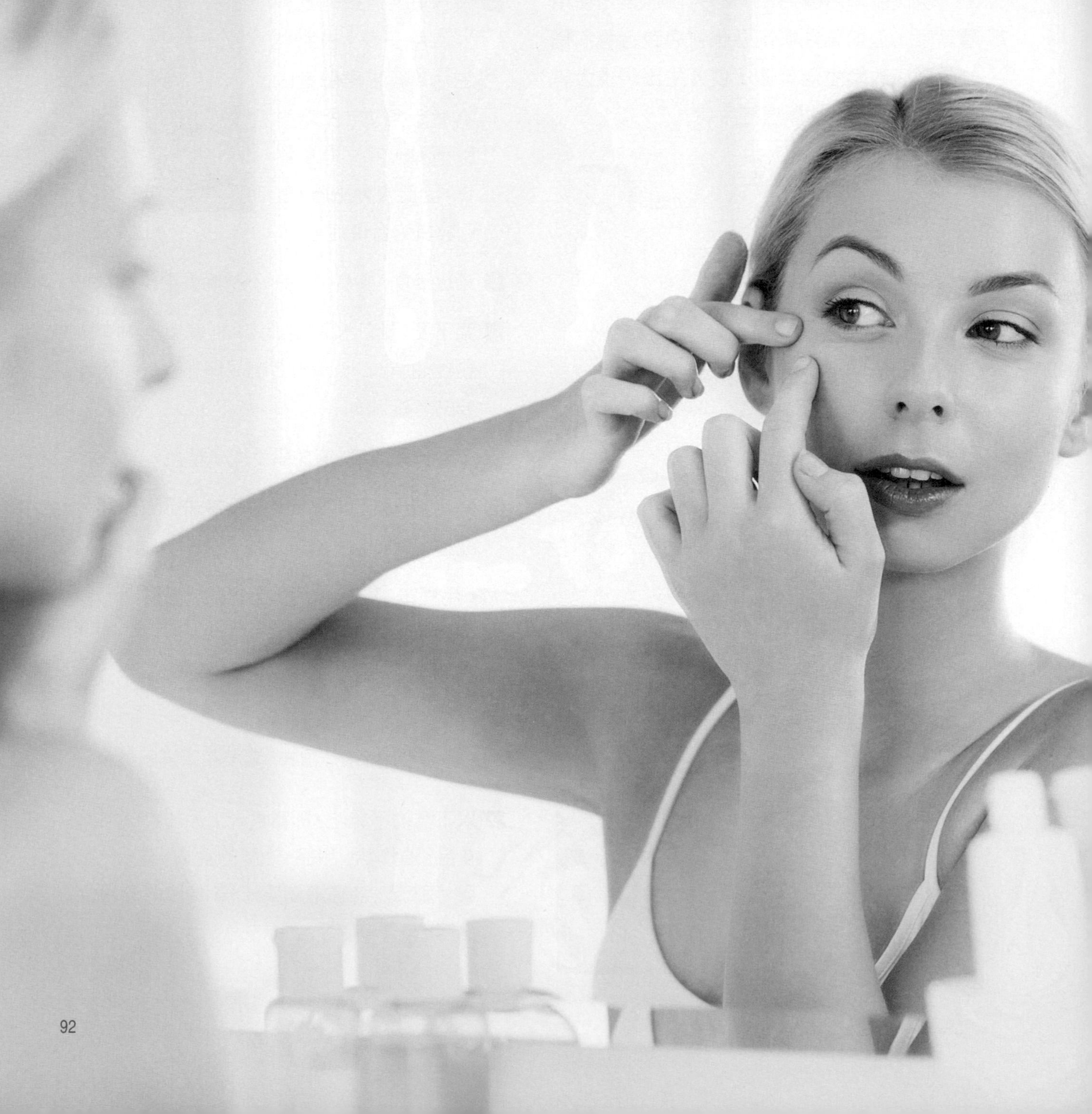

青春痘

青春痘主要出現在青春期，症狀為皮膚上密布黑紅色小丘疹或痂皮，其起因是毛囊炎或脂漏性皮膚炎，癒後可能會留疤。青春痘是最好發的皮膚病，發生部位多在顏面、胸背及肩胛處。

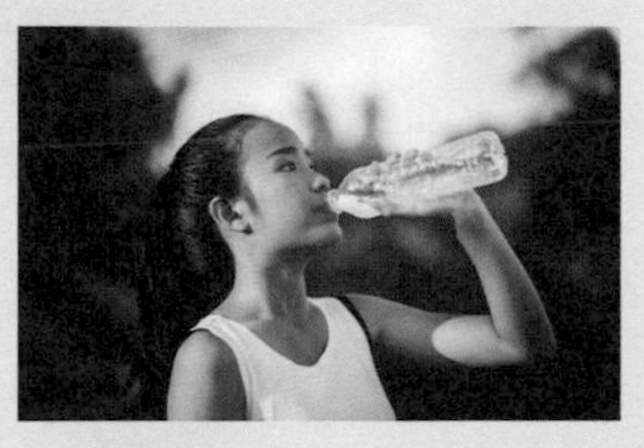
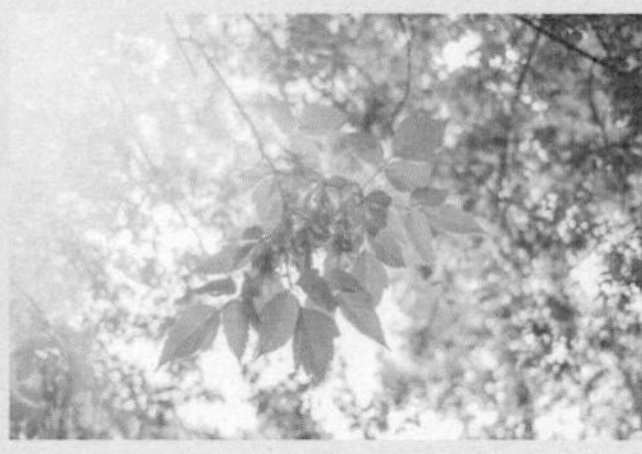
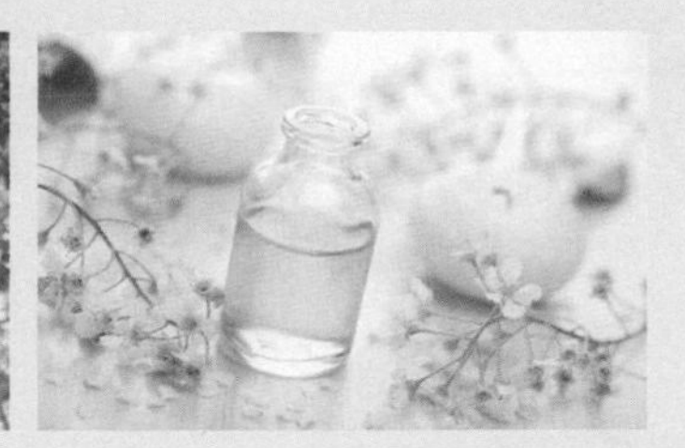

青春痘的預防與天然療法

❶ 禁食巧克力，以及含脂肪、含糖的甜品和速食食物。

❷ 緊張和壓力是惡化青春痘的主因之一。

❸ 不留瀏海，不戴帽子和項鍊。

❹ 不使用一切含有化學成分的化妝品。

❺ 不用手擠粉刺。

❻ 至少一週洗頭兩次以上。

❼ 搔癢後不用手指碰臉部。

❽ 花足夠時間曬太陽。

❾ 牛奶、雞蛋、肉類或油炸類都可誘發青春痘，最好的飲食是不含脂肪的食物。

❿ 減少鹽分攝取量。大部分速食食品均含高鹽量。

⓫ 用黃連茶濕敷。

⓬ 多喝水。

⓭ 用棉花棒沾一下茶樹精油輕輕塗在粉刺上——這是最好的天然治療劑！

19
肌肉痛
Muscle Pain

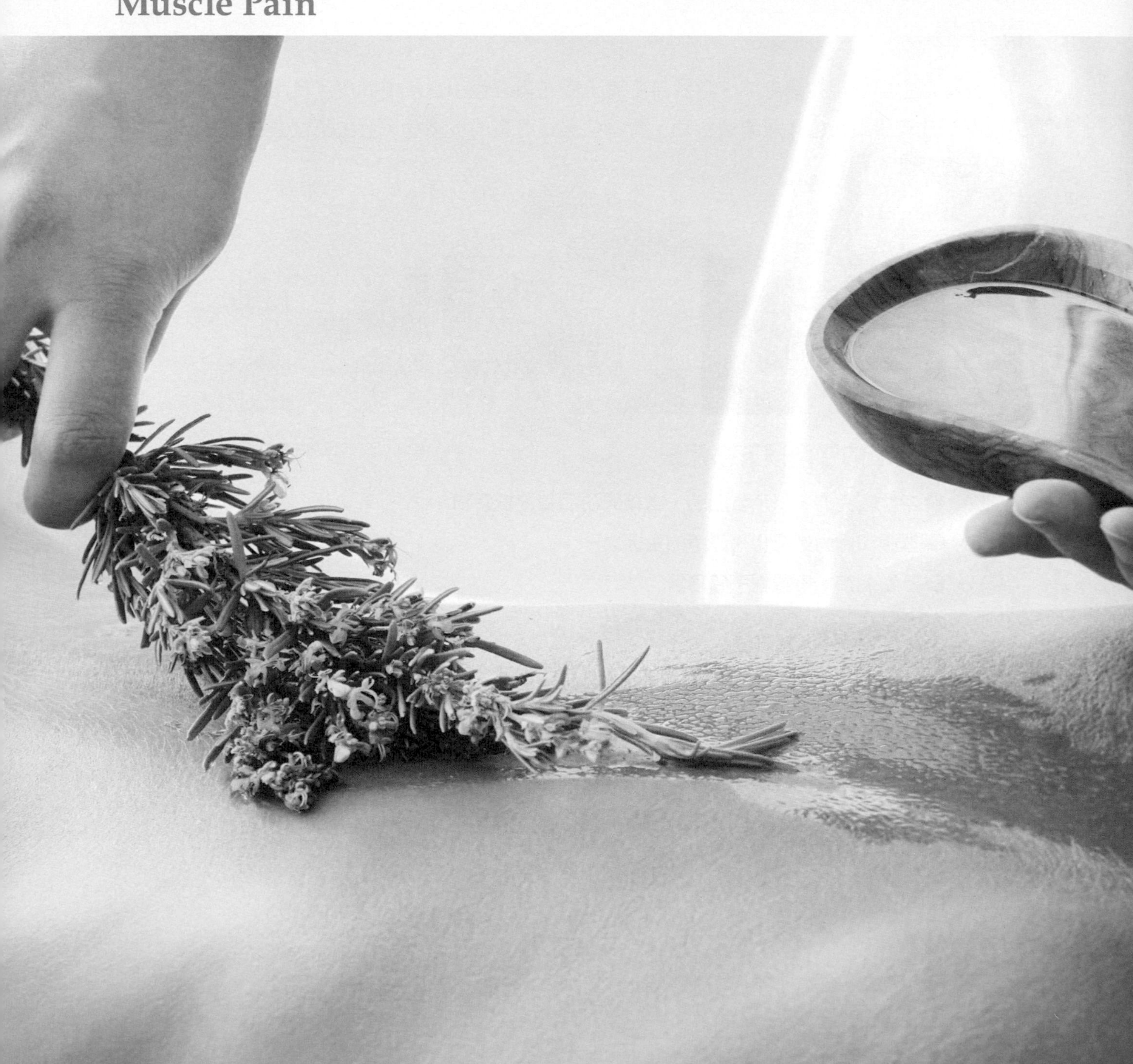

發生肌肉痛的原因

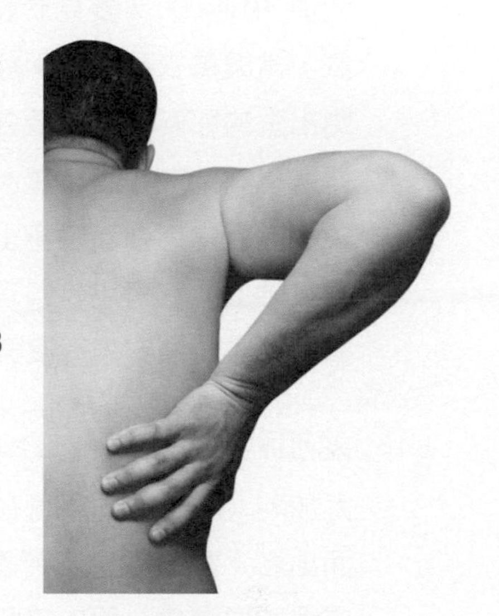

肌肉出現疼痛、抽筋或瘀血的原因有可能是肌肉發炎。血液循環不良、受寒、運動過度、運動不足、穿過緊的衣服、精神壓力大或姿勢不正確都可能成為誘因。以下兩種方式可緩解肌肉痛：

A 冷熱敷 Hot & Cold Compress

肌肉疼痛和腫塊出現時間較長的，可利用冷熱敷緩解。以熱敷3分鐘，冷敷1分鐘為1組，每次連續做7組，一天做2次。

B 運用精油 Apply Essential Oils

- 塗抹在肌肉的疼痛部位，進行按摩。
- 沐浴時滴5～10滴，坐浴或足療時滴2～3滴。
- 在水中滴入1%左右當噴劑，用於殺菌消毒。
- 加濕器或水氧機裡加入2～3滴。

可使用的按摩精油

1 冬青精油 Wintergreen Essential Oil

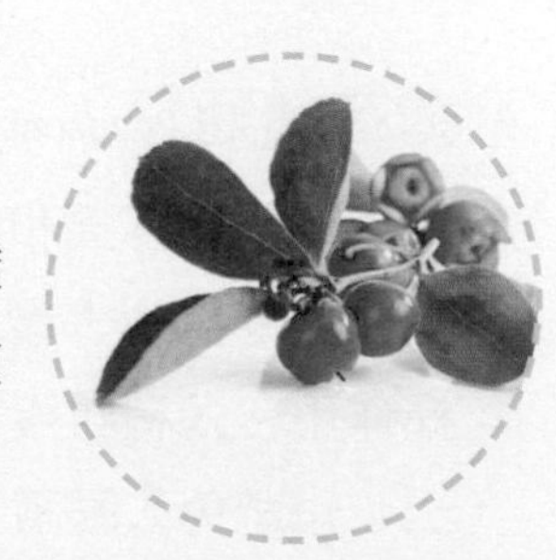

這種神奇精油具有比藥膏更強烈的效果和清爽的氣味，其中水楊酸甲酯（Methyl Salicylate）成分占98%以上，這種成分有卓越的抗炎止痛效果，是曼秀雷敦、止痛藥膏等消炎鎮痛劑的主原料。

冬青精油對關節炎、跌打損傷、五十肩和風濕病有較好的療效，可做膏或混合按摩油使用。冬青的主要成分水楊酸甲酯效果強烈，使用時需注意。它會強化抗凝血劑（Warfarin）作用，因此服用抗凝血劑的患者慎用。孕婦和過敏性肌膚禁用冬青精油。它不含有害物甲醇和破壞環境的甲醛，屬於天然的芳香油，用途甚廣。

② 迷迭香精油 Rosmary Essential Oil

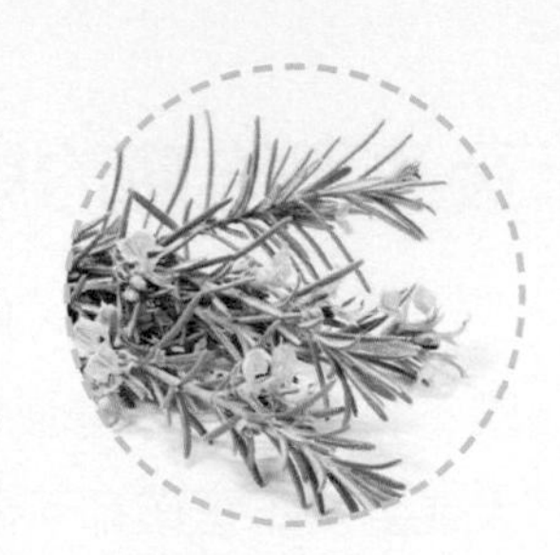

迷迭香英文是由拉丁名Rosmarinus轉化而來，其字源為露水（Ros）加上大海（Marinus），多見於晨風吹拂的海岸邊。迷迭香具有清爽撲鼻的香氣，常與薰衣草一起用於製藥或香水中。傳說耶穌的母親馬利亞抱著剛出生的耶穌下到埃及去時，曾將自己的衣服搭在草叢上休息，從此迷迭香開始散發出香氣。迷迭香具有很多功效，且香氣的後調味道持久，因此常用在新娘身上，或噴在身上，或隨身帶樹枝，或做成花環戴在頭上。它可用作料理、香水、化妝品或洗髮精材料，具有抗菌、消毒、去頭痛、恢復疲勞、鎮痛和防蟲等多種用途。

③ 尤加利精油 Eucalyptus Essential Oil

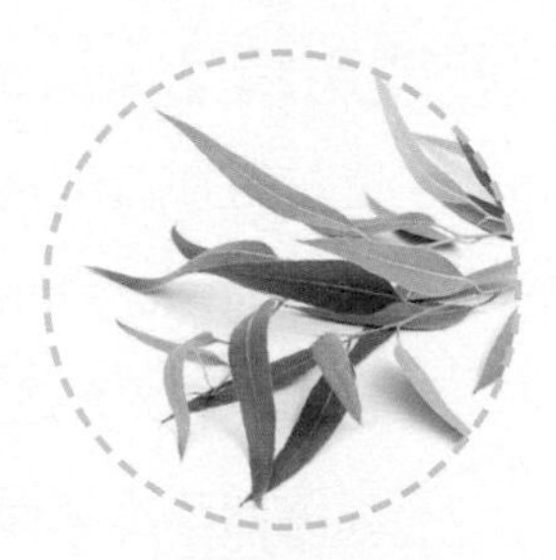

尤加利（或稱藍按）不管在沙漠還是濕地都能茁壯生長，因無尾熊喜食而出名，其樹葉富含芳香精油。主要成分為桉油醇（Cineol），常被用成緩解風濕痛、肌肉痛和神經痛的按摩調和油。因殺菌效果好，可做室內噴劑。對咽喉、氣管等呼吸系統表現出極強的殺菌效果，因此主要用於呼吸道疾病，用法是塗在前胸和脖頸上做按摩，此法可大大舒緩感冒和頭痛。純精油不能直接喝，但可用水稀釋少量純精油後用於口服。

④ 薄荷精油 Peppermint Essential Oil

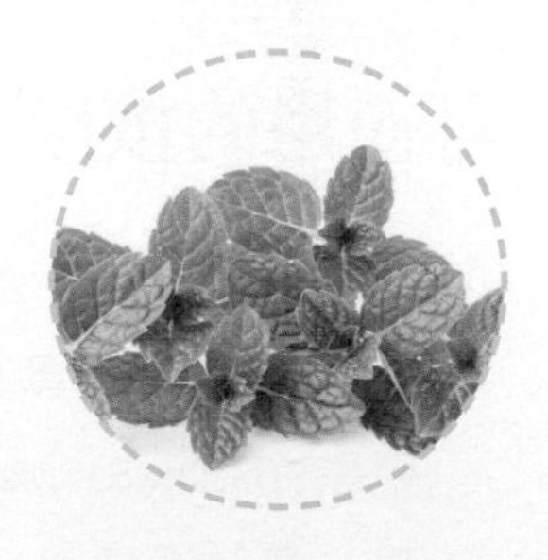

對解除肌肉疼痛和瘀血有極強的效果，可抹擦在脖頸、前胸或全身各處，但應擦極少量以免發生過敏。塗抹後有效成分會深入疼痛部位發揮作用。薄荷雖沒有毒性，但薄荷腦成分效果極強，千萬不能擦在臉上，也避免入眼睛。孕產婦和未滿7歲的兒童禁用。

⑤ 洋甘菊精油 Chamomile Essential Oil

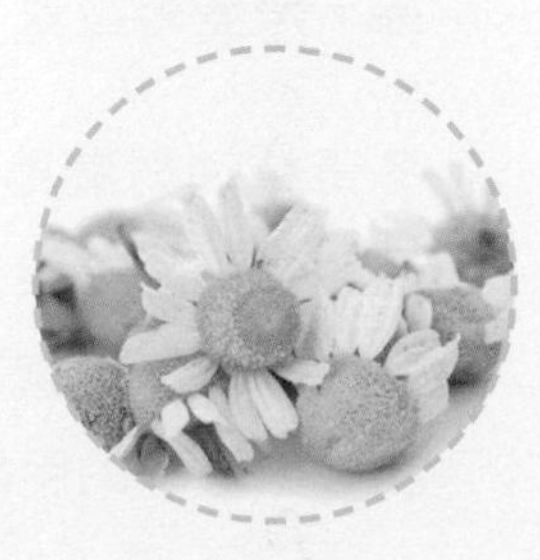

使用前用少量擦在皮膚上觀察反應。用於鎮痛、抗神經痛、抗菌、抗生素、抗憂鬱，用於解熱、鎮靜、消除瘀血。

⑥ 薰衣草精油 Lavender Essential Oil

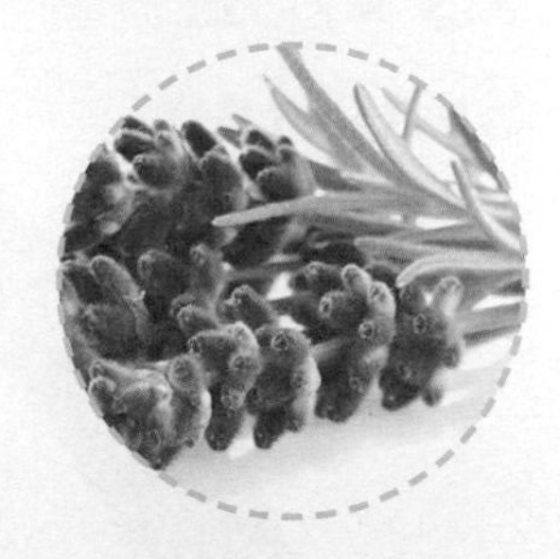

具有抗菌、殺菌、鎮痛、抗痙攣、抗憂鬱、抗風濕、抗炎、抗充血和安神等多種效果。用後若不轉緊瓶蓋，容易揮發。有安神作用，可噴在屋內的衣櫃、書櫃和易發霉的各個角落。

注意事項：

- 不能入口或加入食物裡。
- 孕期或哺乳期慎用，存放在幼兒接觸不到的地方。
- 注意不要誤入眼睛，若不慎誤入，應立即用清水沖洗。
- 不要使用高濃度冬青精油，使用時應加以稀釋。
- 存放在陰涼低溫處，避免太陽光直射。
- 避免摻入水分，用後擰緊蓋子。

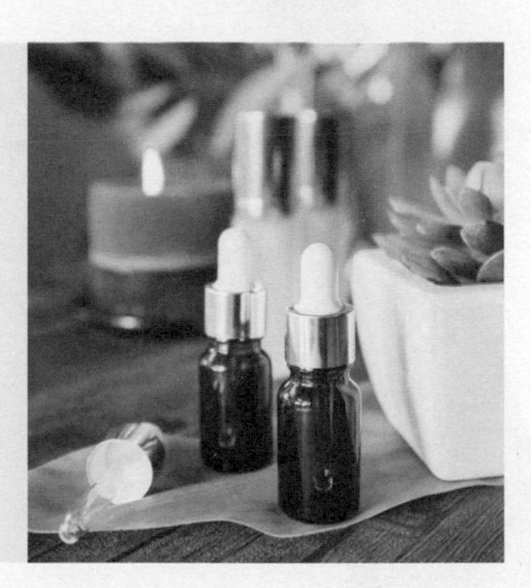

20
水腫
Swelling

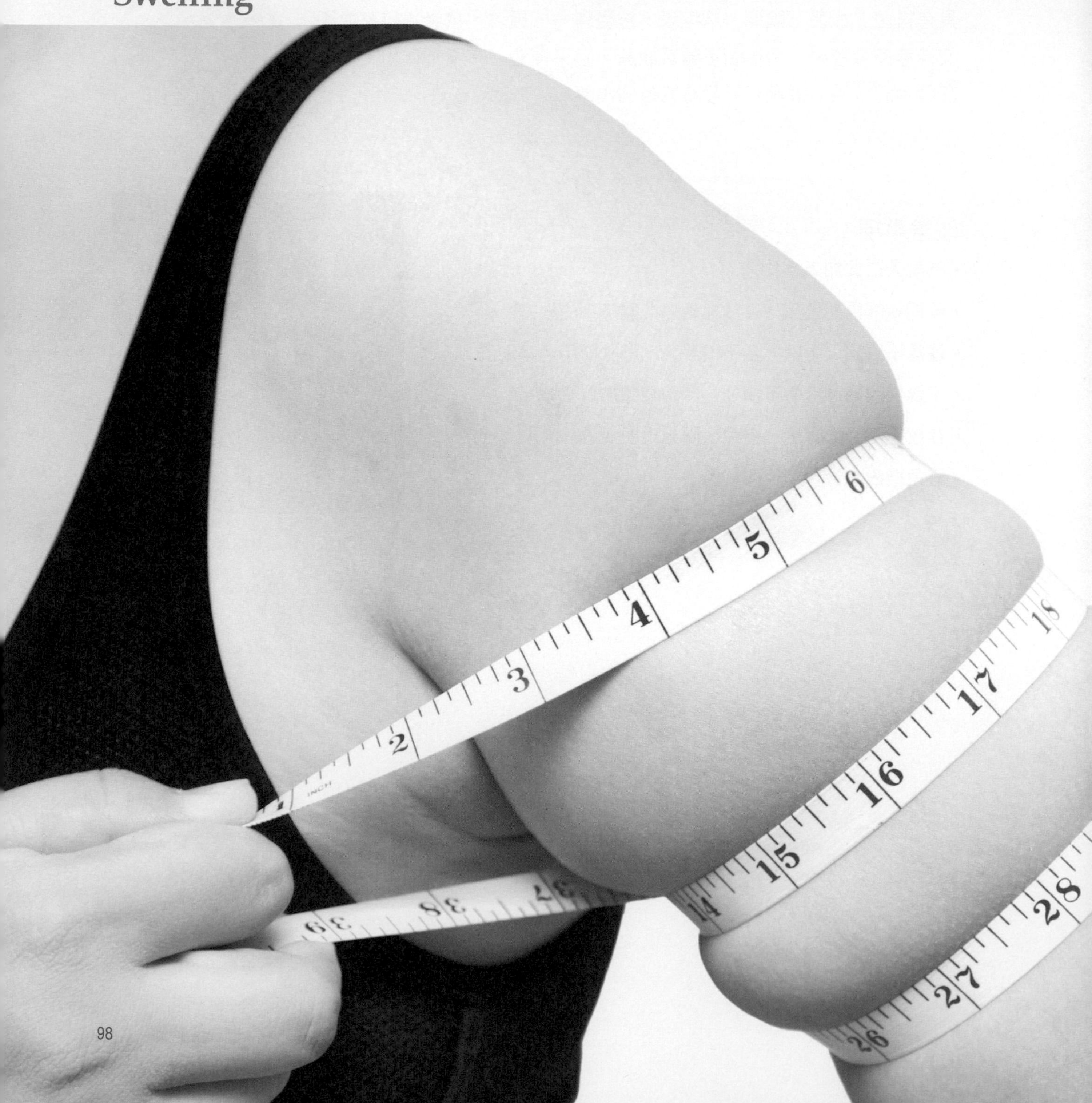

水腫是什麼？

全身水腫者，用手戳一下皮膚，肌膚上就會出現凹陷而無法立即恢復彈性。水腫的起因為心臟、腎臟出現問題或身體某部位血液循環不良所致。

出現水腫的原因

1 淋巴液受阻

在全身循環流動的，除了血液以外還有呈白色至乳黃色的淋巴液，肩負向全身細胞傳遞營養成分，並為其排出廢物的重要角色。當淋巴液回流受阻時就會出現水腫。

管內有淋巴液流動的淋巴管由人體免疫器官之一淋巴結相連。淋巴結多集中在腋窩、腹股溝和咽喉等處。因淋巴問題出現水腫時，通常咽喉兩側的淋巴結發腫，或腋窩和腹股溝的淋巴結腫大。同時淋巴組織的痛症從左側開始擴散到肩部，如果感染出現在皮膚深層，相應部位會發腫，並伴有皮膚乾燥發熱。總結來說，淋巴水腫可導致局部浮腫、疲勞、搔癢、發熱和減重，同時淋巴結無痛腫大，夜晚睡覺時盜汗多。

2 循環障礙

① 出現全身水腫時需檢查一下心臟、腎臟和肝的狀況。未排出體外的毒素會堵塞淋巴系統，使淋巴系統出現毛病導致水腫。

② 心臟功能低下導致血液無法循環流暢時，肺裡會出現積水。這種情況下，站著也會出現氣喘，並且血液集中到下肢，導致下午腿會腫得更加厲害。

③ 脂肪堆積在血管裡，導致血液循環受阻時，也可能引起水腫。

④ 只出現一側水腫是靜脈或淋巴腺堵塞了。

3 下肢靜脈瘤（靜脈曲張）

下肢靜脈瘤常見於長時間站著工作的人群，部分靜脈瓣膜出現問題導致血液逆流，血管擴張，甚至能在腿部皮膚上看出靜脈擴大腫脹和曲張的形態。患者感覺腿部沉重，容易疲勞，腫脹發痛。長時間維持站立或坐姿等相同姿勢會加重病情。

4 乳癌後遺症

做乳癌手術切除淋巴腺後，手會出現水腫。

5 肝病

肝臟出現問題會引起水腫。

6 腎臟疾病

① 腎臟有異常，就無法過濾蛋白質，導致排出的尿液裡會摻雜蛋白質。蛋白質裡的白蛋白需要與水結合，如果血液裡的白蛋白不足，水就會滲入組織造成水腫。吃鹹的東西會加重水腫。此時可出現全身水腫，尤其是臉部水腫，但不會出現氣喘。

② 如果腎臟不好無法排出過剩的鹽分，體液會積聚。此時如果為了治療大小便不暢引起的浮腫而服用利尿劑，會導致水腫。

7 甲狀腺疾病

甲狀腺功能低下，可使眼睛周圍浮腫，也會造成水腫。

8 藥物引起的水腫

① 服用血壓藥、氣喘藥、腎藥等可引起腿部水腫。

② 腎臟不好的人，如果經常服用含有伊布洛芬（Ibuprofen）的止痛消炎藥，如Advil, Aleve, Eve等止痛藥，可能會引起水腫。

解決方法

1 長時間站著工作的人，經常出現腿部浮腫。為了防止浮腫，休息時坐在椅子裡伸直雙腿，重複做將腳尖抬起放下的伸展動作。睡前用枕頭等東西墊高腿部，使腿部高度高於心臟。

2 整天坐著工作的人群也可能出現腿部浮腫。平時經常鍛煉腿部肌肉有助於預防。婦女產後或步入老年後有可能變成O型腿或X型腿，因此要堅持做腿部按摩，平時走路下意識地觸碰雙膝，並做日光浴。

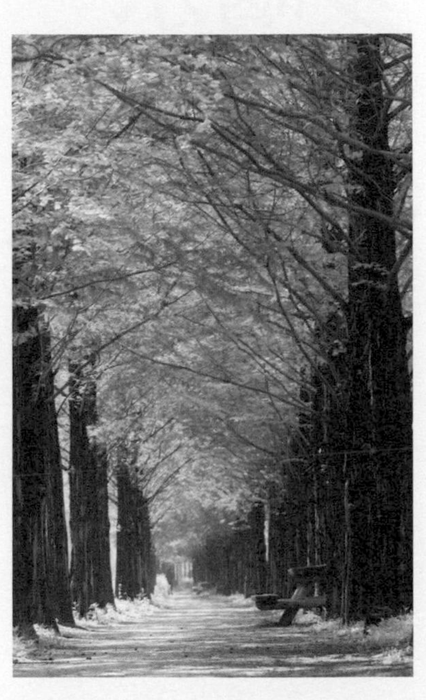

3 膀胱或腎臟不好的人睡前喝水可引起水腫。因此晚上8點過後儘量少喝水，若需要喝水，可小口啜飲。晚飯最好不吃或少吃，睡前進食過多很容易引起浮腫。

4 應攝取優質營養成分，保持均衡的飲食。

5 食物不宜鹹。鹽分過多是發生水腫的主要原因，而且不管是健康人還是患者都不能倖免，因此必須減少用鹽。

6 鉀成分可幫助排出鈉。菠菜、馬鈴薯、香蕉、番茄和柳丁等食物，含有豐富的鉀成分，多食有助於消水腫。

7 穿上絲襪、牛仔褲等緊身服裝會阻礙血液循環，引起浮腫。全身按摩或局部按摩可促進血液循環，進而消除疼痛或腫脹。

8 懷孕時下肢會出現輕度水腫。胎兒的增長會影響流向腿腳的血管、淋巴管、神經傳導線和激素分泌腺等，因此會出現腿部痠麻腫脹的症狀。妊娠毒血症尤為嚴重。南瓜有消腫作用，多食為宜，南瓜可蒸煮或做南瓜粥或做成其它料理。

9 腎臟功能差的人若攝取鹽分過多，就無法正常排出體外，從而引發臉部和全身水腫。可經常飲用玉米鬚茶。

10 因藥物中毒需控制鹽分的藥物，如果不和利尿劑一起服用可引起水腫。利尿劑阻止腎臟吸收鹽分和水分，因此可減輕浮腫，但副作用是傷肝。西瓜等水分多的水果可促進排尿，並幫助排出多餘水分，所以此類藥物宜和西瓜一起吃。多吃當季水果，喝紅花苜蓿茶、蒲公英茶和黃連茶也有所幫助。

11 利用灌腸和促排便劑消腫。水腫不易消除時可服用促排便劑，或使用灌腸清空腸道，並排出多餘水分。促排便劑藥房裡有售。每天只要能輕鬆排出稀軟的大便，就能排出水分，減輕肝臟負擔，使身體變輕鬆。

12 出現水腫時，主治醫生往往會限制喝水。我們體內的水分含有濃度0.1%的鹽，沒有鹽分的水是無法滯留在體內的。因此只要能促進利尿，水可隨意喝。

21
多喝水
Drinking a lot of Water

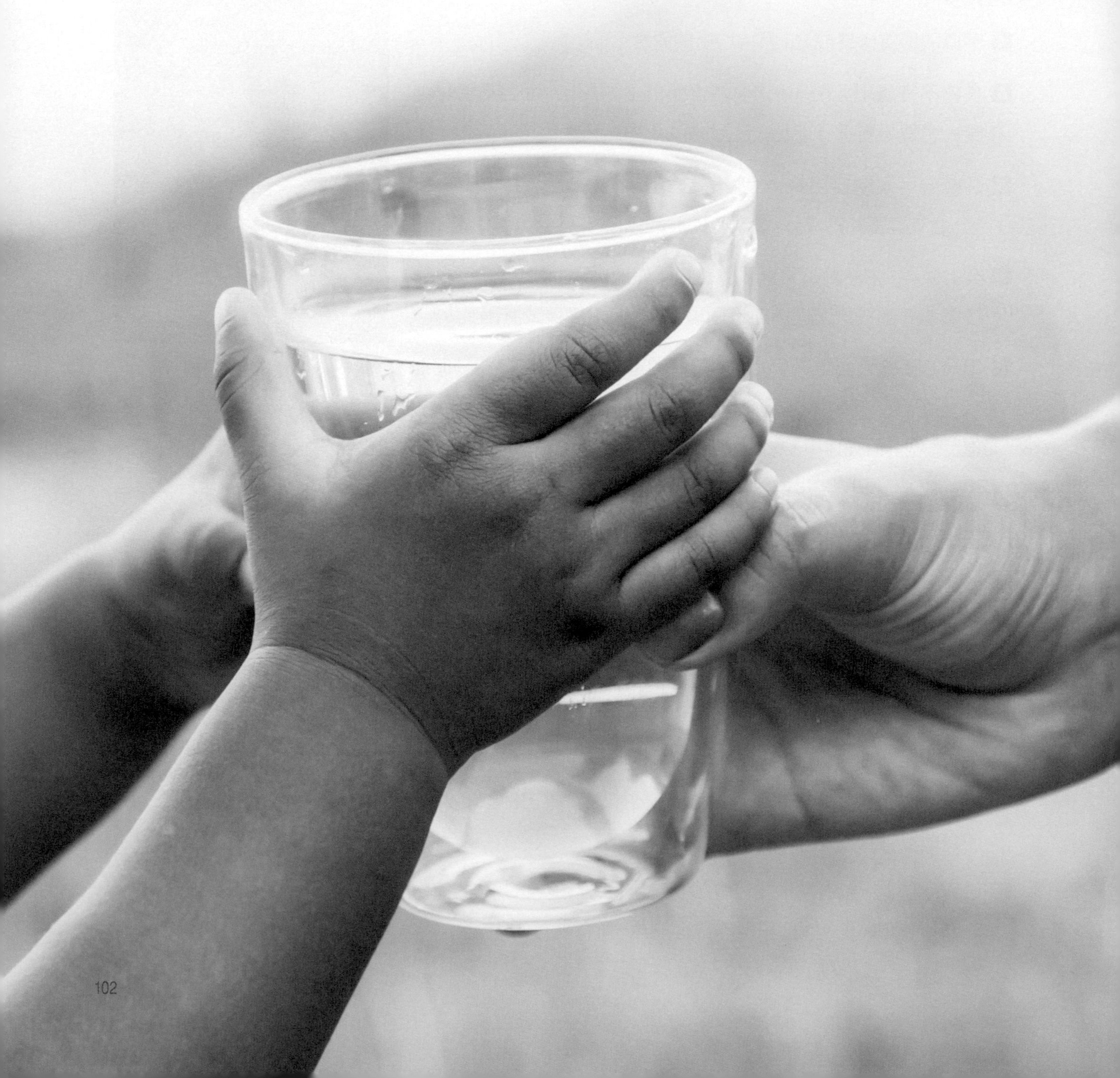

水的價值

世界衛生組織（WHO）提到「目前世界上發生的80%的疾病跟水有關，喝好水能預防疾病。」水和人類的生命及健康有著密切的聯繫，人體70%由水組成，我們喝的水造就我們自己。如果身體缺水，容易出現心煩、疲勞、恍惚等症狀，進而誘發各種疾病，由此可見水是組成身體的重要因素。

需要多喝水的理由：

1. 人體一天分泌的消化液多達6,500～8,000cc。
2. 對淋巴液的流動和消化作用有重要作用。
3. 4,000cc（以體重52公斤為例）的血液沿著血管流動需要水分。
4. 促進下丘腦分泌內啡肽和甲狀腺激素。
5. 增強止痛效果和抵抗力，提高紅血球、白血球、血紅蛋白的數值。
6. 加快疲勞的恢復力，增強抗菌酵素溶菌酶（Lysozyme）的作用。
7. 提高抵抗力。
8. 幫助排出體內廢物。

各年齡層人體的含水量：

- 出生6個月：80%
- 10多歲：75%
- 20多歲：70%
- 30～40多歲：60%
- 50多歲：50%（精力衰退，更年期）
- 80多歲：20%（大腦運轉速度緩慢）

水是身體重要的一部分

根據Mitchell博士的研究，人體各器官的含水量如下圖：

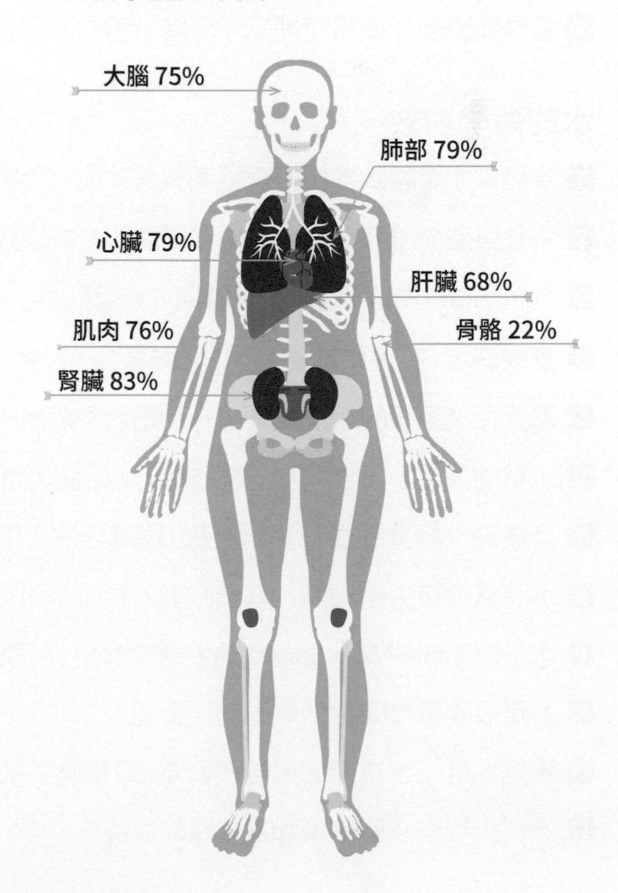

水的重要性和使用方法

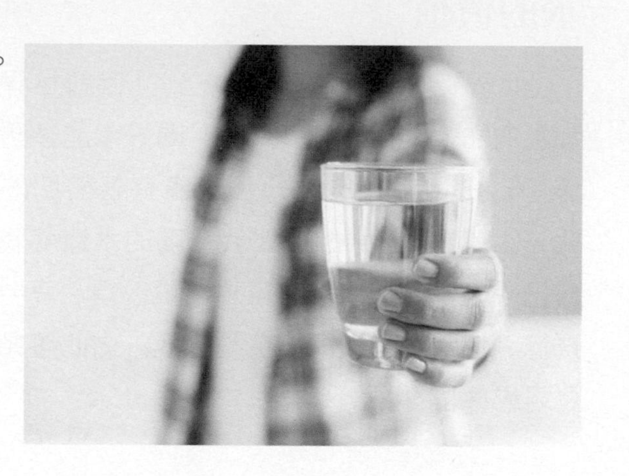

1. 一日建議喝水量：男12杯 (2,900cc)，女9杯 (2,200cc)。
2. 如果舌頭上沒有唾液，吃不出味道。
3. 鼻子裡沒有水分聞不著氣味。
4. 飲用水溫度以接近體溫為宜。
5. 慢慢喝——冷水會使食道和氣管較快收縮。
6. 空腹喝——飯前30分鐘，飯後2小時。
7. 吃飯時不宜喝水。
8. 飯後飲咖啡、喝茶的習慣不利於健康。
9. 夏季流很多汗後需要補充水分時，可在水裡加一點鹽分。

水的醫學功效

1. 身體缺水會導致各個器官逐漸喪失功能。口渴或尿液呈深色表示身體缺水。
2. 水參與體內所有細胞的電能和磁能的生成過程，這是人體活力的來源。
3. 水預防DNA損傷，減少受損DNA的畸變。
4. 身體缺水，將導致皮膚乾燥、眼球發澀，容易出現疲勞和頭痛症狀。
5. 增強免疫系統的組成部分——骨髓內免疫系統的作用，提高抗癌能力。
6. 水幫助身體吸收食物裡的營養成分，促進代謝和消化吸收。
7. 身體缺水誘發紅血球脫水，使紅血球無法正常活動，從而出現凝固。
8. 水將氧氣傳送給細胞，並收集廢氣送到肺裡以待處理。
9. 水是關節間隙 (Joint Spaces) 的主要潤滑劑，可預防關節炎和腰痛。
10. 水是吸收脊椎間盤衝擊力的緩衝器。
11. 水是促進正常排便的最佳緩和劑，可預防便祕，輸出廢物。
12. 水減少罹患心臟麻痺和腦中風的危險。

⑬ 保持健康的腎臟——腎臟每天過濾大約189升水。

⑭ 多喝水可提高80%的持久力，並有助於預防注意力缺乏症。

⑮ 水不僅要喝，還要用來清洗身體。經常換洗內衣，可防止滲入內衣的毒素重回體內進入血液中。

⑯ 水是身體的冷熱調節系統中必不可少的因素。

⑰ 製造血清素、血小板、大腦裡的血管收縮物和褪黑激素等、所有神經傳遞物質的過程，都需要水的直接參與。水幫助人體找回正常的睡眠規律。

⑱ 水使肌膚變得滑嫩，預防皮膚老化。

⑲ 水預防青光眼，使眼睛晶瑩透明。

⑳ 有助於預防淋巴瘤和白血病。

㉑ 可減輕妊娠反應、月經痛和停經期燥熱感。缺水妨礙性激素的生成，成為早洩和性冷感的主因。

㉒ 水可預防老化引起的記憶力衰退，減少老年失智、多發性硬化症、帕金森氏症等的發病危險。

㉓ 全身發燒的時候，水是最好的治療處方。發燒時，嘴唇乾裂、口渴，患者會非常想喝水，在這種情況下，讓患者喝足水，而且用熱水泡腳，然後穿上擰乾的涼內衣或用擰乾的涼大毛巾裹好身子，再用塑膠布裹住身體，最後用毛毯裹好身子。當鼻樑上出汗的時候，把擰乾的涼毛巾裹在脖子和頭上，過10～15分鐘之後，可以發現身體開始退燒了。

注意事項

❶ 喝水過量可降低體內鈉濃度，引起呼吸困難。

❷ 短時間內喝太多水對健康不利。

❸ 劇烈運動後，或臨睡前喝很多水不利於健康。

❹ 當人體需要水分的時候，分泌血管收縮素來使人感到口渴。活動的時候流很多汗，這時候為了調節體內的水分就叫人感到口渴。但是在相反的情況下喝水過多，則血液的濃度會降低，因此會妨礙新陳代謝。

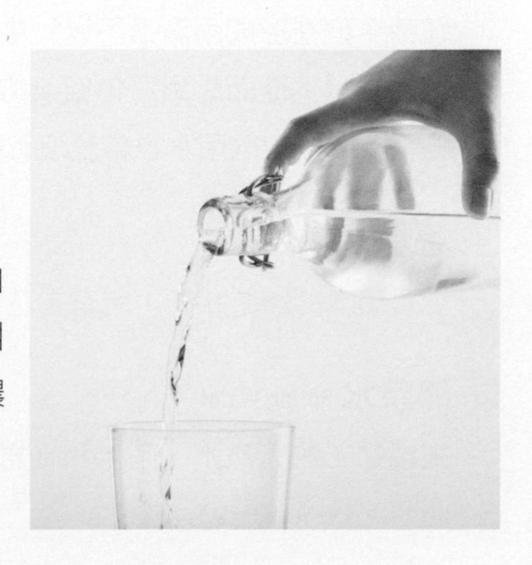

需要多喝水的疾病：

腸胃病、心臟疾病、血管疾病、癌症、糖尿病、高血壓、肝病、腎臟疾病、肺病、關節炎、嘔吐、便祕、憂鬱症、感冒、氣喘、腹瀉、癲癇、過敏性皮膚。

水的種類——供人飲用的水

① 硬水 Hard Water

地表上的深井水。這類水富含石灰岩、碳酸鹽、硫酸鈣、鎂等成分，可以檢驗出鈉、鐵、銅、矽、硝酸鹽、氯、化學藥品和包括大腸菌在內的各種細菌及有害物。

② 軟水 Soft Water

硬水加入鈉得到的軟化水，含有微量礦物質、有機化學物和各種細菌。

③ 雨水 Rain Water

地表水或海水吸收太陽熱後蒸發形成雨水，剛結晶的第一滴水算是蒸餾水，不含礦物質或細菌。但在形成雨滴落下過程中會凝結細菌、灰塵、煙、礦物質、放射性灰塵、鉛和大量化學物質，從而起到淨化空氣的作用。如果沒有大氣污染，雨水原是人類可利用的最乾淨的水，地上的飲用水也會是沒有受污染的乾淨水。

④ 雪水 Snow Water

雪是雨水的凍結狀態，所有雪花含有更高濃度的礦物質。

⑤ 礦泉水 Spring Water

未經加工的天然水，雨水和從岩石縫裡冒出來的硬水，礦泉水裡可能含有數百萬細菌和大腸菌。

6 開水 Boiled Water

燒開水的過程中溫度高於50°C即可殺死大部分細菌。但開水中對人體有害的無機礦物質濃度變高，因此進入人體後有可能成為其它菌類繁殖的肥沃土壤，最好喝現燒的開水。如果說礦泉水是含有大量致命性微生物的水族館，開水可說是已死病菌的埋葬地。

7 過濾水 Filtered Water

利用極細的絲網、金屬裝置或過濾器進行過濾的水。如果不經常更換過濾網，哪怕2～3天，腐敗物質也會附著在過濾網上，使過濾器失去過濾能力，並成為細菌的溫床。此時，經由過濾網的水有可能比過濾前的水污染得更厲害。

8 離子水 Ionized Water

將含有礦物質的水透過帶直流電的電解設備分離，分鹼性離子水（供飲用）和酸性離子水（供外用）兩種，不含生理食鹽水等添加其他物質的水。

9 逆滲透水 Reverse Osmosis Water

水分子在壓力的作用下，通過逆滲透膜成為純淨水，水中的雜質被逆滲透膜截留排出。能得到接近蒸餾水的純淨水。逆滲透膜在水壓保持一定水準時才能通過水分子。使用一段時間後要更換反滲透膜，因此會使經濟負擔較重。

10 蒸餾水 Distilled Water

模仿雨水形成的自然淨化過程而得到的水叫蒸餾水。蒸餾水中沒有細菌、有機化學物或礦物質。蒸餾水是人類所能獲得的最為乾淨的飲用水，也是地球上所能得到的最為純粹的水。

世界衛生組織（WHO）制定飲用水三大標準：

❶不含大腸菌或細菌

❷無機礦物質含量為零或極低

❸有機化學物含量為零或極低

22
灌腸
Enema

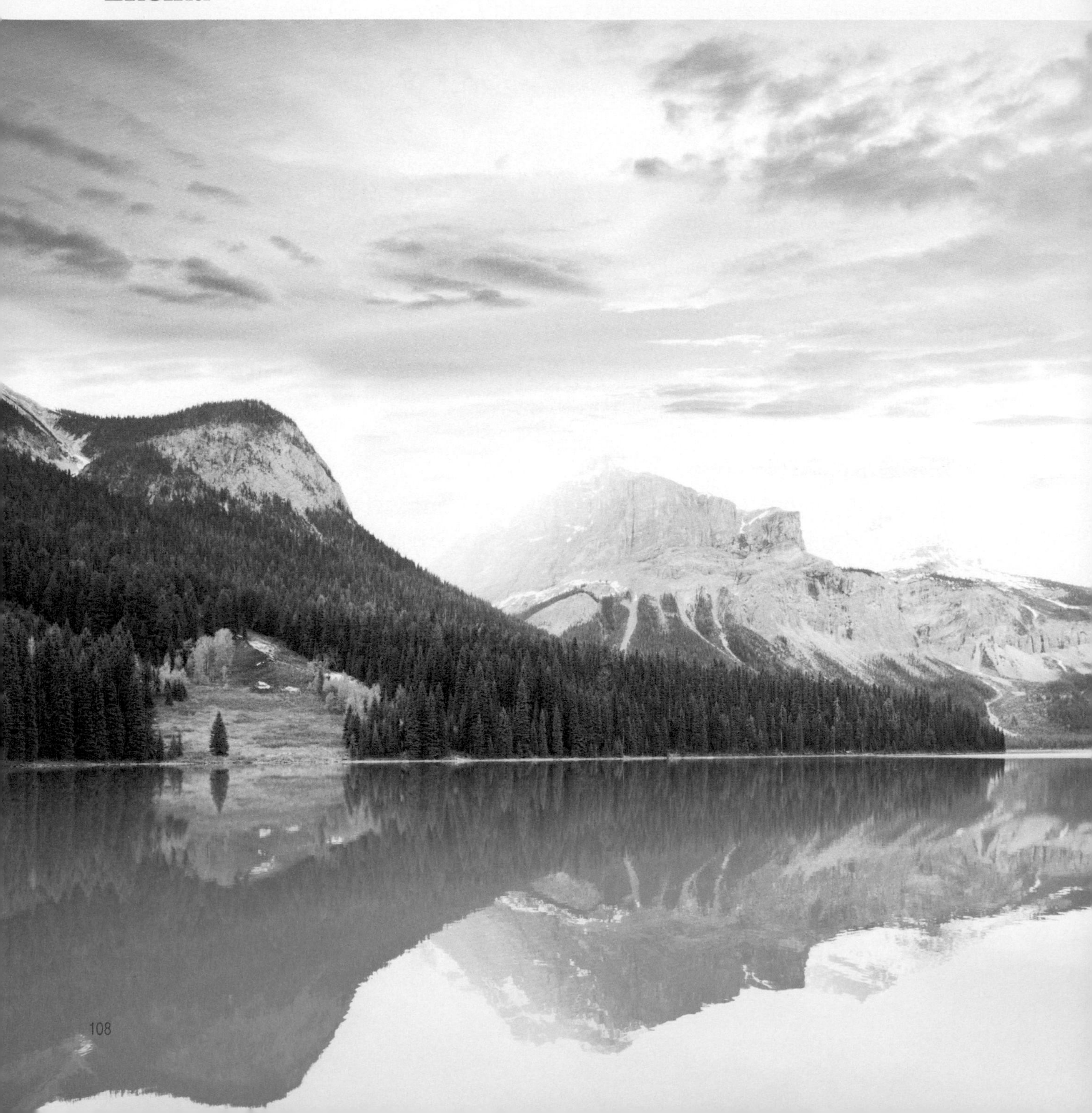

灌腸法

灌腸是非常有用的自然療法。可排出體內毒物，給大腸組織供應水分。既適合重度患者，也適合小孩使用。

灌腸準備用具

1. 橡膠材質灌腸袋或泵式灌腸器，容量在1000cc（1～2公升）左右
2. 溫度在26～27°C之間的溫水
3. 需要塗在肛門周圍的橄欖油或凡士林
4. 水裡可添加鹽、檸檬汁或活性碳粉
5. 毛巾、紙巾等

各個年齡的灌腸用水量：

- 小於1歲：30～40cc
- 1～3歲：100～300cc
- 兒童：500cc
- 成人：1,000cc以上，最多可灌注自己的一頓飯量，即2,000cc。

灌腸方法

1. 躺著灌腸時，床上鋪上塑膠墊，讓患者向左側臥。左腿伸直，右腿屈膝。
2. 用潤滑劑（橄欖油或凡士林）塗抹一下配管的噴嘴。
3. 讓灌腸者深呼吸，張嘴發出「啊」聲音後，將配管輕輕插入直腸。
4. 注意觀察灌腸液的流入速度，流入過程中使灌腸者保持深呼吸。
5. 將大約1,000cc灌腸液加入灌腸袋，掛在高於灌腸者所躺位置大約45公分處。如果掛得太高，會增加溶液流入時的壓力，加重灌腸者的不適感。讓溶液緩慢流入，忍住排便，如果灌腸途中感到便意，可暫停一會兒再繼續。灌腸液應進入大腸深處。
6. 腸袋裡的溶液注入完後，反向躺著或平躺放鬆，以順時針方向按摩腹部，身體可做左右或波浪式擺動運動。
7. 有些灌腸者溶液流完後會忍不住立刻排泄，這樣做也不是一點效果都沒有，因此不用擔心，但最好多停留一會兒。不是必須注入所有溶液才有效，要依據灌腸者能力適量而行。
8. 有些人排不出一點東西，這是因為身體缺少水分，所以流入的水全部被吸收了。此時應多喝水，並補充鹽分。
9. 不要害怕插入灌腸袋配管，即使是嬰幼兒也完全不用擔心。給配灌噴嘴塗上潤滑劑，放鬆心情，輕輕插入。
10. 灌腸液灌完後輕輕拔出配管，用紙巾擦拭，

再用肥皂清洗乾淨。所有工具都用水洗淨後在太陽下晾曬。

11 用紙巾堵住肛門，盡可能忍住便意多停留一會兒，然後去廁所排便。行動不便者可使用便器。如果在溶液流入途中無法忍受便意，可去如廁。

12 結束灌腸後休息，注意保暖。

13 除了在寢室或床上，也可蹲坐在浴缸裡進行自我灌腸。

什麼時候需要灌腸？

1 需要立即排便：吃錯東西導致肚子疼，食物中毒或吃了毒藥。

2 從便祕或痔瘡發展成直腸炎或直腸癌，排便沒有規律，需要快速清除廢物；大便乾硬，堵住出口導致出血或痔瘡。

3 經常脹氣，消化速度慢時需要清腸並培養良好的飲食習慣。灌腸可使頭腦清醒，並預防疾病。

4 腦溢血、中風患者可進行灌腸排便。

5 老年人接受牙科治療或麻醉治療後最好實施灌腸。

6 中暑和腦炎發病後立即進行灌腸。

7 人體患病時為了在最短時間內恢復健康，可透過灌腸排出體內廢毒物。實施排毒療程後一定要進行灌腸。

8 罹患骨盆炎或身體其它部位出現疼痛時，灌腸功效可立竿見影。

9 給高燒患者降溫：不管小孩還是成人，出現惡寒發熱時用涼水進行灌腸。涼水進入腸道裡起到消熱作用，而且排便也有助於降溫，此法可讓患者放鬆休息。

10 罹患腹瀉、痢疾、食物中毒或腸炎等疾病致使腸道出現異常時，實施溫水灌腸，同時服用活性碳粉，可輕鬆恢復健康。

11 大便滯留在腸道裡，會使有害細菌以及生成這些細菌的吲哚、糞臭素和苯酚，以及攝取的酒精、食品添加劑、殘留農藥、有害色素或有害金屬等東西重新被身體吸收，從而成為致病因素。

12 因生活環境發生變化或長途旅行導致排便不順暢時，會感覺腹脹不舒服。此時可藉著灌腸輕鬆解決。

參考：適用灌腸的情形比人們想像中要多。體內廢物的排除途徑主要包括皮膚、小便和大便，其中效果最快的當屬灌腸無疑，但不要長期以灌腸做為解決方法。灌腸用具在藥房或醫療材料店有售。

23
活性碳
Charcoal

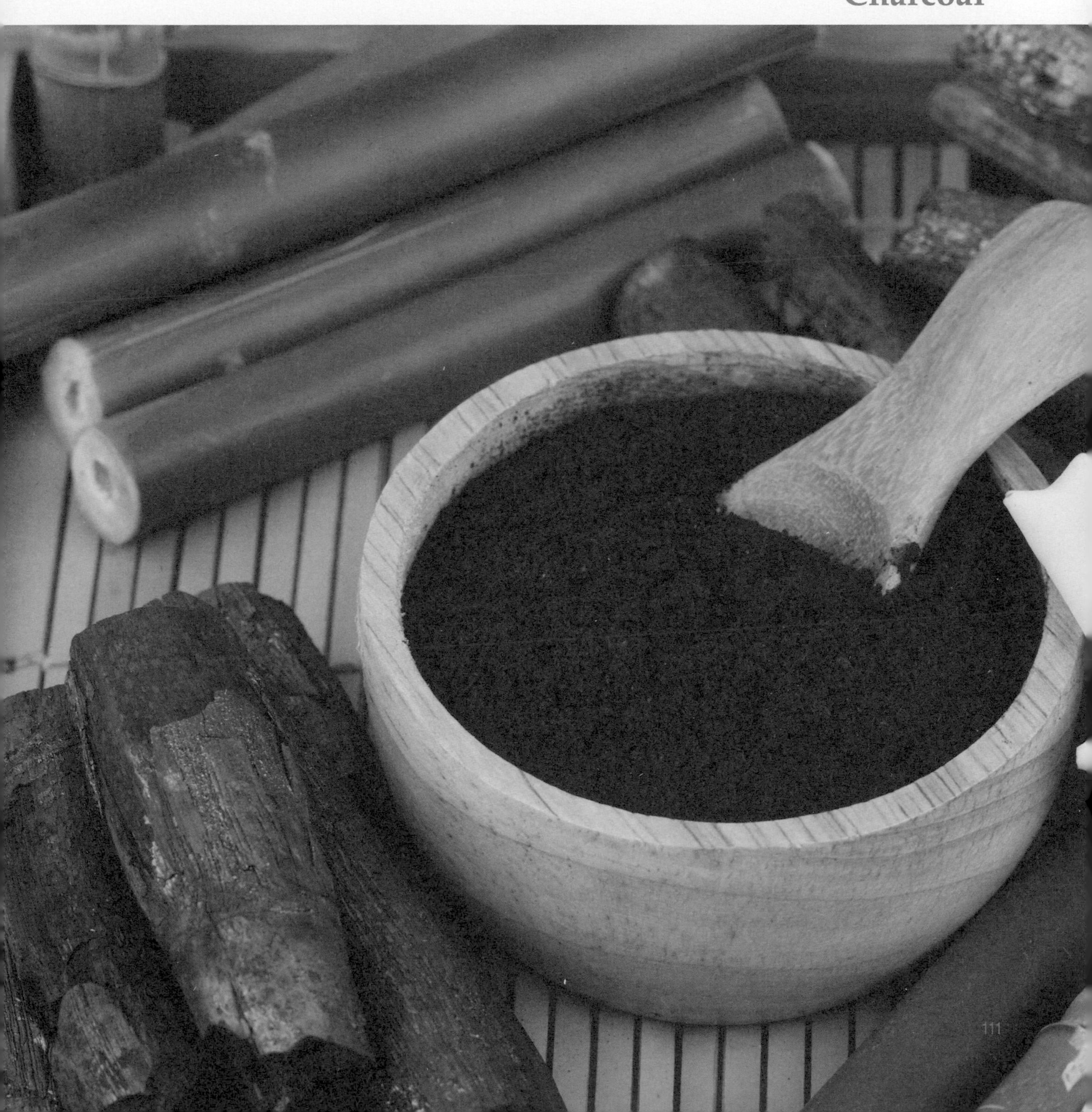

活性碳療法

1 腸胃病患者的喜訊

腸胃病患者每天空腹或睡前吃一匙用橄欖油調和的活性碳粉，有很好的療效。此法在胃酸逆流難受時也可使用，或在腹部用活性碳粉濕敷也可。

2 發生食物中毒或脹氣時

吃腐壞的食物出現腹痛嘔吐時，或肚子脹氣時，服用活性碳即可緩解症狀。服用量為一大匙或半匙。經過加工的活性碳片劑或錠，可根據症狀服用5～10粒。

3 感冒、咽喉痛

給枕頭墊上枕巾，睡前嘴裡含著活性碳入睡，活性碳會在睡夢中隨著口水緩慢經過咽喉。感冒初期一般1～2回即能見效。活性碳對喉嚨腫痛也有療效，一般口含2粒活性碳片劑入睡，或將一點蜂蜜和2～3滴尤加利精油加入活性碳粉調和成稍硬的麵團，含在嘴裡入睡即可。

4 腹瀉、腸炎

發生腹瀉、腸炎時，實施灌腸後服用活性碳。肚子發脹或脹氣時，服用方式也和腹瀉或腸炎時一樣，服用2匙左右活性碳粉即可。活性碳進入腸道後吸附細菌和細菌代謝物，從而使肚子恢復舒適。

5 闌尾炎

實施禁食，做3天以上灌腸，一天服用3次活性碳，活性碳會吸附炎症周圍的細菌、細菌代謝物和炎症毒物。每次做30分鐘冷熱敷，每天做3～4次，可消除疼痛和炎症。

6 發燒

發燒時實施禁食，多喝水、灌腸和服用活性碳即可輕鬆解熱。這是因為活性碳會吸附通過腸壁進入細胞組織裡的毒物，並將其排出體外。

7 肝炎、黃疸、膽結石、膽囊炎

禁食3天，多喝水，灌腸後服用活性碳，可快速改善黃疸。肝臟分泌的膽汁集中到膽囊後流

入小腸。活性碳將這部分膽汁吸附後透過大便排出體外，繼而改善膽汁的分泌與代謝，避免膽汁滯留，形成黃疸。

⑧ 被蛇、蜜蜂、紅蟻叮咬時

立即做活性碳粉濕敷，活性碳粉可滲入皮膚深處吸附毒物，從而消除腫痛。被蛇咬時，立刻用1杯水吞下1匙活性碳粉，然後再做2次。蛇毒沿著血液穿過腸壁進入腸道後，能迅速被活性碳吸附並排出體外。

⑨ 燙傷

出現濕疹等皮膚炎、骨髓炎及其它各種炎症時，將麵粉或亞麻子粉加入活性碳，用水和成稍硬的麵團，薄薄地塗在紗布上，上面再用塑膠蓋好以免活性碳敷料滲出。

⑩ 中耳炎

發生中耳炎時，將活性碳敷料貼在除耳廓以外的所有耳部直到脖頸處，再戴上皮帽。在耳朵裡的炎症部位在當循環的血液流經臉部和脖頸部位時，活性碳會吸附發炎毒物，從而紓解中耳炎。對其它炎症也可採取類似的療法。

⑪ 化膿性炎症、化膿、發炎、腫瘤、眼疾

扁桃體炎和咽喉炎，以1：1比例搭配活性碳和亞麻子粉，加水攪拌。放置10分鐘左右，活性碳粉和亞麻子互相凝結成膏藥狀，薄薄地塗在紗布上並貼在患處，可吸附炎症，去除異味，減輕疼痛。

⑫ 消化不良、脹氣或腹痛時

消化不良、脹氣或腹痛時吃3～5片活性碳片劑。腹痛嚴重時，在整個腹部做活性碳粉濕敷，即可在30分鐘內減輕腹痛。在濕敷的活性碳粉上面蓋上塑膠布，並用膠帶或安全別針固定住。活性碳粉敷料每隔6～8小時更換一次。撕掉活性碳粉敷料後用濕涼毛巾用勁擦拭患處。大約1個小時後重新貼活性碳粉敷料。

⑬ 感冒，或傷風受涼不舒服時

1杯溫水配1匙活性碳粉，並用加入活性碳的熱水泡腳，可消除感冒和傷風受涼並解熱。

⑭ 眼部發炎

用乾淨水加入稍許活性碳，靜置約30分鐘，用其沖洗眼睛，上床前用活性碳敷料做成眼罩放在眼睛上入睡。這種做法還能治療需要動手術的嚴重鼻竇炎，睡前可將活性碳敷料貼在鼻子及其周圍。

⑮ 氣管炎、肺炎

做成一大片的活性碳粉敷料貼在胸部。

⑯ 腎炎、腎功能衰竭

在腰部做活性碳粉濕敷。口服藥的做法是用小火熔化1/4～1/2杯蜂蜜，加入1杯橄欖油攪拌均勻，再加入1匙活性碳粉攪拌成7匙左右稍硬的麵團，最後加入7～8滴尤加利精油。放進密封瓶裡保存，每次睡前舀一匙入口，躺在床上慢慢吞入。枕頭上一定要墊一張枕巾。

⑰ 臉頰僵硬發腫時

做幾次活性碳粉濕敷即可緩解疼痛。牙疼或牙齦發腫時口中含著活性碳片劑或活性碳粉。

⑱ 大腸癌、潰瘍、肝病

可口服活性碳，同時在器官的外部皮膚處做活性碳粉濕敷。

⑲ 去除臉部老舊角質和多餘皮脂

活性碳所含的礦物質能起到防止老化和抗氧化作用。因臉部皮脂多而發愁時，做活性碳粉面膜是很好的解決方法，因為活性碳粉面膜可以溫和地去除角質並清除臉部皮脂。

⑳ 淨水作用

在偏遠地區沒有乾淨飲水時，在水裡加入1粒膠囊或些許活性碳粉搖晃後飲用，可避免腹痛或鬧肚子。活性碳可用於淨化自來水。用過一段時間的炭塊，每個月曬乾1次可重新利用。對4口之家來說，在20公升水桶裡加10%左右的炭塊即可。水可以隨喝隨加。

 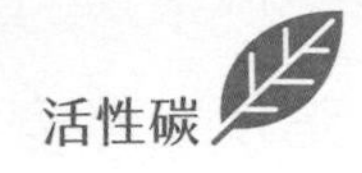

21 活性碳過濾器

為了清除毒氣或化學藥品，可戴配有活性碳過濾層的防毒面具或口罩。

22 解酒

酒後出現宿醉頭痛時可用活性碳加以緩解酒氣。在浴缸裡接半缸水，加入半杯活性碳粉攪拌均勻，做半身浴。

23 去除潮濕和黴菌

書籍多的書房、床底或壁櫥裡經常有霉味，甚至發霉。用籃子或盆裝幾塊木炭置於這些地方，有助於清除黴菌。炭塊每個月1次用水擦拭並在太陽下曝曬，可重新加以利用。一個炭塊能用6個月至1年左右。

注意事項：

❶ 連續服用活性碳幾個月，有可能導致人體內必需維生素、激素和酶等出現問題，因此避免長時間連續服用。目前已證明連續服用1個月不會出現問題。

❷ 服用活性碳粉劑時，為了避免碳粉進入氣管，可加水喝下或改服用片劑。

❸ 如果腸胃藥和活性碳粉一起服用，活性碳會吸收藥物成分，因此不能同時服用。大多數天然療法不能與藥物同時服用，理由就是這些藥方會相互衝突或加重藥效。

❹ 口服活性碳應選擇極細，入嘴即化的，而不要帶有顆粒的。碳粉不能有味道，應使用未混入異味的碳粉。

活性碳的使用方法

1 口服方法

① 兩餐之間空腹服用為佳。

② 胃裡有食物時要服用更多的活性碳。

③ 服用其它藥物的患者避免使用活性碳，因為活性碳會吸收其藥物成分。如果這種情況給患者帶來危險，那麼服用活性碳之前，要遵照醫師的指導服用。有的人服用活性碳，會引發便祕，但是喝足夠的水，攝取足夠的纖維質，就能減少便祕情況的發生。

2 泥敷劑：

活性碳泥敷劑的製作方法如下：

① 用少量的水和活性碳和成麵團的黏度。

② 活性碳團裡加入亞麻子粉或玉米粉，以此防止活性碳變乾或變稀。

③ 活性碳1～3大匙和亞麻子粉3大匙（或玉米粉2大匙）一同摻和，並加入水到成為適當的黏度為止。把和好的活性碳均勻地塗在布塊或紙布上。用剩下的半塊布或紙巾覆蓋在塗好的活性碳上。

④ 把活性碳泥敷劑放在治療部位上，然後用塑膠布完全覆蓋泥敷劑來防止泥敷劑變乾或黏在衣服上。為了避免泥敷劑滑動，就用膠布固定。

24
病毒性肝炎
Viral Hepatitis

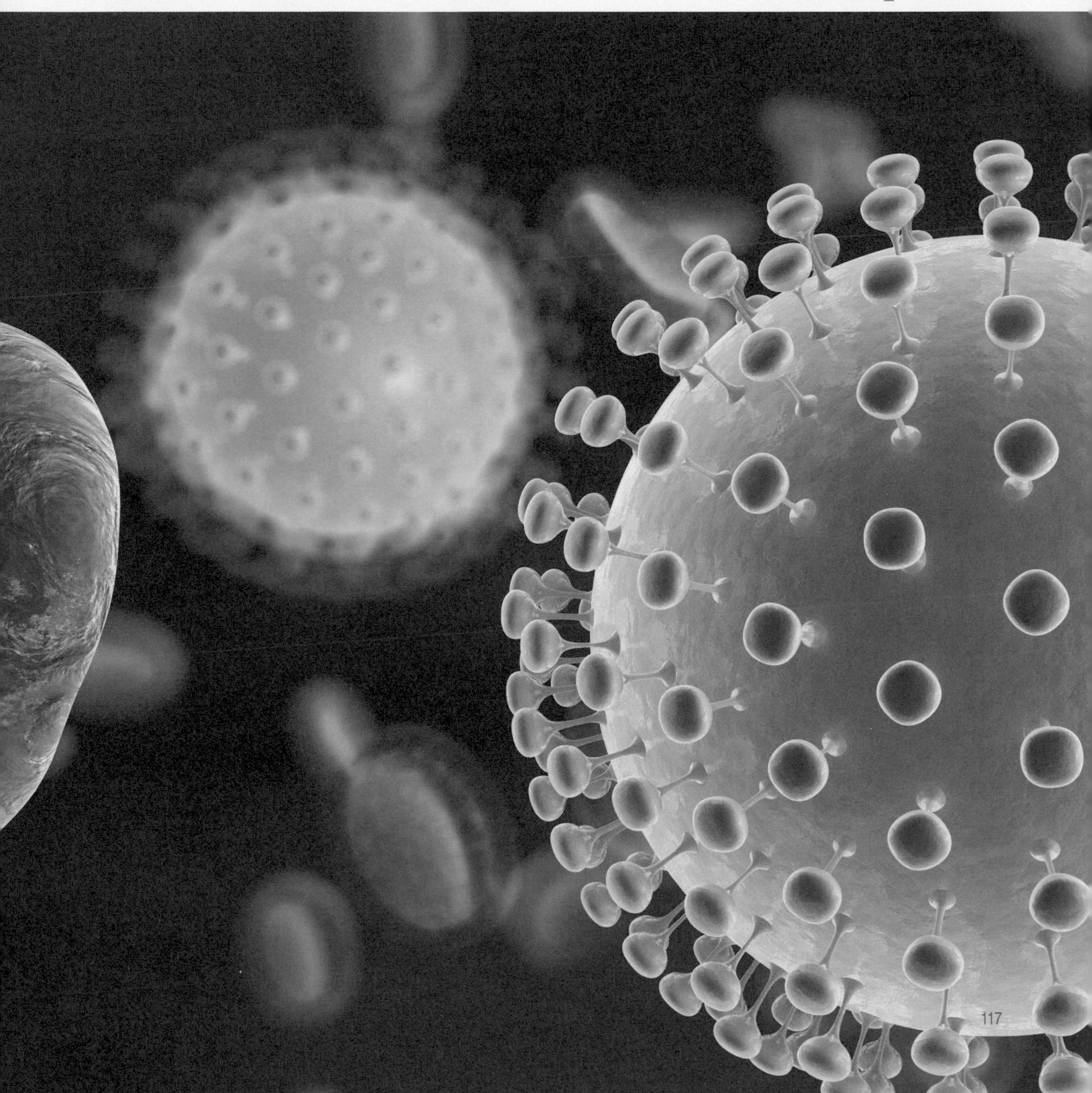

肝炎的定義

根據台灣衛福部的解釋：「任何原因造成肝臟發炎，造成肝細胞的破壞，都稱為『肝炎』。」而全世界每12人中就有1人患有病毒性肝炎，這是一種由多種肝炎病毒引起的，以肝臟病變為主的傳染病。病毒、黴菌、寄生蟲、昆蟲、化學毒物和酒精等都會損壞肝臟功能。血液、性行為及其它人體分泌物可傳染某些病毒性肝炎，而其它肝炎則會透過受污染的食物或水傳染。

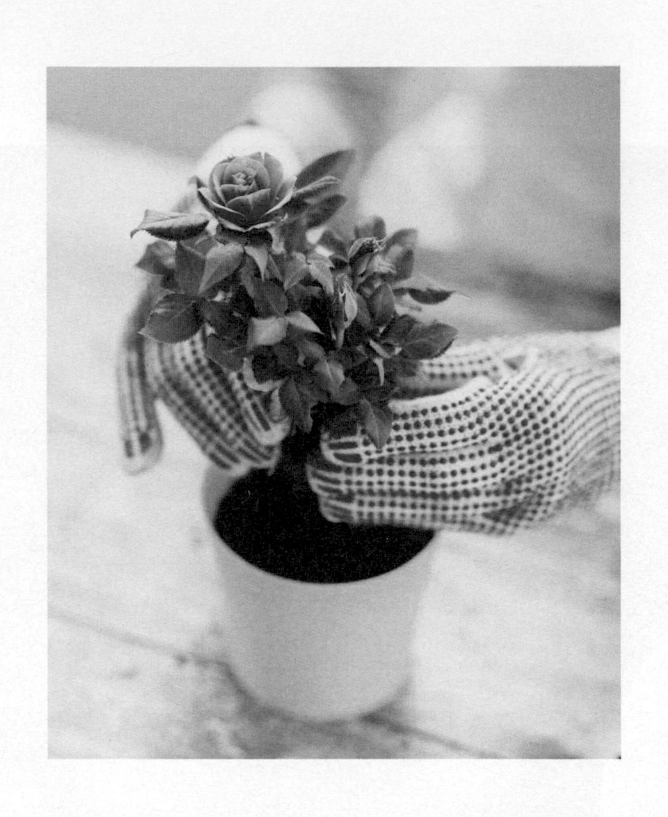

肝炎的種類和傳染途徑

A型肝炎

感染率很高，經口腔傳染，即透過受污染的水源或食物傳染。在氯水中煮1分鐘可失去活性，潛伏期約2～4星期左右，出現臨床症狀前的傳染性最強。預防A型肝炎傳染的最佳方式就是注重飲食及飲水的衛生，絕不生食。

B型肝炎

主要傳染途徑是透過已受B型肝炎病毒感染的血液、體液經由皮膚或黏膜進入人體，尤其是進入血液內。像是受污染的針頭、性行為、共用牙刷、刮鬍刀等，還有帶原的母親生產時的垂直傳染給新生兒（**台灣已於1984年起實施新生兒在24小時內必須注射B型肝炎免疫球蛋白，有效防止母子傳染**）。具有2～6個月潛伏期，B肝感染者中有1～10%會進展為慢性肝炎、肝硬化，而B肝帶原者罹患肝癌的機率是非帶原者的98倍。

C型肝炎

在由體液接觸傳染的肝炎當中屬惡疾。主要傳染途徑是靜脈注射、被感染的血液、臟器移植、紋身、刮鬍刀、母體、被污染的針頭、性行為以及與他人的體液接觸。具有2～6個月潛伏期，C型肝炎患者的85%～90%是慢性肝炎患者，是全球肝硬化、肝癌和死亡的主要原因。

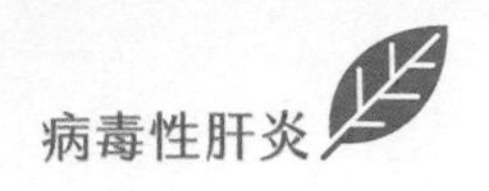

D型肝炎

D型肝炎是一種缺陷性的病毒，本身無法製造出完整的病毒顆粒，必須藉助B型肝炎病毒才能變為具有感染力的完整病毒。由此可知只有在B型肝炎患者體內才有辦法看到D型肝炎病毒。D型肝炎的最佳防治之道，就是不要感染B型肝炎而變成帶原者。其傳染途徑與B肝類似，愛滋病患者、吸毒者、白血病患者等血液脆弱者易感染，具有2週～2個月潛伏期，可加重B型肝炎的症狀。

E型肝炎

主要傳染途徑與A型肝炎相同。常見於中美、南美、印度、亞洲、非洲和中東等地區，潛伏期在2週～2個月左右。E型肝炎是人畜共通的傳染病。

臨床症狀

第1階段

- 出現乏力、不適、關節痛和僵硬、肌肉痛、頭痛、食慾不振、刺眼、頸部疼痛、咳嗽等症狀。
- 味覺和嗅覺發生變化，出現眩暈和嘔吐症狀。
- A型和B型肝炎患者中特別容易出現37.7～38.9°C高燒患者。
- 通常出現黃疸後，其它症狀消失。C型肝炎的發病過程與B型肝炎類似，不過可能更嚴重。

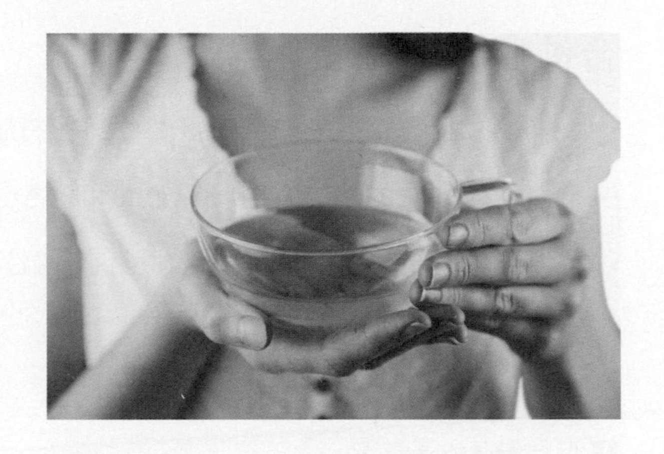

第2階段

- 輕度消瘦，尿液顏色加深，糞便呈深褐色。
- 持續厭食，肝臟增大變軟，右上腹出現疼痛。
- 黃疸持續1～2週，肝細胞失去清除血液中膽紅素的能力，出現損傷。

第3階段

- 黃疸消失，食慾恢復，肝臟恢復正常。
- 這一階段持續2～12週，B型肝炎或C型肝炎的持續時間可能更長些。

恢復情況：

A型和E型肝炎患者的大部分肝細胞可再生，因此肝幾乎可痊癒。A型肝炎患者復原後免疫力會提高。相反，B、C、D型肝炎即使沒有副作用，也有可能進展為慢性疾病或合併症，進而導致死亡。

合併症

- 大多數B、C型肝炎易發展為慢性肝炎，幾乎沒有症狀。
- 積極而攻擊性強的肝炎常演變成肝硬化和肝癌，並經常因肝功能衰竭而死亡。
- B型肝炎患者中有1%會發生猛爆型肝炎，危險性極高。肝組織的死亡導致大腦昏迷、出血和腎功能衰竭而死。對肝炎來說預防很重要。

為減少A、E型肝炎患病率應該做到：

1. 保持廚房乾淨整潔。
2. 使用乾淨的水（開水、礦泉水、水源遠離廁所等污染源的水）。
3. 飯前、廁後洗手。
4. 食物要先蒸煮消滅病毒後再食用，飯前給食物上盒蓋以免蒼蠅接觸。
5. 在A和E型肝炎多發地區吃水果時要確實消毒。
6. 一定要在廁所大小便。

降低B、C、D型肝炎發病危險的方法：

1. 忠於家庭，只與配偶發生性關係。
2. 避免靜脈注射。
3. 針頭不能由兩人以上共用。
4. 不得已接觸他人分泌物時，必須穿身長過膝的上衣，並戴口罩和手套。
5. 避免共用可能沾上體液的工具（如刮鬍刀、穿耳洞的針、紋身針和牙刷等）。
6. 只在急需時才接受輸血。

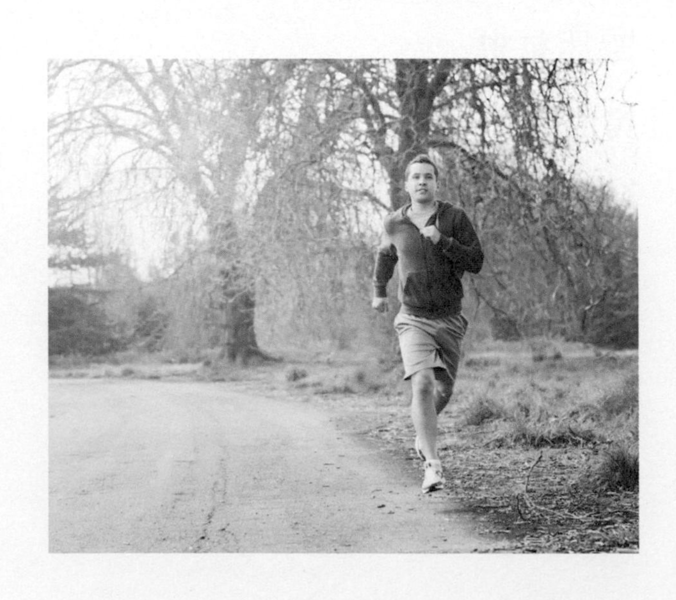

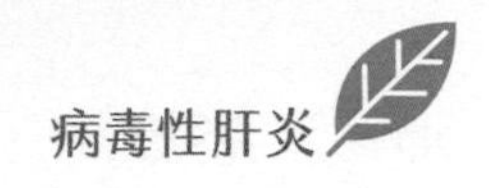

對肝炎的管理

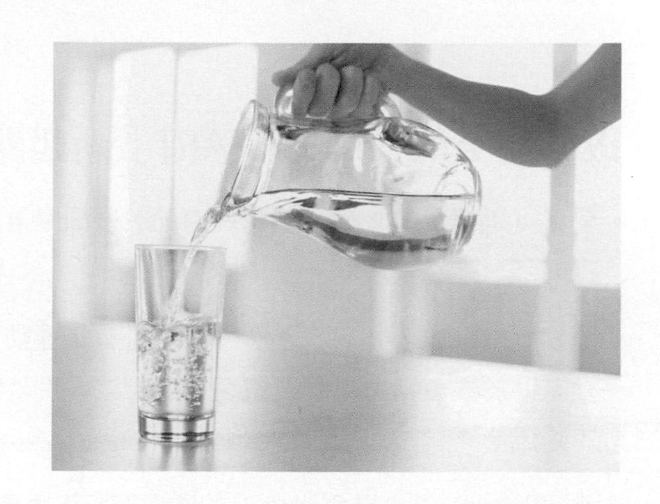

- 吃藥對肝炎來說無異於服毒，因此儘量避免。肝炎會損壞肝功能，此時服藥，不但藥物不能正常發揮作用，嚴重者還會加速對肝的損害。抗生素的防禦對於肝炎就像是細菌，是沒有治療效果（C型肝炎為了降低慢性肝炎的患病危險，可採用抗病毒藥物進行治療）。
- 休息有助於改善疾病，但長時間的躺臥卻會產生反作用，因此要適當休息即可。只要黃疸消失，病情康復就能重新投入工作。
- 肝炎感染者不得為他人準備食物或待在廚房裡參與任何工作。
- 多喝水有助於從體內排出毒物。
- 紫錐花對加強免疫系統功能有益。在1公升水裡加入1匙紫錐花，煮30分鐘後關火，靜置浸泡25分鐘。在一天的起始和結尾即早晚各喝一杯紫錐花茶。茶水的功效會隨著時間逐漸降低，因此要每天煮新茶飲用。
- 保哥果（Pau d'Arco，又稱大喜寶）、紫羅蘭和紅花苜蓿等草本植物具有淨化血液、強化免疫系統的功能。在1公升開水裡加入3匙保哥果，用中火煮25分鐘。熄火後加入紫羅蘭和紅花苜蓿各2匙，靜置25分鐘等待入味。
- 肝臟為了分解脂肪需要分泌膽汁，如食物中沒有油膩，肝就能充分休息，從而能加快康復。
- 肝炎感染者伴有食慾不振和腹瀉，因此不愛吃東西，但即使這樣，也要注意均衡攝取營養。如果吃不了東西，可以先喝果汁或湯。酒精需要由肝臟進行處理，因此要戒酒。
- 便祕使血液裡的氨等廢物增多，使肝臟負擔加重，因此需要藉由高纖膳食以預防便祕。
- A型和E型肝炎患者如廁後要用肥皂洗乾淨雙手，並經常沐浴更衣。廁所儘量做到使用一次即打掃一次，並且與家人分開使用不同廁所。
- 在肝臟周圍做15分鐘熱敷和冷敷，每天重複2～4次熱冷敷，最後用沐浴結束。
- 黃連和蘆薈汁具有抗菌特性，因此可用於改善肝炎。

改善肝炎的「NEWSTART」新起點

- 營養（Nutrition）：適當的營養有助於肝細胞再生及復原。足夠的熱量及蛋白質、少量多餐、不喝酒、不暴飲暴食。
- 運動（Exercise）：每天至少做20分鐘有氧運動。步行、游泳、騎自行車、園藝及其它室外活動有助於恢復活力，但要避免過度勞累。平時保持四肢溫暖，使四肢末端保持與前額不相上下的溫度。
- 水（Water）：水是身體內外的清潔劑和治療劑。盡量在兩餐之間喝8～10杯乾淨的水。每天沐浴更衣有助於康復。
- 陽光（Sunlight）：每天只露臉和胳膊曬20～30分鐘太陽。不過上午10點到下午4點之間過度曬太陽，反而會降低免疫系統功能。
- 節制（Temperance）：攝取酒精、尼古丁、大麻、咖啡因、茶、多餘的藥物、非處方藥、自慰、性生活過度等都屬於不良習慣，要藉助外界力量戒掉這些毛病。
- 空氣（Air）：我們呼吸的空氣要保持新鮮，不含車輛廢氣和有毒氣體。正確的姿勢可幫助軀體更輕鬆地進行氧氣交換並排出廢氣。臥室不管冬夏都要保持空氣暢通，注意不要在有灌風的地方睡覺。在空氣新鮮的戶外做深呼吸可讓身心保持愉悅。
- 休息（Rest）：要保證適當的睡眠時間和睡眠規律（以7～8小時為最佳，患病時可多睡會兒）。早睡（晚上9點半）、早起有助於增強免疫力。避免睡前做劇烈運動，但其它時間做運動有助於進入熟睡。
- 信靠上帝（Trust in God）：每天禱告，並尋求外界的幫助。

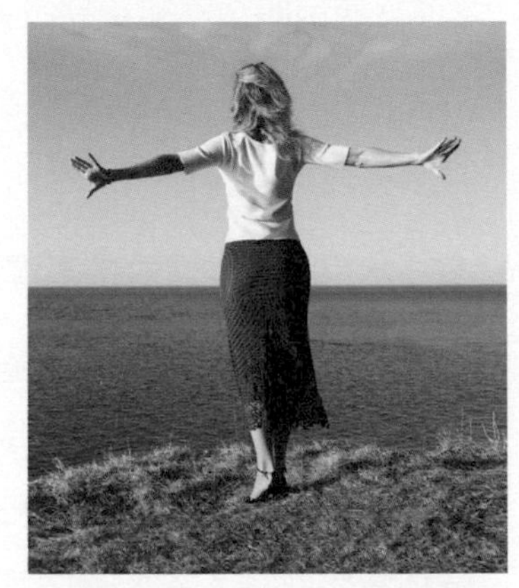

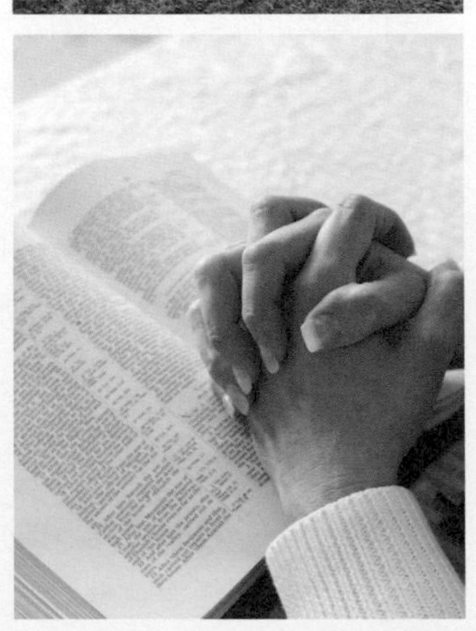

25

脫髮

Hair Loss

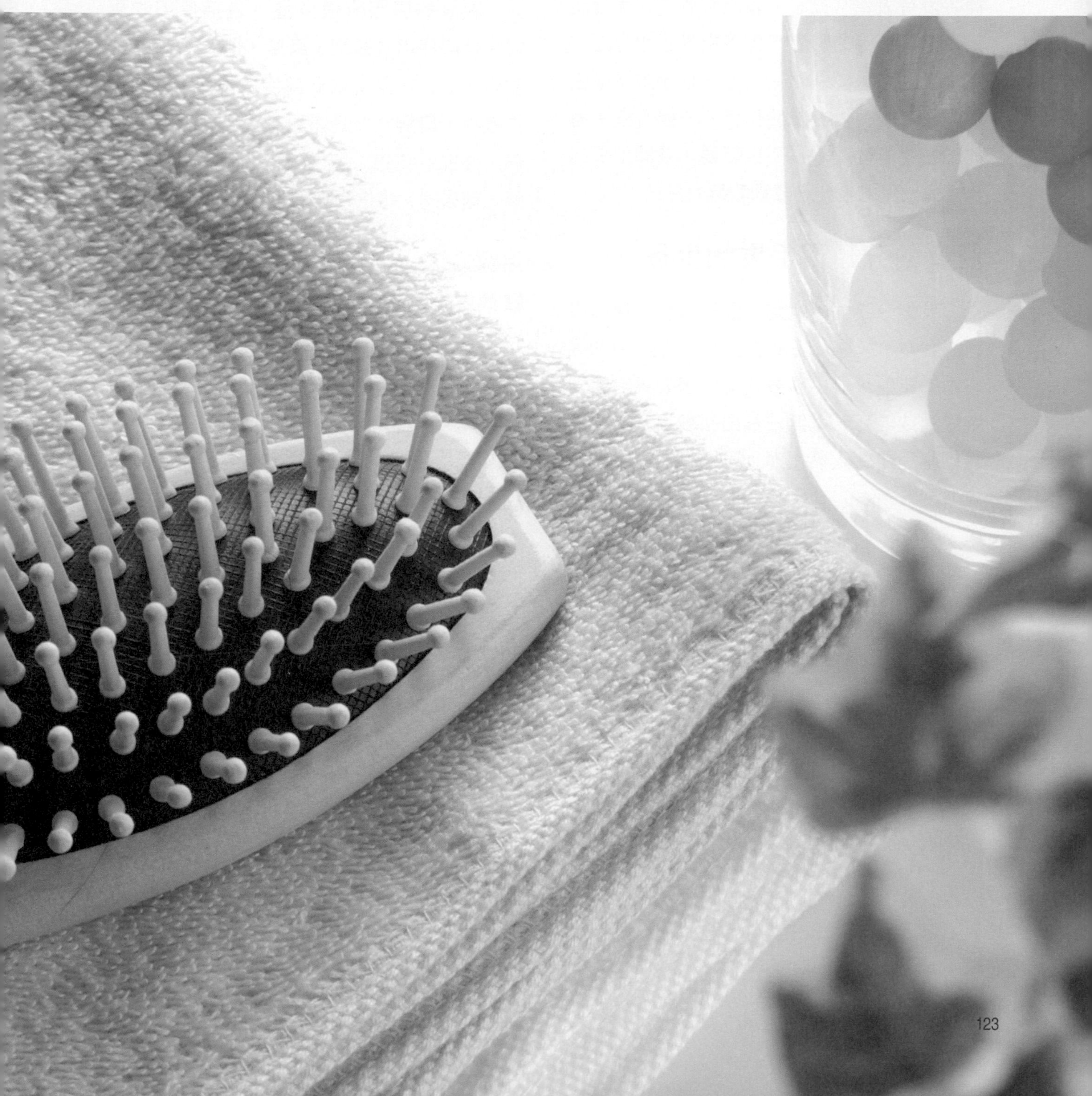

如果頭髮像秋天的落葉一樣大把大把地掉，沒有人會不擔心。雖然脫髮在很大程度上受遺傳基因的影響，但藉由養護也可在一定程度上防患於未然。一般一根頭髮連續生長2～6年，然後被新髮替代。不過脫髮患者的頭髮脫落後經常長不出新髮，或即使長出來也像幼兒的毛髮一樣細軟無力。

脫髮的分類與毛髮的生長

脫髮分脂溢性脫髮、圓形脫髮、疤痕引起的脫髮等多種。正常情況下一天會掉100根左右的頭髮，並由新髮代替。但如果毛囊細胞受損或壞死，就無法長出新髮了。如果毛囊細胞只是進入休止期，可透過治療讓毛髮重新長出。

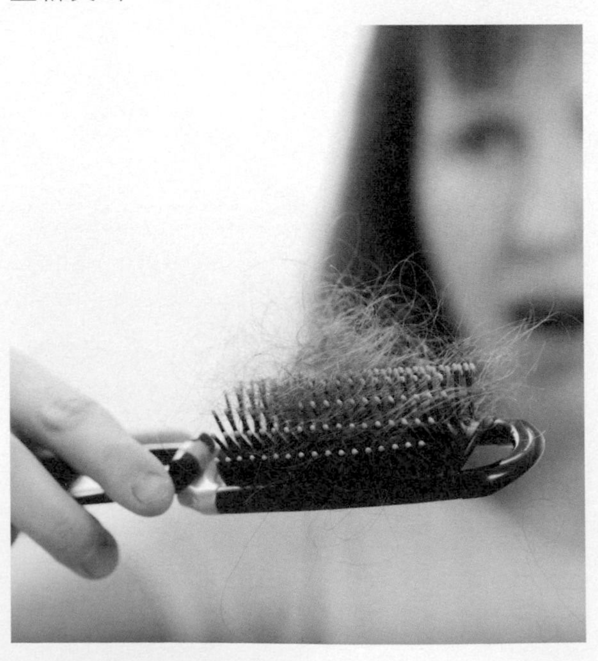

脫髮的原因

脫髮的原因分很多種，包括使用吹風機、過度使用洗髮精、染髮、遺傳（男性）、激素、老化、全身或局部疾病、受傷或手術後遺症、麻醉、快速減肥、壓力、甲狀腺疾病、維生素A缺少、皮膚病、肥胖、使用避孕藥、糖尿病、維生素缺乏和女性停經等。

治療方法

1 頭皮按摩

每天藉著按摩促進頭皮血液循環。洗髮後用雙手按摩頭皮，或每天晚上臨睡前做頭皮按摩可促進血液循環。洗髮後按摩時可在頭皮擦橄欖油或荷荷芭油，擦蘆薈也可，這些對脫髮和預防白髮有好處。做頭皮按摩時可像洗頭一樣用手指畫著圈揉搓，或用十指尖輕輕拍打，或用食指和中指按Z字形輕輕按壓整個頭皮。

2 攝取足夠的蛋白質

多吃芝麻、南瓜仁、葵花子、杏仁等植物果仁和大豆類。美國人雖然攝取大量蛋白質，但禿頂多是因為他們喝大量啤酒。

3 蔬菜汁和黑色食品

喝1杯新鮮蔬菜汁有很多益處。維生素A和B影響毛髮的生長和顏色。魚類和黑色食品也有幫助。多吃海藻類、黑豆、黑芝麻

等黑色食物。海帶、昆布裡富含有益於毛髮生長的維生素A、維生素B、蛋白質和碘。

4 苜蓿芽、小麥草（芽）

苜蓿等有益於毛髮健康，迷迭香可預防早期脫髮。喝鼠尾草茶和擦蘆薈葉汁、亞麻子都有良效。

5 忌口的食物

精製鹽、白糖、菸和酒精會引起頭皮屑和脫髮。過量攝取維生素A也可引起脫髮。

6 慎用生髮水

應小心使用生髮水，如落健（Minoxidil），有研究表明該藥雖然對防治脫髮有一些療效，但不僅價格高，而且有可能損害心臟功能，且長出的毛髮髮質不好，停藥後可能會繼續掉髮。

7 改善體質

有必要做清腸排毒，利用水果或果汁改善體質，並改變飲食習慣，食用有機食材和素食。

8 注意洗髮精和噴髮膠的使用：

杜絕使用強效肥皂、洗髮精和噴髮膠等。使用溫和的香皂，頭皮和毛髮應保持清潔，但洗頭次數不要過頻，也不要用過多洗髮精。洗髮時應沖洗乾淨洗髮精或其它化學藥品，頭髮最好不用吹風機而是自然晾乾。長髮的人不宜在晚上洗頭，因為潮濕的頭髮容易在髮根部位長黴菌，使毛髮變細。使用吹風機吹髮可使毛根受熱，使毛髮變脆易掉。

9 假髮

假髮頭套和帽子阻礙頭皮供氧，加快脫髮，不宜久戴。

10 陽光和通風

經常曬太陽有利於保持頭皮清爽，防止黴菌增殖。但過於強烈的紫外線不利於毛髮健康，就像曝曬的土地會變乾枯，毛髮也會發生變質，脆弱易掉。若要戴帽子，不要戴只有帽簷沒有帽頂的，而要戴通風好且有帽頂的帽子。

11 壓力和休息

減少壓力、提高睡眠品質、早睡早起。

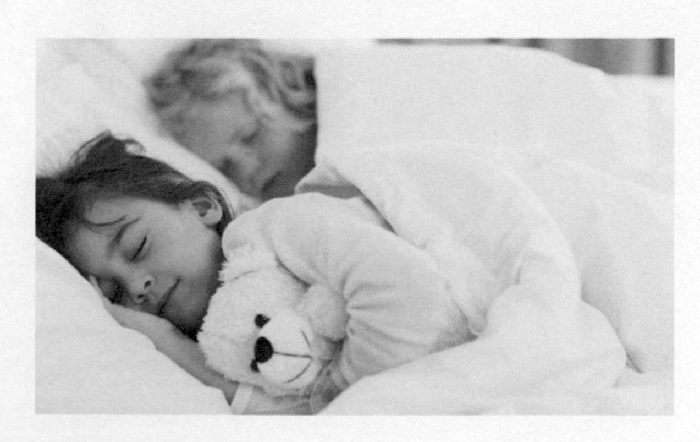

26
牙痛
Toothache

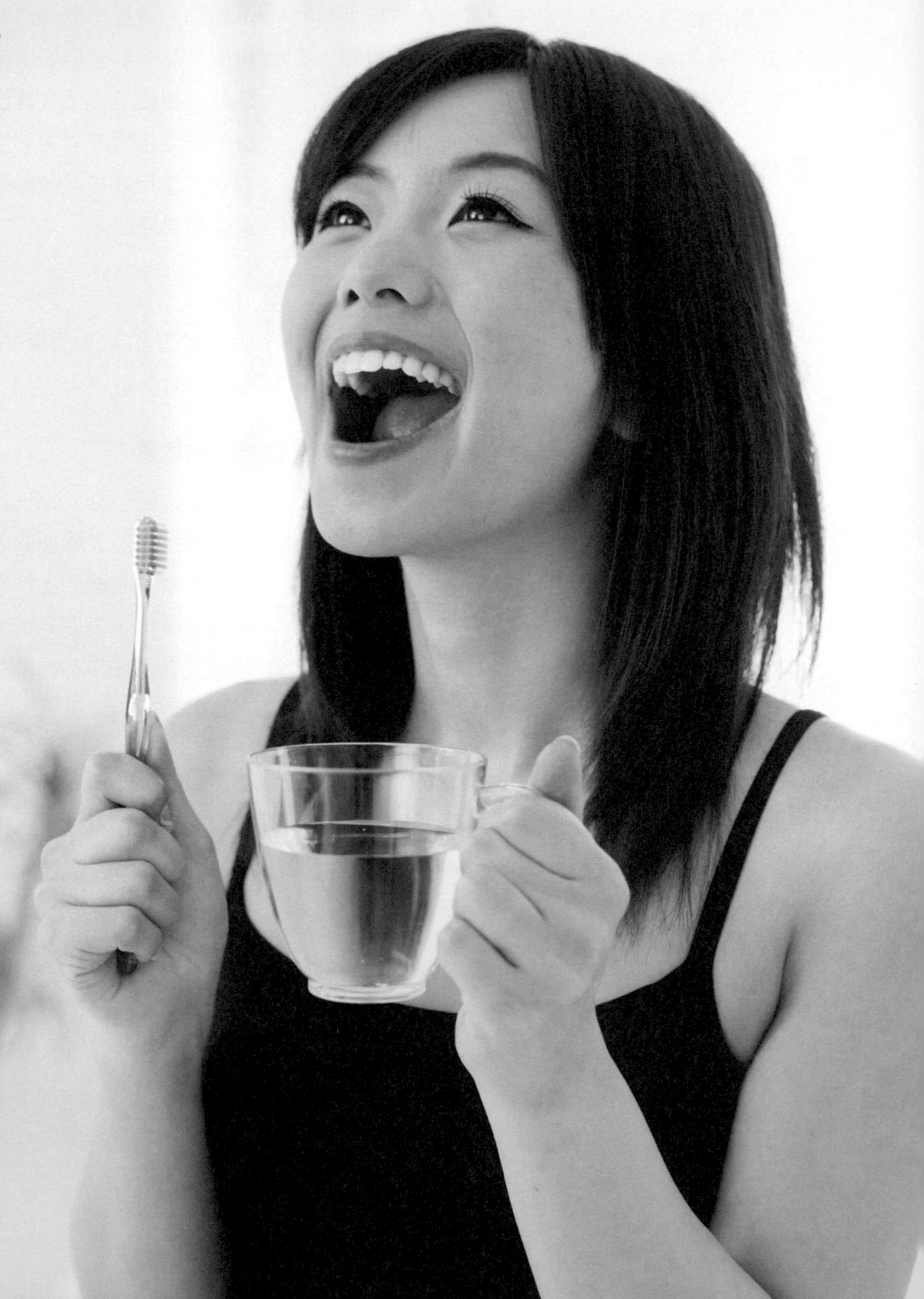

上醫院前緊急止住牙疼的方法

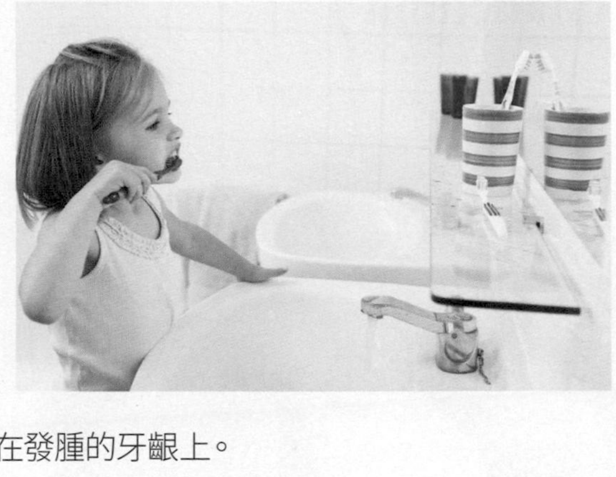

1 用鹽水漱口。每次餐後或睡前用微溫的鹽水漱口。在接近體溫的1杯溫水裡加入1小匙鹽溶解後用於漱口即可。

2 用鹽水刷牙。口裡含著微溫的鹽水有時能止痛。

3 用棉花棒沾取茶樹精油塗在患處。

4 用棉花棒沾取活性碳粉塗擦，或者用活性碳片劑塗在發腫的牙齦上。

5 用棉花棒沾取蜂膠塗抹在牙齦上。

6 在蛀牙部位含著黃連粉可止痛。

7 用手指對著牙疼一側的臉頰做10分鐘按摩。

8 避免發熱。如果因感染而發燒，會加重牙疼，因此要避免發熱。用冰塊在臉頰做10分鐘按摩，一天做3～4次。

9 用熱水泡腳，同時脖頸或前額放上涼毛巾。

10 用棉花棒沾取1～2滴丁香精油塗在患牙上。如果丁香精油太刺激，可用橄欖油稀釋。

11 用溫水漱口也是一種好方法，並可清除牙縫之間的食物殘渣。

12 最好使用牙線。

13 不要用患部咀嚼食物。有些人會在牙痛開始時選擇禁食一餐，休息和攝取維生素C，以提高自身免疫力，從而讓身體自發痊癒。

14 喝1～2杯毛蕊花茶 (Mullin Tea) 或咀嚼薄荷葉。

15 搗碎車前草 (Dooryard Weed) 根莖貼在患部一側臉頰上。

16 在冰塊上面用手指摩擦弄出V型凹槽，將此冰塊放在患部上面前後蹭抹5～7分鐘，可去痛。

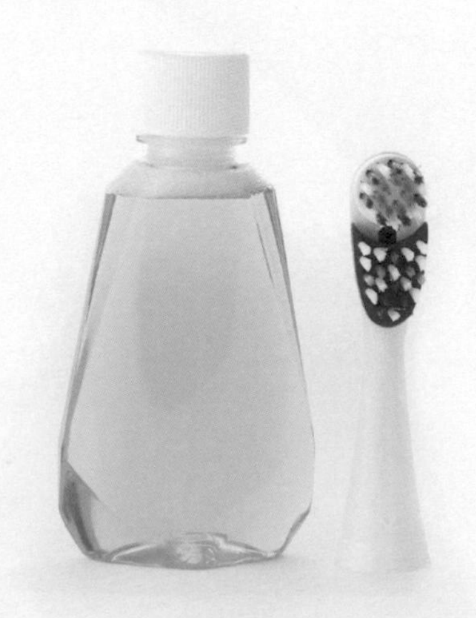

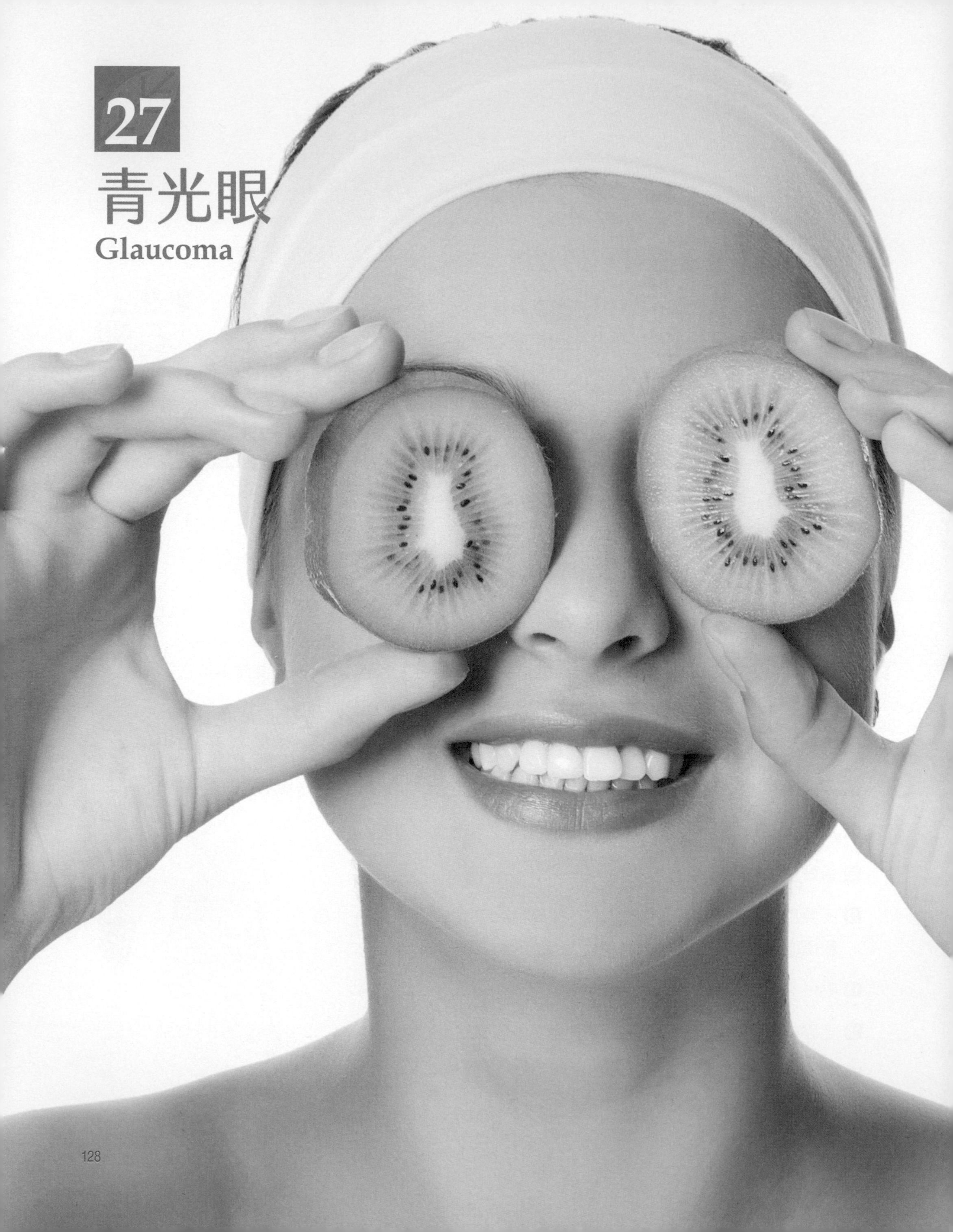

27
青光眼
Glaucoma

症狀

眼壓高。早期會出現起床後眼睛疼痛、視線模糊、看燈光出現暈圈、在暗處無法調節視力，以及由左右末梢視野缺損引起的管狀視野等。青光眼患病率黑人比白人高；女性比男性高，尤其多發於40歲以上者，有家族史會提高患病率。

原因

眼睛無法生成眼淚，正常眼睛眼壓為10～20mmHg，而青光眼眼壓達到40mmHg或更高。眼壓增高現象如果得不到緩解，可損壞視神經進而引起失明，因此降低眼壓多半能阻止或減緩病程惡化。青光眼為僅次於白內障的視力殺手，嚴重時可致盲眼症，並會導致完全失明。

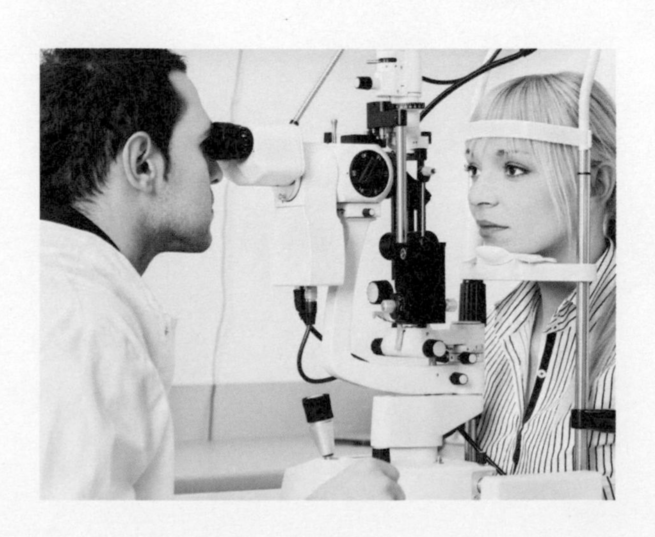

青光眼的天然療法

青光眼導致視神經損傷和視力受損，而視功能障礙是不可逆的，青光眼只能預防或延緩進展。下面介紹幾種延緩方法：

1. 飲食是引起青光眼的最大原因之一，暴食、吃腐壞的食物、不健康食物都是原因之一。最好的食物是生鮮食品和富含維生素C、Omega-3脂肪酸的食物。水果和堅果類是對青光眼最好的食物，水果含有豐富有助於增強視功能的營養成分。多吃水果可減輕病症。同時攝取亞麻子、橄欖油等也有益處。
2. 不利於健康的食物、過敏症也常成為原因。
3. 攝取營養豐富的天然食物，但不要過量。吃得過多同樣會加重病情。
4. 每天從事適當的戶外運動可降低眼壓。
5. 茴香、洋甘菊和小米草（Eyebright）等有良效。用這些草本植物做成眼藥水滴眼睛，每天3次，每次3滴。
6. 如果認為焦慮不安是致病原因，可加重維生素B群的口服量。避免壓力、擔憂、恐懼和憤怒情緒。享受寧靜安詳的時光有助於健康。
7. 菠菜含有豐富的維生素A，對青光眼有良效。同時富含鐵質，因此不僅能改善青光眼，還對解除疲勞有療效。
8. 每天經常抽空輕柔地按摩眼部。

28

前列腺
Prostate

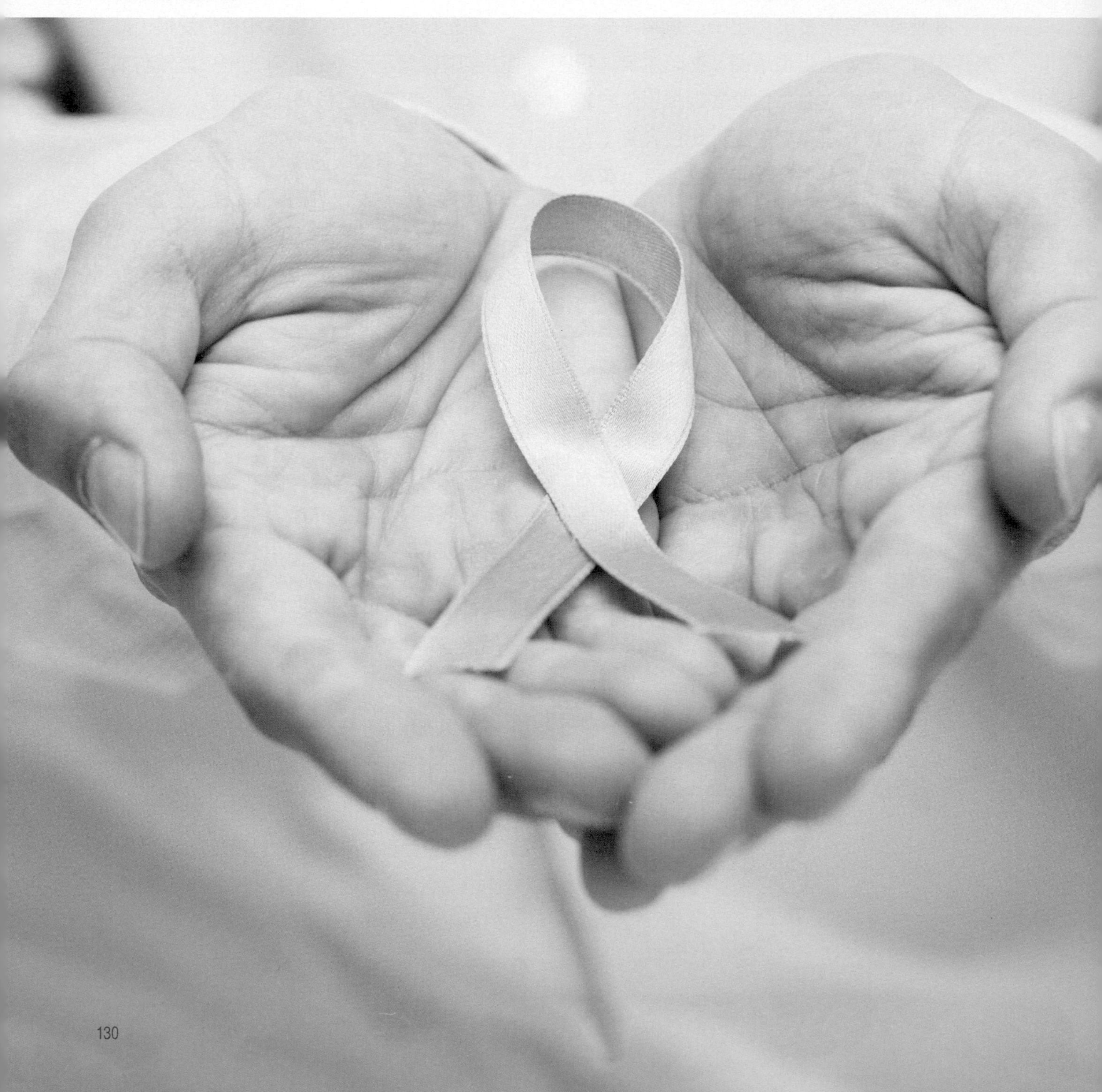

瞭解前列腺疾病

前列腺位於男性膀胱下面，與尿道相連，是大小如核桃的栗子狀性腺器官。

前列腺疾病是成年男性的常見疾病，通常包括前列腺炎、前列腺增生和前列腺癌。60歲前約有一半男性經歷前列腺炎或前列腺增生，80歲前幾乎所有男性都會經歷這些症狀。每天晚上出現數次尿急和排尿不暢。前列腺炎分5～6種，分急性與慢性。排尿不順暢導致膀胱出現膨脹和疼痛，進而使膀胱裡面控制小便的肌肉閥——尿道括約肌無法正常工作。膀胱或骨盆部位出現重壓感屬於前列腺增生的前兆之一，應及時採取措施。

病因

尿道發生的細菌感染、痔瘡或大腸炎等炎症，會透過淋巴腺、腸道內細菌、腸球菌和淋病病菌引起感染，還有縱慾引起的前列腺液鋅濃度降低、前列腺鈣化和結石等都有可能成為原因。

症狀

出現重壓感、疼痛、排尿困難、餘尿感、尿道口疼痛、射精痛、四肢痠痲、腰痛、小便混濁呈乳白色、血尿等症狀。酗酒、過勞、壓力大、縱慾、長距離駕駛、長時間保持坐姿時，都會促使症狀惡化。

治療方法

1. 禁食2～3天，多喝水，禁食期間可吃水果。
2. 前列腺出現輕微不適，可藉著按摩加快防治。仰臥、抬腿屈膝用腳抵住牆壁，洗乾淨中指並擦上橄欖油後伸進直腸，深入後按摩前列腺部位。此法可很大程度減輕前列腺肥大，甚至能起到延遲手術的效果。
3. 將葷食全部改成素食，避免以脂肪為主的飲食習慣。前列腺患者中，素食者的比例非常少。素食應遠離白米、白麵粉、白糖和食用油等精製食品，改吃全穀類、大豆、生蔬菜、新鮮水果和番茄。暴食引起的肥胖對任何疾病的治癒都是很大的障礙。前列腺增生患者一定要避免宵夜和暴食。

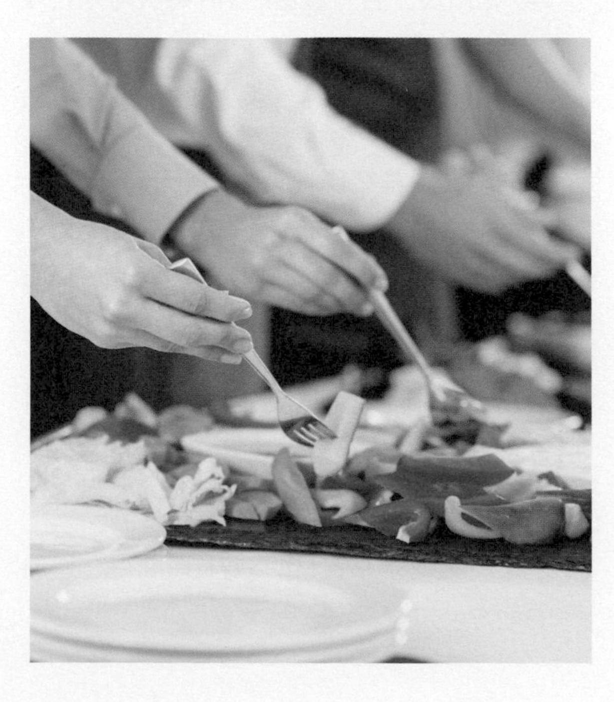

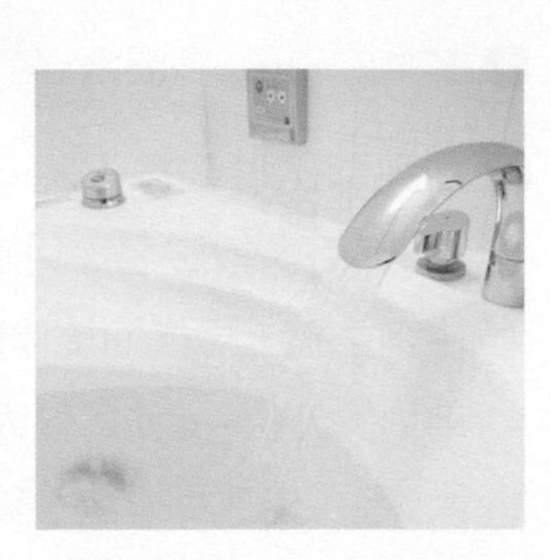

4. 做冷熱水交替坐浴。用熱水和冷水輪流浸泡腰部以下的下半身。交替做7次，一天做2～3次。

5. 將3～5顆生蒜沾上橄欖油放進肛門裡，可改善前列腺疾病。

6. 像甲狀腺不能缺碘，血紅素不能缺鐵一樣，前列腺也不能缺鋅。如果缺鋅，前列腺就無法正常工作。精製加工食品裡基本不含鋅，鋅只能藉由全穀類或豆類攝取。腰果裡不含鋅，但南瓜子含有豐富的鋅，每天可吃1～2匙。

7. 避免縱慾過度。

8. 前列腺疾病雖然有一定的遺傳因素，但更大程度上是取決於食物、飲食習慣和職業等，因此不要單純依靠藥物治療，而要積極採取天然療法並養成健康的生活習慣。

9. 拒食咖啡、茶、酒精、菸、可樂和功能性飲料等含有咖啡因的飲料，以及口味重的食物，不要超量攝取可可粉和堅果類。

10. 遠離潮濕或冰涼處，也不要長時間待在過熱的地方。

11. 不要憋尿，避免便祕。空腹時多喝水，攝取膳食纖維豐富的食物。

12. 騎自行車、摩托車或騎馬過久或姿勢不正確，會引起前列腺充血。

13. 戶外散步具有按摩前列腺的效果。

14. 做50次蹲起運動，每天做3回。

15. 有規律地生活，減輕壓力。

16. 使用中醫艾灸、艾薰也有較好療效。

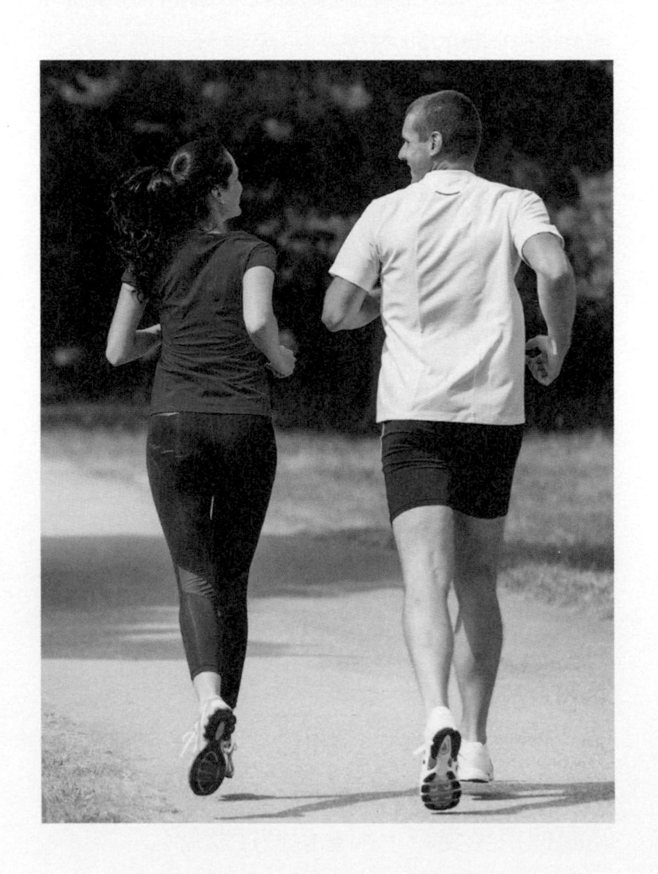

29

骨質疏鬆症

Porous Bones

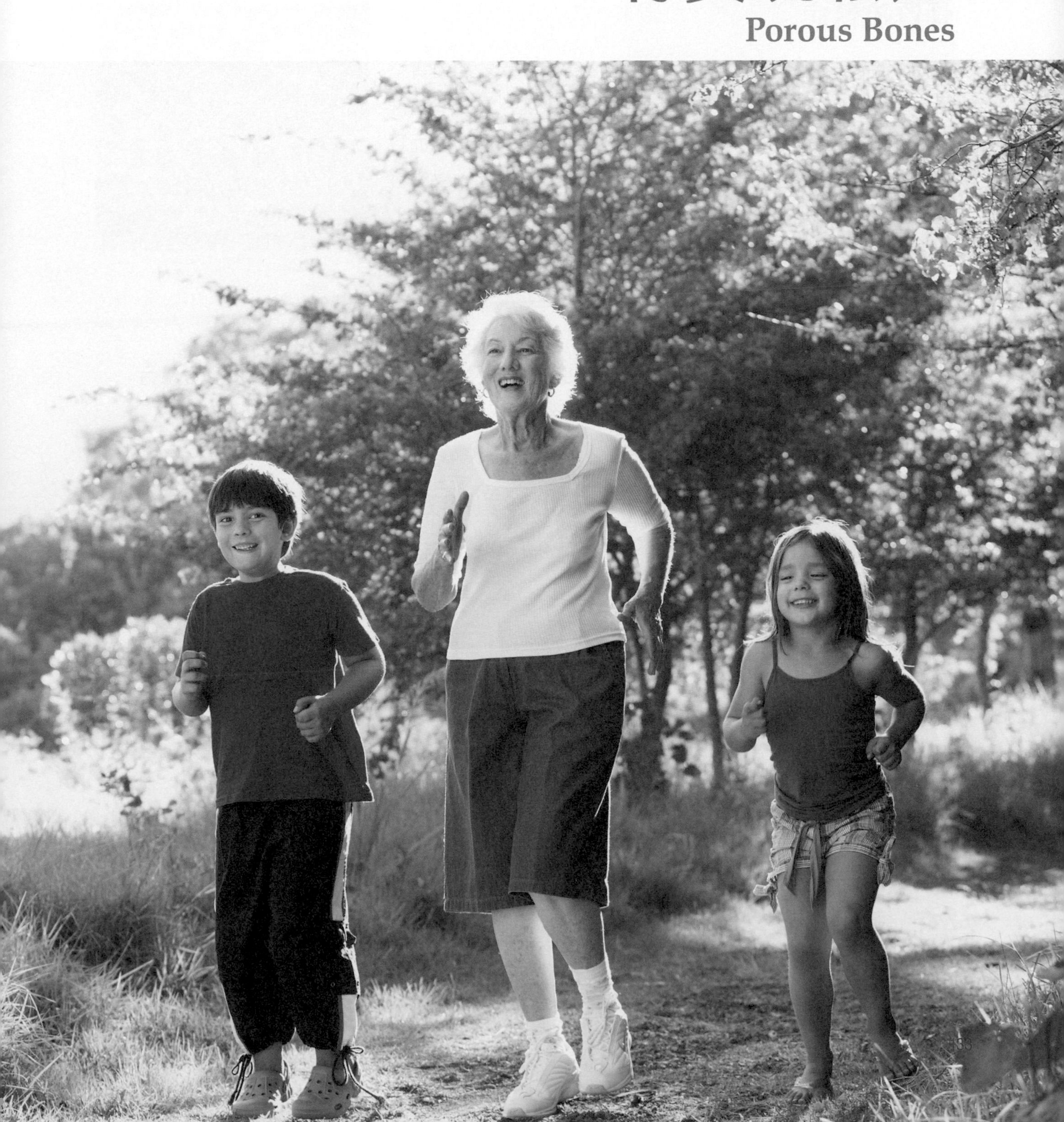

骨質疏鬆症

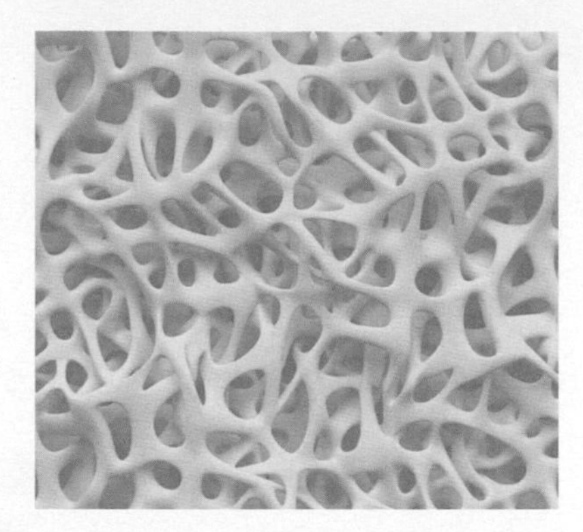

骨骼是支撐人體的支柱，骨骼密度高，身體才能結實堅硬，摔倒或碰撞時也不易造成傷害。骨質疏鬆症，是指骨骼裡的鈣流失，使骨骼內空洞增大增多，以致骨密度下降，從而容易發生骨折的狀態，嚴重時患者連咳嗽也能引起骨折。女性發病多於男性，尤其進入更年期後，骨質流失更快速。

形成骨骼的3種成分：

骨骼由蛋白質、磷和鈣組成。骨質疏鬆是骨骼裡的鈣流失造成的現象。通常認為年老後才發生，但實際上與年齡無關，如果保養得好，進入老年也不會出現骨質疏鬆症。

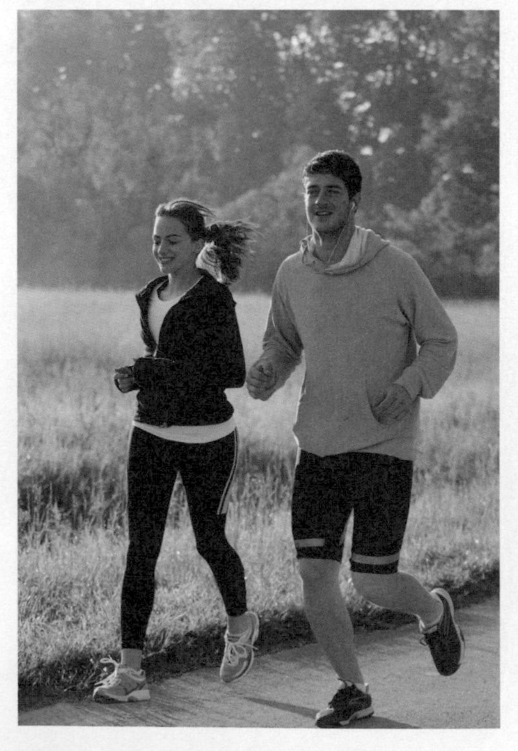

強化骨質的方法

1. 經常曬太陽。日光下合成的維生素D有助於骨骼生長。
2. 酸性體液妨礙骨骼生長。人體的血液和體液呈弱鹼性，而包括肉類在內的酸性食物可使體內活性氧增多，使體液轉向酸性，此時體內的鈣就會出來充當酸性中和劑。因此以肉食為主的飲食習慣會導致骨骼品質下降。應多吃素食，尤其多食深綠色蔬菜。看看那些牛、大象和犀牛等大型動物，它們就算光吃草也能保持龐大堅硬的骨骼。
3. 多運動。多活動筋骨可讓鈣實實在在地進入骨骼，使骨骼密度更高。有規律地運動。保持抬頭挺胸的正確姿勢，常做伸展運動。強化肌肉有助於減少骨骼中鈣質的流失。

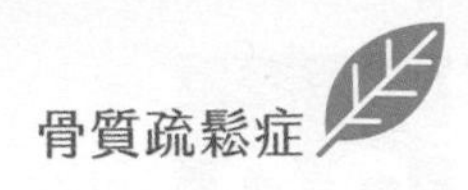

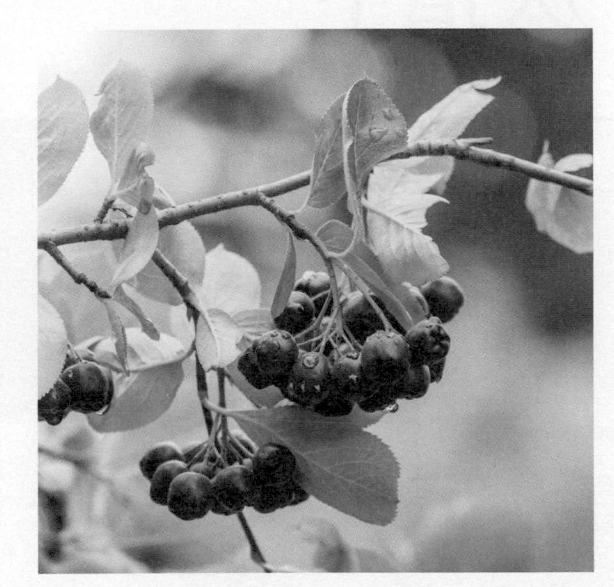

4 女性激素具有防止鈣流失，保護骨骼的作用。進入更年期後女性激素的分泌量減少，導致更年期後婦女骨質疏鬆症頻發。不過更年期婦女並不是完全不分泌女性激素，因此要注意營養均衡。蔬菜和豆類可提高骨密度，藉助這些食物中的植物雌激素作用可改善骨質疏鬆症。

5 利用全穀類食物，攝取適當的營養成分和有效的酵素。以肉類為主的飲食會提高身體內磷含量，從而奪走鈣成分，因此高蛋白飲食反而會引起骨質疏鬆。多吃維生素C豐富的新鮮水果和蔬菜，維生素C不足也會引起骨質疏鬆症。

6 骨質疏鬆症患者應睡硬床，不睡軟床。

7 避免勞累。

8 不要長時間提重物。輕物也不要只用一側拎著，而應兩側輪流。

9 避免受寒，可防止骨密度降低。睡覺時做好手腳的保暖。尤其注意肚臍下面部分不受寒。

10 吸菸和飲酒會降低骨密度和骨品質，增加骨質疏鬆症的發生。

11 皮質醇被稱作壓力激素，如果皮質醇分泌過多，會引起骨骼裡的鈣流失，因此要及時消除壓力。儘量放下生活中的重擔，擺脫壓力，懷寬宏之心。一定要及時消除生活上遮擋治癒之光的壓力。

12 遠離菸酒和含有咖啡因成分的飲料，即使是口服液也會妨礙鈣的吸收。

30 灰指甲 Nail Fungus

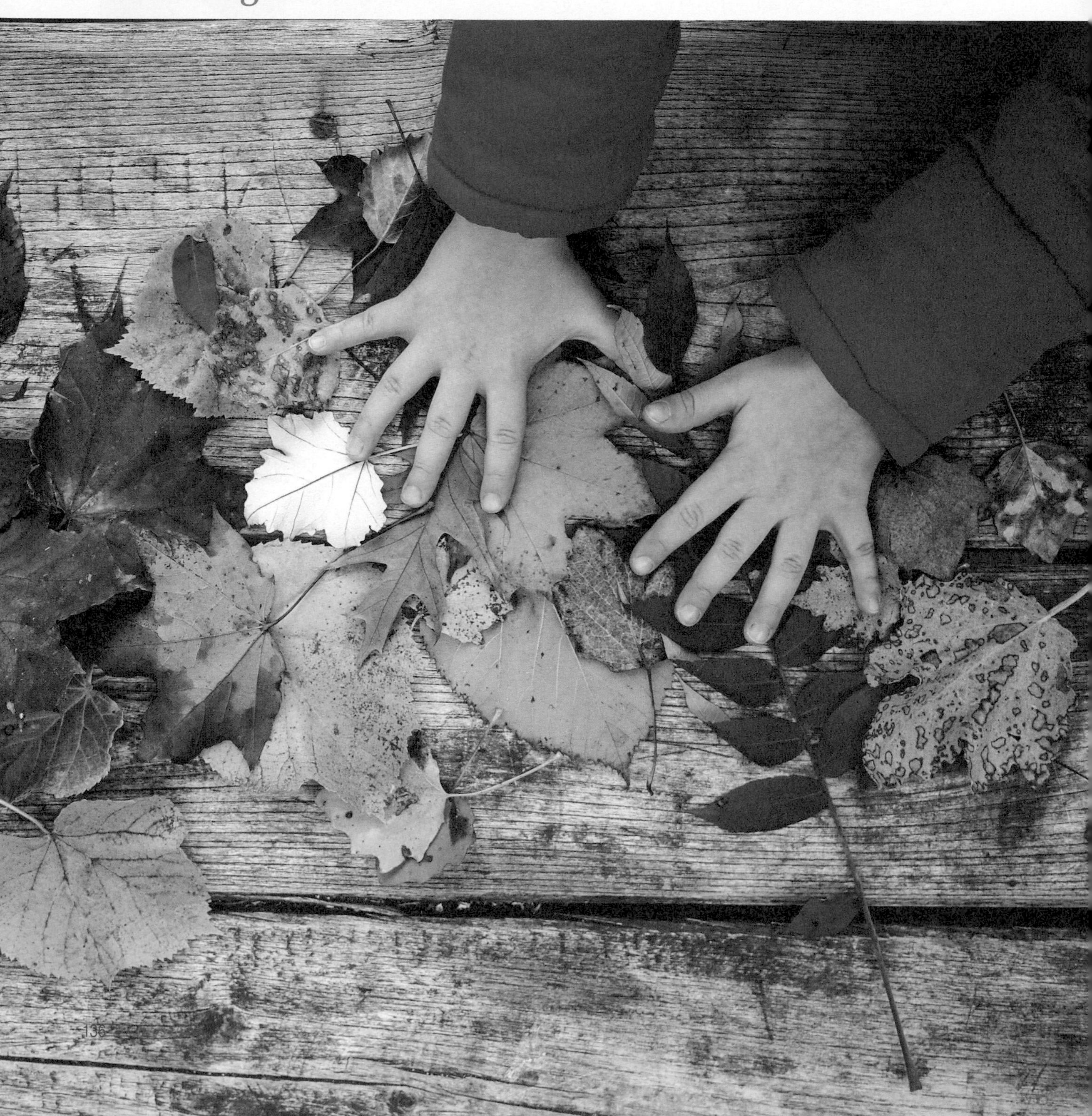

症狀

手指甲和腳趾甲變色通常是由真菌感染引起的，會出現黑色或白色異常，日久甲板變脆而破損脫落。

起因

灰指甲雖然不是大毛病，但也會造成許多男女長期難以解決的困擾。台灣的氣候潮濕，非常容易引起黴菌滋生，而灰指甲就是一種指甲的黴菌感染，正式名稱叫做「甲癬」。灰指甲常會併發在香港腳（足癬）患者身上，原因可能是黴菌感染足部產生香港腳之後，又伺機感染了指甲。

另外灰指甲也不只會發生在腳部，手指甲也可能因為黴菌感染而發生。很多人感染灰指甲後因不痛不癢，所以會輕忽這個疾病，等到出現較嚴重的症狀才就醫。

容易發生在哪些人身上

- 老年人
- 赤腳走在游泳池、三溫暖浴池或其他公共場所的潮濕地面
- 香港腳（足癬）患者
- 足部已有小傷口，或是其他皮膚疾病，例如乾癬患者
- 糖尿病患者
- 各種免疫缺乏疾病患者
- 家中有其他人已罹患灰指甲

灰指甲的治療與預防

治療

茶樹精油能有效對付此疾病。擦拭患處時，可從外端向內擦。用過一次的棉花棒絕不可再接觸到精油瓶或伸入瓶內。

預防

1. 定時清洗手腳，如果手碰過患有灰指甲的腳，一定要再洗手。
2. 用正確的方式剪指甲，每次都要消毒剪指甲的工具。
3. 穿著吸汗的襪子，並且勤於更換。
4. 選擇透氣良好的鞋子。香港腳患者盡量穿拖鞋以保持足部乾燥。
5. 丟棄感染前穿過的舊鞋，或者好好消毒這些鞋子。
6. 在游泳池、公共浴池等地面易積水處，請記得穿上拖鞋，避免沾水，以防感染。
7. 同時注意身體其他地方的黴菌感染（香港腳、手癬、體癬…等），避免交叉感染。

31 帶狀皰疹

Herpes Zoster, Shingles

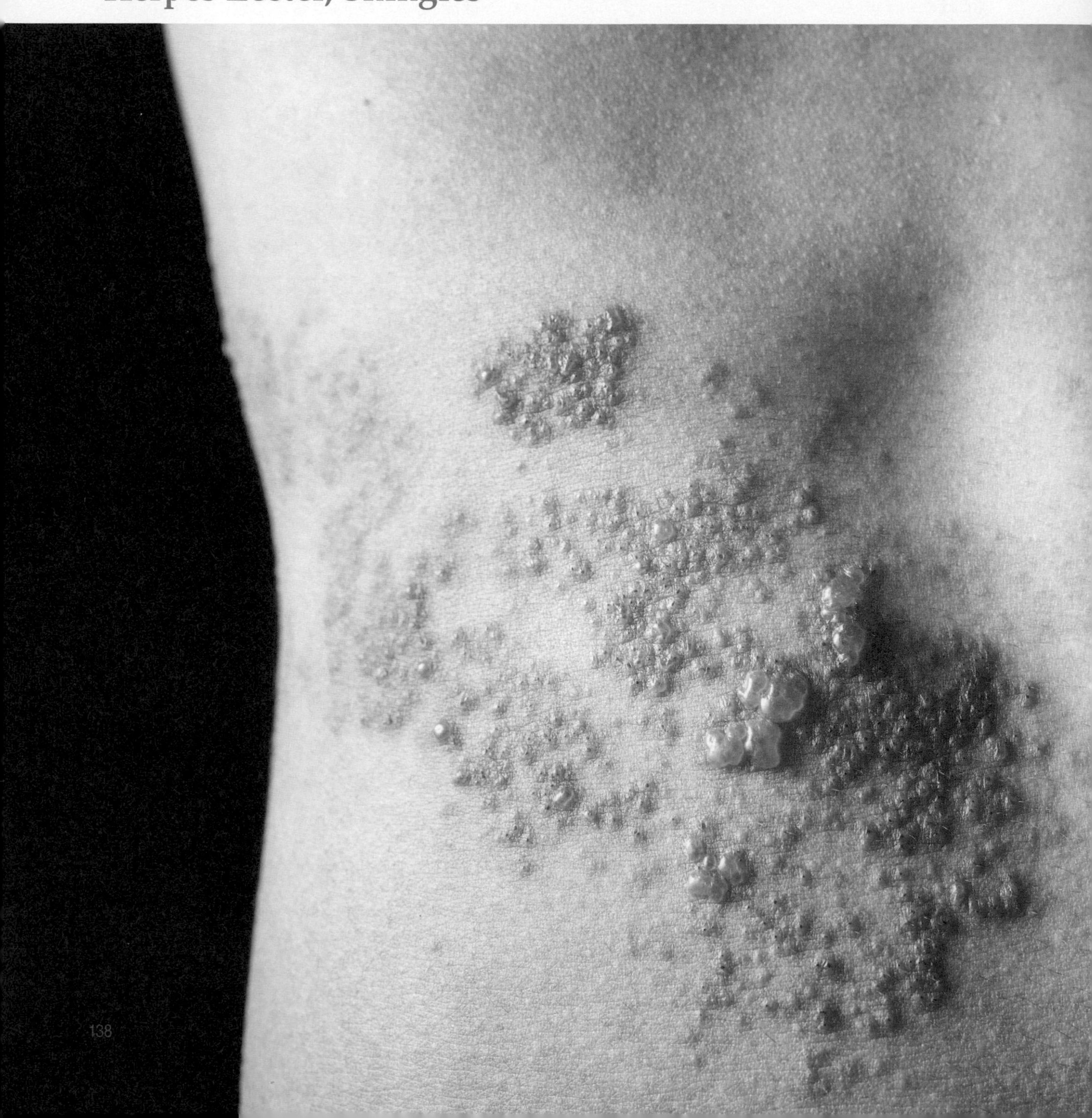

帶狀皰疹

俗稱皮蛇的帶狀皰疹，是由水痘病毒所引起的。水痘病毒沿著神經向大腦神經元、脊髓後根神經元和末梢神經傳染炎症，患者的痛感非常強烈。身體抵抗力一旦又變弱或過度勞累時，潛伏的水痘病毒會再次生長繁殖，使皮膚出現皰疹、發燒和間歇性灼痛和刺痛。主要發病部位為腰部和胸部，也可發生在頭部和眼部，如果出現在眼部有可能失去視力。即使水泡和臨床症狀消失，但疼痛也可能持續幾個月甚至幾年。藥物治療和解熱鎮痛藥對帶狀皰疹基本沒有療效。

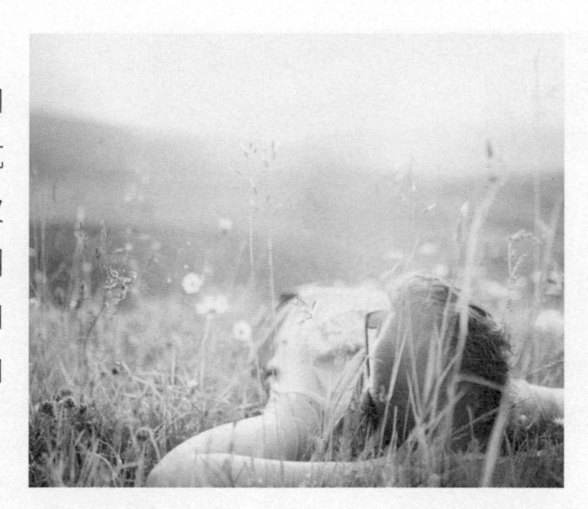

療法

1. 首先禁食一天，多喝水。
2. 將1匙活性碳粉拌入1杯水喝下，一天喝3次左右。活性碳是最好的消炎藥。
3. 出現早期病症，用棉花棒沾取茶樹精油擦在水泡上，然後再塗上黃連粉。
4. 不要吃冰涼的食物，保持身體溫暖。帶狀皰疹與食物有密切的關係。
5. 禁食並只吃水果，使消化系統安定下來，並提高免疫力；杜絕肉類、水產和海鮮後，狀態會好轉。
6. 不要用手擠水泡。可做熱敷。細菌在36.5°C體溫環境下快速繁殖，但溫度一提高，病毒的繁殖能力迅速下降，因此要避免體溫下降。
7. 痛得厲害時，極熱的熱敷或極冷的冰敷皆可幫助鎮痛。
8. 患處面積較小時，做活性碳粉濕敷，最好先擦上茶樹精油後再貼活性碳粉敷料。
9. 平時不要濫用抗生素。
10. 每天曬太陽——餐後可做30分鐘～1個小時有氧運動。
11. 盡力抒解壓力。
12. 絕對禁酒——酒精進入血液，帶狀皰疹就無法有效根治了，吸菸也一樣。
13. 透過提高睡眠品質，以增強免疫力。生活勞累會加重病情。

32
甲狀腺
Thyroid

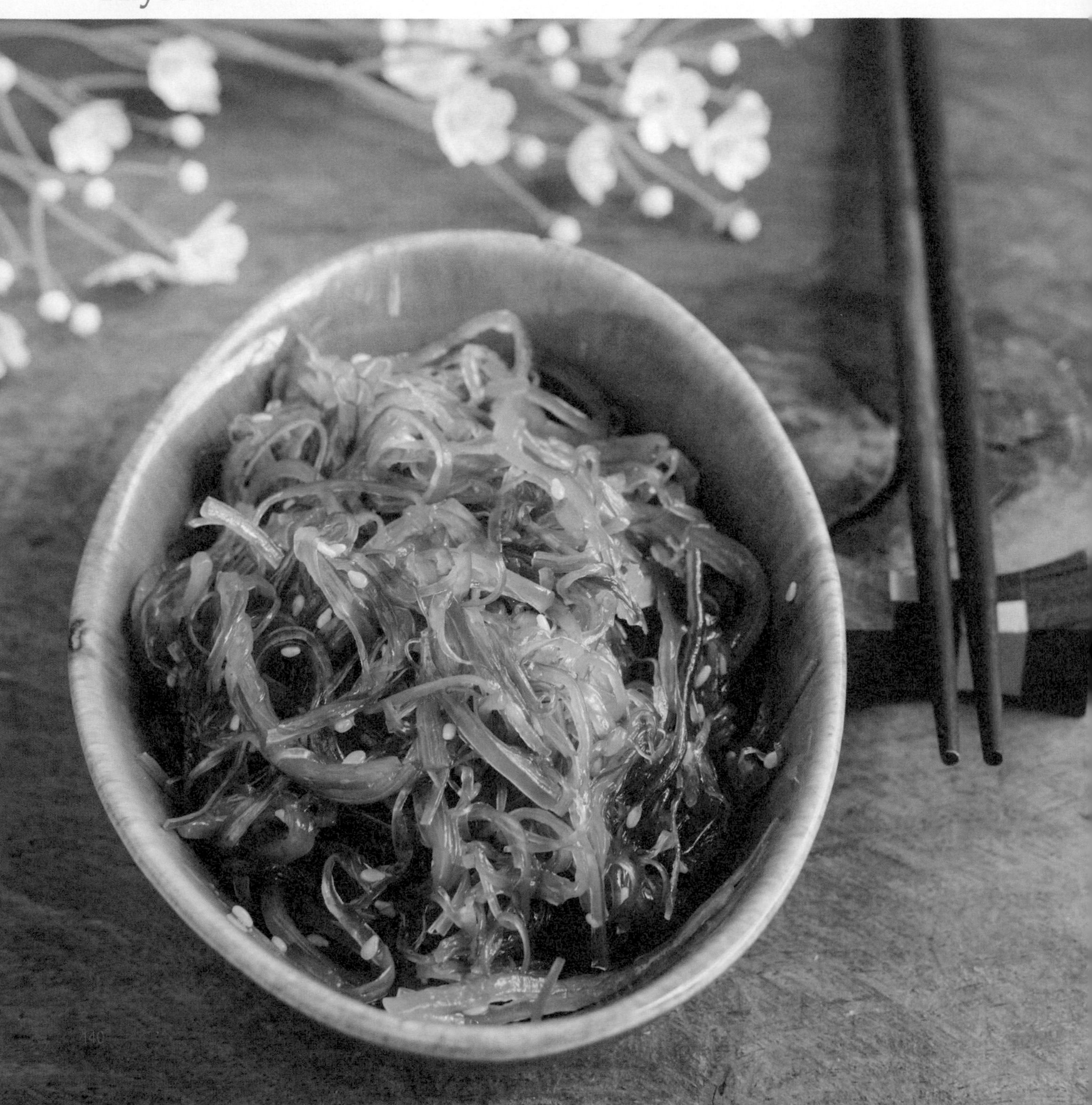

甲狀腺結構與功能

1. 甲狀腺激素對人體有非常重要的作用，是參與製造人體所需能量的重要成分。甲狀腺激素影響大多數的人體細胞，它參與新陳代謝，調節產熱效應，對生長發育有顯著的作用。甲狀腺激素調節人體所需的最佳能量（基礎代謝率），因此亦被稱作「能量激素」。
2. 甲狀腺是人體內最大的內分泌腺體，位於頸部喉頭和氣管之間，具有左右兩片甲狀軟骨，形似蝴蝶，右側的叫右葉，左側的叫左葉。右葉和左葉中間的狹長部位叫甲狀腺峽。兩葉大小分別為長4～5公分，寬2～3公分，厚度1公分左右，重量在20～30公克，女性的更重一些，月經或孕期還會增大。
3. 甲狀腺分泌的代表性激素依據所含碘數命名，含有4個碘的激素叫做「四碘甲狀腺素」（T4，Thyroxine），含有3個碘的叫做「三碘甲狀腺素」（T3，Triiodothyronine）。T3的激素作用比T4強10倍左右。
4. 甲狀腺會生成一種調節血中含鈣量的降鈣素。用顯微鏡觀察可見甲狀腺由許多叫做濾泡（Follicle）的球形細胞組成。濾泡是甲狀腺激素合成和釋放的部位，甲狀腺是以碘為原料生成和儲存激素的工廠。
5. 甲狀腺在休息狀態下呈扁狀，但作用時會變成球形。因此如果身體一直活動而不休息，甲狀腺就會增大。
6. 甲狀腺在交感神經和副交感神經的調節下維持血壓，同時參與骨骼肌和神經系統的生長發育。甲狀腺的原料是可透過飲食攝取的碘。
7. 碘主要存在於紫菜、海帶等海洋裡的海藻類，因此遠離海岸地區或發展中國家的居民常發生甲狀腺功能低下症。這些地區的居民常利用含碘食鹽補充碘。
8. 有一個控制甲狀腺的器官，就是大腦裡的下丘腦。如果人體缺少甲狀腺激素，下丘腦接到信號後刺激腦下垂體，腦下垂體分為前葉和後葉，其中前葉接到信號後分泌促甲狀腺激素，這一激素會刺激甲狀腺分泌甲狀腺激素並排放到血液裡。
9. 單純性甲狀腺肥大會引起分泌異常，它的起因是缺碘或甲狀腺炎症，主要包括壓力大、慢性甲狀腺炎和自體免疫系統異常等功能障礙。
10. 也有人認為吸菸也是元兇之一。甲狀腺分泌不足的叫做甲狀腺功能低下症，症狀與甲狀腺功能亢進相反。

甲狀腺功能低下症

症狀

簡稱「甲減」。表現出慢性疲勞、怕冷、食慾不振、心律變慢、皮膚乾燥像魚鱗、體重變重、指甲脆弱易斷、憂鬱症、手掌發黃、經痛加重等症狀。

對策

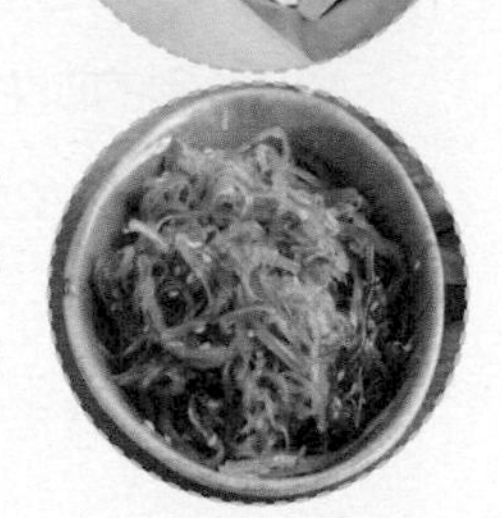

1. 利用海草類（昆布）補充每餐所需的碘。服用甲狀腺藥物會使骨質下降，提高乳癌發病率，因此要慎用。除碘以外，高麗菜一類（綠花椰菜、高麗菜、羽衣甘藍、花椰菜、洋蔥、甘藍等）也對甲狀腺有益，多吃糙米配黃綠色蔬菜和豆類。另外，確保營養均衡，多吃桃、梨、香蕉和燕麥。
2. 甲狀腺好轉前堅持無鹽餐、無油餐、無糖餐。不過為了攝取少量鹽和油，可用橄欖油和番茄佐餐。熱狗、香腸和肉類加工食品裡含有大量硝酸鹽，會加重甲狀腺腫大。人造奶油、奶油、沙拉醬、油炸食品、脂肪、沙拉油和花生醬等也要小心食用。
3. 需要飲用大量水分，多喝水和果汁。
4. 不要使用電熱毯。
5. 使用富含碘的海鹽（天然鹽）。岩鹽、精製鹽等經過加工的鹽裡不含碘。
6. 氯、氟、碘是甲狀腺所需營養成分，但氯化物、含氟牙膏人工合成物等，對甲狀腺沒有絲毫幫助，因此要避免使用。
7. 日照不足可致病。要經常曬太陽，每天做運動，且每天增加一點運動量。每天早晚做冷水浴。

注意

1. 常用的甲狀腺藥物，有左甲狀腺素鈉（synthroid）和左旋甲狀腺素（levothyroxine），服用這類藥品易使骨質降低13%左右。
2. 美國有1900萬人因甲狀腺異常或甲狀腺癌服藥，但甲狀腺補充劑會引發各種副作用和合併症。補充劑可引起心臟麻痺、腎上腺皮質功能衰退或糖尿病。
3. 孕婦服用甲狀腺補充劑可致新生兒大腦無法正常發育，還可引起心律不整、心絞痛和脫髮等症狀。

甲狀腺功能亢進症

症狀

1. 釋放過多甲狀腺激素引起的症狀，叫做甲狀腺功能亢進症，簡稱「甲亢」。甲狀腺激素促進新陳代謝，因此過多的四碘甲狀腺素會造成身體新陳代謝亢進和交感神經興奮，使得食慾增加但體重減少。
2. 體溫升高、發熱、出汗。心臟功能亢奮引起心率加快，走一會兒就發喘，容易感到疲勞。
3. 腸胃功能亢奮引起食慾增加，進食多，但因經常腹瀉，身體反而會消瘦。過量攝取肉類、魚、雞蛋和牛奶等動物性蛋白質，會生成叫做酪氨酸的氨基酸，而酪氨酸與碘結合，促進甲狀腺激素的過量分泌。
4. 過量的激素使血液裡的膽固醇值增加，血糖值增高，發生溶解骨質的骨吸收作用，從而可能促發骨質疏鬆症。
5. 性格會變急躁，說話速度和動作加快，注意力無法集中，易怒，影響到與他人的人際關係。
6. 出現疲乏、失眠、神經過敏、過度敏感引起出汗、持續燥熱、頻便、頭髮和體重減少、指甲和皮膚厚度發生變化、手抖、心率加快、甲狀腺腫，以及經常出現眼球突出。
7. 女性可能出現月經減少。女性的發病率比男性高。
8. 缺乏維生素C和E可引起甲狀腺激素過量。

對策

1. 養成嚴格的健康飲食習慣。吃由糙米、豆類、水果和新鮮蔬菜組成的素食。
2. 考慮到體重減少，應攝取足夠的營養，也要注意皮膚保養。因患者處於神經過敏狀態，可保持周圍安靜，態度溫柔，控制紅茶、咖啡和酒精等刺激性飲料的攝取。
3. 讓甲狀腺部位多曬太陽，上午、下午各曬30分鐘。陽光能起到重要的作用。
4. 頸部做熱冷濕敷。用不致燙傷的熱毛巾做2分鐘熱敷，用在冰水中浸過的涼毛巾做2分鐘冷敷，以此為1組，連續做7組。
5. 在頸部薄薄地塗抹尤加利精油。
6. 常喝黃連茶或蒲公英茶。

33
關節炎
Arthritis

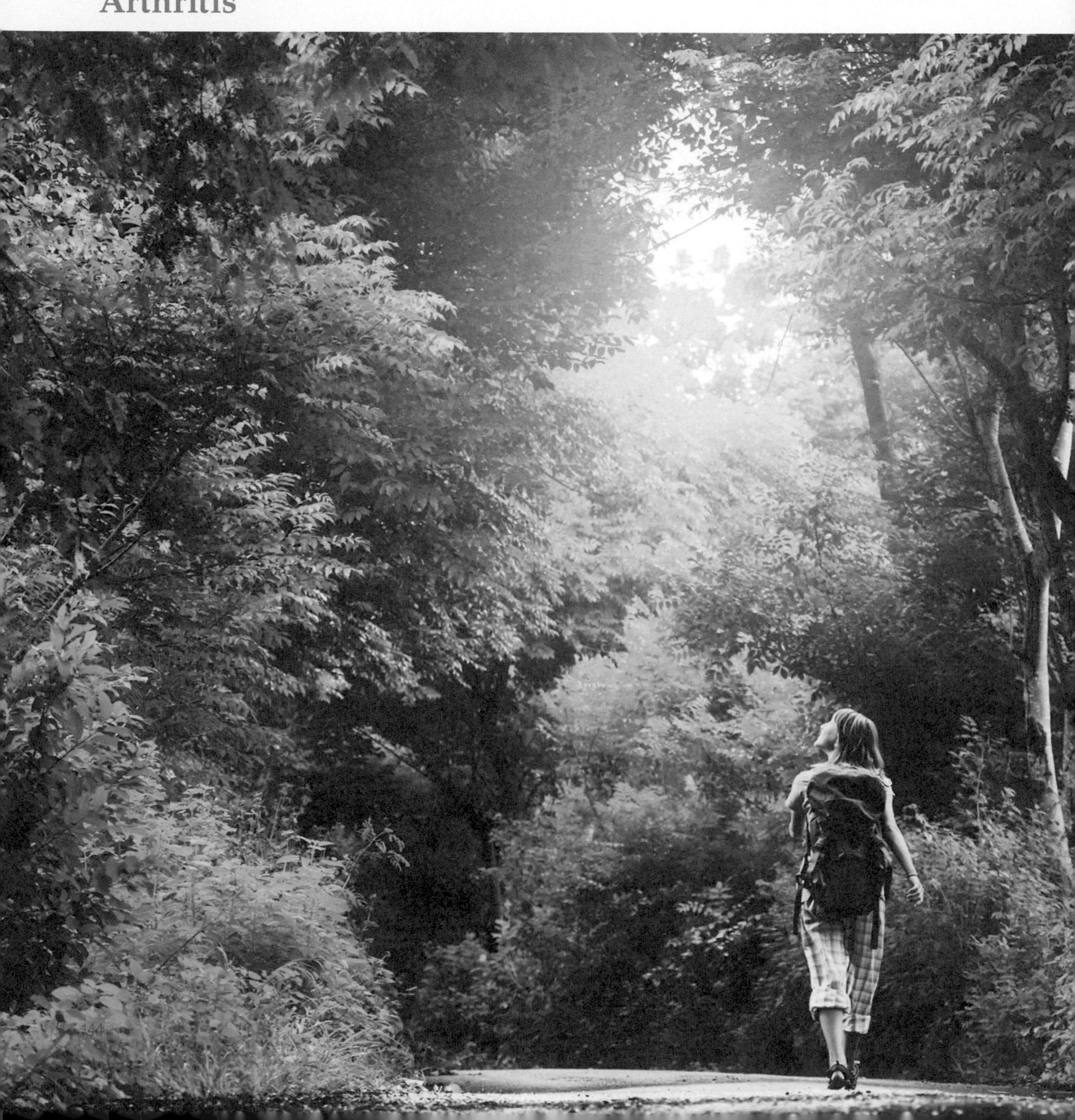

什麼是關節炎？

關節炎指發生在人體關節及其周圍組織，由炎症、囊腫或畸變引起的炎性疾病。如果患上膝蓋關節炎，嚴重時甚至會因疼痛而無法走路或屈膝。

治療

1. 每天用手或用工具按摩疼痛部位10～15分鐘。
2. 準備2個深度及膝的水桶，分別倒入熱水和冰水。先用熱水泡3分鐘，再用涼水泡1分鐘，輪流做7次，堅持每天做冷熱水足浴。
3. 熱敷或熱療可能有較好的療效，做15分鐘左右即可。
4. 在陽光下散步。如果怕疼而不運動，痛感和症狀只會愈加嚴重。
5. 疼痛時禁食1天，喝10杯以上的水。或做3天水果禁食，即三餐只吃水果，中間多喝水，睡前用1杯水配1匙活性碳粉飲用。
6. 豬肉、牛奶和雞蛋會加重關節疼痛。避免高蛋白和高脂肪，避免油炸油膩食物。
7. 不吃過鹹與醃漬食品。減少食鹽量，吃一陣無鹽餐有助於舒緩症狀。
8. 生吃核桃和花生類堅果、橄欖油、亞麻子有助於膝蓋、肩膀和肘關節的好轉。
9. 按摩發疼的膝蓋10分鐘後，再貼上用活性碳粉、亞麻子和尤加利精油做成的敷料。
10. 體重過重和暴食會加重病情。O型腿和X型腿尤其要注意，膝內翻和膝外翻者承受的體重過大可加重關節疼痛。
11. 在關節部位輪流做熱敷和冷敷，可改善僵直和疼痛。熱敷和冷敷比例為2：2，由熱敷開始，以冷敷結束。濕敷後擦上尤加利精油、冬青精油或薄荷精油等。
12. 也可在手和腳部做蠟療（用石蠟包覆患處，傳導熱能以進行熱療）。
13. 適量的運動對改善關節炎有非常重要的作用。運動過少可能會助長關節畸形，運動過度則可引起關節炎惡化。
14. 手、手腕、肘部、肩膀、腳踝、膝蓋、臀部和頸部都要常活動。
15. 茄科植物（Nightshade），即茄子、番茄、辣椒和馬鈴薯等有可能加重關節痛，因此風濕病、骨關節炎、痛風等多種關節炎患者要禁食這些食物。
16. 藉由飲食攝取天然鈣比攝取補鈣劑有效。多食生菜、水果、糙米、豆類和堅果。

34

狂牛症和寄生蟲

Mad Cow Disease & Worms

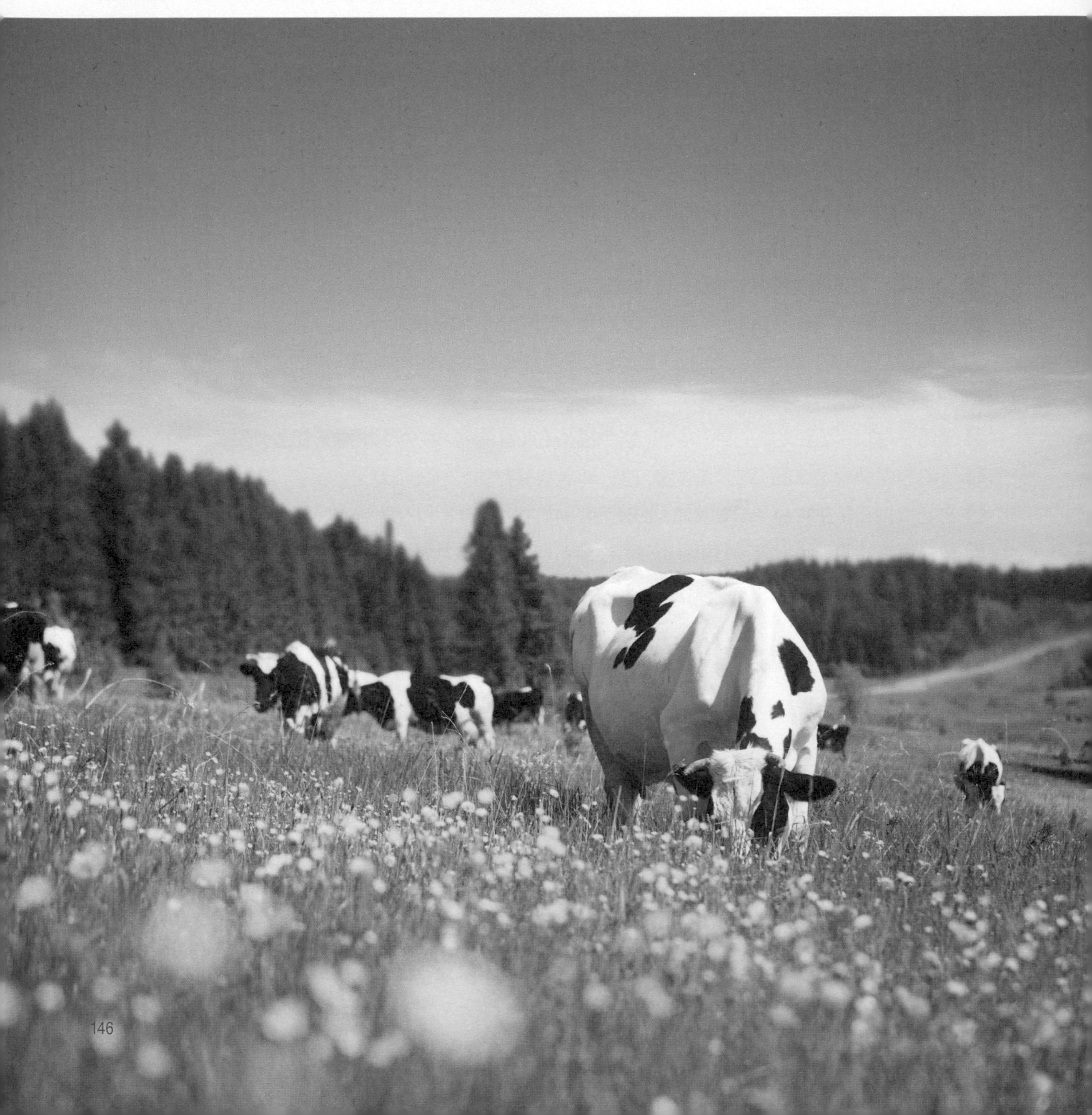

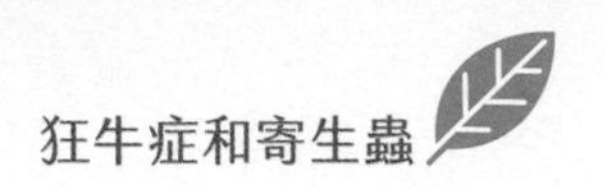

狂牛症的發現和預防

1. 狂牛症於1986年最早發現於英國，病牛出現體重下降，煩躁不安，癱瘓直至死亡。1986至1995年之間死於狂牛症的牛隻多達16萬8千頭。1996年3月英國衛生部長承認狂牛症可傳染給人類。食用受狂牛症污染的牛肉、脊髓的人，有可能染上致命的克雅氏病（CJD）。患者歲數多在60歲以上，因此通常認為老年人為高發群體，但最近20～30多歲年輕人患此病的也不少。早期染病的年輕人是超過10年以牛肉為主食的牧場年輕人，他們的平均發病年齡為28歲，最長發病23個月後死亡。
2. 狂牛症多發生在4～5歲左右的成年牛身上，但最近亦發現年齡不到30個月的病牛。
3. 病牛的中樞神經系統出現退化，腦組織裡出現海綿狀空泡。
4. 老鼠、山羊、貓、鴕鳥、鹿、猴子、豬和羚羊等動物容易染上與狂牛症類似的疾病。
5. 狂牛症是由一種變異蛋白叫普立旺（Prion）所引起的，它不是細菌也不是病毒，但它會使腦中正常的普立旺蛋白質變異，而使腦組織海綿化，導致腦部病變。Prion是兩個單詞即蛋白質（Protein）和感染（Infection）的合成詞，意即「可傳染的蛋白質」。
6. 狂牛症是一種人畜共通的傳染病，它可致命，而且目前尚無治療方法。包括抗病毒藥物等在內的任何人類已發明的藥物都對此病束手無策。
7. 狂牛症的病原蛋白質主要分布在牛腦和脊髓等神經系統裡。人們雖然不常吃牛腦，但脊椎骨裡含有脊髓，因此吃用牛骨熬成的牛肉湯或牛雜湯比較危險。注意出國要避免進食當地的牛肉製品或購買含有牛原料的藥品或化妝品。
8. 來自病牛的牛奶也不安全。牛的肌肉、尿液、血液，或由牛製成的明膠裡，也含有狂牛症致病物。
9. 豬皮做的錢包、雞糞做的肥料、手術縫線、狂牛症或老年失智症患者用過的手術器具，以及殘留在食物垃圾裡的病原蛋白質也可能致病。

狂牛症病源蛋白的特點：

1. 不是病毒或細菌
2. 是一種蛋白質，能使正常蛋白質變性
3. 只攻擊神經系統
4. 人體免疫系統不會做出反擊
5. 從正常蛋白質變異而來
6. 感染時無法用任何現代醫學或科學方法阻擋

7 即使只到吃胡椒粒大小的肉粒也能感染
8 耐熱性極高，在600°C高溫下也能存活
9 用冰凍、乾燥的方法無法殺死
10 在鹽酸裡也能存活

感染後的症狀：

1 初期時易感憂鬱、記憶力衰退
2 飲食習慣發生變化
3 睡眠習慣發生變化
4 出現注意力障礙，行動發生變化
5 思維遲緩
6 出現視神經障礙
7 運動失調
8 尿失禁
9 肌肉痙攣、肌肉僵直、痙攣抽搐
10 無法吃飯
11 無法自行穿衣，也無法自行上廁所
12 以上症狀持續3～4個月後，手腳出現不便，末期最終陷入昏迷直至死亡

與狂牛症類似的疾病

① 庫魯病 Kuru Disease

庫魯病僅見於新幾內亞東部高原Fore族，是由吃死人的習俗引發的疾病。症狀與狂牛症類似，尤其多發於吃大腦部位的人。

② 阿茲海默症（失智症）

失智症分為退化性失智症和腦血管型失智症，阿茲海默症是最常見的失智症，2017年全球失智人口近5千萬人，前英國首相柴契爾夫人和前美國總統雷根等很多名人，也因此病徹底喪失了生活能力一直到死亡。

為了及早發現阿茲海默症，可透過嗅覺測試做出早期診斷。給予10種氣味，每種氣味聞5分鐘，由結果得出「阿茲海默症預測指數」。哥倫比亞大學醫學中心Devanand博士對記憶力和識別功能出現問題的77名患者，進行了分辨40種氣味的實驗，並且平均用20個月觀察他們有無出現阿茲海默症。結果發現，嗅覺功能衰退的30人之中，有19人罹患了阿茲海默症。嗅覺功能緩慢衰退時無法預測阿茲海默症，但嗅覺功能突然下降時表現出較高的失智症發病率。

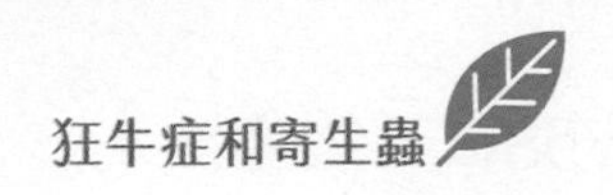

失智症狀：

①腦細胞損傷　②認知功能出現障礙　③記憶力衰退
④抽象思維減退　⑤社交活動和人際關係出現問題　⑥出現判斷障礙
⑦性格發生變化　⑧出現精神障礙

狂牛症與阿茲海默症的相似性：

①兩者都是大腦疾病　②症狀相似　③通常死後透過大腦解剖下定論
④兩者都具有致命性　⑤無法透過血液檢查發現

預防失智的方法：

❶細嚼慢嚥（咀嚼運動）
❷拍掌大笑
❸參加社交活動
❹做手指運動
❺肉食會提高罹患失智風險，應多吃糙米、蔬果
❻做大腦運動，諸如讀書、寫字和背誦
❼運動至少30分鐘以上直至出汗

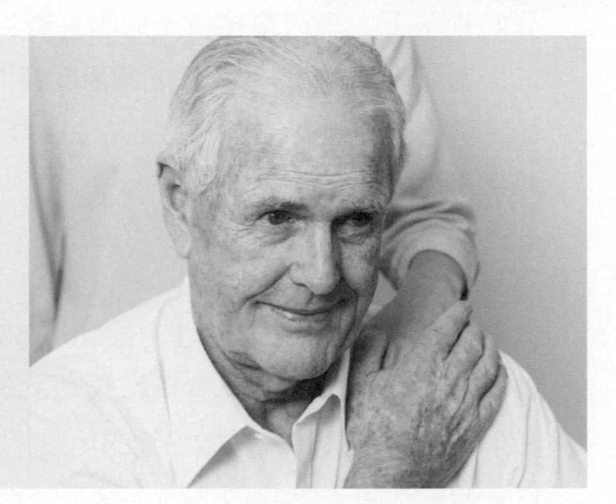

寄生蟲的感染和治療方法

通常熱帶和亞熱帶人群深受寄生蟲之苦，實際上不管男女老幼，任何人都可能感染寄生蟲病。一般透過被污染的水源和食物、蚊蟲叮咬、性接觸，甚至口鼻或皮膚進入體內。其它致病原因還有衛生環境不好、寄生蟲多發地區、免疫力差或食用生鮮的或未完全煮熟的食物。部分寄生蟲藉助排泄物擴散，因此在有排泄物的地方赤腳走動或吃未完全煮熟的肉容易受感染。

不同寄生蟲引發不同病症，諸如腹痛、脹氣、痢疾、腹瀉、口臭、飢餓感、無法安睡、直腸周圍搔癢、貧血、消瘦、頻繁頭痛、發燒、噁心、腿痛或營養相關症狀等。根據受感染程度，需要服用幾天或幾週抗寄生蟲藥物，同時配合天然療法效果更佳。寄生蟲病重在預防，為此要嚴格保障環境衛生並實施公共衛生教育。急症患者應該使用藥物治療。

所有寄生蟲病可以用相同方法防治。感染較輕時可以採用以下天然療法，但這些方法也有可能變成加重感染的隱患。如果未能取得較好的療效，應及時就醫進行治療，或使用下列藥物。治癒後，要注意防止後續感染和復發。

針對腸道寄生蟲的天然療法

1 椰子 Coconut

椰子是可消滅所有寄生蟲的強效驅蟲劑，椰子油和椰果都有殺蟲效果。早起吃1匙打碎的椰子，3個小時後，將1匙蓖麻油加入1杯溫和的豆奶裡服下。每天重複這一過程至寄生蟲完全消失。不過有腸胃病的患者和未滿5歲的幼童不能使用蓖麻油。椰子油富含中鏈三酸甘油酯，可驅除體內寄生蟲，並提高免疫力，每天可服用4～6湯匙特級初榨椰子油。

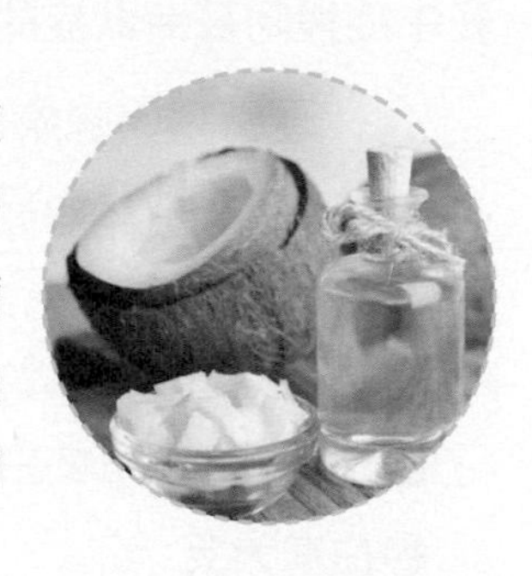

2 大蒜 Garlic

大蒜是可消除任何寄生蟲的最簡單的驅蟲劑。生蒜含有一種氨基酸，其所含硫磺成分具有驅蟲效果。同時大蒜含有抗細菌、抗真菌和消毒成分，具有殺滅微生物的功效。

①一星期內每天吃3瓣生蒜。

②搗碎2瓣大蒜，加入半杯豆奶，空腹喝一週左右。

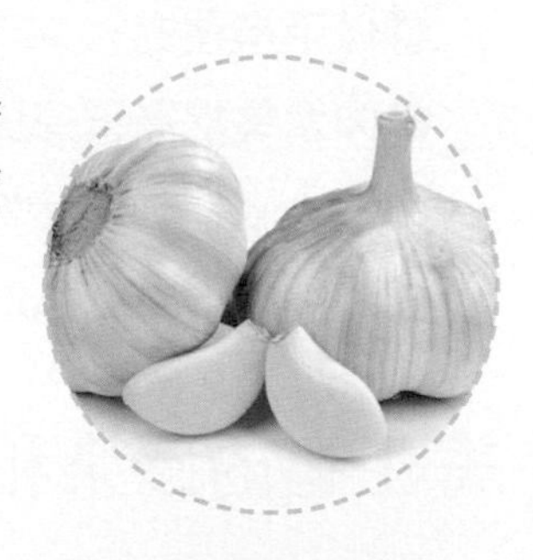

3 未成熟的木瓜 Unripe Papaya

未成熟的木瓜裡含有豐富的木瓜酶酵素，具有驅蟲效果。木瓜子裡的番木瓜苷（Caricin）亦同樣具有驅蟲功效。

- 剛榨的新鮮木瓜汁1大匙，加少量蜂蜜，再加3～4匙熱水攪拌，晨起空腹飲下。2小時後，在1杯熱牛奶裡加入2大匙蓖麻油喝下。重複2～3天。小孩用量減半。
- 將木瓜子磨成粉，在1杯熱牛奶或熱水裡加入2小匙木瓜粉，早起空腹喝，重複3天。

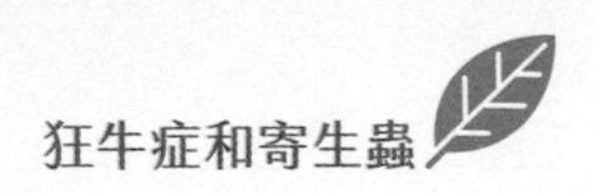

- 將木瓜子打碎，加入1大匙椰子油、1杯椰奶，將由綠變黃的木瓜切成塊加進去，再加入1大匙蜂蜜，做成果昔，每天早晨喝，至少喝一週。

④ 南瓜子 Pumpkin Seeds

南瓜子裡的葫蘆素（Cucurbitacin）成分可使寄生蟲出現麻痺，使寄生蟲無法附著在腸壁上，從而脫離人體。

- 取3杯熱水，加入2大匙去皮搗碎的南瓜子，煮30分鐘，放涼後服下。禁食1天，將李子乾加水熬出果汁，用其進行清腸，兩法並用可提高療效。
- 將炒熟後搗碎的1大匙南瓜子加1大匙蜂蜜調勻，連續一週每天晨起空腹喝，早餐再輔以有促進排便作用的香蕉或奇異果。

⑤ 藏茴香子 Caraway Seeds

藏茴香子（又稱凱莉茴、香葛縷子）所含的麝香草酚（thymol）具有抑制寄生蟲生長的作用。

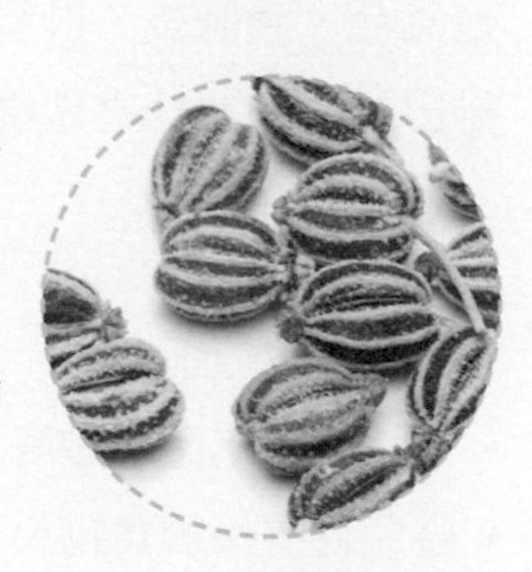

- 晨起空腹喝1大匙椰子汁，等15～20分鐘後，用1杯水配上1/4～1/2小匙搗碎的藏茴香子。為了徹底滅蟲，每天吃1次，堅持2星期。

⑥ 石榴樹皮 Pomegranate Tree Bark

石榴樹的樹皮、樹根、樹枝和樹葉裡含有驅蟲成分。石榴樹皮裡的石榴皮鹼（Alkaloid Punicine）對寄生蟲有毒性，對條蟲（Tapeworm）毒性更甚。

- 取2英吋左右石榴樹的內樹皮，用1杯水煮至減半。
- 放涼後每隔2小時喝1次，一天喝3次。
- 吃香蕉或酪梨等具有排便效果的食物。
- 重複幾天。
- 兒童用量減至大人的1/3量。吃石榴或喝石榴汁有助於預防寄生蟲。

7 驅蟲藥撲爾蟲 Albendazole

2歲以下或22磅／10公斤以下者，服用200毫克；以上者服用400毫克。甲苯咪唑（Mebendazole，所有年齡段在連續3天內每12小時服用100mg）對驅除蛔蟲有相同療效。

寄生蟲

蛔蟲 Roundworm

全球感染人數多達10億人，成蟲呈微黃色圓柱形，狀似蚯蚓，最長可達40公分。成蟲壽命為1～2年，雌性蛔蟲每天能產卵約24萬個。蟲卵隨糞便傳播。蟲卵進入血液孵化後引起搔癢症，移行至肺部則成為乾咳或肺炎的主要起因。幼蟲可透過咳嗽排出，如果處於感染期的卵被人吞入，可在人體內發育成蟲。成蟲寄生在腸道內有可能不引起明顯症狀，但也有可能引起陣發性腹痛、消瘦和營養失調等症狀。兒童腹脹也可能起因於蛔蟲，偶爾蛔蟲會引起腸阻塞和氣喘。蛔蟲通常隨大便排出，但少數情況下可從口鼻而出。如果進入其它器官，可引起包括膽道蛔蟲症、胰腺炎、肝膿腫、膽囊炎、闌尾炎和闌尾蛔蟲症等在內的多種疾病。診斷方法是透過排出的蟲卵或幼蟲做檢測。

預防與治療：

- 在廁所裡如廁。
- 做飯前或吃飯前徹底洗乾淨手和指甲。
- 避免蒼蠅接觸食物。
- 嚴格保證食物和水源衛生。
- 不用人類排泄物做肥料。

鞭蟲 Whipworm

全球感染人數達7億9500萬。雌性鞭蟲每天產卵3000～20,000個，成蟲長度可達3～5公分。傳播途徑基本上與蛔蟲相同，通常沒有病症，但有時可引起腹痛、食慾不振、帶血或帶黏液的腹瀉、發育遲緩或直腸脫垂等症。診斷方法是利用顯微鏡在糞便裡查找蟲卵。如果沒有病症無需實施特別治療。

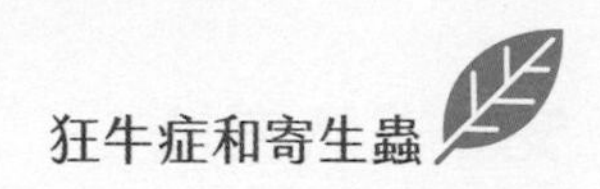

蟯蟲 Pinworm

全球都有分布，美國發現4千例，是美國最常見的寄生蟲感染。全球感染人數多達2億9百萬。成蟲細小，乳白色，呈線頭樣，大小約為1公分。平均壽命為2個月左右，雌蟲每天晚上移行至肛門外產卵，使肛門周圍發癢，當感染者用手搔癢時，蟲卵進入指甲縫。如果不洗乾淨指甲縫，可再次引發自身感染或傳染給他人。

一般情況下蟯蟲不引發病症，也不危險。但搔癢很煩人，且重度感染者可引起腹痛、體重減少或陰道和尿道感染。蟲卵眼不能見，但可附著在桌子、床具或感染者接觸過的所有物體上。消化液使卵殼被消化，隨後幼蟲移行至腸道內並發育為成蟲。夜間雌蟲移行至肛門外產卵。要想確認有無蟯蟲，可在洗浴前在食指纏上膠帶，使膠黏面朝外，用其按壓肛門周圍，並用放大鏡查看有無蟲卵。檢查重複做6日。夜晚兒童入睡1～2個小時以後也可做此項檢查。

預防和治療：

- 為了避免夜間搔癢，感染者應著紙尿褲、褲子或連衣裙睡覺。
- 睡醒後洗手，便後或飯前也應洗手。
- 為了避免蟲卵藏在指甲縫裡，剪短指甲，並用修甲刀修整以免孩子咬指甲。
- 早晚淋浴，徹底洗淨肛門周圍。
- 如果條件允許，常用熱水洗內衣和被褥等。
- 感染者應獨睡。
- 空氣也有可能被污染，因此要經常打掃室內衛生。
- 在肛門周圍擦凡士林可避免搔癢。
- 採用前述天然療法。

十二指腸鉤蟲和美洲鉤蟲 Hookworm

預計全球人數的25%為感染者。成蟲體長約1公分，壽命在2～10年之間。雌蟲每天產卵幾千個。用肉眼無法觀察蟲卵，但用顯微鏡可以。

蟲卵隨糞便排出，透過土壤傳播。當人在受污染區赤腳行走時可穿透皮膚侵入人體，沿血管移行至肺，再沿氣管到達喉部，隨著宿主的吞嚥動作進入食道，此後附著在腸黏膜上。成蟲產的卵又隨宿主排出體外，散布於溫暖而潮濕的泥土內，如此循環反覆。

有貧血、面色蒼白的孩子應該懷疑被鉤蟲感染。鉤蟲在移行至肺的過程中可誘發貧血、面色蒼白、疲乏、呼吸困難、心跳加快、浮腫、陽痿、腹痛、腹瀉、食慾不振、體重減少、肺炎或氣喘等症狀。慢性肝炎可進展為發育不良和腎功能衰竭。利用顯微鏡從糞便檢出蟲卵是確診本病的依據。

預防和治療：

- 在廁所大小便，在感染隱患區不要赤腳走動。
- 驅蟲藥治療，需幾次反覆治療才能根治。
- 有貧血症狀時，同時補充鐵質和高蛋白飲食。

條蟲 Tapeworm

全球感染人數約達5000萬至1億人，由牛帶條蟲、豬帶條蟲、亞洲帶條蟲和其它條蟲引發。牛帶條蟲的成蟲每天產卵約60萬個，豬帶條蟲每天產卵約30萬個，魚帶條蟲每天產卵約100萬個。遍布全球，體長可達幾米，有很多節片。孕卵節片隨糞便排出，裡頭全被蟲卵充塞。

人們經由進食未熟肉（豬肉、牛肉、魚或其它肉）或接觸受污染排泄物發生感染。隨生肉進入體內的條蟲寄生在人的小腸內。豬帶條蟲藉助被感染的食物或飲用水侵入後，會在人體內移動，在肌肉、組織、大腦裡形成囊腫。有時孕卵節片從腸胃移行至小腸。

腸內條蟲有可能不引發病症，或者引起輕度腹痛、噁心、食慾不振和營養失調，或使體重減少。受污染排泄物引起的囊腫會導致更嚴重的後果，比如發作髓膜炎或其它多種病症。

預防和治療：

- 不要吃生肉或生魚片。如果一定要吃，應完全煮熟以免感染。
- 使用驅蟲藥治療之前，必須先確定是何種寄生蟲，才能對症下藥。

旋毛蟲病 Trichinella

全球旋毛蟲種類估計多達11,000種左右，主要傳播途徑不是糞便。當幼蟲從內臟移行至肌

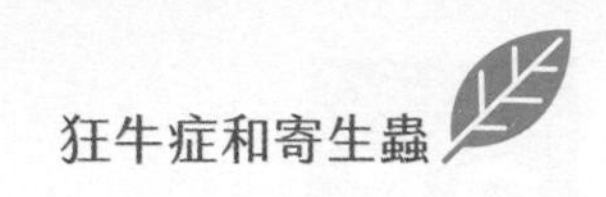

肉和心臟，而人類食生肉或不熟的豬、狗、熊、馬或其它動物肉，或牡蠣時可能被感染。

早期出現噁心、腹瀉、便祕、腹痛和嘔吐；1～2星期後幼蟲進入移行時期，表現出發燒、眼瞼浮腫、跌打損傷部位浮腫、白眼球出血、頭痛、皰疹、咳嗽和呼吸困難等症狀。

當人吃下未煮熟的肉帶有旋毛蟲包囊時，可引起肌肉疼痛、炎症、水腫或無力，不過不會引起腦炎等神經問題。如果入侵到心臟，可致感染者死亡。症狀會逐漸消失，但肌肉疼痛或乏力有可能持續幾個月。可透過肌肉組織或血液檢查做出診斷，但確認度尚未達到百分之百。

預防和治療：

- 最好不吃豬肉、燒烤和醃漬食品，因為燒烤和醃漬方法無法完全滅蟲，應吃完全煮熟的肉。
- 切肉、切菜的砧板一定要生熟分開。
- 丙硫咪唑可殺死蟲卵，但無法殺死成蟲，一般都是症狀治療。

消滅寄生蟲的天然治療劑

8 牛至精油 Oregano Essential Oil

牛至精油既是抗生素，又是抗病菌劑、抗菌劑、抗真菌劑。它是消滅腸內微生物的至尊殺手。很多研究成果表明：牛至精油從寄生蟲的感染到癌症都顯出其療效。

9 苦艾草 Wormwood

葉子和小黃花使用於治療胃腸疾病，它是很好的腸內殺蟲劑，具有很強的抗菌性，所以還使用於其他感染的預防。

10 丁香 Clove

丁香也被稱為楝樹，它是實實在在破壞寄生蟲卵的唯一藥草。跟黑核桃、艾草一起使用，則更有效地破壞寄生蟲，它是抗菌、抗病菌、抗真菌劑，具有廣泛的抗菌性。

35
口臭
Bad Breath

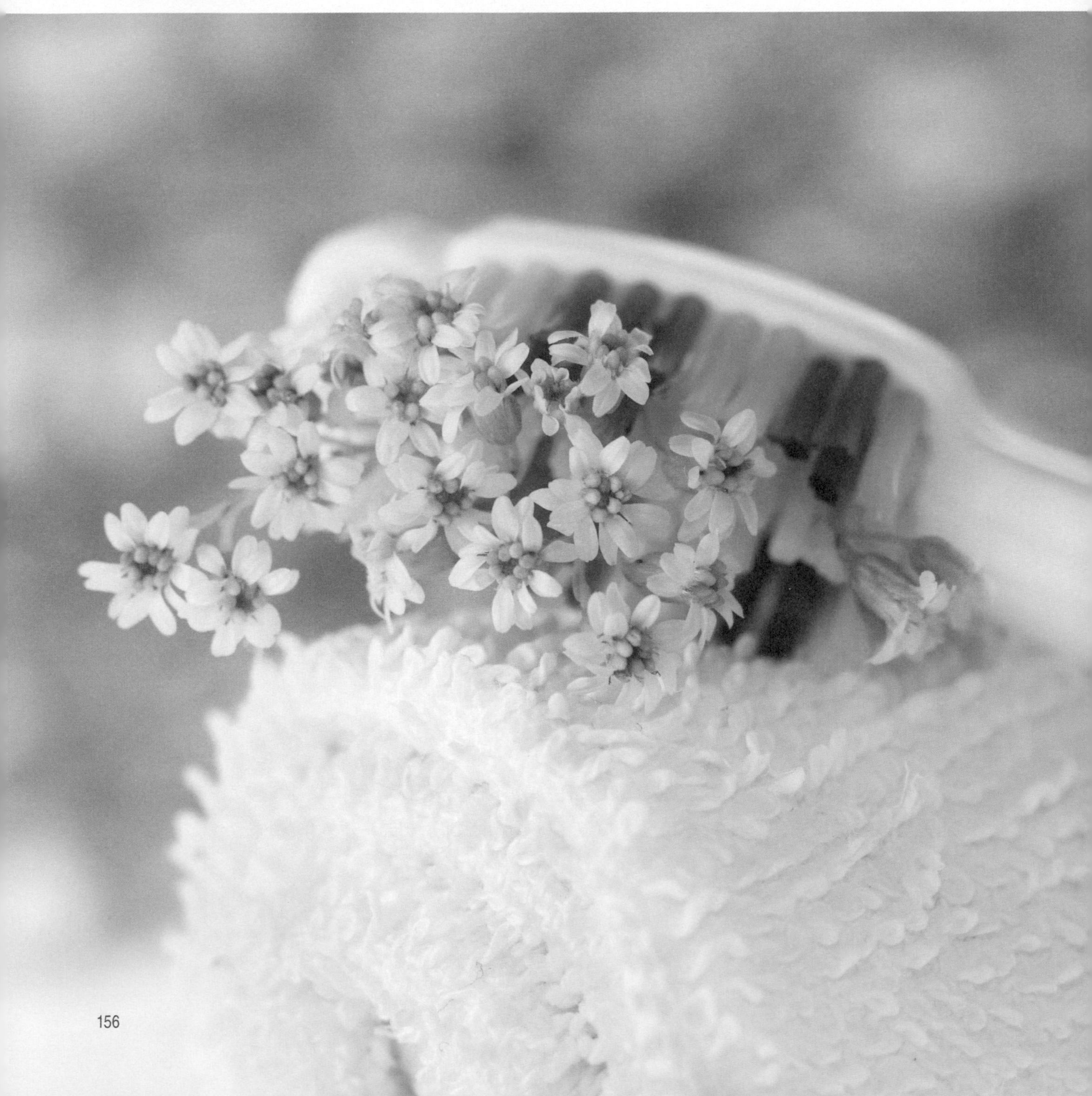

令人不快的呼吸和口臭讓人煩惱不已。發生口臭的原因有很多，但如果放任不管，會導致更嚴重的後果。口臭一下子就能打破美好的第一印象。

口臭的原因和解決方法

原因

1. 缺水是口臭的第一起因。口腔缺水引發食慾下降和消化不良，並有可能損壞口腔黏膜，引起吞嚥困難。睡眠中唾液分泌中斷可引發多種口腔疾病。一定要常喝水，確保尿液顏色清澈。
2. 飯後未及時刷牙也是起因之一。隨著年齡增長，牙齒變脆易損。口腔衛生不好可產生蛀牙，引發牙齦炎、口腔炎、牙周病和牙髓炎等，並出現口臭。如果牙齦經常腫痛出血，可常用棉花棒沾取活性碳粉擦在牙齦患處。時常用鹽刷牙以防細菌繁殖。在牙齦塗上黃連、蘆薈葉汁或蜂膠以避免發炎症狀變嚴重，也不失為一個好方法。
3. 鼻炎、鼻竇炎、咽喉炎或扁桃腺炎患者會因炎症出現口臭。
4. 富含纖維質的食物，諸如蔬菜和水果可消滅誘發異味的細菌，使口氣清新，口內不留異味。但肉類和精製加工食品、油膩食品、甜品、奶油和乳製品等會產生腐敗的氣味。

解決方法

❶ 常用鹽水漱口。用餐後3分鐘內刷牙。

❷ 1杯水加1滴尤加利精油，用來漱口。

❸ 刷牙時在牙刷上滴1滴茶樹精油。

❹ 刷牙不僅要刷牙縫，還要刷舌苔。

❺ 將活性碳粉加水和成稍硬的麵團，臨睡前舀一匙入嘴含著。活性碳有可能在睡眠中流出來，因此最好在枕頭上墊上毛巾。口含活性碳粉麵團並緩慢吞嚥，可消除喉嚨、食道和腸胃裡的炎症。用橄欖油攪拌活性碳粉並含著入睡也好。如果覺得無味，可加入一點蜂蜜。做活性碳麵團時加入幾滴尤加利精油，完成後裝在密封瓶裡保存，每天晚上含在嘴裡入睡，大概1週左右就能發現口臭已消失得無影無蹤。

36
清潔牙齒
Clean Teeth

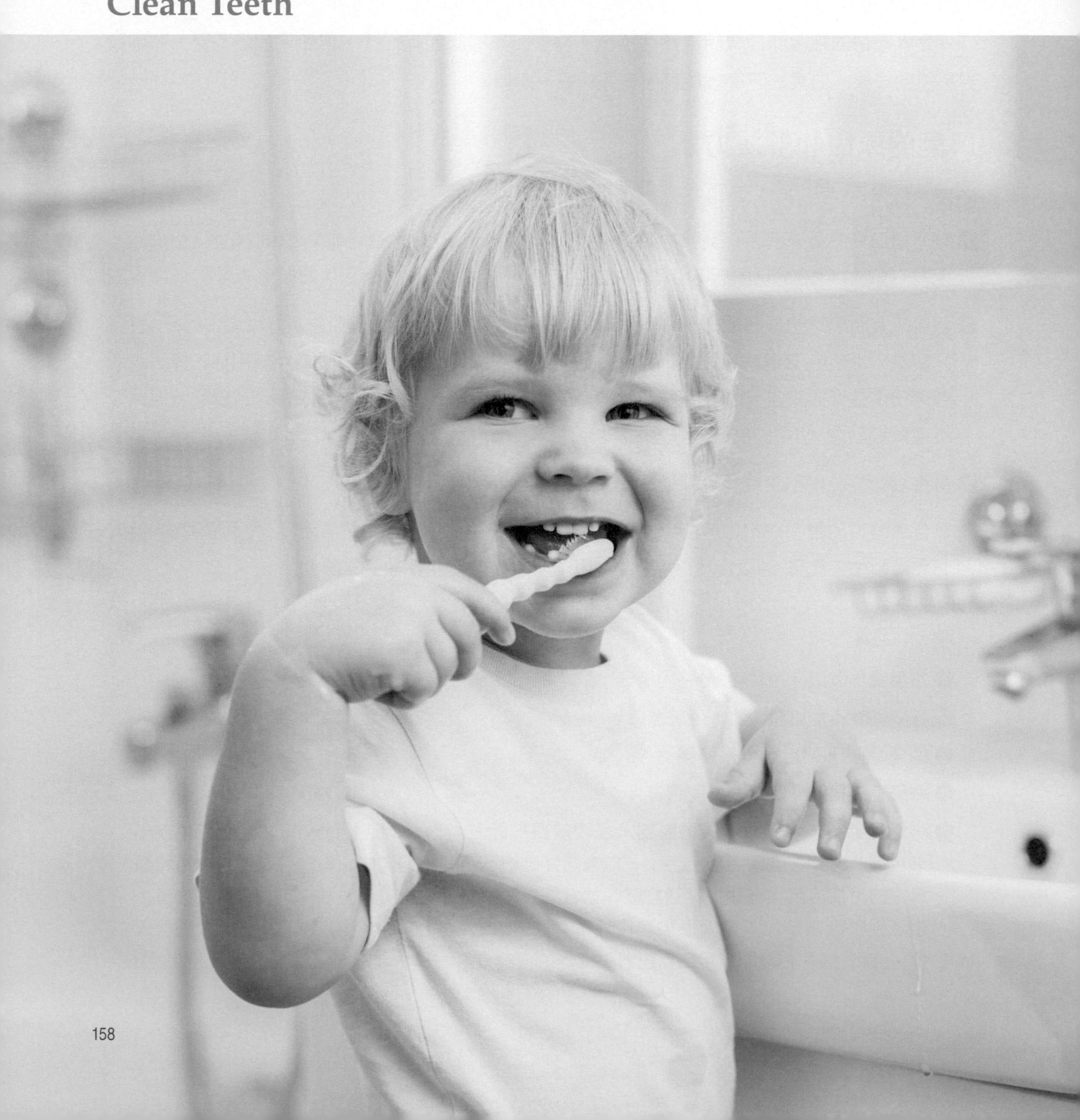

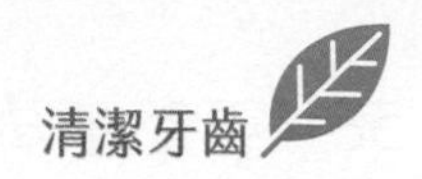

牙齒美白的方法

1 香蕉皮

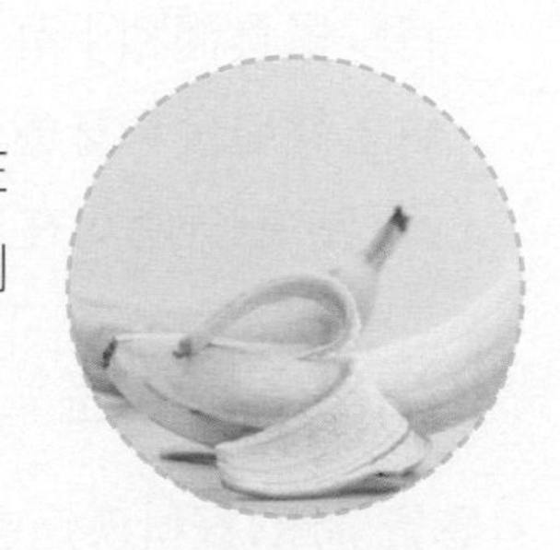

香蕉富含各種有益健康的營養成分。誰說香蕉皮只能進垃圾桶？在扔掉香蕉皮之前，先用其摩擦2分鐘牙齒，15分鐘後再用普通牙膏刷牙。一週做2到3次，過不了多久，你就會發現牙齒增白很多。

2 檸檬皮和檸檬汁

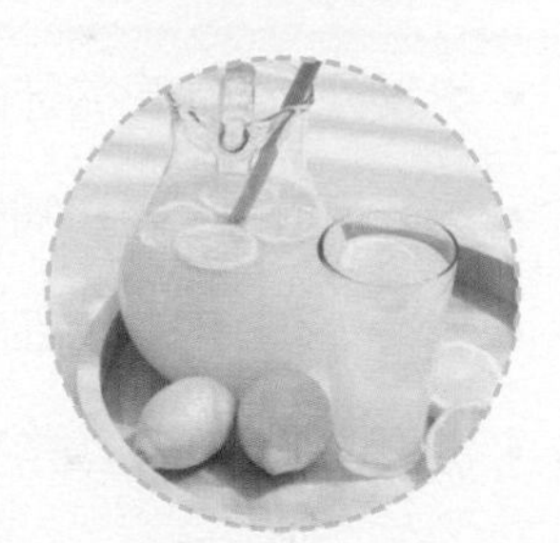

檸檬是具有高效漂白牙齒作用的水果。檸檬皮所含的強酸成分具有高效漂白功效。洛斯醫生提到：「就像你的頭髮自然變白一樣，檸檬可使您的牙齒自然亮白。」用檸檬皮擦牙齒，或直接飲用檸檬汁，喝時將檸檬汁和水按1比1比例混合，如1茶匙檸檬汁配1茶匙水。

不過使用檸檬一週不要超過2次。檸檬的酸性極強，若常用，可破壞牙齒琺瑯質，引發蛀牙，並降低含鈣量。鳳梨、柳橙等其它水果也具有牙齒美白功效。

3 甜脆的胡蘿蔔

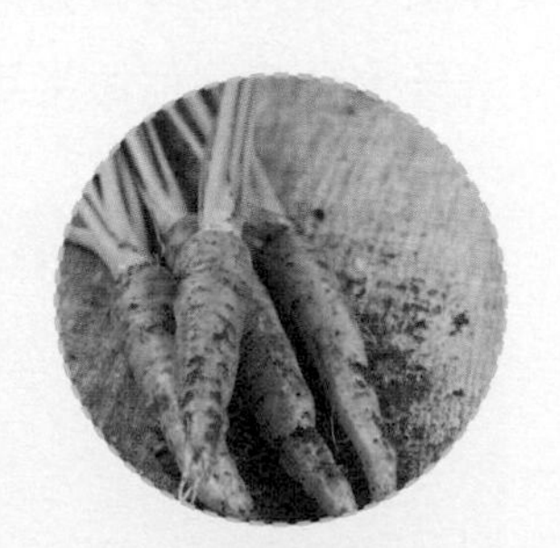

為什麼啃胡蘿蔔的嘎吱嘎吱聲音會讓人感到心曠神怡呢？生吃胡蘿蔔不僅可以有效去除附著在牙齒上的牙垢，還具有天然清潔劑的作用。胡蘿蔔可維持口腔內的酸鹼平衡，殺滅細菌。因此嘎吱嘎吱地咬胡蘿蔔的聲音，表示你將擁有健康的牙齦和潔白的牙齒。蘋果和芹菜同樣是重要的牙齒美白劑。這類食物中含有豐富的維生素C，可預防牙齦疾病和牙齦炎，並清除引發口臭的細菌。

4 小蘇打

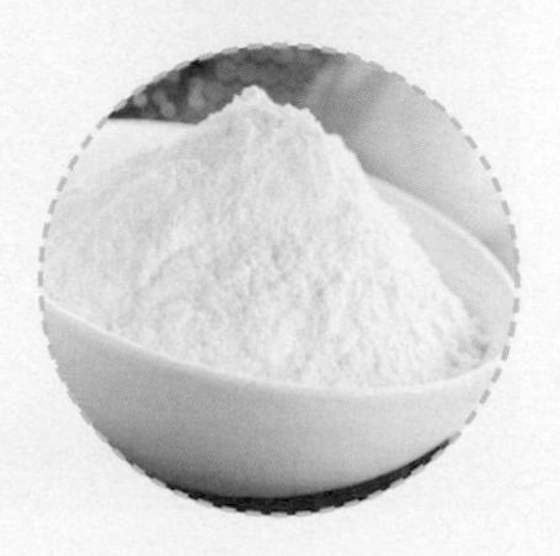

所有牙醫師們都同意「小蘇打是安全有效的牙齒美白劑」。小蘇打是卓越的酸性中和劑，既可以去除牙菌斑，又不會侵蝕琺瑯質。

將少量食鹽和小蘇打混合，用軟毛牙刷將混合物塗在牙齒表面。2～3分鐘後用水漱口，您馬上就能發現牙齒變得潔白晶瑩。市面上有賣含有小蘇打成分的牙膏。若您的牙膏不含小蘇打，刷牙時可在牙膏上加一些小蘇打。

牙齒的重要性

- 影響健康：牙科疾病會感染到其他部分。
- 影響外貌：健康的牙齒表明情緒和感情的狀態良好。
- 影響發音：舌頭和嘴唇接觸牙齒時，會發出清楚的發音。
- 影響消化：用牙齒細心咀嚼食物，對消化有很大的幫助。
- 影響呼吸：吃東西常塞牙，呼吸時牙縫發臭。

牙齦也很重要

牙齦是附著於牙頸，它嚴密地包著牙齒，使之堅固。如果沒有健康的牙齦，牙齒就起不了作用。老人的牙齒雖然健康，但是因為牙齦不健康，所以容易掉牙。因此，每年需就醫檢查並洗牙，台灣健保每半年給付一次洗牙，可多加利用。

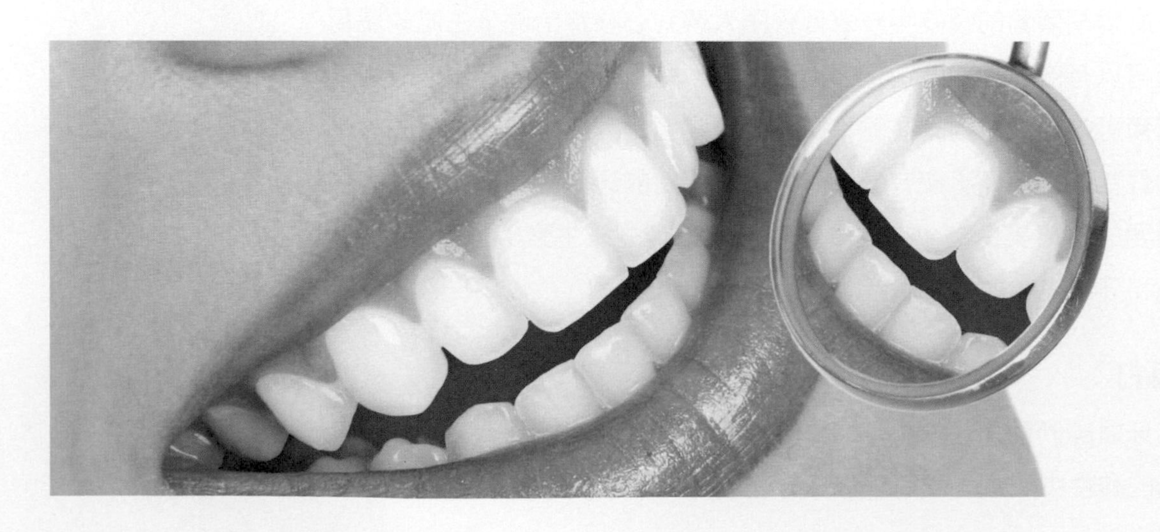

37

囊腫和息肉

Cyst and Polyp

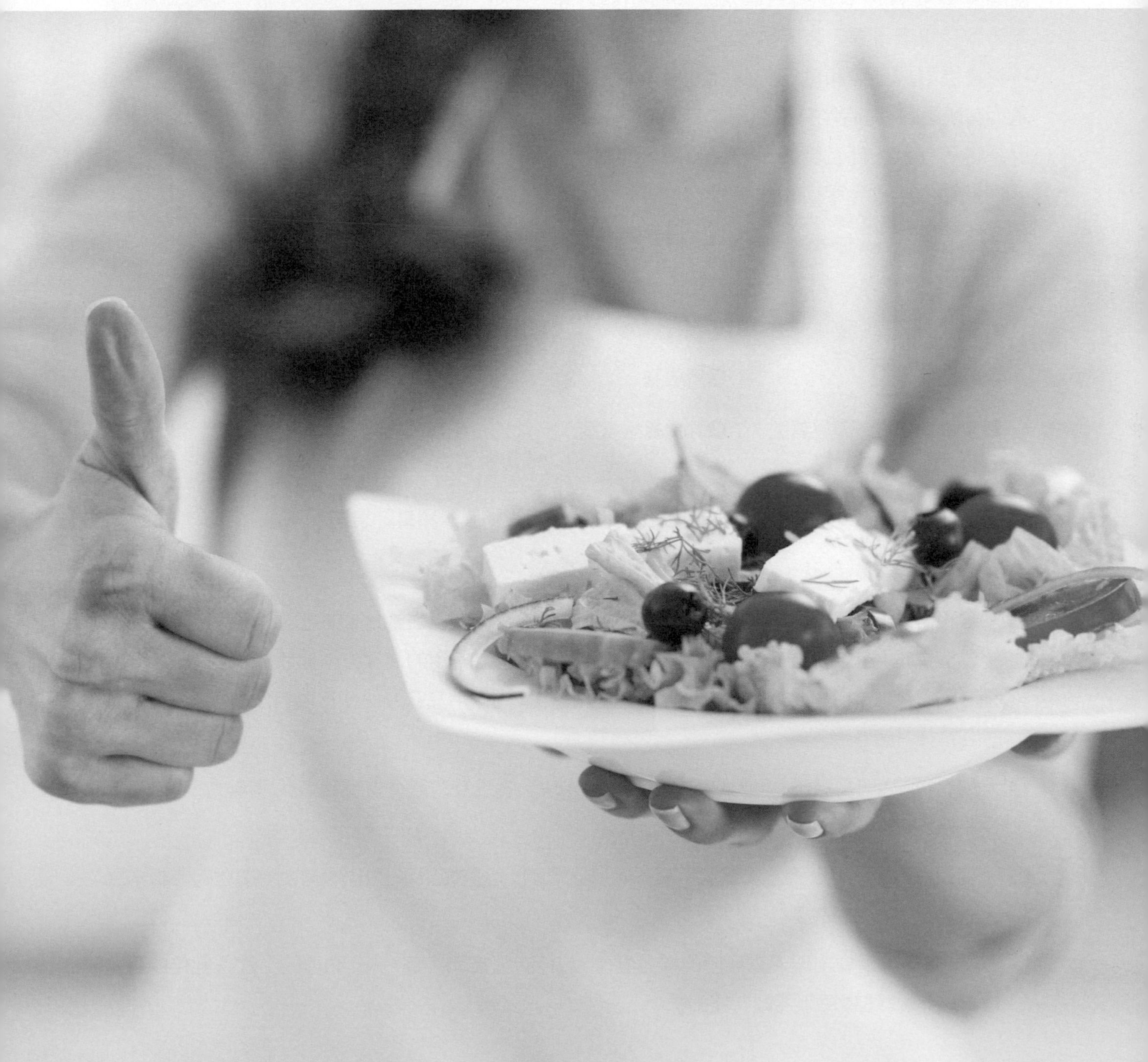

當我們的食物、生活習慣和周邊環境陸續出現問題時，身體就會逐漸衰弱到無法及時排出體內產生的毒素，致使毒素積累，最後轉變成各種囊腫和息肉，若放任不管會進展成腫瘤和癌症。其症狀會依囊腫和息肉的位置而有所不同，有時伴有嚴重噁心的嘔吐、疲乏、不孕、肝損傷等症狀，而且腎臟和心臟也有可能出現問題。而我們熟知的藥物、手術和放射線治療等方法並不值得推薦立即使用。

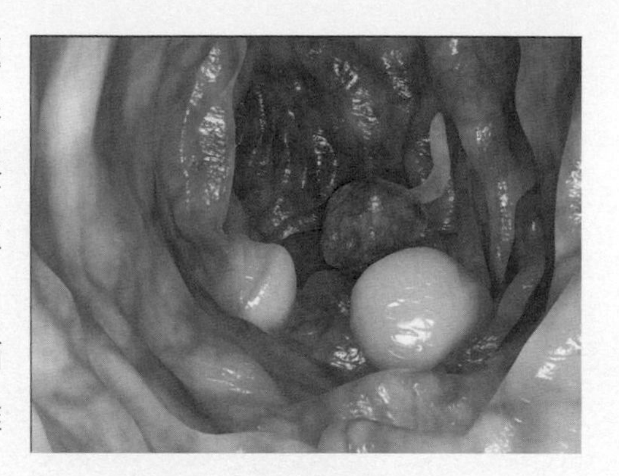

4種常見的囊腫：

❶肝囊腫　❷腎囊腫

❸宮頸、子宮、卵巢囊腫　❹乳房纖維囊腫

4種常見的息肉：

❶腸息肉　❷膽囊息肉

❸宮頸息肉　❹鼻腔息肉

1 鼻子：鼻腔裡的囊腫可引起呼吸困難、重度感冒、慢性黏膜炎和鼻腔息肉。

2 直腸：長在直腸裡的息肉可引起出血和排便不暢。

3 子宮和宮頸：子宮部位囊腫引起小腹墜脹感，夫妻性生活後出血或經間期出血。病症在沒有分娩經驗的女性身上更常見。去掉囊腫後即能止住出血，因此常用的治療方法是手術摘除子宮，但這種方法會破壞女性激素分泌系統，因此要儘量避免，而採用其它方法使囊腫自然變小，每年要做子宮頸抹片檢查。

4 大腸：大腸內可長息肉。原因有可能是便祕，或缺乏纖維質的飲食習慣導致大腸無力。息肉可進展為癌症。

5 膀胱：現代醫學的治療方法是以手術去除膀胱息肉。但是如果不找出並消除產生息肉的根本原因，最後可發展為癌症。

6 乳房：有時乳房會出現沒有痛感的纖維囊腫，或伴有搔癢和疼痛。過了40歲的女性得乳癌的可能性高達45%。建議每年要做乳癌篩檢。

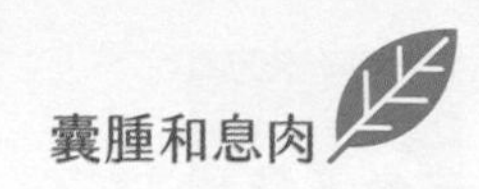

7 前列腺：囊腫症狀包括疼痛、頻尿、小便無力、便血和骨盆疼痛等。65歲以上男性發病率達60%，80歲以上為80%。占美國死亡原因第二位，主要由高脂肪飲食習慣所致。

8 嘴、頸部：多數原因是嘴、舌、咽喉的慢性潰瘍。咳嗽和咽喉的過度使用有可能成為致病原因。

9 白血病：臉色蒼白、消瘦、乏力、反覆感染、流鼻血、出現皮膚瘀血。

10 卵巢：一般在末期之前沒有明顯症狀，但有墜痛感。

治療

1 維生素C幫助排出體內的各種毒素。攝取足夠的維生素C有助於預防囊腫。

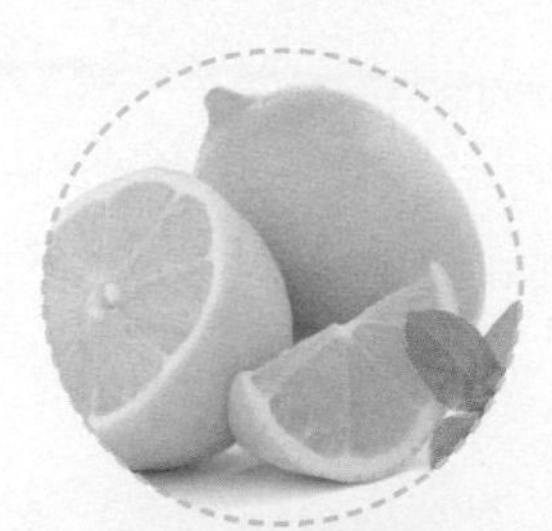

2 多喝水。攝取營養豐富的食物。

3 杜絕咖啡因、酒精和尼古丁，遠離乳製品、油炸食物、白麵粉、含血食物、含鐵補充劑和速食。

4 攝取充足的纖維質。油炸食物、速食則會加重病情。

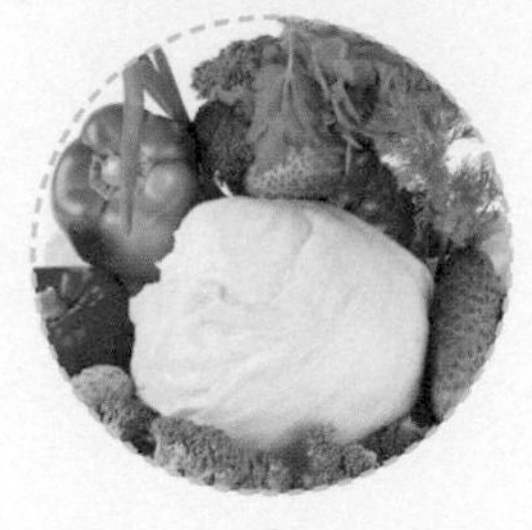

5 控制肉類產品，杜絕咖啡因、菸和酒精。

6 大蒜、牛蒡、黃連、紅花苜蓿（又稱紅三葉草）等含有淨化體內毒素的成分。將蒜片放在患處，用膠布固定，早晨貼，晚上洗，重複3天左右，腫塊可變小。

7 患處塗上蜂膠，亦可用1杯水稀釋5～7滴蜂膠後飲用。

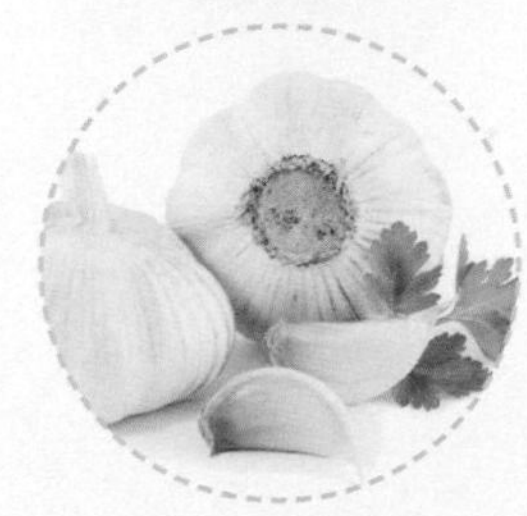

8 用手摸得到的患處可擦上薄荷或冬青精油後進行按摩。

9 用亞麻子和活性碳粉做成敷料貼在患處。每天更換1次。

10 服用避孕藥的人，其乳癌發病率高3倍。

11 使用矽膠做假體隆乳手術的人易發生癌症。

12 維生素含量少的飲食習慣可誘發癌症，因此要常吃新鮮蔬果、全穀類、堅果類、大蒜和洋蔥，並多喝白開水。

38 水療 Hydrotherapy

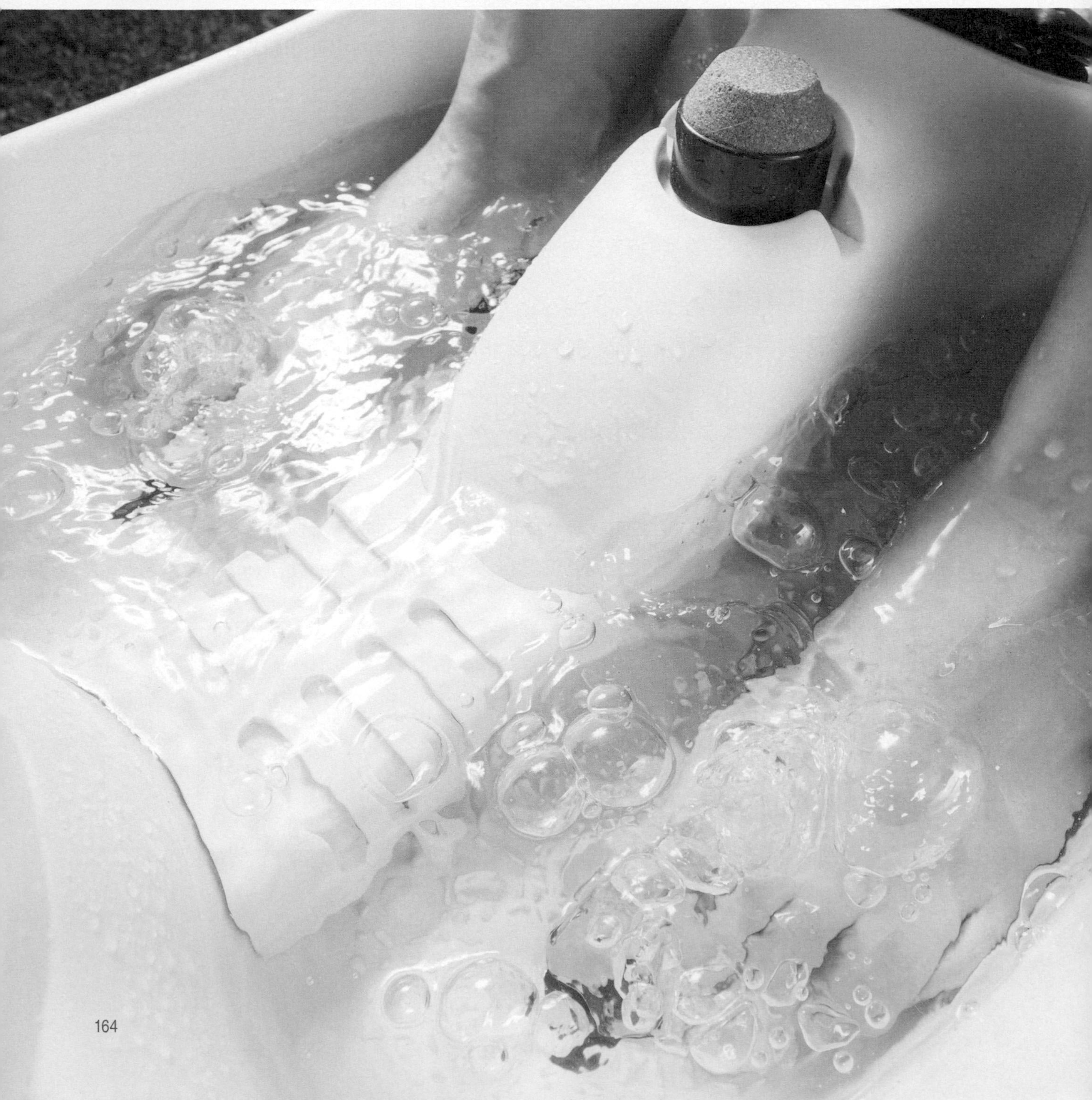

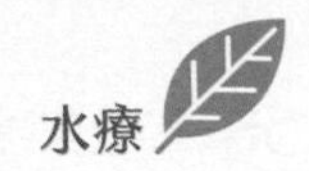

水療的分類與功效

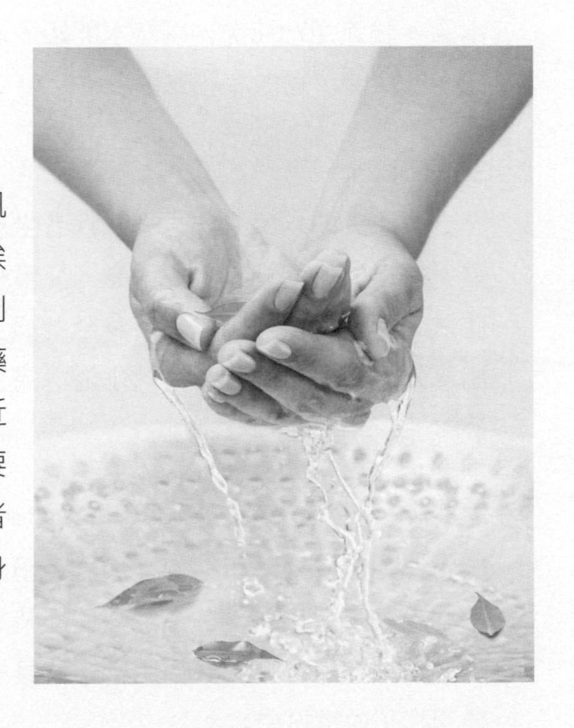

1 用棉布手套摩擦 Cold Mitten Friction

將棉布毛巾做成手套，戴在手上快速摩擦患者肌膚，有強身健體作用，有文獻記載古代中國和埃及就曾使用過這種方法。用棉布手套擦身體可刺激全身血液循環，用冷水擦身體5分鐘比吃一顆藥作用更大。從遠離心臟的手和腳端開始逐漸靠近心臟，藉由訓練可提高熟練程度。摩擦後皮膚要變紅，如果不發紅，就表示沒有多大效果。患者的房間要暖和，水療結束後用乾毛巾迅速擦乾身體後穿上衣服。這種方法可使體弱者增強體質，加強抵抗力，有助於預防感冒和改善低血壓。

2 足浴 Hot Foot Bath

用40°C熱水泡腳，使腳和腿的血管擴張，促進大腦、肺、腹部的血液循環。有助於預防感冒和維持精神健康。要檢查腿部有無動脈或靜脈硬化症及靜脈瘤。有利於緩解頭痛和骨盆痙攣。

3 濕敷 Compress（Hot & Cold）

局部熱敷的目的在於減輕疼痛，熱敷宜用毛巾。加熱方式有多種，但主要分為乾熱和濕熱。給身體加熱，可使血管擴張，達到安神靜腦，消除疼痛的作用。效果最好的是濕敷，用熱毛巾和冷毛巾輪流做濕敷能起到最好的效果。做熱敷時先在肌膚上放幾層乾毛巾以防燙傷。從熱敷開始，以冷敷結束。

4 冷熱交替浴 Contrast Bath

將手腳輪流泡在熱水和冷水裡，冷熱水溫差越大效果越好。做水療時身體其它部位要包好。泡熱水和冷水的時間分別為3分鐘和1分鐘，水桶要夠大，額外準備熱水和冰塊以保持水溫。輪流泡7～8次，以熱水開始，以冷水結束。有關節炎、手痠麻、發炎、毛囊炎，或扭傷腳踝時，宜做冷熱交替浴。

⑤ 坐浴 Sitz Bath

歷史最悠久的水療方法之一，病者坐於盆內浸及髖部和臀部。腹部和骨盆有慢性炎症或病變，有痔瘡、便祕、小便困難、兒童夜尿症、婦女經痛、婦科疾病或前列腺疾病時宜採用此法。用大盆接熱水，泡下身至肚臍上面，腳也放進熱水裡，頸部以上用涼水，腿部可伸出水外。這是一種下半身熱水浴。為了不讓患者發冷，肩膀上裹毛巾。出浴時用涼濕毛巾擦拭。

⑥ 發疹時做燕麥浴 Oatmeal Bath For Rashes

皮膚病患者洗浴時可在水裡加全麥粉、蘇打、燕麥和硫磺粉，這種方法亦對皮膚刺癢和過敏性皮膚炎有良效。在浴池裡使用時，用細布包住燕麥投進水裡直至水變濁，最後擰乾袋子使粉末都浸出來，然後用該水洗身子。如果想局部使用，燕麥粉裡加水，用其浸濕棉花棒和棉花並擦拭患處。

⑦ 冰擦法 Ice Massage

肩膀或腳踝等關節部位發熱，或神經痛引發感染和肌肉腫痛時宜採用冰擦法。用兩個紙杯注水，拿去冷凍，紙杯的上面2/3部分剪掉，只留底部1/3，以便留有空間讓手可握住。讓患者躺或臥，用冰塊在患處按逆時針方向打轉按摩15分鐘。剛開始可能會覺得疼痛加重，但過一會兒就會覺得發麻、發熱並得到療效。兩個冰杯都化開（約需15分鐘）後，用乾毛巾擦拭，並用手畫著大圈按摩。此法對五十肩有特效。

⑧ 灌腸（洗腸） Cleansing Enema

體內廢物、雜質的主要排出通道是皮膚、尿道和大腸排便。清除腎臟和大腸廢物可以改善很多疾病。方法是將鹽水灌腸液（1,000cc水加1湯匙鹽）、檸檬灌腸液（1,000cc水加兩顆檸檬汁）或活性碳粉灌腸液（1,000cc水加2湯匙）中的一種，加入灌腸袋並高掛，

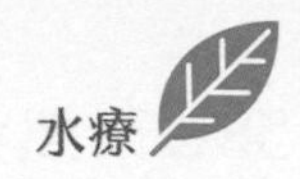

導管末端擦凡士林或橄欖油後插進直腸裡，使溶液緩慢流入體內。如果出現便意，拔出導管，儘量忍耐，當忍無可忍時去廁所排便。灌腸可清潔結腸，促進排泄，清除體內廢物。

⑨ 擦鹽療法 Salt Glow／Salt Rub

透過刺激表皮血管加強循環，或透過刺激皮脂腺和皮下神經促進皮膚淨化和廢物排出，從而達到強身健體的作用。藉助這種效果，可強化循環系統和神經系統細胞。所用的鹽是愛普生藥鹽（Epson Salts），溶解後按需要做成冷、熱、溫水使用。

⑩ 毛巾浴、毛巾擦 Towel Bath／Towel Rub

配合水療進行，按照摩擦工具分為毛巾浴（Towel Bath）、刷浴（Trush Bath）、海綿浴（Sponge Bath）以及用人手做的擦浴（Ablution）。

⑪ 濕被單浴 Sheet Bath

用濕被單裹住身體，或用被單裹住身體後在其上澆水，以達到解熱目的的方法。主要用來幫助改善包括失眠症在內的全身神經系統疾病，或其它多種疾病。

⑫ 漩渦浴 Whirlpool Bath

漩渦槽裡有數個噴水嘴，使浴水產生漩渦、氣泡、水流噴射，水溫隨身體部位而不同，使用時間在15～45分鐘，偶爾在水裡加入藥物。燒傷患者在水裡加入治療劑以促進傷口癒合。而罹患循環系統重病如靜脈瘤、嚴重動脈硬化症、嚴重末梢血管疾病或糖尿病者禁用漩渦浴。

漩渦浴的5種最具代表性的效果：

❶緩解疼痛

❷放鬆肌肉和神經

❸促進循環

❹減輕傷痕和沾黏

❺清除破碎和壞死組織。

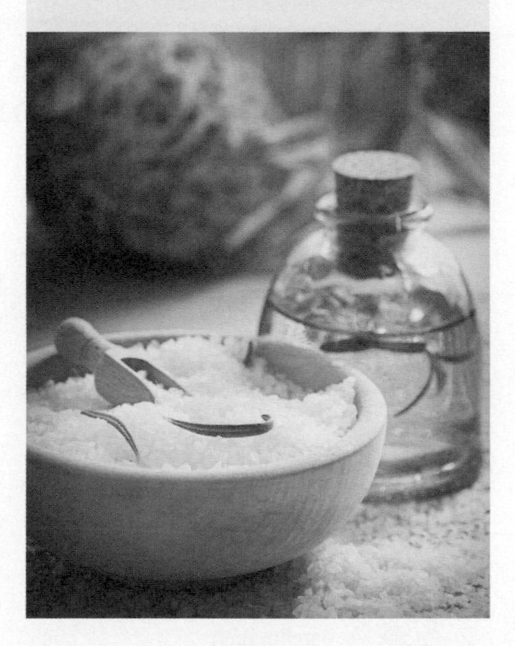

⑬ 蒸汽浴 Steam Bath

① 患者進入蒸汽艙裡只露出頭部，具有提高體溫、驅寒、放鬆皮膚、減輕疼痛和促進血液循環等作用。

② 多數蒸汽浴使用蒸汽治療艙（Moist Air Heat Therapy Unit），治療溫度為49°C（約120°F），時間為5～30分鐘左右。主要用於關節炎、末梢血管疾病、腰痛和坐骨神經痛、肌肉扭傷和神經症。

③ 其它蒸汽浴：還有利用乾熱進行的土耳其浴（Turkish Bath）和桑拿浴（Sauna Bath），以及利用濕熱進行的俄羅斯浴。

④ 有一種電熱艙浴屬於利用電進行的光線治療，還有一種是利用熱氣進行的熱氣浴。熱氣浴不僅對驅寒有卓越療效，還具有放鬆肌肉、鎮痛及促進新陳代謝的效果。

⑭ 冰敷 Cold Compress

為了減輕牙痛等痛症可採取冰敷。冰敷嚴禁用於女性下腹部。透過冰敷緩解或消除疼痛不是因其具有麻醉作用，而是透過反作用達到療效。做冰敷時會產生發麻的感覺，並使患處感覺遲鈍。

⑮ 蒸汽噴氣浴 Steam Jet

將熱氣直接噴到皮膚，具有鎮痛、放鬆肌肉、充血、殺菌、促進皮脂生成及提高皮膚彈性的作用。

⑯ 石蠟浴 Paraffin Bath

按7：1比例混合溶解石蠟和礦物油，用該混合物進行熱療叫做蠟浴（Wax Bath），優點是持續時間比其它熱療長。石蠟的熔點低，因此需要在特定部位長時間做熱療時可方便使用。接觸皮膚的石蠟不會蒸發或從人體吸走熱量，因此蠟療比水療能延長30分鐘以上，可在石蠟裡插拔6～12次左右。手和腳都宜做蠟療，蠟療尤其對腳後跟龜裂、關節炎、痛風、炎症、濕疹、肌肉痙攣和牛皮癬有較好療效。

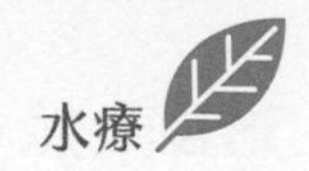

治療方法

① 用蠟槽熔解石蠟，放涼至上層產生薄膜，加入礦物油。

② 洗手並擦乾。

③ 石蠟稍有凝固時將手快速插入石蠟裡並抽出，插手時注意手指不要併攏，石蠟的量要足夠插到手腕或腳踝處。

④ 沾手的石蠟凝固後將手重新插入熔化的石蠟裡。

⑤ 反覆插拔直至手上的石蠟像戴手套一樣變厚。

⑥ 用浸過油的布包住10～15分鐘，再用毛巾包裹。

⑦ 等手上的石蠟完全凝固後撕掉石蠟。

⑧ 拿掉的熱石蠟可用手揉捏以做手指運動。

⑨ 亦可立即做手部按摩。

⑰ 哈伯德浴槽 Hubbard Tank

該設備包括8字型浴槽、用來轉移患者的起重機、轉動起重機的幾個渦輪機、用於按摩的踏板和導管、用於水中運動的臺階以及包括雙槓在內的運動器具，和以患者安全為目的的幾種輔助器具。主要是透過熱療和按摩達到鎮痛，放鬆肌肉、緩解肌肉硬化症、促進循環和吸收炎症等療效，水中運動的目的是利用浮力促進運動。哈伯德浴槽裡的水溫在32.2～40°C（90～104°F），治療腦性麻痺、放鬆肌肉、取得鎮靜效果或以腎臟治療為目的時，可進一步提高水溫。（可參考http://www.whitehallmfg.com）

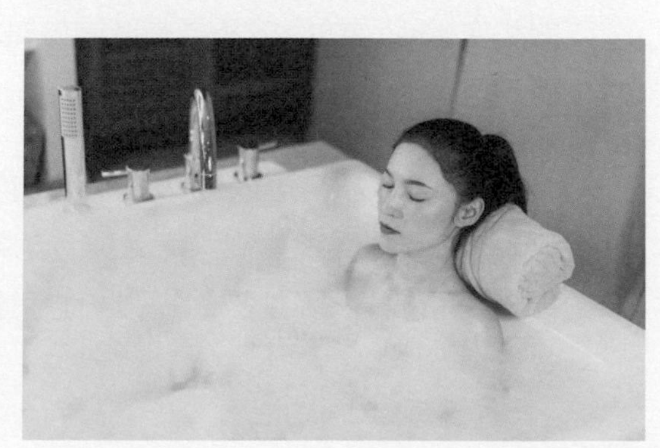

⑱ 熱水浴 Hot Bath

在澡堂裡進入42～45°C熱水池時身體會感到燙，熱水浴指的就是在這種溫度的水裡泡澡，具有增強免疫力，打擊不耐熱的細菌或病毒活動的效果。從事非常劇烈的運動，或高強度工作後想要快速恢復疲勞，可在40°C以上熱水裡泡上15～20分鐘。熱水浴對感冒患者、從事高強度體力勞動者、慢性疲勞或宿醉的人有較好療效。但是泡澡超過30分鐘會使皮膚血管擴張，因此要避免泡澡時間過長。有些人泡熱水後會出現眩暈，因此出浴時要格外小心。用濕涼毛巾擦身或用涼水澆一下身子，可使膨脹的血液加速循環。

⑲ 微溫水浴 Warm Bath

- 有助於恢復疲勞，水溫以接近體溫的36～37°C左右為宜。

- 高血壓患者和心臟脆弱者：以半身浴為宜，水深不超過肚臍，水溫約38°C，泡上20～30分鐘，血壓會緩慢下降，胸口會變舒坦。

- 稍微嚴重的高血壓患者和心臟病患者：建議採用足浴療法，即用約42°C水泡腳20～30分鐘。首先用稍溫水適應一下身體，然後在熱水裡泡20～30分鐘，最後用微溫水淋浴結束。

⑳ 冷熱水浴 Cold-Hot Bath

- 風濕性關節炎、腰痛、慢性疲勞、消化系統疾病消除壓力：最理想的方法是做冷熱水浴，交替做冷水浴（30秒）和熱水浴（60秒），以冷水開始，以冷水結束，即做8次冷水浴，7次熱水浴。熱水溫度保持約40°C，冷水溫度以15°C左右為宜。

- 老人、肥胖者、糖尿病患者：減少冷熱水交替時間和次數，不要勉強。不要長時間做熱水浴，宜採用足浴、半身浴或低溫桑拿法。

- 減肥和美容效果：透過冷熱水療可改變新陳代謝，增加脂肪燃燒達到減肥效果。皮膚經過反復收縮和放鬆，彈性得到增強，從而達到美容效果。

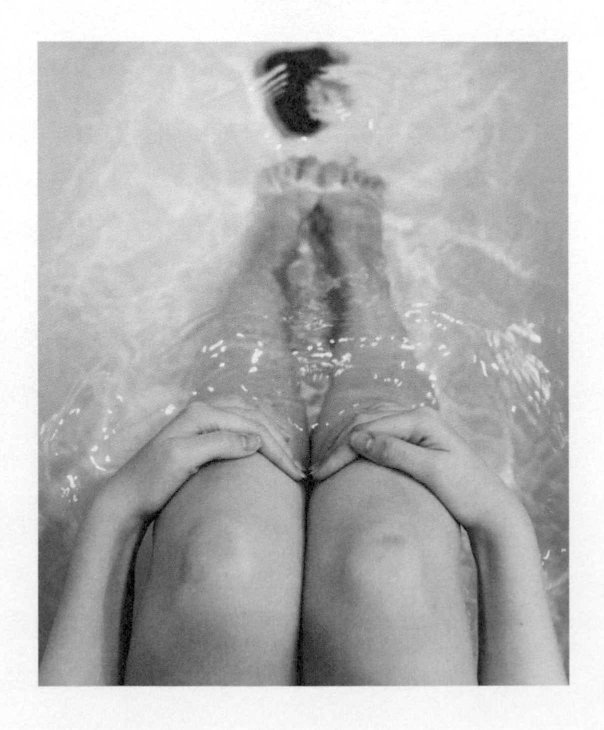

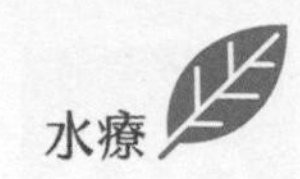

三溫暖全身浴的水溫與時間：

- 熱水浴：36.7～42.2°C，20～30分鐘
- 冷水浴：10°C～26.7°C，4秒鐘～3分鐘
- 微溫水浴：23.9°C～33.3°C，10～60分鐘

注意事項：

- 千萬別以為浸泡越久，效果越好。
- 有心血管疾病的人，以及患有動脈硬化症、高血壓、動脈瘤、出血部位、心臟瓣膜症、神經症、癲癇或甲狀腺亢進患者禁止做三溫暖全身浴。
- 為了安全起見，孩童浸泡的水溫不宜過高，時間也不宜過久。

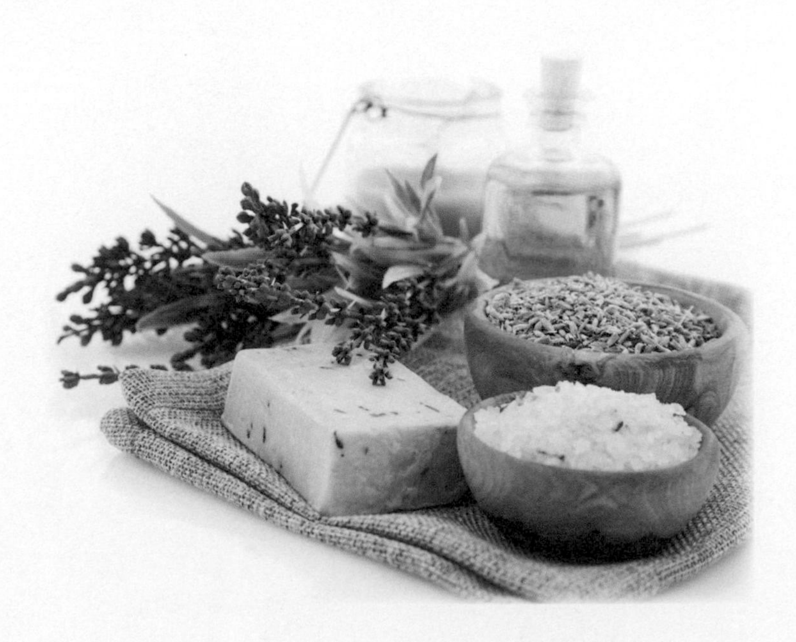

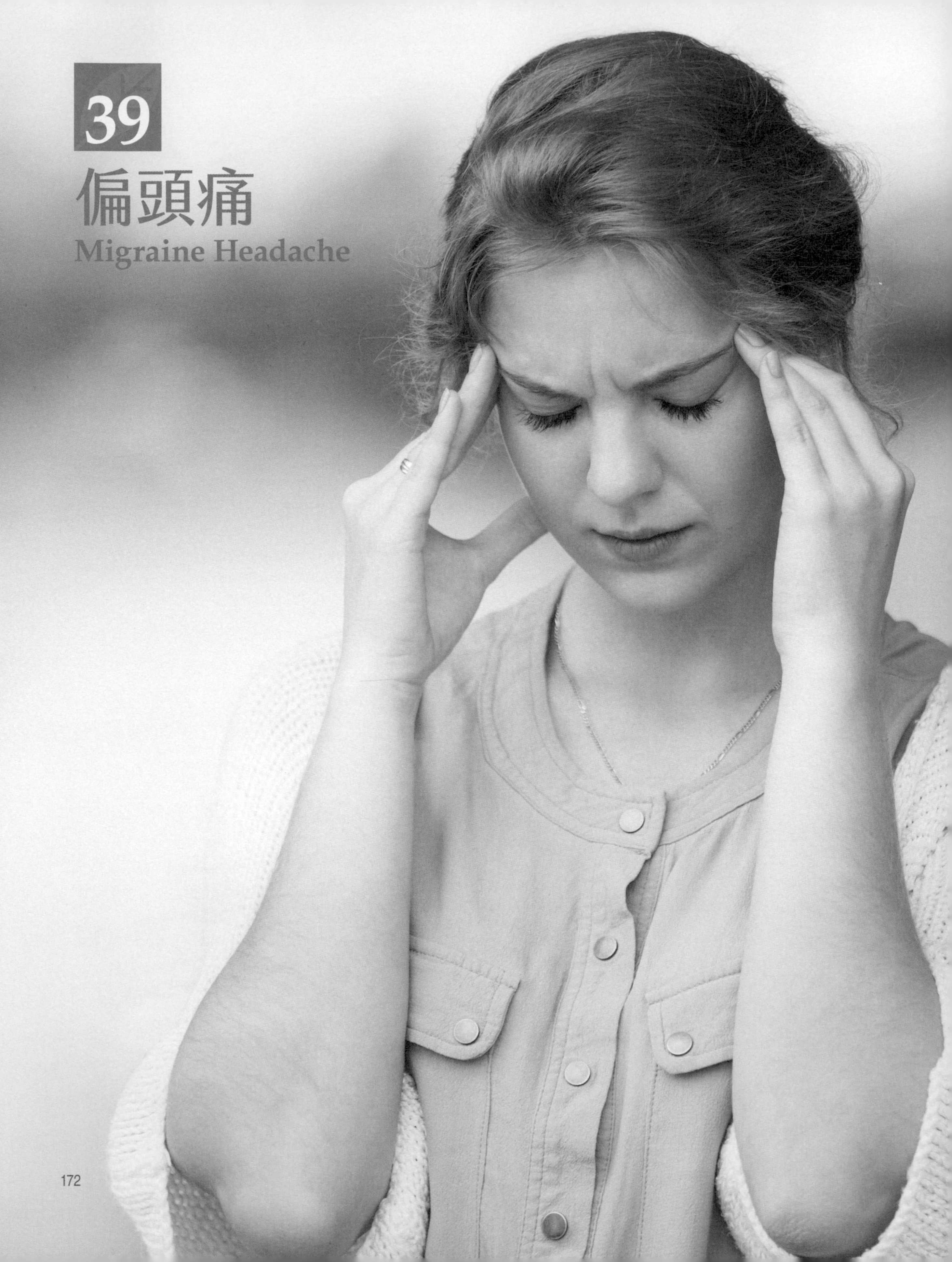

39 偏頭痛

Migraine Headache

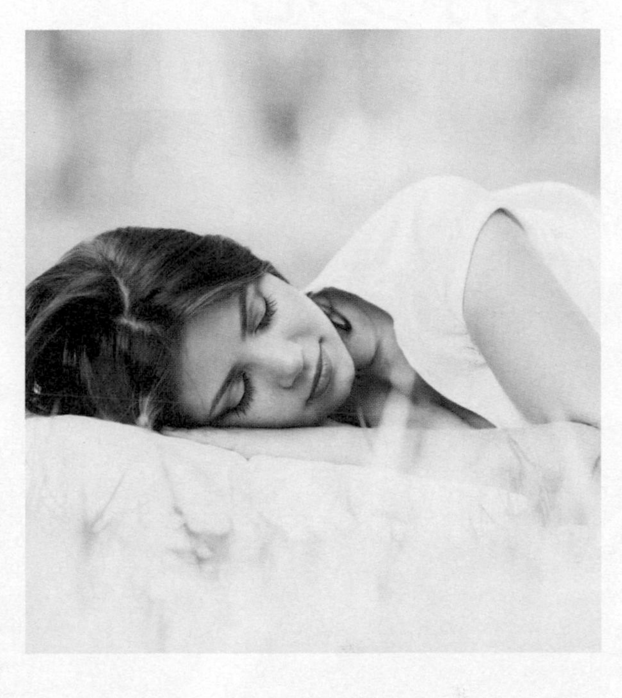

❶ 出現頭痛時先用熱水泡腳，並多喝熱水。泡腳過程中要保持熱水溫度，直至頭痛減輕，結束時用涼水沖腳。

❷ 偏頭痛嚴重時，在疼痛部位下面的脖頸處做冰敷，開始會出現刀割般的疼痛，但過1～2分鐘即可消失。至少做10分鐘冰敷，中間不要停。

❸ 睡眠時保持臥室空氣循環，早晨出現的頭痛往往是夜間不新鮮的空氣引起的。

❹ 徹底檢查所有飲食習慣，如需要及時做出改變。頭痛有可能是暴食、消化不良、情緒壓力、甲狀腺功能低下、疲勞、明亮的光線或閃爍的照明引起的；吃乳酪、紅葡萄酒、雞肝、燻青魚、味素、醃肉或香腸類食品等也可引起頭痛。

❺ 遠離毒性物質（菸、禁藥或允許流通的藥物、咖啡、茶、可樂和巧克力中所含咖啡因、冷飲、酒精等）、異味、菸味、空氣污染、腐爛的樹葉或堆肥，以及長在房子周圍的爬藤或灌木叢中的黴菌。毒性物質不能吃、喝或接觸。若對化妝品和香水過敏，要自行注意。

❻ 對某些人來說，貓狗的皮屑、其它寵物的分泌物或排泄物可能會引起過敏性頭痛。出現慢性細菌性或病毒性感染（與牙齒有關的炎症、慢性皮膚炎、鼻腔病變、生殖器官或泌尿系統感染疾病）時出現頭痛症狀。與肉類食品有關的大腸菌也時常引起頭痛，要改變飲食習慣。咖啡因的戒斷症狀中最具代表性的就是頭痛。

❼ 兩餐之間可以喝水或清淡的花草茶，但不要吃任何零食，哪怕一顆花生也不要吃。固定用餐時間、睡覺、起床和學習時間並遵守規律，這一點非常重要。

❽ 不要吃宵夜。兩餐至少要間隔5個小時以上，晚餐要少吃，如一片全麥麵包或一點糙米飯，外加兩顆水果等。避免吃太多，或吃太多種類食物。同時吃牛奶、白糖和雞蛋會在腸道內引起發酵，成為敏感體質患者出現頭痛的毒性物質。

40

潔淨身心

Cleaning Body and Mind

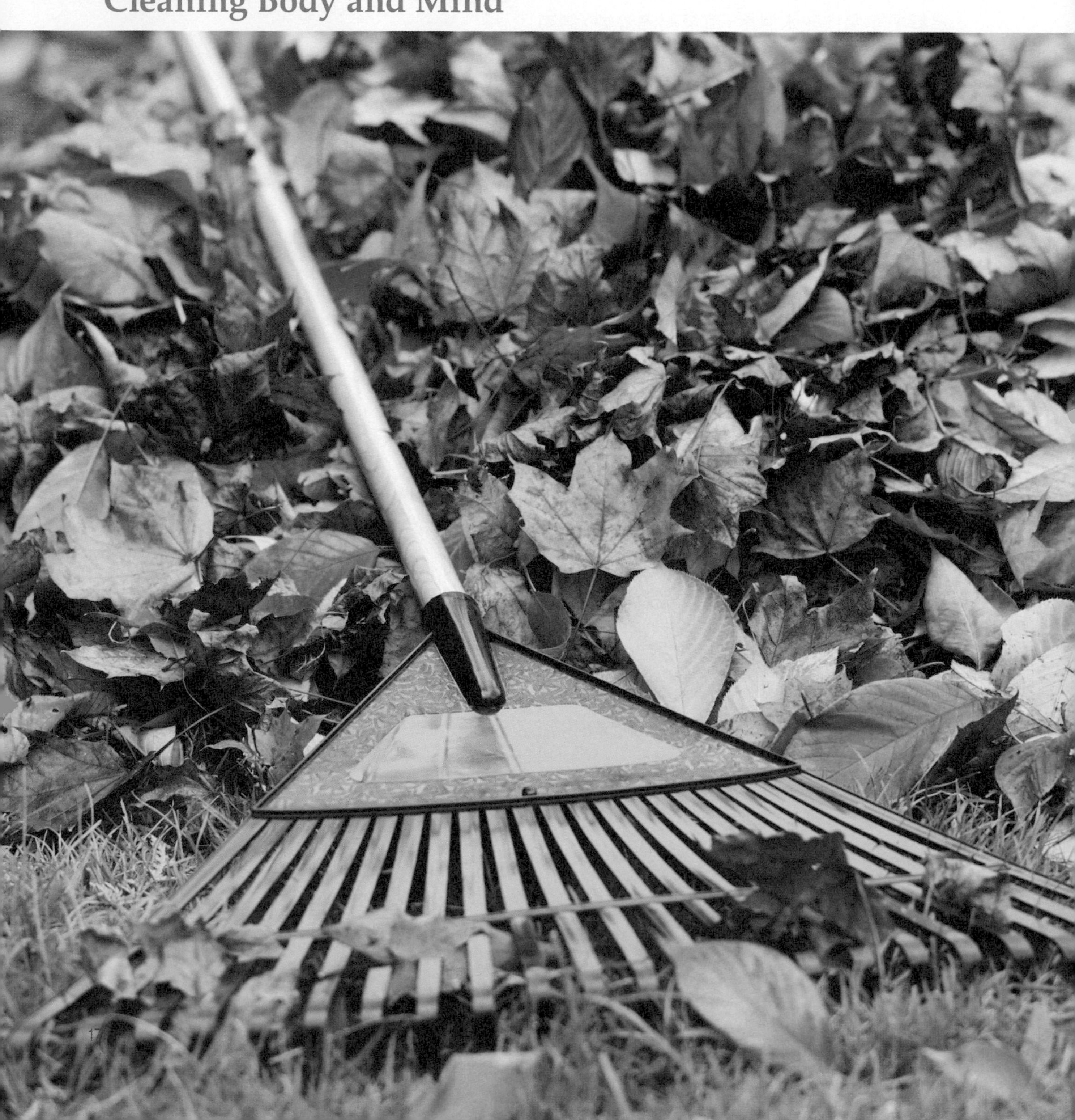

清除體內毒素，潔淨身心的方法

1 清潔肝膽

有健康的肝臟就能有乾淨的血液並化解任何毒素。現代人不正確的姿勢會壓迫膽管，使膽管裡出現脂肪結石，進而降低肝臟活力，誘發脂肪肝、肝硬化、膽囊炎或肝膽腫瘤；或使膽汁逆流，損壞胰腺，引起胰腺炎、胰腺癌或糖尿病。身體會在吃飯時分泌膽汁，因此在飯桌前保持健康坐姿非常重要。每天早晨榨一顆檸檬汁倒入熱水，空腹喝下。若要清潔肝膽，白天吃素食，不吃零食，晚上9點鐘用橄欖油和柳橙汁各一半，調成一杯飲料喝下，然後平臥休息。晨起再喝一杯後稍做休息，即可排便、排出廢物。

肝臟過濾血液後利用膽汁將廢物輸送到膽囊。如果食物裡含有油脂，就會給膽囊發送信號使其分泌膽汁以分解油脂和脂肪，以使其能被人體吸收。清潔肝臟就等於清潔膽囊，膽囊裡有可能含有結石，因此清肝的第一步是溶解這些結石，其次是將溶解的膽結石和膽汁送到小腸。膽結石是膽汁加上鈣和多種無機鹽混合在一起形成的硬塊。

清除結石的方法

1 軟化膽結石並排出結石——一顆檸檬榨汁，加3大匙橄欖油混合，睡前及晨起服下。用這種排石法可透過大便排出小結石，排便後注意查看有無結石。也可用柚子汁、柳橙汁或蘋果汁（100%純汁）代替檸檬汁。

2 三天方案——更有效的排石方法是連續3天只喝蘋果汁，3天後喝1杯橄欖油和1杯檸檬汁。如果把膽結石投進蘋果汁，2個小時後浮起，3個小時即開始溶解。

3 清除膽結石、清潔肝臟和膽囊——5天內儘量多喝蘋果汁，偶爾也喝梨汁。甜菜根汁也有清肝功能。

4 綜合方法——用2盎司（約50cc）檸檬汁加上2盎司橄欖油做成一杯混合飲料，連續兩晚每晚各飲一杯。第三天晚上各用4盎司調配後飲下。次日早晨做灌腸，並用一杯現磨的咖啡做2次灌腸※。

※很久以前咖啡灌腸就被當作天然療法。每次做咖啡灌腸，灌腸時儘量使灌腸液多停留在腸道內（約20分鐘）。雖然喝咖啡對健康不宜，但用其灌腸可清除肝臟的廢物和毒素，達到清肝效果。健康的肝臟甚至能消除癌細胞。咖啡灌腸是安全清肝的方法之一。

清肝效果

❶ 緩解各種肝病
❷ 減少體內膽固醇、改善脂肪肝、淨化血液
❸ 透過解毒作用使身體變輕鬆
❹ 解除膽囊痠痛，後脖頸和肩膀痠痛
❺ 促進消化，使排便順暢
❻ 化解因毒素排出皮膚外形成的過敏症狀
❼ 藉由排宿便達到清腸作用

② 淨化血管

要淨化血管必須先清除附著在血管壁上的雜質和膽固醇。莓果類果汁、檸檬汁、洋蔥汁、諾麗果汁和活性碳粉等，對淨化血液具有卓越的療效。不過對大胃王來說，最重要的是少吃多運動，哪怕不吃一頓晚飯也能讓血管變得更乾淨。喝水、灌腸、斷食、冷熱水浴、冷水擦身和按摩等方法有助於淨化血管。

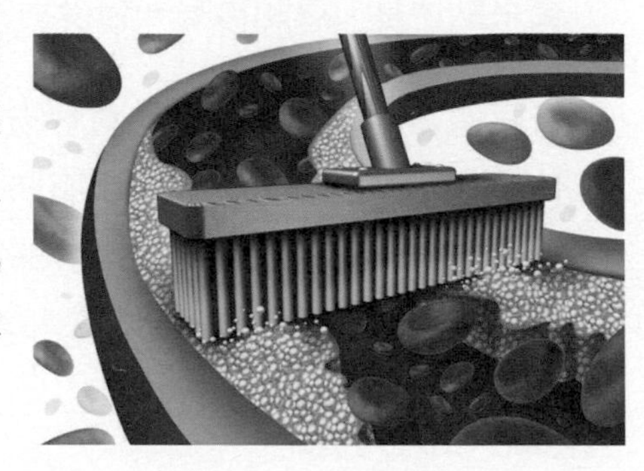

③ 淨化淋巴管

受傷或燙傷時流出的體液即為淋巴液。淋巴液向微血管無法達到的細胞輸送營養，同時還具有解毒和免疫功能，是體內非常重要的東西。淋巴液的主成分為鉀，要想提高鉀的攝取量，應減少鈉的攝取。揉搓和輕拍皮膚，可使廢物聚集到皮膚裡並透過腎臟排出體外。每天按摩腋窩、胯下、膝窩和肩頸處等廢物聚集的淋巴腺，可加快排出廢物。每天晨起用冷水擦身也有極大益處。

④ 淨化神經

也許「淨化神經」的描述聽起來很陌生，但各種疲勞帶來的產物、脂肪和毒素會使血液變得渾濁，使肌肉變僵硬進而壓迫神經引起麻痺。應該攝取有益於腎臟、肝臟和膽囊並能淨化血液的食品，做一些伸展運動，避免過度使用肌肉，藉助揉搓或按摩僵硬肌肉使其放鬆。配合做冷熱水浴、半身浴、微溫水浴或足浴，或以熱擦法按摩疼痛部位。找出肩頸部分的痠痛肌肉使其舒緩，可使腦中風和失智症得到好轉。用牛角梳刮痧可舒緩神經。

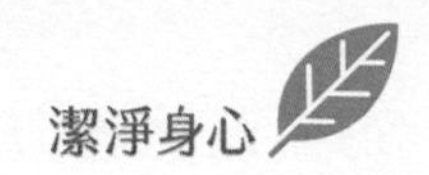

5 清腸

食物滯留在腸道中產生的毒素是萬病之源。單憑少吃肉、不吃零食也能使腸道變得乾淨和輕鬆。一天之內只吃水果不吃其它食物，有助於清潔腸道乃至全身。

- 海水清腸：海水含有健康血液所包含的97種元素。早餐前，用容量為兩夸脫（約2公升）的瓶子接1/3的海水和2/3的熱水後混合，在45分鐘之內喝完。注意：此法不宜在飯後實施。
- 飯後吃2～3大匙海水，既有益於改善貧血，又能補充孕婦所需營養素。燒傷患者將患處浸泡在海水中可加快癒合。眼睛刺痛時可用海水浸濕的濕布做濕敷。海水對陽光曬傷也有功效。
- 如果沒有海水，用鹽水代替，效果雖不及海水，但也能得到清腸效果。灌腸比喝鹽水效果來得快。2公升熱水加2大匙食鹽溶化後喝下。
- 大多數情況下，飯前喝2公升鹽水可促使排便。
- 取一顆檸檬榨汁倒入一杯冷水中飲用也可促進排便。

6 清肺

必須清除肺裡的痰、細菌和癈物。做有氧運動時呼吸會變得深沉粗重，可知有氧運動有利於清肺。用手按住腹部，下彎上身，用力呼氣10次。經常在山間或空氣新鮮的緩坡散步，空腹多喝水。

7 清潔腎臟和膀胱

清潔腎臟最好的方法是做冷熱水浴，按1～2分鐘間隔交替做冷水浴和熱水浴，可排出尿酸。邊做半身浴，邊慢慢吃完一整顆熟透的西瓜。煮一壺玉米鬚茶，放至微溫後飲用，玉米鬚茶一天喝下10公升也不會產生任何副作用。

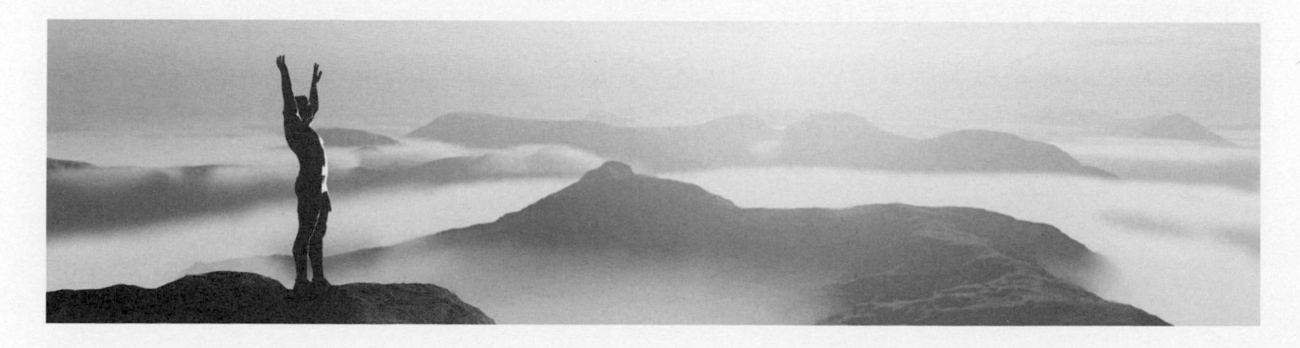

⑧ 清除細菌和寄生蟲

最簡單的方法是將刨好的馬鈴薯放置一會兒使其沉澱，取上面的水喝2～3杯，一週重複2次。

⑨ 清潔肌膚

現代醫學利用雷射去掉褐斑、雀斑和老年斑，但最好的天然療法是睡好覺。充足的睡眠可緩解肝臟疲勞，向肌膚提供營養，因此皮膚美容效果顯著。常用軟水或蒸餾水清洗，水是打掃身體內外的清道夫。避免在過強的陽光下曝曬，以及使用粗糙的毛巾。適當的不飽和脂肪酸、保持體溫、補充水分，以及攝取有益於肝腎的食品可使臉上容光煥發。多吃水果和蔬菜。

⑩ 清潔細胞

要有健康的生命，必須擁有健康的細胞。應少吃垃圾食物，遠離不健康食品，並實施排毒療法。活性碳粉是最好的排毒劑，睡前喝下加入活性碳的水，夜間可發揮排毒作用，因此早晨起床後會感到渾身輕鬆。食物中以糙米、全穀類、滿含活力酵素的水果和蔬菜為宜。

⑪ 清潔心靈

清潔心靈是所有淨化之根本。持守積極而純淨的心態，可驅除病魔，使身體充滿新的活力。心裡充滿貪念和消極想法，身體也會跟著出現不適，夜晚噩夢連連，白天煩心事接踵而來。放下紊亂情緒，拋除雜念，如果無法控制思緒，可跪下來祈禱，聖靈就會降臨在乾淨平靜的心靈裡。潔淨心靈，可使身體充滿生機，並品嘗到最美好的幸福。

⑫ 最好的清潔方法是禁食（斷食）

不吃宵夜和零食可加快復原速度。西班牙諺語說：「看100位醫生之前，每天少吃一頓晚飯。」晚餐會妨礙沉睡，使血液變得特別污濁。如果一定要吃晚飯，可吃豆芽湯或海帶湯配蔬菜。足夠的營養、素食、運動、正確的姿勢、熟睡和懂得感恩，對健康具有非常重要的意義。

41

足底筋膜炎
Plantar Fasciitis

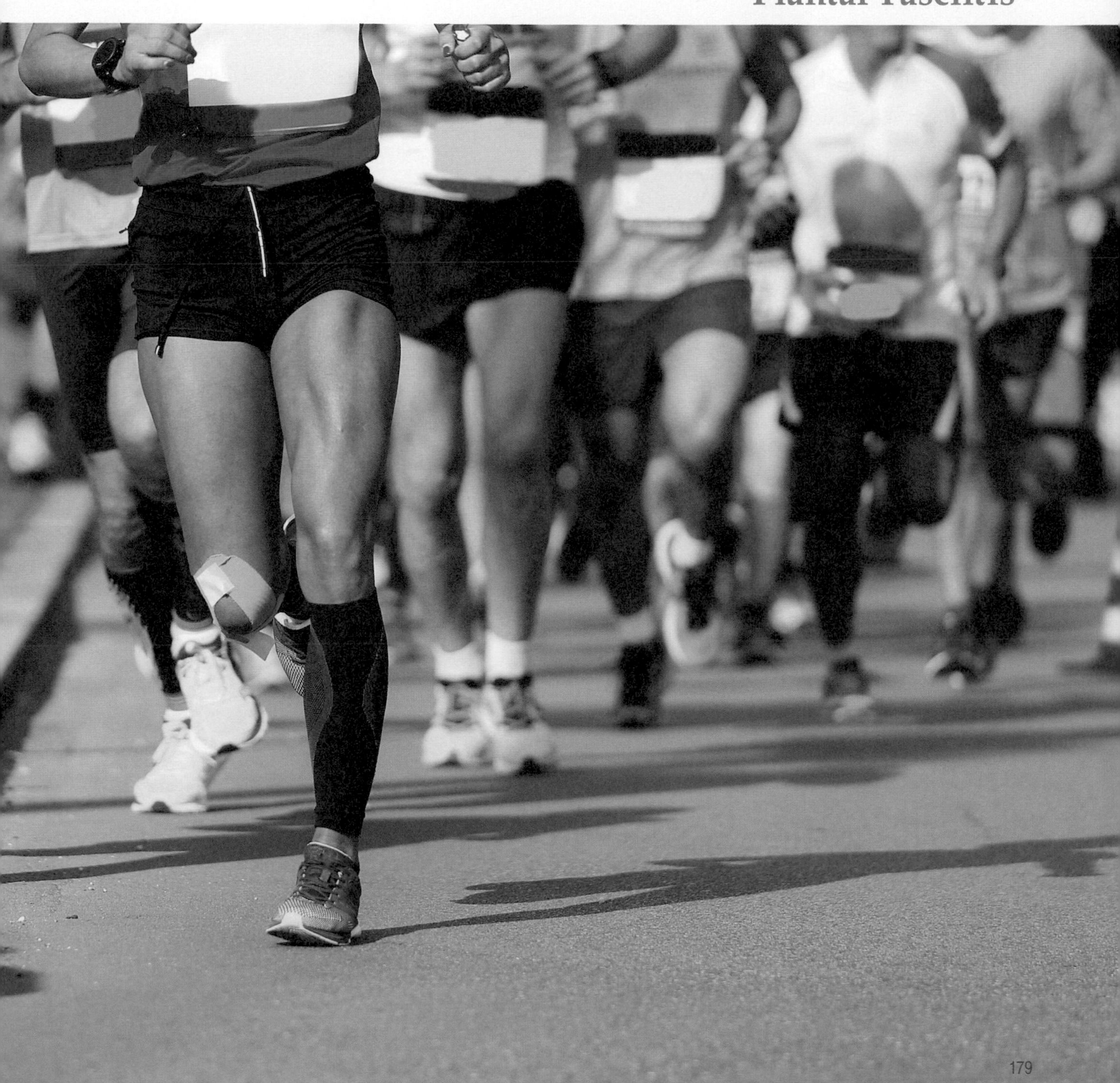

足底筋膜炎

「足底筋膜」是包住腳底板的一層堅實的膜，能像彈簧一樣吸收腳底衝擊力，支撐足弓(腳內側深陷部位)的作用。足底筋膜中，近足跟部位因勞損發生無菌性炎症的叫足底筋膜炎，如果下床一踩地就覺得腳後跟疼，應該懷疑自己是否得了足底筋膜炎。有名的馬拉松選手中常見因此病動手術者。

病因

1. 跟腱過度緊繃
2. 扁平足或高弓足
3. 長時間跑步(如晨練、馬拉松)
4. 運動過度
5. 跑步時，腳後跟先著地
6. 內八字走路

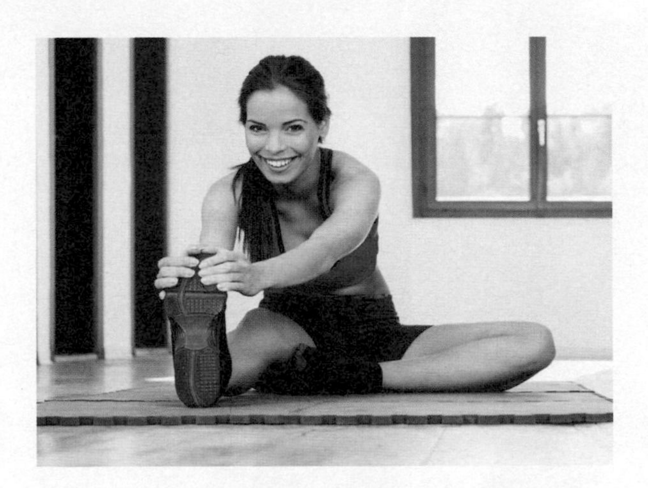

治療方法

1. 因是退化性疾病，多採物理治療，無需用手術治療。唯一的方法是在足底筋膜輔助器的幫助下，等2～3個月身體自我康復。
2. 做跟腱伸展訓練。面牆站立，將患腿向後伸一個肩膀寬度，雙臂前舉扶牆至肩水平，前腿膝蓋稍彎曲，後腿伸直，腳跟不離地，人向前傾，後腿有拉緊的感覺即可。堅持一天做3～4組，一組25次。
3. 做滾高爾夫球或滾罐頭訓練。在腳拇趾下放高爾夫球，前後來回滾動；其它腳趾也用相同方法訓練。訓練的要點是增加踩下去的力量，使足底感到稍許壓痛。
4. 做足底筋膜伸展訓練：

   ①一條腿屈膝坐在地面，用手抓住另一側腳趾向上向後牽拉至腳趾越過腳踝，維持該姿勢10秒鐘，然後放鬆，重複做10次。

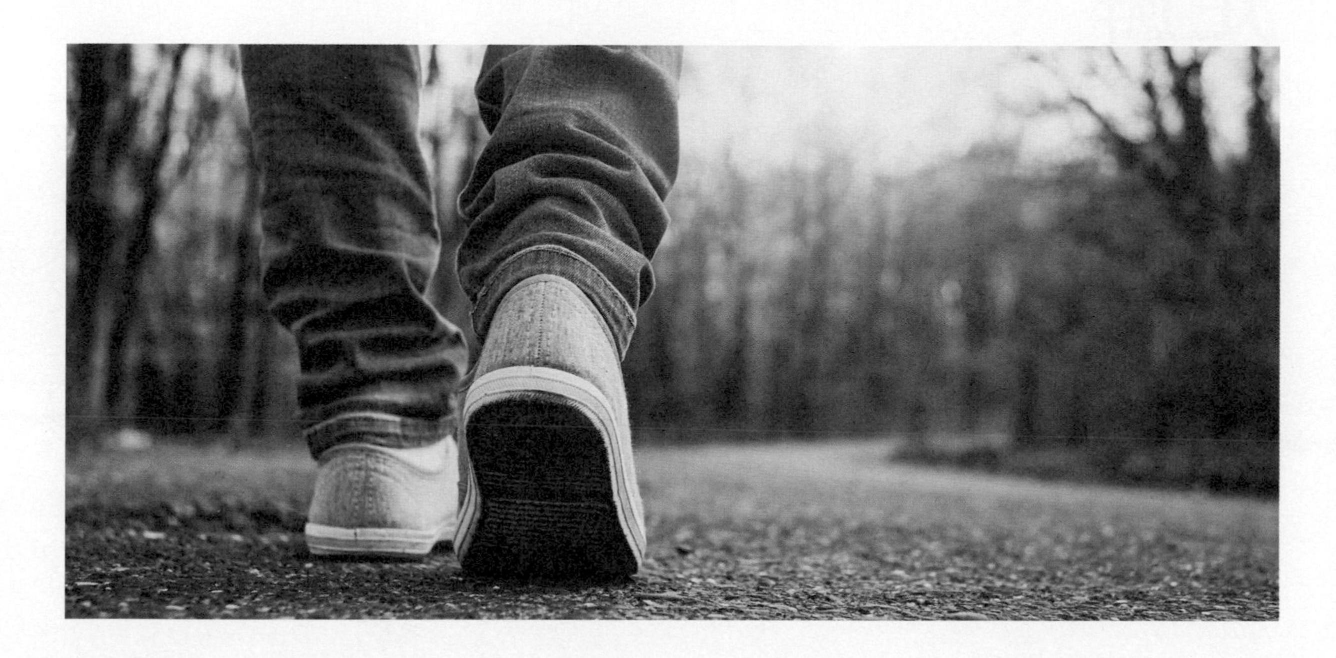

②踮腳運動可加強腓腸肌（Gastrocnemius，又稱小腿肚）。

③單腿（患腳）站立，兩隻胳膊前後晃動，一天做100次，具有腳踝伸展效果。

5 鞋裡墊上矯正鞋墊，也會有一定程度的改善效果。

6 做冷熱水療。熱水和冰水按3：1時間泡腳，重複7～8次，以熱水開始，以冷水結束。冷熱水療對康復有較大幫助。

7 子宮或前列腺疾病也有可能引起腳跟疼痛。足底分布著對應人體各個臟腑與器官的反射區，位於腳跟的穴位反射的是生殖器官。除了腳後跟，第二個腳趾和後脖頸痠痛，也代表著膀胱或前列腺有問題。利用冷熱水療和按摩減輕疼痛，如果膀胱或前列腺出現問題則需要治療。常喝布庫茶（Bucu Tea）有助於改善膀胱炎，而艾灸有益於前列腺健康。

8 腰椎管狹窄症：如果頸椎、胸椎或腰椎狹窄，長時間行走時會出現腿痠、腳跟發疼和步姿異常。髖關節疾病、韌帶或肌肉出現問題也會表現出相同症狀。下樓梯時如果疼得厲害，表示膝關節有毛病。可採取冷熱水療並輔以按摩。

42
足癬
Athlete's Foot

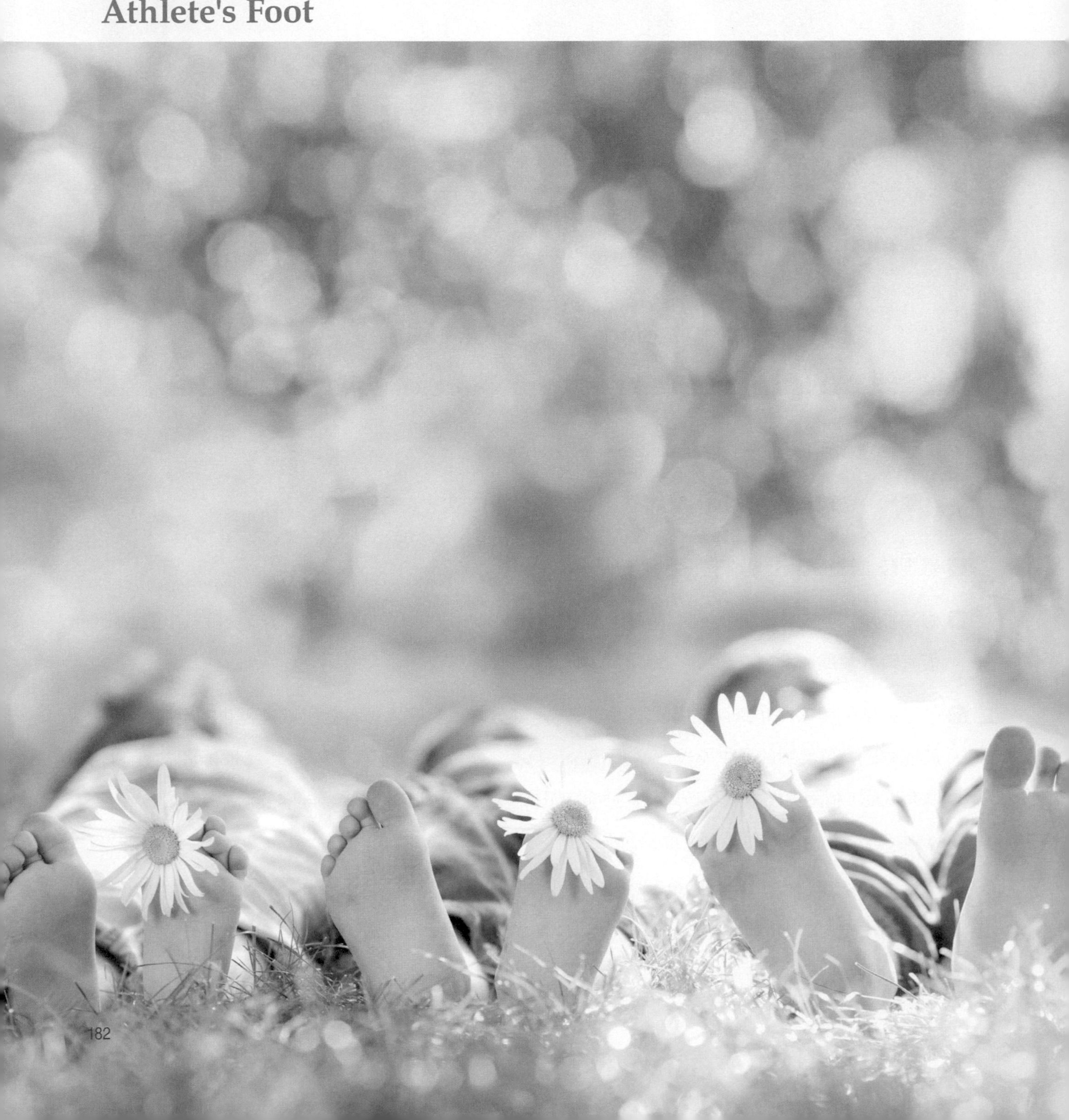

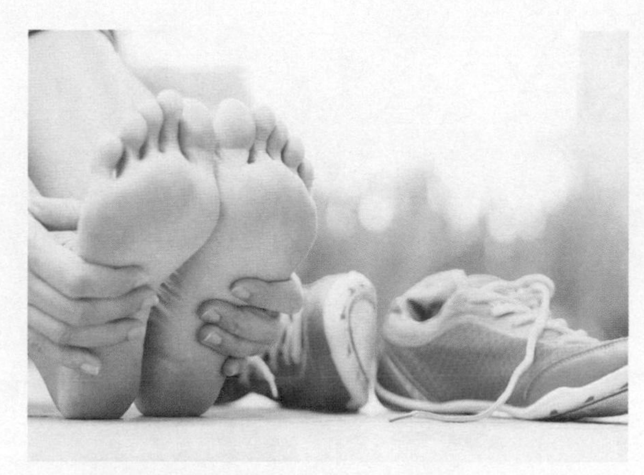

病因與預防

- 足癬就是我們熟知的香港腳，又稱腳氣、運動員腳。
- 由真菌引起的腳部感染——長時間穿鞋的人易得此病，要常更換襪子，並穿透氣的鞋。
- 經由與足癬患者直接接觸而感染——使腳保持乾燥較不易得此症。

治療

1. 用棉花棒沾取茶樹精油均勻塗在患處。
2. 患處撒黃連粉。
3. 經常在太陽下曝曬。
4. 穿襪或睡覺時，在趾甲縫裡塞入乾淨的棉花或衛生紙。
5. 穿棉襪。
6. 真菌喜歡潮濕的環境，鞋子應及時晾乾。
7. 撒上澱粉也行。
8. 按1：10比例把食醋加入水裡泡腳。
9. 用熱水（3分鐘）和冰水（1分鐘）輪流泡腳，做7次循環，用熱水開始，以冷水結束。一天做2組，腳擦乾後撒上黃連粉或玉米粉。
10. 將一整顆大蒜剝皮，加入一杯水打碎，用其溶液擦腳。

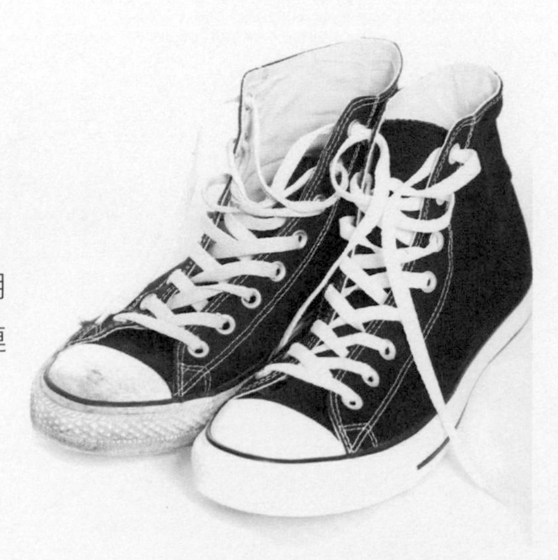

43
失眠症
Insomnia

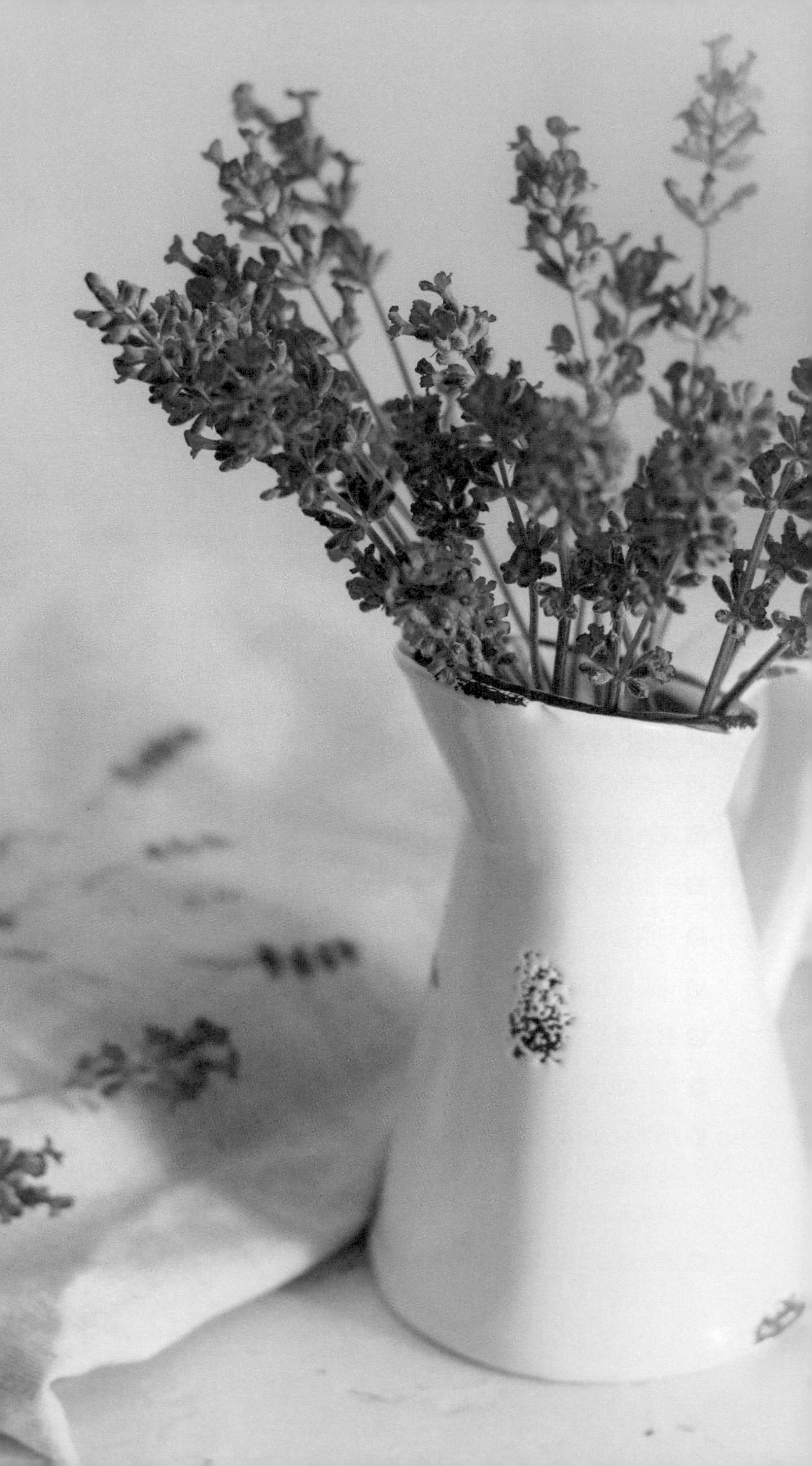

失眠症的影響

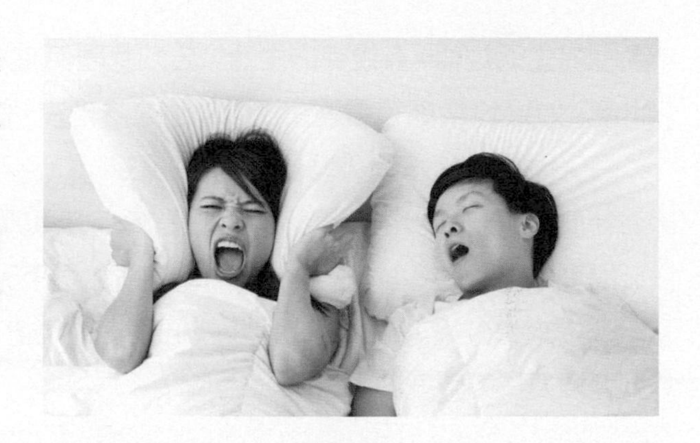

1. 假設人的壽命為60年，其中1/3的時間即20年是用於睡覺，因此睡眠在人生中佔據著非常重要的地位。

   人為什麼需要睡眠呢？人需要將1/3的時間花在睡眠中，這是人體規律之一，假如睡眠不足，人體的恢復力和免疫力會降低，進而無法抵擋疾病入侵。

2. 人體會在睡眠中進行修復，並補充能量以確保身體健康而充滿活力。經過充足睡眠後大腦功能得到增強，注意力和理解力顯著提高。相反，晚睡和睡眠不足則會大大地影響身體健康，並帶來疾病隱患。

失眠症的原因

1. 意外打擊、莫大的喜事或悲痛都可引起失眠。憂愁、擔心、焦慮和不安也能引起失眠，此時只要消除原因，就能治好失眠。
2. 先天性敏感性格、長期服用酒、菸和咖啡因，可造成身體和精神上的障礙，引發藥物中毒。
3. 生活沒有規律、習慣晚睡、喜歡看晚場電影和電視、玩電動遊戲、加班、沒有固定的上床時間。
4. 外界環境或健康問題亦可妨礙睡眠。不舒服的床、過緊的衣服、明亮的照明以及噪音都可妨礙沉睡，甚至配偶的鼾聲和輾轉反側都可成為妨礙熟睡的原因。
5. 健康問題亦影響睡眠品質。比如心臟疾病和氣喘患者呼吸不順暢，夜裡發生的糖尿性低血糖症刺激壓力激素的分泌，都能使人從夢中驚醒。妨礙睡眠的最嚴重問題是睡眠呼吸中止症候群。

提高睡眠品質的方法

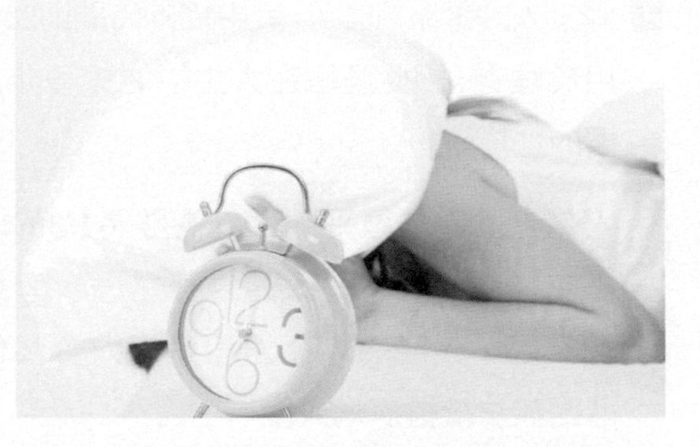

1. 保持生活規律。有規律的生活會告知身體何時該休息。如果經常深夜看電影，玩電動或吃宵夜，使得每天晚上無法按時入睡，大腦就會陷入混亂，不知什麼時候應該休息。最好的睡眠是晚上9～10點之間上床，熟睡7～8小時。如果已經習慣晚睡，可以每天提前10分鐘入睡，藉此逐步找回正常的規律。壞習慣要快刀斬亂麻的去除。
2. 不吃宵夜。如果胃裡充塞著食物，即使在睡眠中，胃也會繼續工作。睡眠本是讓腸胃休息並為次日進行充電的時間。在本應休息的時間迫使腸胃工作，對健康有百害而無一利。而且宵夜可引起腸胃不適，從而妨礙安穩入睡。
3. 用微溫水泡澡。用37～38°C接近體溫的水泡澡，以放鬆身心。
4. 用薰衣草、迷迭香、纈草、啤酒花、松針泡茶喝，或將這些精油噴在枕頭上，或在洗澡水裡滴幾滴精油。洋蔥含有助眠的成分，睡覺時在床頭放些剝皮洋蔥，有助於提高睡眠品質。

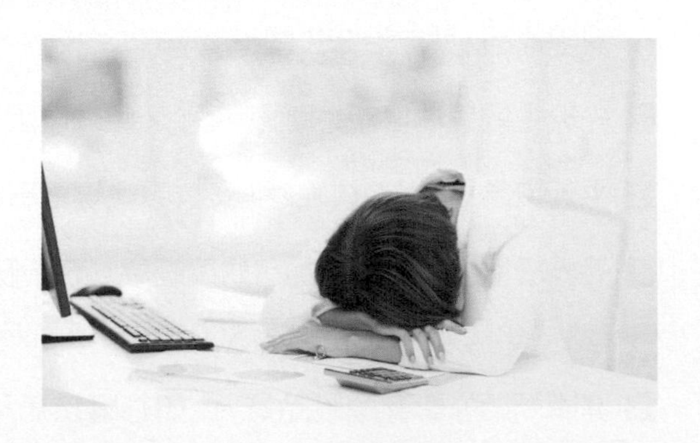

5. 入睡時不要生氣。人一般會躺在床上回想最近發生的事情，以及該如何應對。如果精神壓力大或心裡生氣，大腦就無法休息，在睡夢中也會運轉。因此入睡前要整理心情，放鬆身心並默想平安。要遠離噪音、明亮的照明以及具有刺激性的電視節目或遊戲。放下心中的擔心憂愁，回顧一天，靜靜默禱後入睡。
6. 足浴有助於安睡。人越努力入睡越無法入睡，而且此時大腦會因緊張引發頭痛。足浴會把這種內熱降溫下來。用手背試一下水溫，不致燙傷即可，泡腳25～30分鐘，眼睛和前額則放上涼毛巾，此法有助於放鬆身心，催人入眠。

7 睡前不要做劇烈運動。有些人認為睡前做運動可讓身體感到疲累進而有利於入眠。但事實是運動會分泌內啡肽及其它激素，使身體變得敏感，因此反而會妨礙入睡。

8 遠離咖啡與藥物。上床前2～3個小時之內不要攝取咖啡因和糖等刺激物。

9 睡眠對成長中的兒童具有更為重要的意義。成人起床後能否充滿活力也取決於良好的睡眠習慣。成長激素分泌最旺盛的時間是晚上9、10點至凌晨4點之間的睡眠時段。褪黑激素也在午夜之前的9～10點之間分泌得最多。

10 睡覺時保持室內光線昏暗。關閉室燈，切斷各種噪音，營造睡眠氛圍後安心入睡。大白天睡覺和夜晚睡覺其品質根本不一樣。包括人類在內的萬物都在夜晚休息。晝伏夜出會破壞身體生理時鐘的規律，降低免疫力，進而損害健康。

11 需要改變想法。身體問題、精神壓力、較大的打擊、情緒障礙、憂鬱症、不安、焦慮、精神疾病等症狀，只要改變生活習慣大多能不治而癒。問題是人們對休息和睡眠的必要性和重要性認識不足，從而養成了不良的睡眠習慣，並形成了疾病隱患。

12 喝辣薄荷茶或啤酒花茶。辣薄荷能安神，啤酒花能誘導睡眠。用啤酒花製作的濕敷劑貼在胃腸部位，就能緩解疼痛。

13 纈草是天然安眠藥。它不含讓人上癮的毒品成分，所以它以最安全的天然安眠藥享譽盛名。

注意事項：

以上所提的這些藥草要在睡覺前30分鐘服用，它們有安定腦和神經系統的功效，但是服用過多，會引發頭暈、方向感覺障礙、皮膚出疹、呼吸困難等症狀。跟其他安眠藥一起服用，會引發副作用。服用期間內避免操作重型機械或開車駕駛為宜。

44 骨折 Bone Fracture

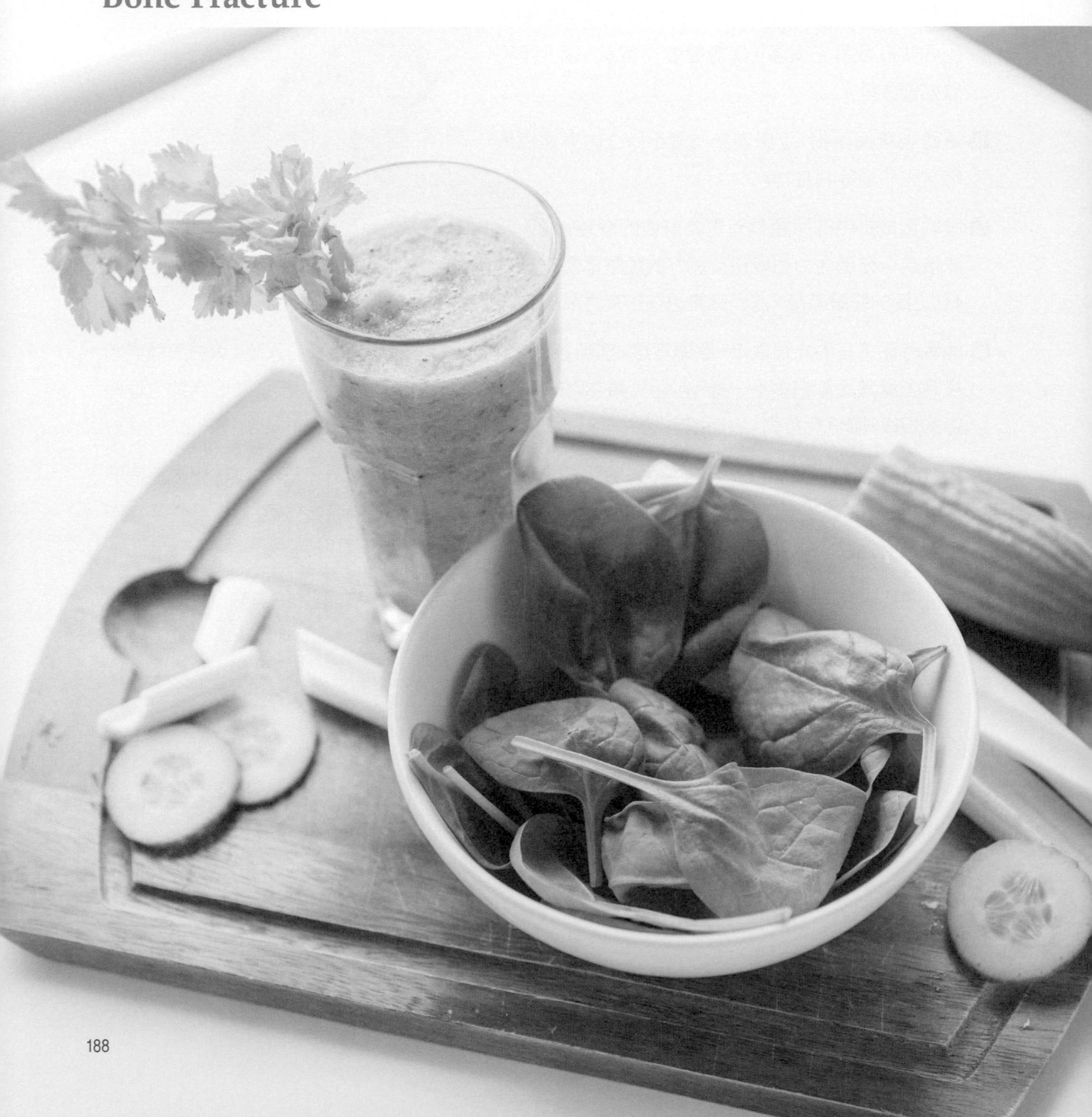

骨折的治療方法

人在運動中或突然跌倒時容易發生骨折，而未曾親身經歷過就無法體會骨折後的疼痛和難受。如果骨折已發生，有沒有什麼辦法讓其快速癒合？治療骨折時通常為了避免骨折部位發生移位，會在患處裝上夾板等固定裝置，並保持一個月到數個月，這種固定裝置有助於斷裂部位自然連接癒合。下面介紹幾種骨折後加快癒合的方法：

1. 每天早晚喝一杯深紅色葡萄汁或藍莓汁，不僅斷骨恢復得快，傷口也能加快癒合。
2. 用胡蘿蔔或甜菜根，加上深綠色蔬菜做成蔬菜汁一天喝一杯。用羽衣甘藍、螺旋藻、菠菜、西洋芹或蒲公英等榨成濃綠色蔬菜汁飲用，可促進傷骨癒合。
3. 聚合草汁有特別療效。其嫩葉可拌沙拉或包飯吃，亦可汆燙後包飯吃。長形葉子榨汁並加入1/3的水飲用。聚合草榨出的汁有泡沫並呈濃稠癱軟狀，因此喝前要加水。
4. 紅花子也有療效。稍微炒一下，每餐和飯一起細嚼慢嚥。也可磨成粉，但最好還是嚼著吃。

骨折恢復原理

① 血腫的形成 Hematoma Formation

剛發生骨折後斷骨部位會出血，並伴有炎症性滲出物。出血來自骨膜和周圍組織的血管破裂，出血形成的血腫會充斥斷骨周圍和碎骨之間的縫隙，並在24小時內形成血凝塊，血腫裡的血液凝固時形成纖維網。纖維網包住受傷的骨骼起保護作用，對纖維、細胞或微血管的增生起到類似於骨骼的作用。

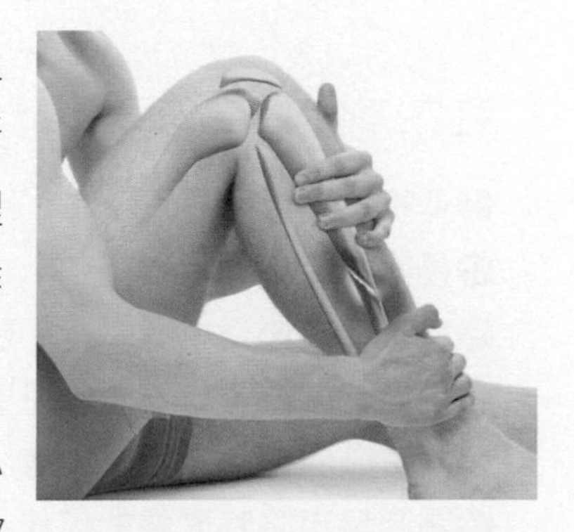

凝固的血腫處出現新的微血管，凝血與纖維芽細胞結合，24小時以後斷骨面增加血液供應。與大部分血腫不同，圍繞骨折部位的血腫在治癒期間不被吸收，而是經過變化成為肉芽組織。

② 肉芽組織的形成 Granulation Tissue Formation

細胞和新的微血管逐漸侵入血腫，2～3天之內血腫被肉芽組織替代。受損後第二天紅血球和壞死組織被噬菌體清除，同時血腫部位被纖維芽細胞圍繞並形成軟骨痂，啟動復原過程。

3 骨痂形成 Callus Formation

受傷後6～10天左右肉芽組織發生變化，形成暫時性骨痂。新形成的軟骨和骨間質細胞通過軟骨痂不斷增生，直至骨痂形成。骨痂比正常的骨骼直徑粗，是大而鬆垮的軟骨組織，骨痂繼續增生至超過骨折線，並發揮臨時夾板的作用。骨痂會臨時把周圍組織結合起來，但還未強大到能承受體重或牽引。

4 骨化過程 Ossification

堅硬而永久的真性骨痂會由鈣鹽和礦物質等成分沉著而成。在骨化過程中首先在骨膜和皮質之間形成環狀骨痂，然後形成髓腔內骨痂，最後在皮質塊之間形成骨性連接。癒合約需3～10週，在此期間骨痂轉化成骨組織。經過這一系列過程骨折斷端得以緊密連接在一起，骨折得到癒合。

5 骨塑形期 Consolidation and Remodeling

骨痂不斷加強過程中在成骨細胞（Osteoblast）和破骨細胞（Osteoclast）的作用下，骨痂得到重新塑形。多餘的骨痂被軟骨吸收，骨折痕跡消失，骨的正常結構重新顯現。

紅花子對以下不適症狀有療效：

❶骨折、破骨、碎骨
❷長期不接骨的時候
❸退化性關節炎、骨髓炎、股形成不全
❹骨骼虛弱或發育不全的兒童
❺脖子和腰痠痛，胳膊麻痺
❻關節發出咯咯響聲的症狀
❼要強壯筋骨的運動員
❽婦女體寒，產後恢復
❾腰痠腿痛的症狀
❿骨質疏鬆症
⓫骨軟化症
⓬無血性壞死
⓭椎間盤突出症、屁股肌肉緊繃等症狀
⓮交通事故之後的健康恢復
⓯更年期症狀
⓰高血壓
⓱動脈硬化
⓲心絞痛
⓳月經不順，月經痛
⓴消除瘀血
㉑神經痛

45

食鹽

Salt

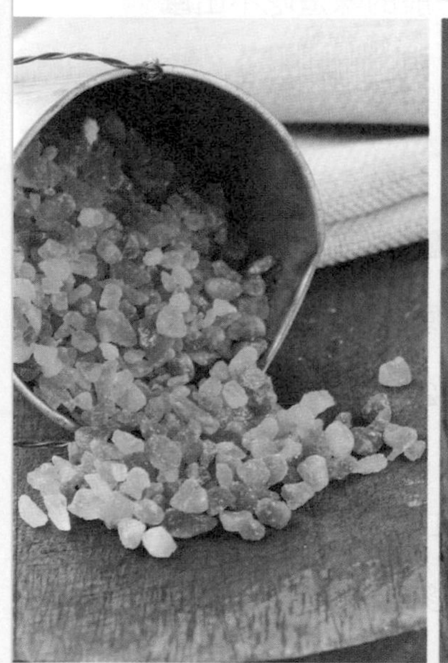

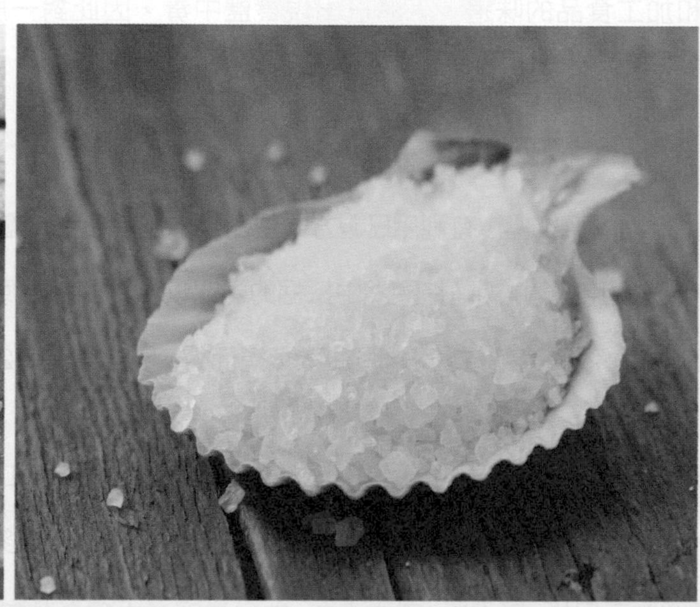

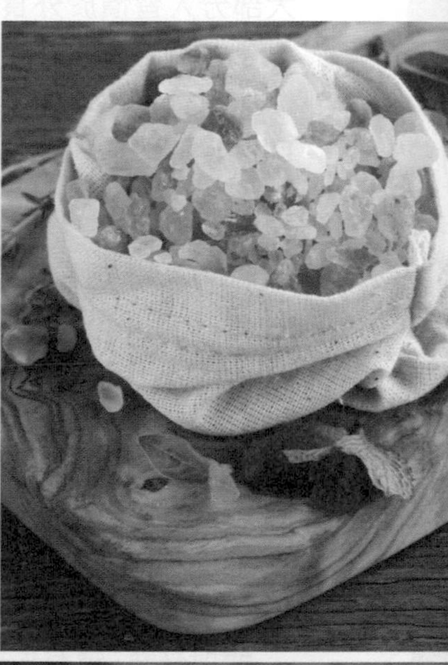

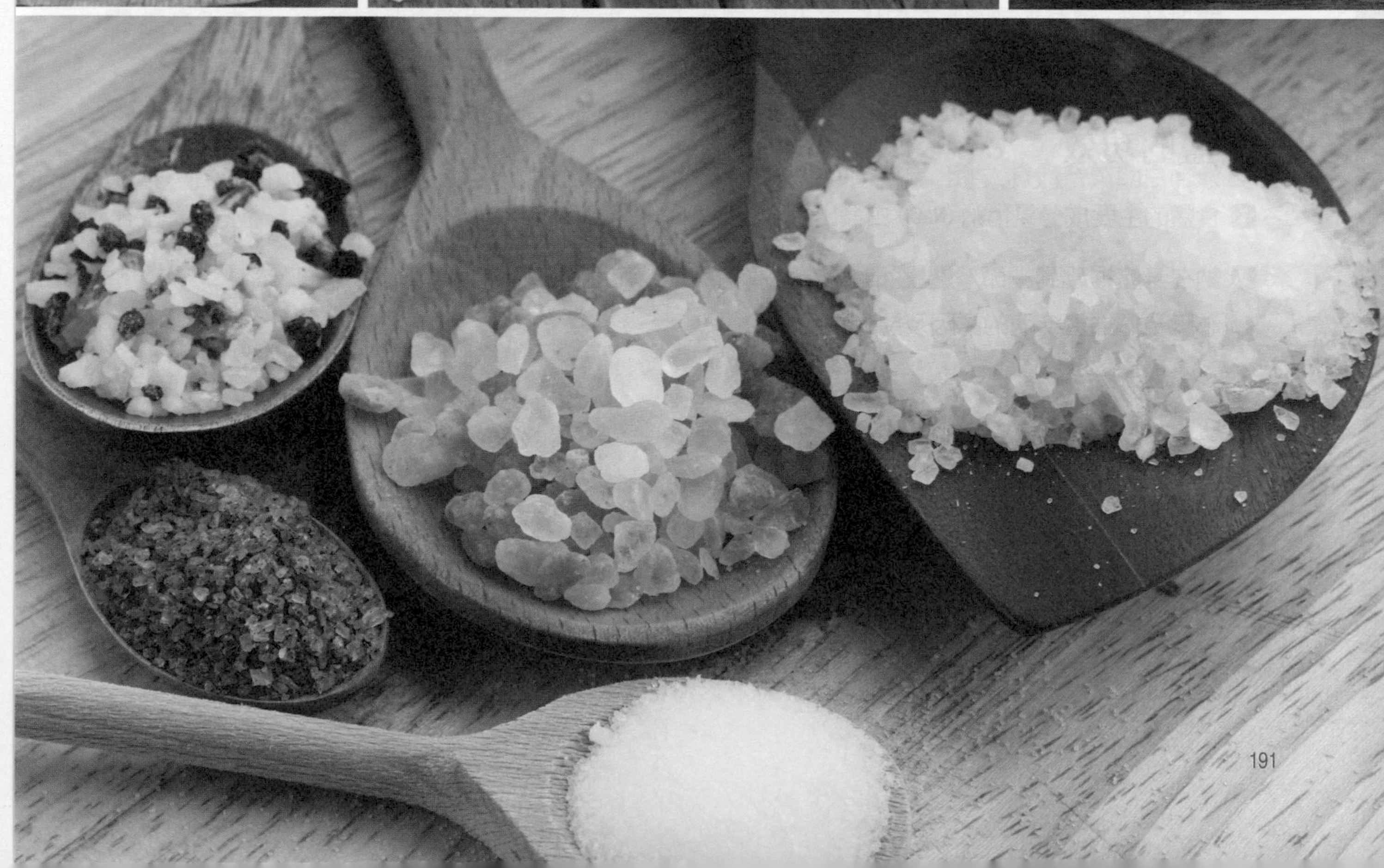

3 胃潰瘍——食鹽雖不是致癌物，但吃得過鹹會破壞胃壁，引起胃潰瘍，損傷黏膜。如果幽門螺旋桿菌趁機侵入，很容易發展成癌症。

4 白內障。

5 骨質疏鬆症。

6 男性性功能減退。

7 風濕性關節炎——鹽分侵入每個關節引發疼痛和水腫。

8 記憶力衰退——為避免鈉量過高，應攝取足夠的蔬菜和水果，防止水分和鉀不足。

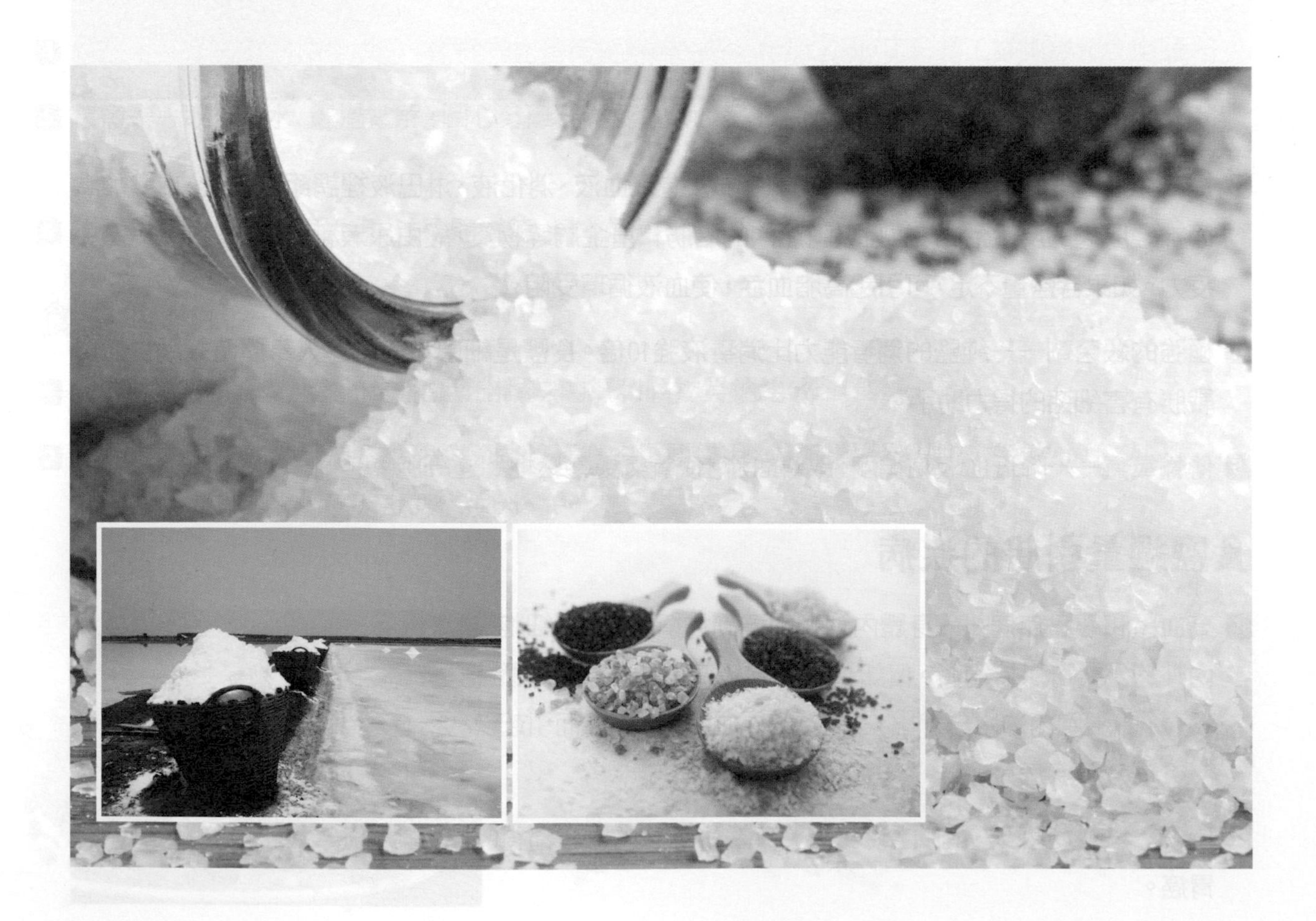

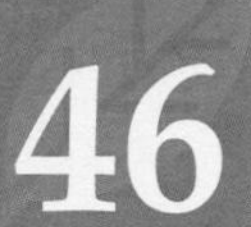

46

沙啞的嗓音
Husky Voice

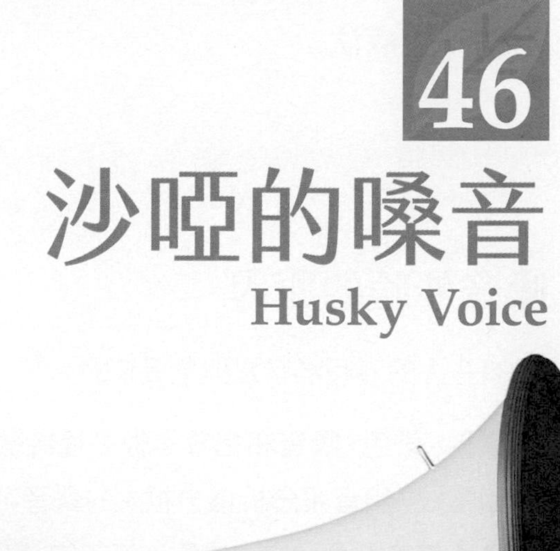

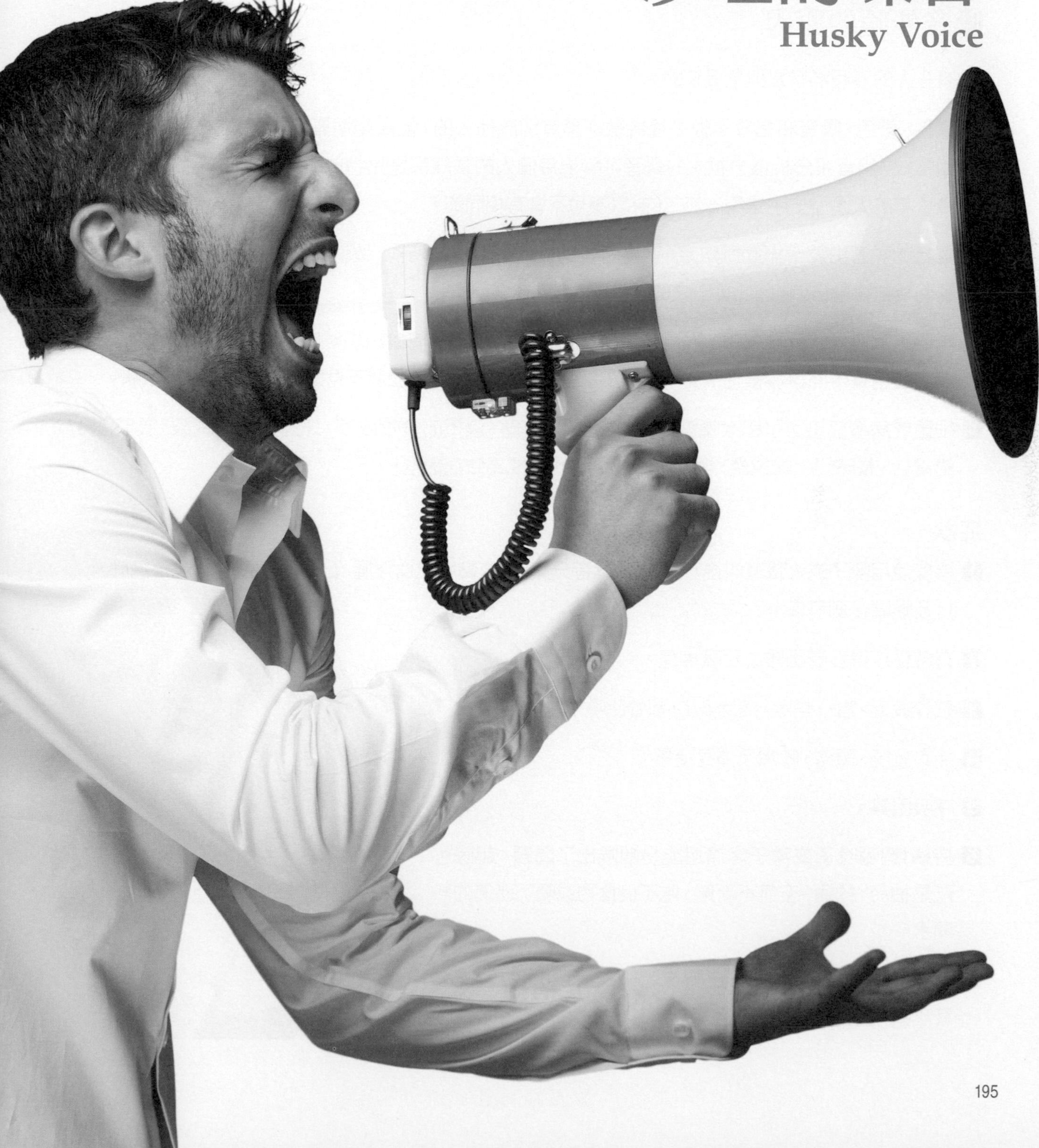

嗓音沙啞的原因

1. 有些人的沙啞嗓音是與生俱來的。

2. 樣貌、膚色、嗓音和指紋等很多種特徵都是有別於他人的，但最能準確辨別一個人的應屬聲音和指紋。用音訊分析儀分析人的聲音可發現每個人的聲線都是獨特的，這意味著你我的嗓音在幾千年的人類歷史中是獨一無二的，以後也不會有相同的。

3. 獨特的嗓音由聲帶振動所決定。過度發聲的人其聲帶振動增多，致使聲帶黏膜在摩擦中充血腫脹而無法振動自如，因此發出來的聲音是沙啞的。

4. 需要經常發聲的職業，如歌手、聲樂家、教師和講道人等有時會出現喉嚨刺痛和感染症狀，或因過度使用聲帶而誘發慢性喉炎、聲帶癰腫等疾病。變嗓後經過2週不見好轉，應懷疑聲帶疾病。

5. 細菌或病毒感染可引起喉嚨疼痛。另外煤煙、灰塵、滾燙的食物或茶，牙齒與牙齦感染、長時間講電話、長時間大聲說話、慢性咳嗽或吸菸也可成為致病因素。

症狀

1. 過度使用嗓子或大聲喊叫後，喉嚨痛，嗓音分叉，聲帶黏膜充血浮腫，出現喉嚨發炎和聲帶痛腫，以及喉嚨後側發麻。

2. 有時會疼得吞嚥困難或吞嚥疼痛。

3. 感覺疲乏，唱一些歌，或話多了，都會使嗓子沙啞疼痛。

4. 伴有發燒、頭痛、咳嗽及渾身疲累。

5. 呼吸困難。

6. 持續1週啞嗓子或嗓子疼痛可能是咽喉出了問題。起因可能是抽菸、飲酒、空氣不新鮮、吃不良食物或喝了過燙的熱開水。

7. 口腔出現感染，導致嘴裡出現鼓起來的黃色膿包，喉嚨發紅疼痛，扁桃腺出現黃白色膿包。

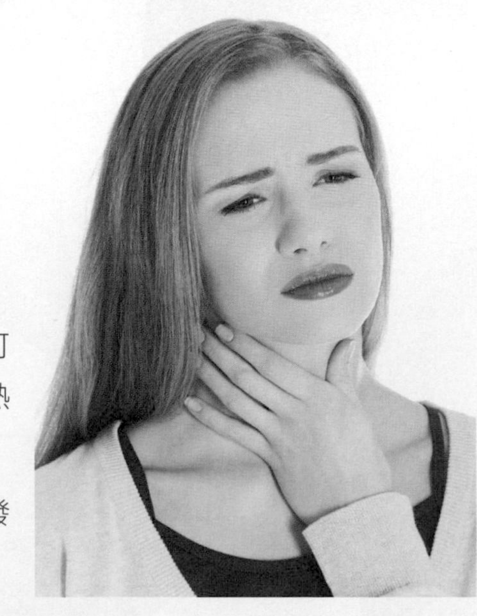

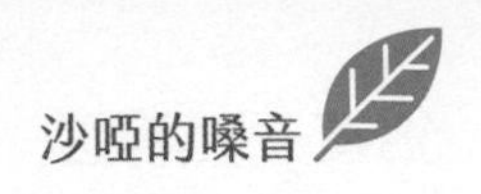

8 感冒引起的呼吸系統感染，或病毒引起的流行性腮腺炎，都可引起咽喉炎。

9 與身患婦科病、性病的配偶口交而傳染病毒，病毒感染口腔引發咽喉炎，伴有紅暈和高燒。

10 兒童易患白喉，進而引發咽喉炎，從而使身體發高燒，喉嚨發腫。

11 牙周炎等疾病、口腔及舌頭不淨，可引起口腔內炎症。透過使用他人牙刷的細菌感染亦可引起咽喉痛。

12 偶爾發生的喉嚨慢性疲勞症候群、牙齦炎、喉炎和扁桃腺炎等。

改善和舒緩症狀的天然療法

1 常用鹽水漱口。用一杯水滴1滴尤加利精油漱口。平常把牙刷放在食鹽裡。

2 用加入一滴尤加利精油的半杯溫水漱口。

3 房間和床鋪保持溫暖，脖子纏上涼毛巾，外覆一層薄塑膠布睡覺。

4 在有壓痛的脖子部位薄薄地塗上尤加利精油，小心不要塗在面部或眼瞼處。

5 拿出膠囊裡的黃連口含一半，或口含1/3小匙黃連粉。

6 1杯橄欖油、1/3杯蜂蜜加7～8匙活性碳粉，均勻混合成稍硬的麵團，再加入約7滴尤加利精油攪拌均勻，放進密封瓶裡保存。睡前在枕頭上墊上一張毛巾，口含一匙慢慢吞嚥。在嘴裡停留時間越長越好，重點是攪拌時一定要稠狀。

7 經常按摩發疼的脖子周圍。

8 如果因職業原因需要多說話，在講話前多喝水，講話途中也要隨時補水。

9 起床後多喝水，榨半個檸檬汁加一杯溫水喝下。

10 將檸檬汁和蜂蜜拌在一起，吃2～3匙，會使喉嚨變得柔順。

11 常吃水果或喝果汁，可使喉嚨黏膜快速恢復柔滑。每天晨起喝果汁有助於恢復健康，但一下子喝太多檸檬汁並無益處。

12 不要吸菸，遠離酒精、咖啡等引起脫水的飲食，攝取充足水分。

⓭ 慢慢說，但不要說或唱得太久，在人多嘈雜的地方一定要用麥克風。嗓音嘶啞或疲乏之時儘量避免發聲，避免使喉嚨發緊興奮，發出高音或低音，或模仿奇怪的聲音。

⓮ 做熱水足療有助於恢復健康。先熱水泡15分鐘左右，再用冷水沖腳，最後用毛巾擦乾後休息。

⓯ 在溫暖的屋裡保持雙腳溫熱，將擰乾的濕涼毛巾纏在脖子上睡覺，可在脖子周邊再繞上一層薄塑膠布以免弄濕枕頭。起床後會發現濕涼毛巾已乾或正在發熱乾燥中。

有助於減輕喉嚨痛的茶

❶山梗菜
❷百里香
❸薑黃
❹丁香
❺洋甘菊
❻檸檬

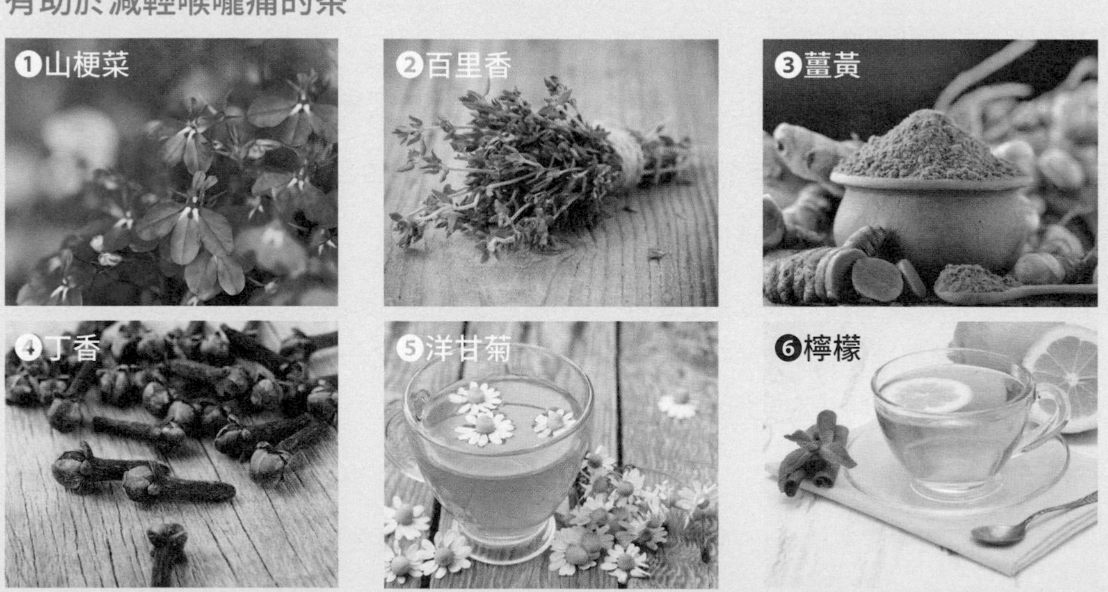

此外，喝熱的五味子茶、生薑茶、狗薄荷茶、茉莉花茶、松針茶、甘草茶、紫錐花茶或黃連茶也可改善。

要記住——嗓音的重要性毋庸贅述，但如果使用不當，最容易出現異常。要學習放鬆聲帶和節制的原理。

47
亞麻子
Flax Seed

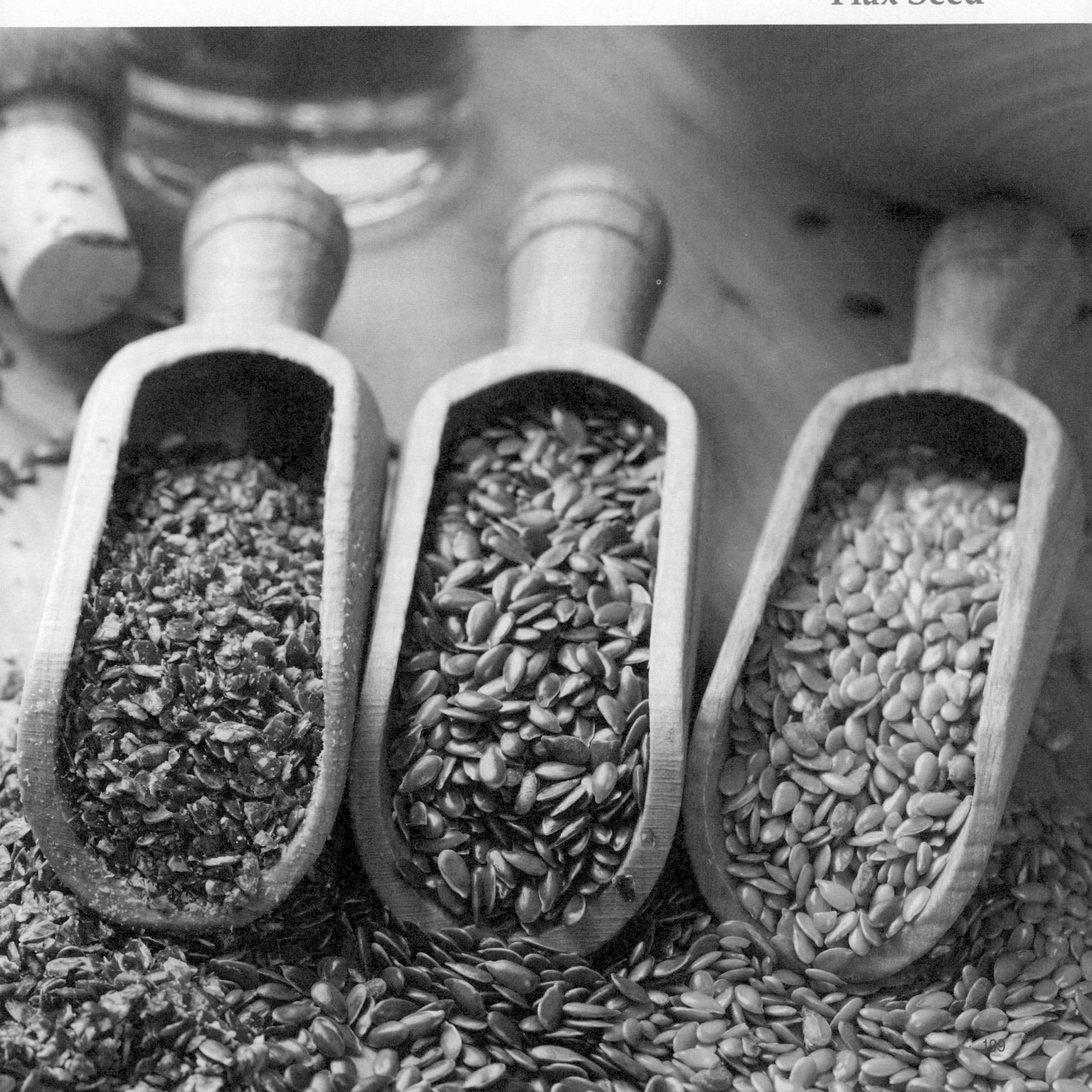

亞麻子的來源

亞麻子是開紫色花的亞麻屬植物種子，一般認為大約8千至1萬年前美索不達米亞地區肥沃的河谷是最初的種植地。過去幾千年來，亞麻子被當做食物和織物原料，古代埃及、希臘和羅馬的醫療文獻上，都有關於利用亞麻子防治疾病的記錄。進入21世紀以來，隨著人們重新探索食補治病的方法，亞麻子的營養價值再次被重視。

亞麻子的營養

亞麻子含有豐富的必需脂肪酸（41%）、蛋白質（20%）和纖維素（28%），尤其富含Omega-3脂肪酸系列的必需脂肪酸α-亞麻酸，和植物性雌性激素木酚素。亞麻子還是很好的水溶性纖維素供應源。

服用亞麻子注意事項

生吃亞麻子，可在體內產生毒氣，可檢驗出每公斤亞麻子含有103～169mg氰甙（又稱糖苷），它會妨礙體內的氧氣輸送過程，使大腦產生休克，嚴重者甚至死亡。因此食用亞麻子前必須先經過熱處理。

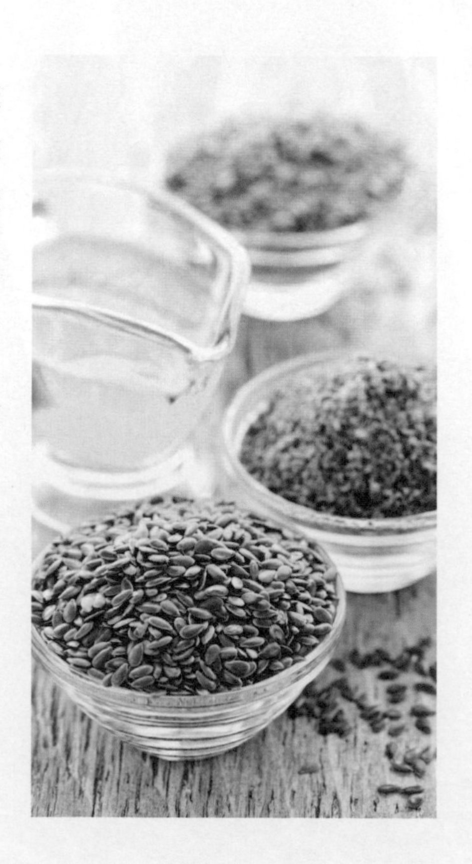

亞麻子的功效

1. 亞麻子所含Omega-3脂肪酸可抑制和減少膽固醇和脂肪，使冠狀動脈的血液循環變得流暢，從而有利於預防心臟疾病。
2. 亞麻子可外用，如果配合口服，可促進排毒並增強免疫力，因此有利於改善過敏性皮膚炎。
3. Omega-3脂肪酸有促進大腦發育和視覺發育的作用，而亞麻子的Omega-3脂肪酸含量比海鮮高7倍。
4. 非水溶性纖維素對腸道功能弱所引起的宿便和便祕有特效。

5 木酚素幫助調節血糖，有利於改善糖尿病。

6 水溶性纖維質可促進皮膚細胞內的纖維質形成，同時透過吸收體內水分，保護肌膚柔嫩、富有彈力。

7 木酚素的結構與女性激素類似，因此可在細胞膜與女性激素受體結合，促進受損細胞再生。

8 抑制乳癌的惡化和形成。

亞麻子服用方法：

❶ 亞麻油——高溫壓榨容易破壞有效成分，因此製造亞麻油宜採用低溫壓榨法。

❷ 粉末——用水和蜂蜜調和成飲料飲用。這是極好的減肥餐，也可替代上班族的餐食。

❸ 咀嚼——對患有口腔疾病，如牙齦炎、口腔炎和慢性口腔疾病者有極好的療效，需要注意的是必須經過熱處理後才能食用。

❹ 可與豆奶或果汁搭配著喝，亦可與穀物粉和麥片一起吃。

❺ 讓乳癌患者每天攝取25g亞麻子，連續吃30～40日。

❻ 讓前列腺癌患者每天攝取30g，能起到男性激素的代謝體作用。

❼ 最理想的Omega脂肪酸比例是Omega-3脂肪酸和Omega-6之比為5：3，此時新陳代謝和細胞營養達到最佳狀態。

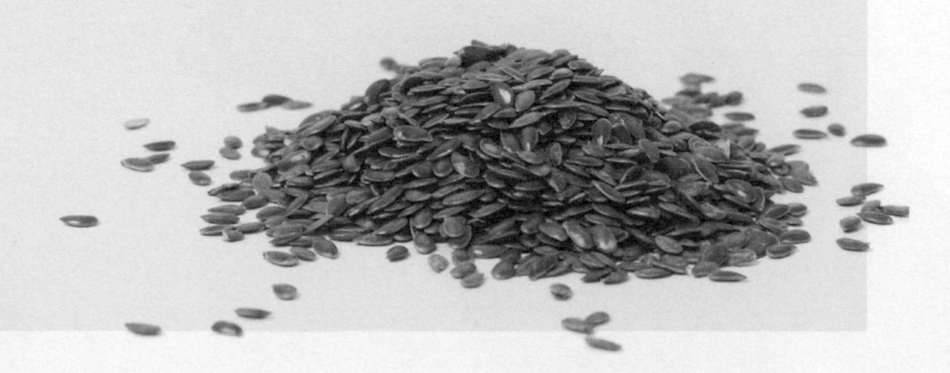

48
過敏性皮膚炎
Atopic Dermatitis

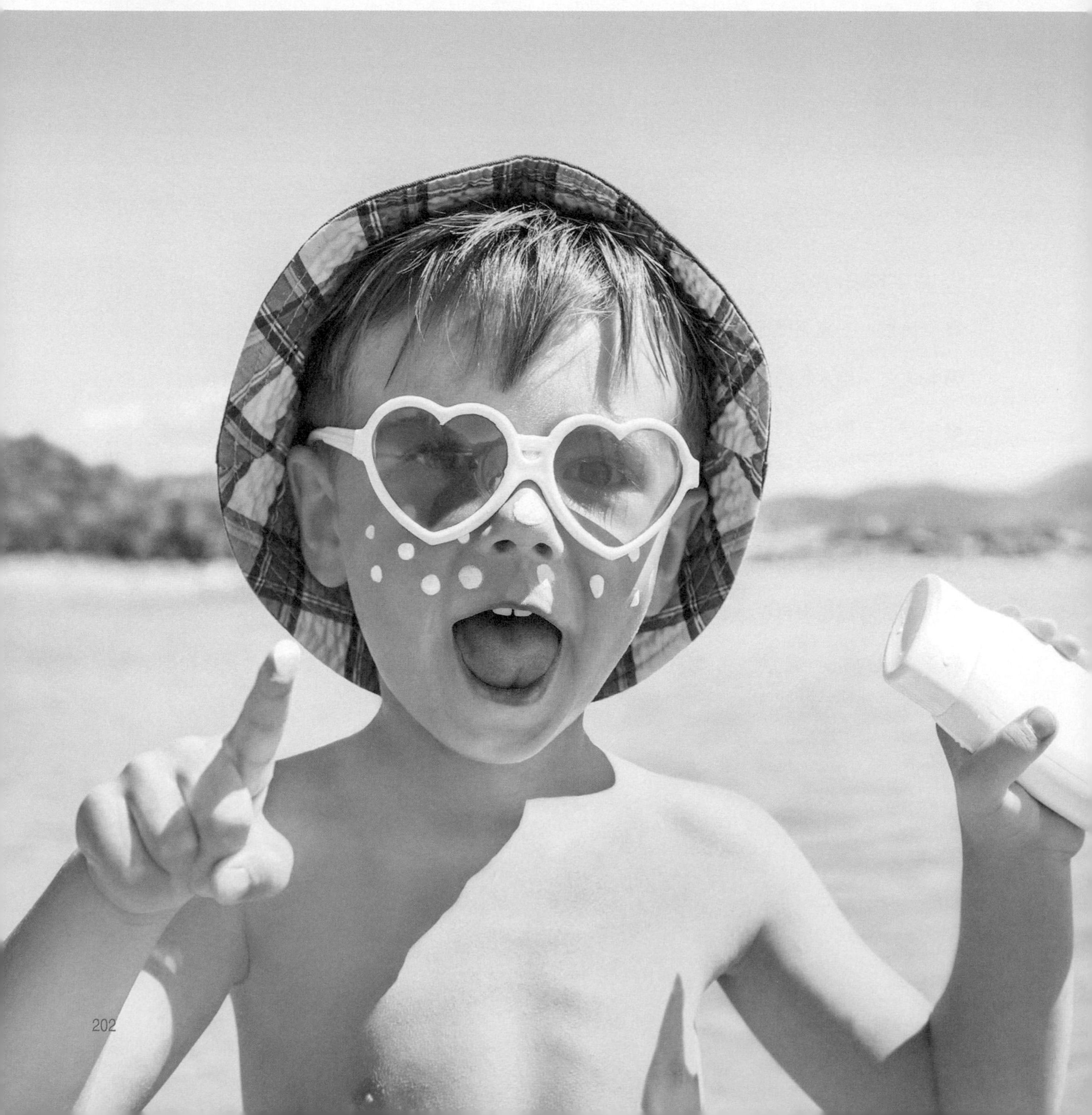

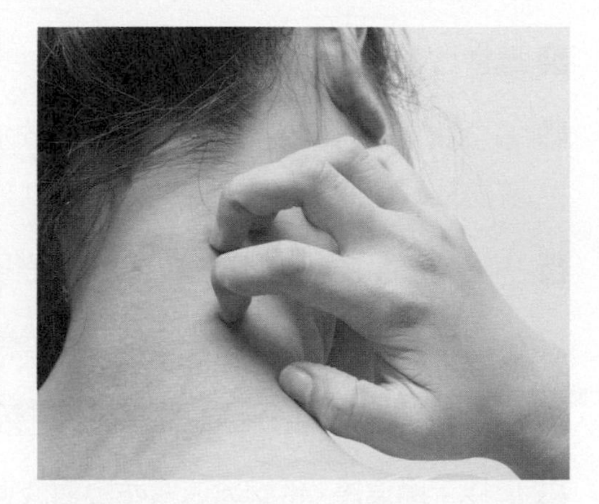

皮膚疾病包括濕疹在內有很多種，其中過敏性皮膚炎（又稱異位性皮膚炎或過敏性濕疹）是一種慢性皮膚疾病，特點是皮膚炎症伴有搔癢。過敏體質的英文atopy即具有「異常」之意，餵養牛奶的孩子當中大約有20%罹患此病。過敏性皮膚炎的原因有可能是免疫功能低下。有時候剛出生的嬰兒也會患此病，而病因就來自於媽媽身上。通常餵牛奶而不是餵母奶的孩子患皮膚炎的可能性較高。

過敏性皮膚炎的唯一根治方法是增強免疫功能，也就是讓那些不能正常工作的T-淋巴細胞的基因重新恢復活力。現代都市生活給人造成很多壓力，其結果之一是皮膚炎患者增多。T-淋巴細胞是免疫系統的總司令，其基因發生突變將導致患者自身組織遭到攻擊，由此產生的疾病叫做自我免疫性疾病。過敏性皮膚炎是發生突變的T-淋巴細胞攻擊皮膚組織產生的疾病。

改善方法

1. 過敏性皮膚炎患者的苦惱是既不能洗澡，又不能不洗澡。如果不洗，皮膚分泌物和變質的脂肪質，以及透過接觸沾染的污染物混合在一起生成的污垢會加重病症；如果洗澡使用香皂，皮膚會變得乾燥，使皮膚炎加重；如果不使用香皂，則無法洗乾淨污垢。服用或塗抹藥品都只能暫時壓住病情而已，藥效過後會變得更加嚴重，可用泡有燕麥的水洗澡。如果炎症範圍小，用小盆泡燕麥，等燕麥泡軟脹大後將渣滓撈出，用棉花或紗布沾水塗在患處。如果炎症遍布全身，在浴池裡接1/3的水，將燕麥裝進細網袋扔進浴池裡，用手揉搓浸出白湯水，用該水洗身體。

2. 用棉花棒沾取茶樹精油薄薄地塗在患處，小心避開眼瞼和面部，特別小心不能進眼睛。過30分鐘會發現後患處的搔癢和膿水已趨停止。

3. 飲食對過敏性皮膚炎患者產生極其敏感的作用，牛奶可加重病症。不過如果哺乳期嬰兒因對牛奶有過敏而限制其喝牛奶，有可能出現缺鐵性貧血。含有動物性脂肪的食物，尤其是油炸食品和燒烤不利於健康，過鹹或含糖多的食物也不好。遠離速食是減輕過敏性皮膚炎的安全之道。

4 適當且適量的讓皮膚曬太陽。

5 如果體重在正常值以上，進行幾天飲水斷食或水果斷食可加快康復。用生菜、水果、糙米和黃豆等做成健康飲食可改變酸性體質，加上多攝取富含抗氧化劑的超級食物，有益於皮膚恢復健康。

6 多喝純淨水。空腹多喝水可使血液變得乾淨並促進新陳代謝。多喝水能緩解皮膚炎症狀。

7 患處快癒合時，塗上蘆薈膠可消除疤痕。

8 用燕麥水洗澡，茶樹精油擦患處，最後再塗蘆薈膠可使患處乾淨如初。

9 保持手腳溫暖。手腳冰涼會妨礙血液循環，影響皮膚炎康復。

10 穿棉質衣服，避免穿太緊身的服裝。

過敏症的分類：

過敏症不只出現在皮膚或呼吸道，它可遍布全身或僅局部出現。

- 中樞神經系統——頭痛、低燒發熱（體溫介於37.5～38°C）、眩暈、慢性疲勞
- 呼吸系統——氣喘、過敏性鼻炎、鼻竇炎
- 皮膚——搔癢、皮疹、過敏性皮膚炎
- 消化系統——腹痛、嘔吐、消化不良、腹瀉
- 泌尿系統——搔癢、頻尿

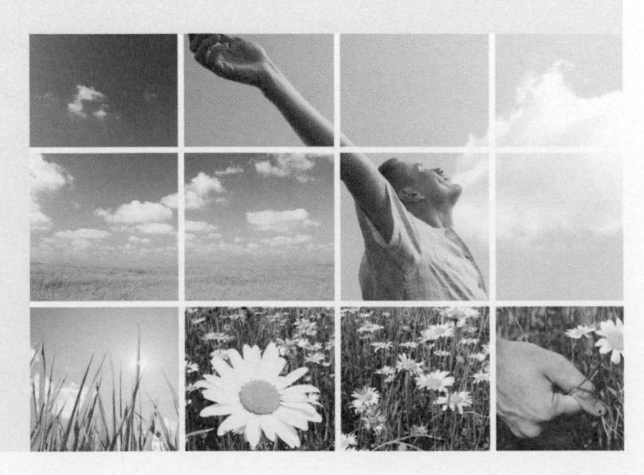

49

燒傷特效藥──蘆薈膠

Aloe Vera Gel for Burn

蘆薈膠的用途

1. 蘆薈的種類多達240餘種，但其中作為藥用的並不多。蘆薈是百合屬植物，長相接近仙人掌，遍布非洲、亞洲、歐洲和美洲等全球各地，其使用歷史幾乎與人類歷史等長。
2. 蘆薈含有20多種礦物質、18種氨基酸、12種維生素、約75種營養素和200多種活性物質，蘆薈既可內服，亦可外用。蘆薈對便祕、咳嗽、糖尿病、癌症、頭痛、關節炎、免疫力低下等多種疾病有良效。
3. 喝蘆薈汁有助於改善胃炎。蘆薈的外皮沒有營養價值，因此使用蘆薈時去掉外皮，只用裡面的肉質磨成汁使用。
4. 接觸空氣會變成深褐色，肉質含有的膠狀黏液含有豐富的多醣體，具有免疫調節和抗菌功效。
5. 塗在皮膚傷口上，使傷口恢復後不留疤痕。
6. 出現掉髮或白髮時，在洗頭後將蘆薈膠擦在頭皮上並加以按摩，可促進頭皮健康。
7. 可使燒傷或燙傷患者加快恢復，治癒後不留疤。發生燒傷或燙傷時，立即在患處放冰塊或用冰塊蹭抹，並泡在冰水裡。或者立即磨碎馬鈴薯貼在患處。將生的馬鈴薯連皮一起做成馬鈴薯泥，貼在患處，並塗上蘆薈膠。
8. 蘆薈汁可降低大腸黏膜的吸水力，對緩解便祕、加強腸道蠕動和改善潰瘍有很大的作用。
9. 可改善泌尿系統、前列腺炎和消化系統炎症。
10. 嘴唇起泡刺痛時，擦上蘆薈膠即可鎮痛消腫。
11. 注意事項：在美國曾有癌症患者在靜脈注射蘆薈汁後死亡，因此不要將蘆薈汁用於注射，每天的攝取量也不宜過多。

50 排毒與酵素
Detox & Enzyme

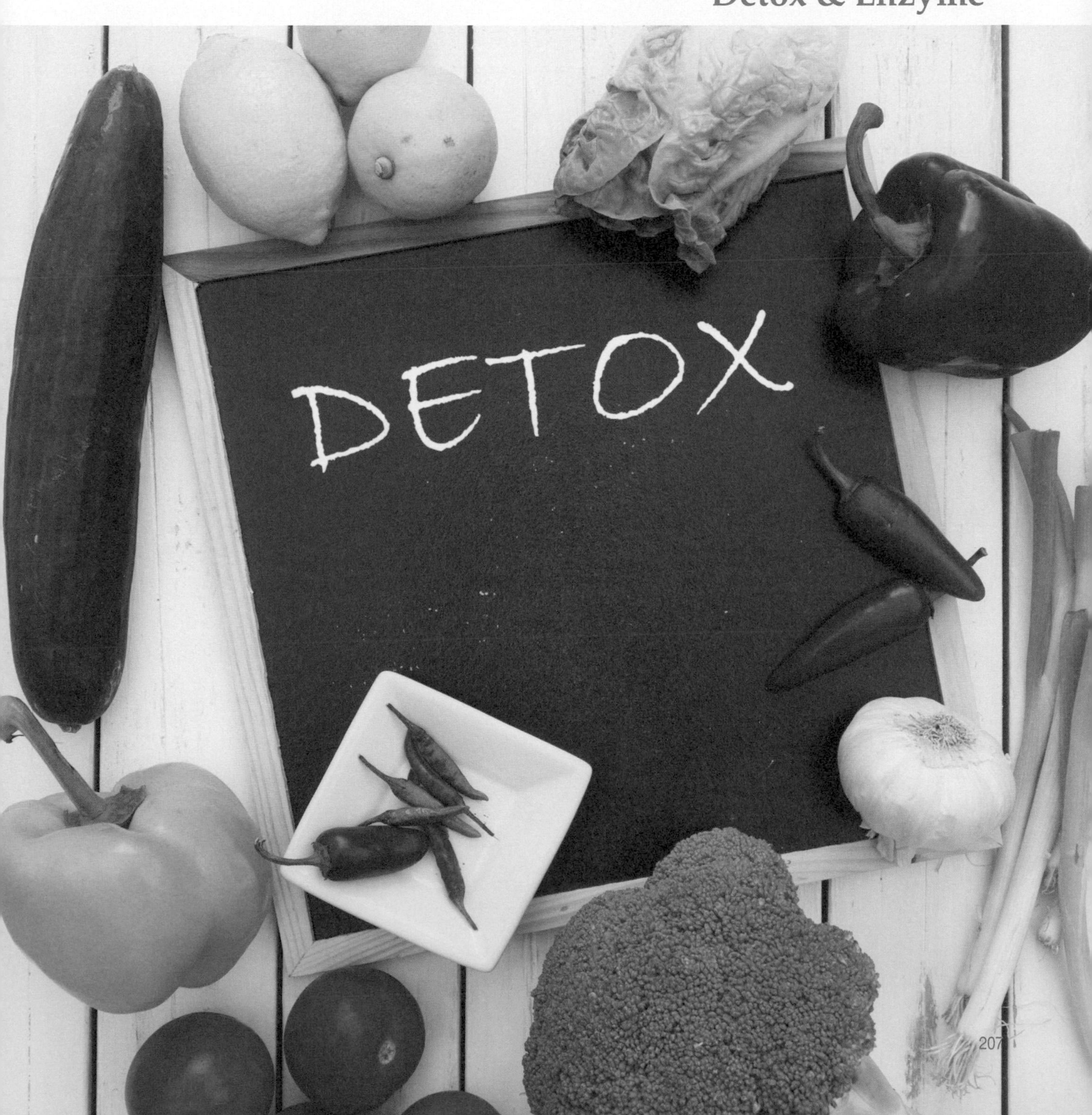

增強自癒力的方法之一

社會的關注點已從養生轉移到療養，排毒是其中重要的一環，沒有排毒，就不成為天然療法。加強自癒力分為兩步驟，一是儘快排出體內無用的廢物；二是多攝取富含活性酶的食物，以提高抗菌、抗生素、抗癌效用。眾所周知，人類的疾病種類和結構隨時代而變，下面來簡單瞭解一下什麼是排毒和酵素。

如何擁有乾淨血液？

1 在乾淨空氣中深呼吸，使肺充滿氧氣可使血液變乾淨。此舉有利於安神靜氣，提高食慾，保持肝臟和大腦健康。

2 攝取新鮮且健康的植物性膳食，確保消化和循環系統順暢。菸酒和食物會給體內留下毒素；精神壓力過大和身體過勞也會妨礙消化和新陳代謝，從而留下毒素。當入口的食物和排出的東西不協調時，毒素會積聚在體內引起疾病，此時就需要進行排毒。多數情況下人體的疾病是體內積聚的毒素和營養失調引起的，因此治療疾病也要從解毒或排毒開始。

3 人體需要運動或勞作。血液在循環過程中輸送營養成分和廢物，因此透過運動促進血液循環有至關重要的作用。如果血液循環流暢，則膚色變亮，消化腸道順暢，頭腦清醒，憂思也不見蹤影。

4 空腹多喝純淨水，對排除廢物和淨化血液有不可替代的作用。

5 保持健康的思想，消解精神壓力——摒棄憎惡、嫉妒、記仇、消沉的想法，只有健康的思想才能形成健康的血液。

6 排毒是清除外部進入的毒素和體內所生毒素的最佳方法。

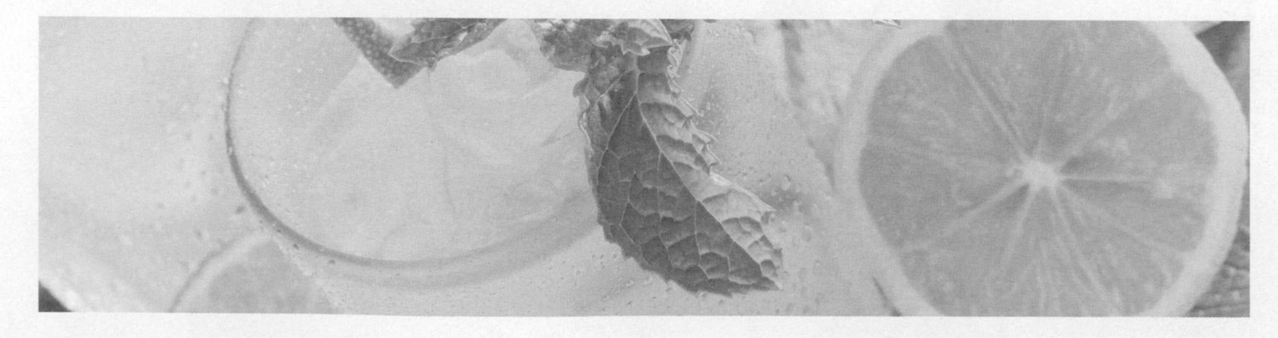

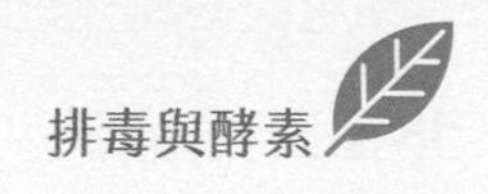

什麼是排毒？

簡單來說，就是排除會影響身體健康的一切有害物質，包括重金屬、環境荷爾蒙、懸浮微粒、食品添加物，以及身體代謝過程中所產生的老舊廢物等。

為何要排毒？

1. 不讓體內毒素聚積，以避免疾病發生的方法。
2. 少吃毒，多排出，防病於未然。人體深受所吃食物的影響，肉食、油炸食品、方便食品、化學添加物和藥品都起到不良作用。
3. 喝水量少時可觀察糞便、尿液、出汗和呼吸狀況。排尿少、便祕、不出汗或呼吸不順皆會阻斷毒素排出的路徑，而排毒是解決這些問題以消除疾病隱患的高效方法。
4. 這裡說的毒素不是毒藥的毒 (poison)，而是指生活中的毒性 (Toxin) 概念。

什麼是毒素？

1. 改變和破壞人體細胞，阻礙造血和細胞再生，妨礙循環和代謝的物質。
2. 妨礙代謝循環的各種要素（統稱溫度、濕度、酸鹼值和物質結構等的用語）。
3. 速食、便利店食品、冰鎮飲料、塑膠瓶裡的果汁。
4. 化學合成物、用塑膠模和塑膠產品保存的食物。
5. 白麵粉做的食物、油炸食品、添加白糖的食物也會在體內產生毒素。
6. 霧霾、煙霧、汽車廢氣、化學芳香劑和化妝品等。

灌腸：

排毒離不了灌腸，大便狀態和排便習慣中隱藏著有關腸道健康的重要訊息。毒素是從腸道開始擴散到全身的。查看大便的❶味道；❷形狀；❸次數；❹顏色；❺時間；❻便後感，並利用灌腸法儘快排出引起腸道腐敗的食物。

體內毒素檢驗表

階段	身體表現
第1～2階段	慢性疲勞、頭腦昏沉、睡得再多也無濟於事。肩膀痠痛，渾身不適，有便祕，肚子大。
第3階段	身體發腫變胖、小便不順、經常消化不良、有搔癢症、牙齦出血、掉髮。
第4階段	常聽他人說「你胖了，你看起來很疲倦」，外貌發生急變。
第5階段	出現高血壓、高血脂、中性脂肪、脂肪肝，肝功能指數出現異常。
第6階段	已進展為糖尿病、癌症、失智症、帕金森氏症、自我免疫功能疾病等疑難性代謝疾病。

排毒時間需要多久？

排毒需要3～6個月時間。通常細胞更新週期為100～200天，通過排毒和遵循健康法則，大部分細胞可被健康細胞代替。

排毒後的13種身體變化

1. 體溫上升——排毒後氧氣和營養能順利到達微血管，因此體溫會有所提高。
2. 減少疲勞——排出體內毒素後身體變輕，長時間勞動後也不會太累。
3. 頭腦變得清晰——頭痛消失，心情舒暢。
4. 脾氣變好——不愛發火，人變得寬容厚道。
5. 大腦能力提升——記憶力變好，點子多，工作效率提高。
6. 掉髮減少，長出新頭髮——減少掉髮，同時長出新頭髮。
7. 大便不同——隨著腸胃環境變好，大便的顏色、形狀和味道發生變化。
8. 小便不同——小便的騷味減少，顏色變清。
9. 消化變易——吃的東西容易消化。

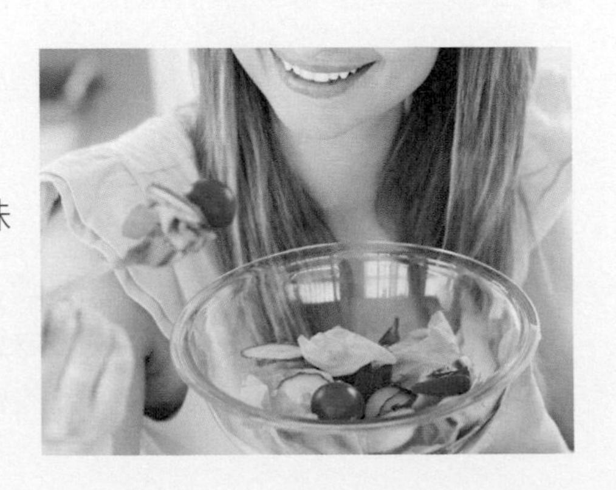

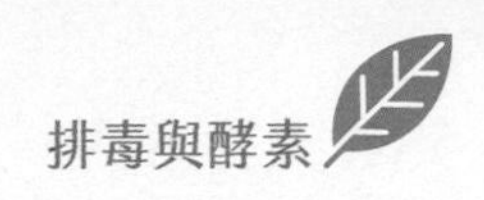

⑩ 皮膚變好——乾燥的皮膚變得水嫩，膚色變亮，暗斑減少。

⑪ 體重減少——無用的脂肪被分解後排出，體型恢復苗條。

⑫ 性能力提高——對性的敏感度增加，陽痿消失不見。

⑬ 各種病症消失——高血壓、糖尿病、失智症、腳底痛、青春痘、過敏性皮膚炎和軀體疼痛減少或消失。

排出毒素的四個路徑：

❶ 小便
❷ 大便
❸ 汗水
❹ 呼吸

毒素進入體內的五個路徑：

❶ 飲食（最容易排出的是食物毒素）
❷ 感染
❸ 過勞
❹ 精神壓力
❺ 事故

排毒療程帶來的益處：

❶ 清除體內毒素
❷ 大量攝取植物酶

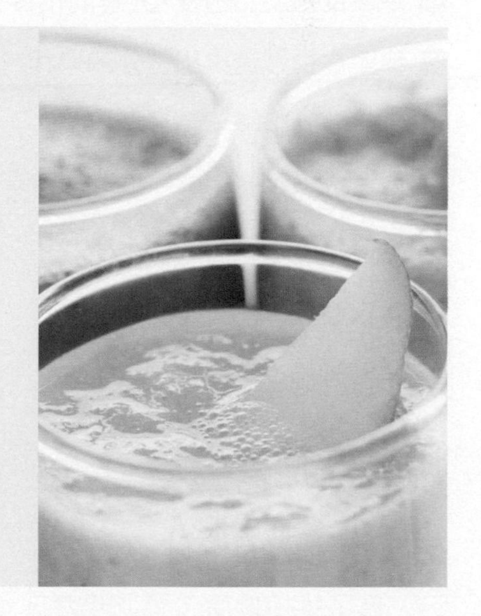

什麼是酵素？

酵素（Enzyme）就是我們一般所稱的「酶」。酵素主要有分成三種：植物酶、代謝酶、消化酶酵素具有活性，以蛋白質為其骨架結構，能承受的最高溫度範圍是45～50°C，溫度過高會破壞活性。它能高效率地催化生物體內的各種化學反應。

攝取植物酶可促進身體消化和新陳代謝，而最為行之有效的方法是吃新鮮酵素或飲用生汁。植物酶加熱到55°C就會失去活性，因此要生吃。透過喝汁攝取植物酶，可節省消化纖維素的時間，因此吸收效率更高。

活性酶的作用

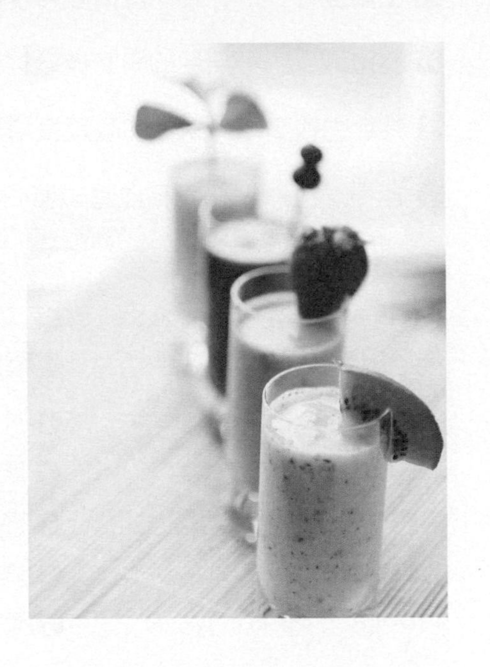

1. 酵素是一種蛋白質分子，是生態系統不可或缺的重要因數，它可使種子發芽，形成光合作用。
2. 人體必不可少的重要化學反應物質
3. 幫助動物交配並孕育新生命
4. 參與食物消化過程，分解消化食物，使其轉變成能量
5. 參與食物殘渣排出體外的過程
6. 參與身體新陳代謝過程
7. 具有抗炎抗菌作用
8. 主管免疫功能
9. 淨化血液
10. 促進細胞再生

排毒汁療法

排毒汁療法的優點

為了維持健康，預防癌症，每天宜喝600ml以上排毒汁。蘋果和柳橙汁等糖度高的果汁因含果糖過多不適合糖尿病和肥胖患者飲用，夜晚更不能喝。而新鮮蔬菜或富含植物性化合物的蔬菜汁則多多益善。

1. 排毒汁的分類──大致可分為果汁和蔬菜汁。包括果汁、胡蘿蔔汁、綠色果汁、穀類豆奶汁、球莖汁、種子汁等，不同的地方可以依當地季節的變化採用不同排毒汁。
2. 排毒汁的益處──可大量攝取蔬菜和水果，有效攝取抗氧化物，快速提高免疫力。

主要膳食纖維的分類和特徵

不同排毒汁的配方

1. 綠色果汁＝菠菜30g＋高麗菜100g＋蘋果100g＋檸檬1顆（可以用綠花椰菜、茼蒿、水空心菜等代替菠菜）

2 綠色果汁＝羽衣甘藍100g＋橘子250g（可用草莓、柿子、檸檬、蘋果代替橘子）＋水100ml

3 胡蘿蔔汁＝胡蘿蔔2個＋蘋果1個＋高麗菜1/8個＋檸檬1顆（可用蘆筍、綠花椰菜、紅甜椒或葡萄代替高麗菜）＋酌量加水

4 果汁＝檸檬1個＋蘋果100g＋柚子1個＋蜂蜜1匙（可用草莓200g＋哈密瓜100g＋柿子100g＋橘子130g代替蘋果和柚子）

5 豆奶汁＝豆奶100ml＋蘋果180g＋胡蘿蔔100g＋芝麻1大匙（可用哈密瓜50g＋胡蘿蔔80g＋高麗菜100g＋蘋果80g代替蘋果和胡蘿蔔）

6 種子汁＝生葵花子、生南瓜子、生芝麻、生蘇子、月見草子、薔薇子、亞麻子、石榴子、奇亞子（Chia Seed）和漢麻子（Hemp Seed）中選兩種以上，加水或豆奶榨汁。

水果和蔬菜分類

1 水果（樹上的果實）——蘋果、長在樹上的莓類、柳橙、葡萄、李子、梨、桃子、柿子等

2 蔬菜類果實（長在地上的水果）——香瓜、哈密瓜、西瓜、奇異果、番茄、櫻桃、柿子、草莓、鳳梨、香蕉

果汁和食物搭配的注意事項

1 木本植物的果實和蔬菜不能一起攝取，因為蔬菜中的纖維質會在吸收過程中延遲消化，消化功能差的人尤其要注意。

2 蔬菜類果實既可與水果一起攝取，亦可與蔬菜一起攝取。

3 堅果類可以與水果、蔬菜、穀類一起攝取。

4 橄欖和酪梨雖屬水果，但含有豐富的脂肪成分，因此可以像堅果一樣搭配水果或蔬菜食用。

5 檸檬本屬水果，但做果汁時已去除了纖維質，因此可與水果和蔬菜搭配食用。

6 麵包、地瓜、馬鈴薯和南瓜等可以和水果一起攝取。

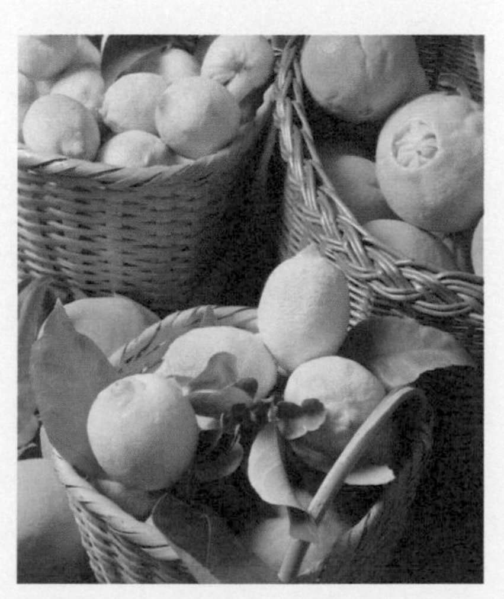

植物裡的植物性化合物

為什麼會有植物性化合物？植物性化合物是植物為了保護自己免受環境紫外線和害蟲等的侵害而形成的化學物質，目前發現的植物性化合物多達1000多種，包括類胡蘿蔔素、多酚、類黃酮等。植物性化合物利用植物的色、香、苦味或澀味保護植物，已在超過1萬餘種的蔬菜、豆類和水果中發現。植物性化合物主要分布在果皮，呈現出澀味、苦味或麻味等，從而減少被微生物或害蟲等外部敵人吞噬的危險。

用水果養生的方法：

1. 最好的水果吃法是連皮一起生吃。
2. 酸性強的水果會刺激胃腸黏膜，因此腸胃弱的人宜在早晨吃此類水果。
3. 肥胖的人不宜在晚上吃含糖分多的甜味水果。
4. 糖尿病患者吃葡萄後血糖值會急劇升高，因此要注意。
5. 如果腸胃不好，香瓜類可引起腸躁症進而導致腹瀉，因此要小心。不過香瓜裡含有豐富的葫蘆素 (Cucurbitacin) 能抑制癌細胞。
6. 血壓高的人宜吃西瓜、香瓜和番茄，這些水果富含鉀，因此有很好的降壓功效。不過腎不好時鉀會引起很大的問題，因此不宜多吃。
7. 番茄用開水汆燙一下再吃。使番茄呈現紅色的茄紅素在輕微燙熟的番茄裡含量增多。
8. 水果宜在飯前吃。
9. 水果所含的農藥會被纖維素帶出體外，因此通常用清水洗乾淨水果即可食。不過將檸檬或柳丁連皮一起做成茶或排毒水時，最好用麵粉或加了幾滴食醋的水清洗水果。
10. 市售的奇異果、香蕉、酪梨、番茄和芒果等水果，通常在產地採摘未熟水果，因此買來後要擱置一段時間等其熟透。

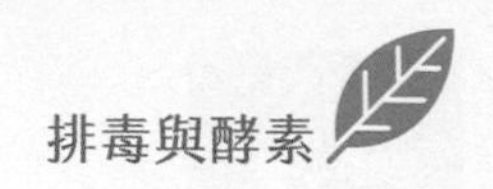

引起腸內腐敗的食物

1. 方便食品——冷凍食品、冰棒、瓶裝飲料、泡麵、餅乾、速食
2. 街邊小吃——油炸食物、手搖杯飲料、人工奶油製品、海鮮
3. 速食——漢堡、炸薯條、可樂
4. 加工產品——香腸、火腿、魚丸、麵包、披薩、炸雞、炸豬排
5. 油膩的中式餐點——炸醬麵、海鮮麵、鍋包肉、煎餃等
6. 不良嗜好——酒、菸、即溶咖啡等
7. 烤肉——直接用火烤或烤焦的燒烤等

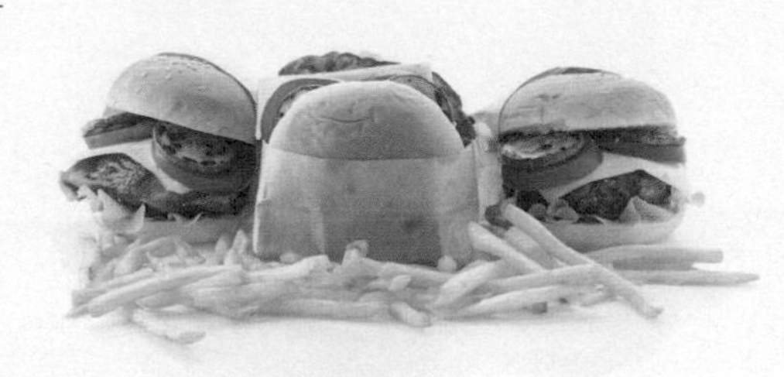

啟動酵素活性的食物

1. 雜糧飯——發芽糙米、豆類、高粱、小米、薏仁、糙米等
2. 豆類——豆腐、豆芽、豆奶
3. 新鮮蔬菜和當季水果
4. 堅果類——核桃、花生、杏仁、開心果
5. 海草類——海帶、海苔、昆布
6. 好水——鹼性水、礦泉水
7. 好鹽——直接在潮灘地上採集的海鹽

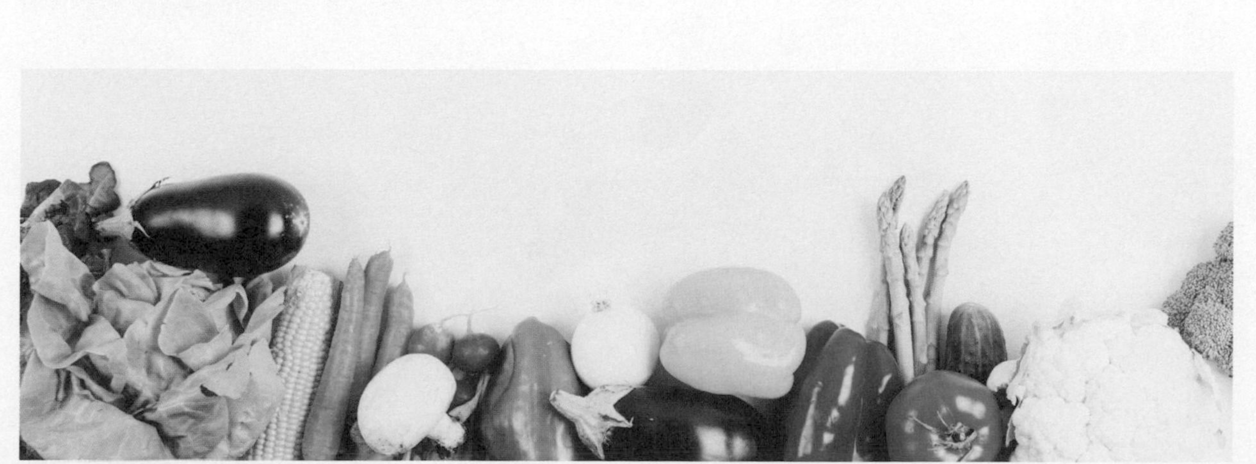

51
氣喘
Asthma

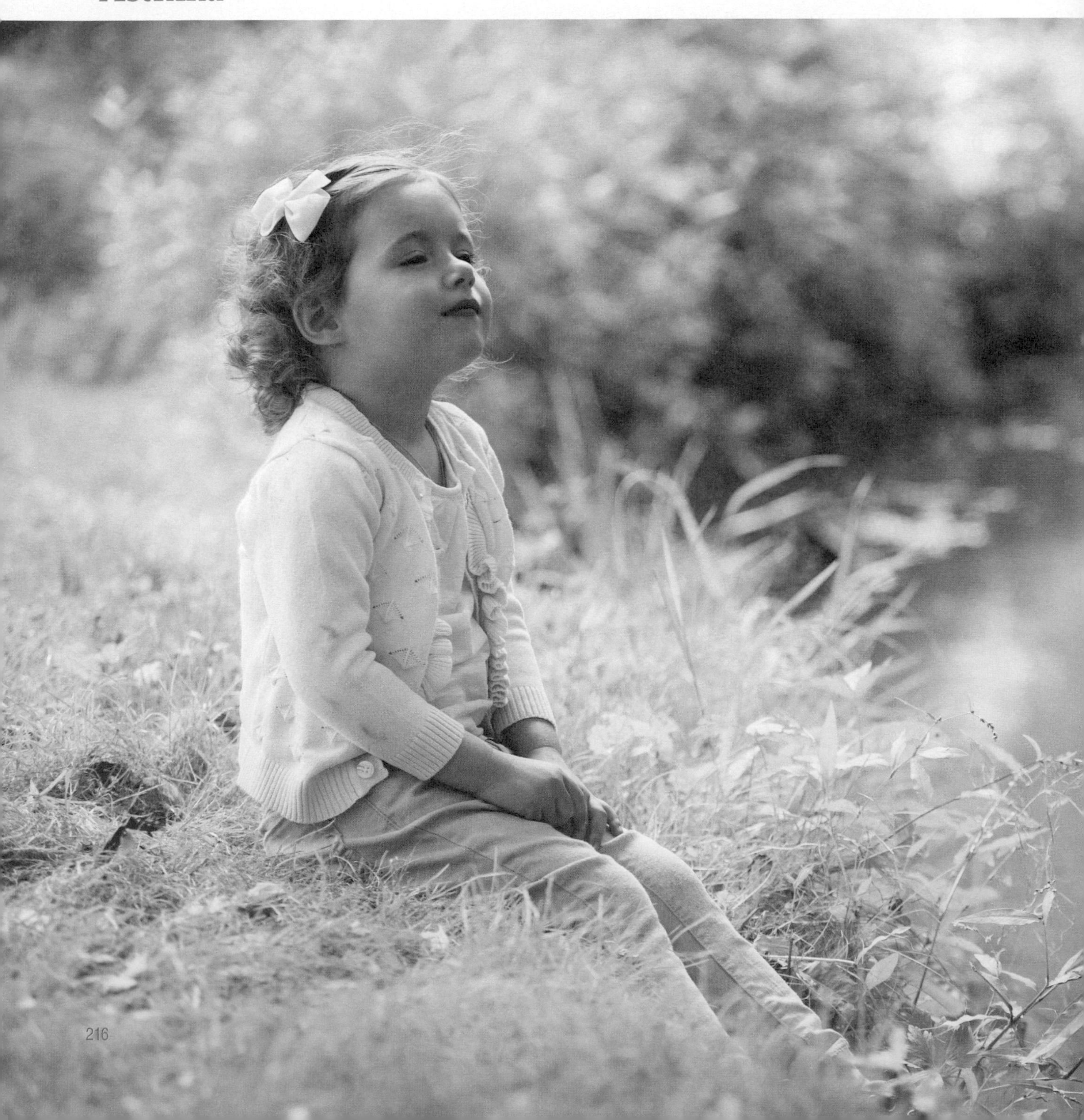

氣喘病因

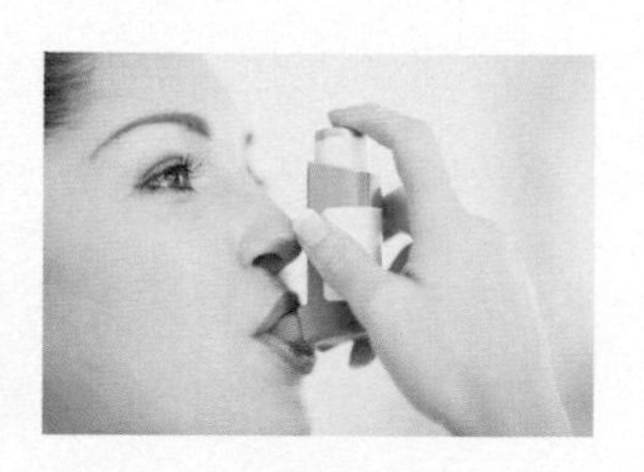

從父母遺傳下來的過敏性體質和環境中的氣喘誘發因素相互發生作用，導致免疫系統出現混亂，就會引起氣喘。氣喘誘發因素包括屋內灰塵中的塵蟎、動物的皮毛或皮屑、花粉、蟑螂、食品、藥物、感冒、煙霧和室內污染、空氣污染、食品添加劑、氣候變化、沙塵、精神壓力和體力活動等。

氣喘的臨床表現

氣喘是由過敏性炎症引起反應性增高的慢性呼吸系統疾病，伴有反覆發作的喘息、氣促、咳嗽、胸悶，以及胸部發出嘶嘶聲，一旦發作起來，氣管壁肌肉出現收縮痙攣，支氣管出現炎症，導致氣管出現大量痰液，並出現胸緊和呼吸困難，夜晚症狀加劇。嚴重時嘴唇變成紫色，心跳加快。如果久拖不癒，長時間延誤，會引發呼吸功能衰竭甚至死亡，是較危險的疾病。

氣喘分為外因性和內因性兩種。從小開始的外因性氣喘屬於季節病，與過敏性有關。內因性氣喘具有喘鳴音、不外泄的咳嗽，大部分始於2～17歲，1/3患者始於30歲以後，醫院大多使用氣管擴張劑或抗生素和消炎藥物治療氣喘。

通常會給氣喘患者使用皮質類固醇（Corticosteroid）藥物，但藥物只能緩解症狀，而無法去掉病根，因此儘量少用。長時間使用皮質類固醇可引起對感染的抵抗力減少、血壓上升、體重增加、胃潰瘍、肌無力症、糖尿病、白內障、體液滯積、鉀流失和兒童成長障礙等症狀。治療氣喘的最佳方法是增強免疫力，透過攝取具有抗發炎、抗生素作用的天然食物增強體質，恢復功能，並在環境中消除細菌。

注意事項：

保持良好的個人衛生，使身體保持溫暖，對防止過敏性氣喘、感冒等病毒性呼吸道感染疾病特別重要。尤其要注意防備天氣驟變，突降冷空氣、陰天或低氣壓，因為這些天氣會激發氣喘發作，冬季外出最好佩戴口罩和圍巾。煙霧會強烈刺激氣管收縮，二手菸也能誘發過敏性氣喘症狀，因此氣喘患者一定要遠離吸菸者。

減緩氣喘症狀的方法

1 在頸部、後脖頸或前胸做熱濕敷，將體溫提升到40°C左右，同時額頭放上涼毛巾。每次發作時都要做。

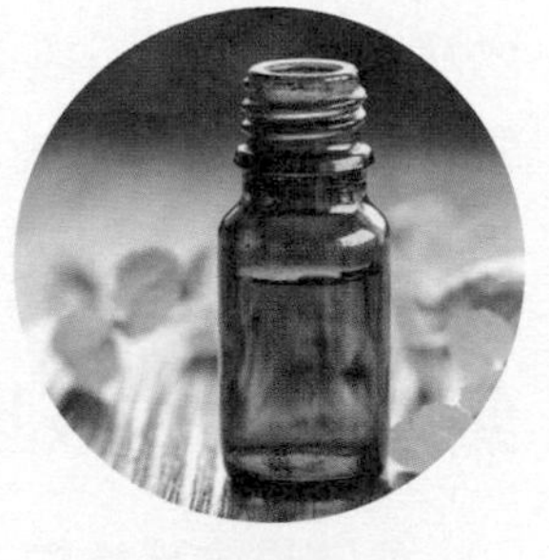

2 將富含薄荷醇成分的薄荷精油或尤加利精油薄薄地擦在頸部周圍和前胸，或者打開瓶蓋用鼻子吸入。水盆裡倒入開水並滴上3～4滴尤加利精油，將盆放在桌子上，用大毛巾將頭和水盆罩在裡頭，做薰蒸。

3 用一杯開水泡毛蕊花（Mullein）、薄荷或荊芥茶（Nepeta Tea，俗稱貓薄荷）每小時飲下。

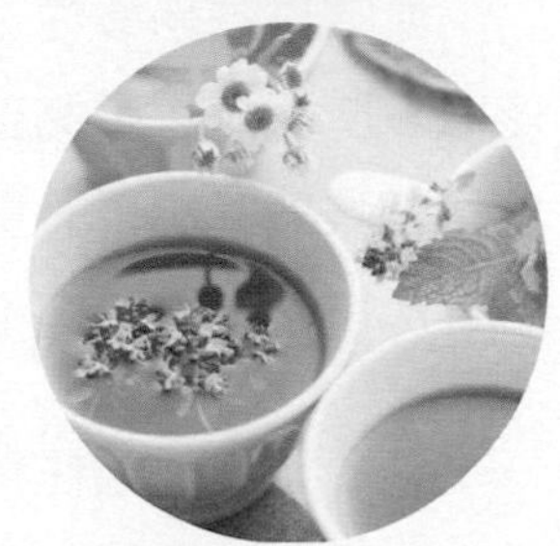

4 在溫度適宜的浴缸裡泡澡1個小時以上，有助於緩解症狀，如果沒有浴缸，可用20分鐘足浴代替。

5 戶外游泳——不過要在溫水裡游泳。

6 經常唱一些需要深呼吸的歌曲，或演奏笛子、口琴等木管樂器，或做些輕鬆的爬山運動。

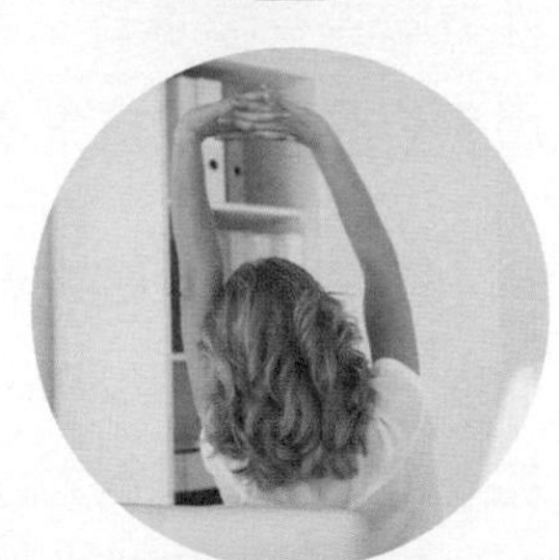

7 經常高舉雙手或伸展肩膀做深呼吸，儘量用鼻子而不是嘴巴呼吸。

8 遠離貓狗等寵物。

9 經常讓陽光曬進室內，杜絕黴菌或灰塵。避免鋪地毯。

10 患者不僅自己不能吸菸，也不能與吸菸者同處一室。

11 不要吃過鹹。

12 不要吃得過多，也不要吃以動物性脂肪為主的宵夜。

有助於改善氣喘的水療法

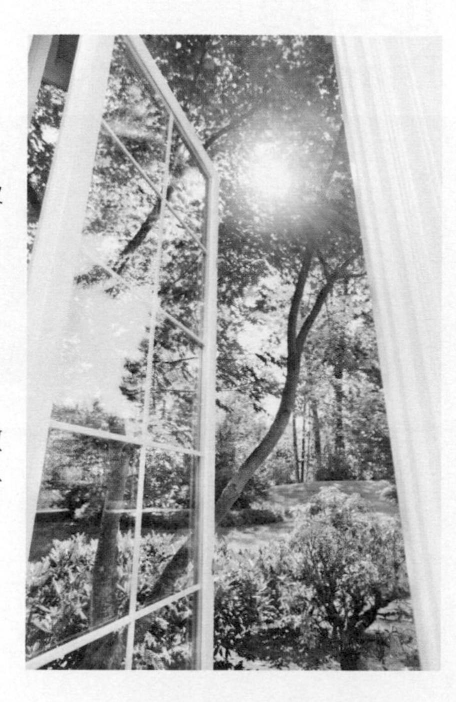

準備的用品

大毛巾2條、普通毛巾7條、前額要用的小毛巾1條以及溫度計、水盆、被子、塑膠布各一個、塑膠袋2個。

做胸部冷熱敷的方法

1. 讓患者躺臥，腳泡熱水，水溫不致燙傷即可。
2. 將兩條大毛巾用水打濕並擰乾後，分別裝進塑膠袋裡，用微波爐熱7～10分鐘。先熱一個，拿出來，再用相同方法熱另外一個。
3. 露出患者胸部，放3～4條乾毛巾，上面再放熱毛巾，待3分鐘。
4. 將用冰水打濕後擰乾的涼毛巾放在患者胸部。
5. 給水盆續加熱水，使泡腳的水溫保持熱度。
6. 鼻尖開始冒汗時，將涼毛巾放在前額。
7. 胸部冷熱敷以3分鐘熱毛巾和1分鐘涼毛巾為一組，連續做7～8組。
8. 做完後用乾毛巾擦拭。
9. 最後用涼水浸一會兒腳，並用乾毛巾擦拭。
10. 休息30分鐘，亦可睡一覺。
11. 如果要睡覺，將毛巾墊在枕頭上，嘴含1匙活性碳粉入睡。——將7～8匙活性碳粉，1杯（240ml）橄欖油和1/5杯（48ml）蜂蜜攪拌均勻，做成稍硬的麵團後，滴幾滴尤加利精油再和勻。裝在密封瓶裡，在之後的2週～1個月之內，每晚上床前口含1匙入睡。

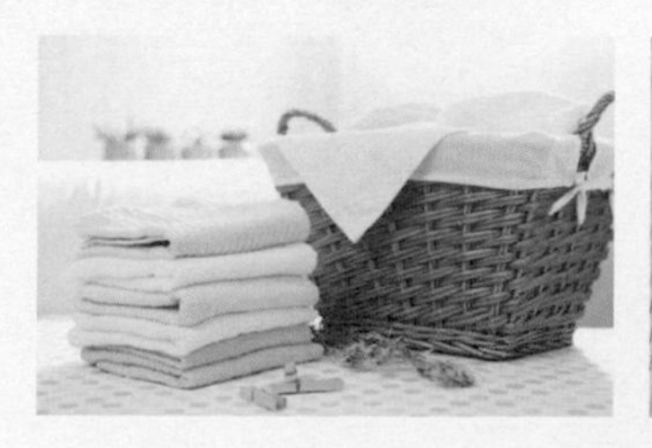
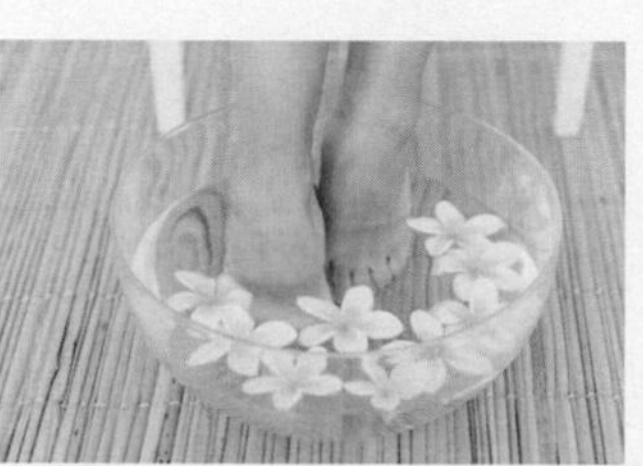
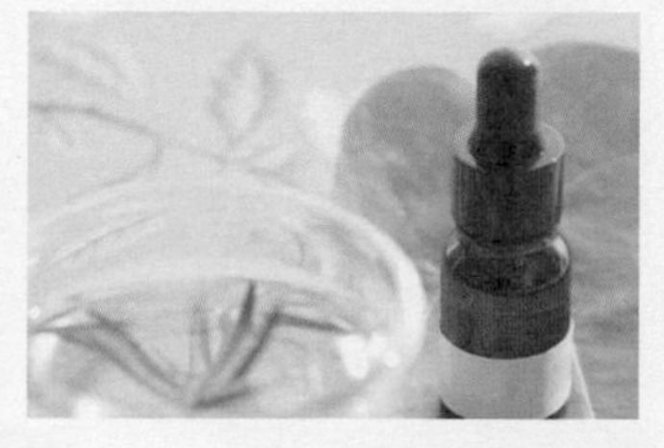

52
腹瀉
Diarrhea

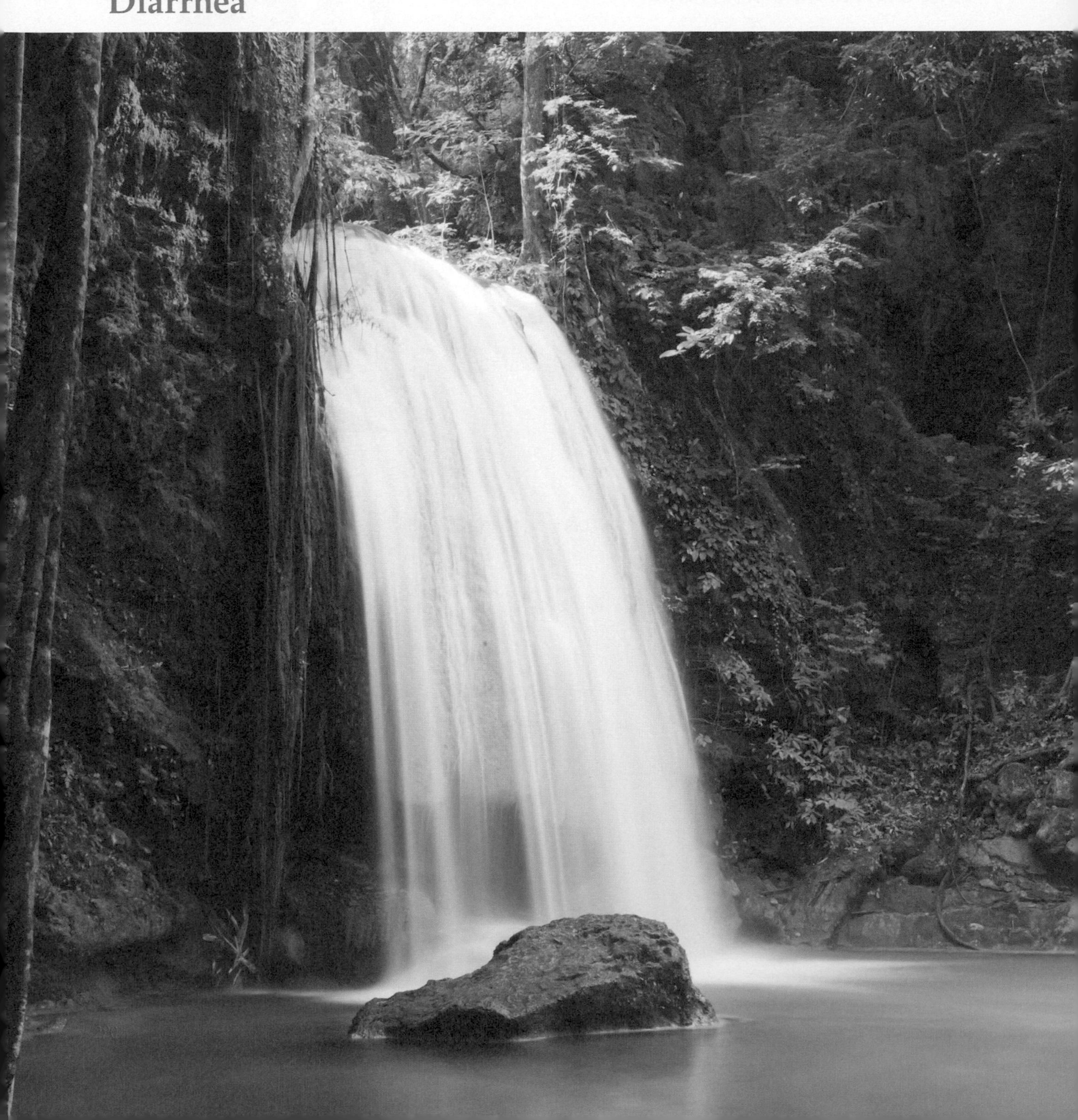

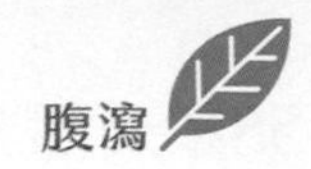

腹瀉俗稱「拉肚子」，如果排便伴有血、黏液的出血性腹瀉，就是痢疾。腹瀉的主要原因是不健康的飲食習慣所致，腹瀉時腸道痙攣可引起腹痛，排便急迫感，失禁和體重減少等症狀。同時渾身虛弱無力，排便次數明顯超過平日習慣，糞質稀薄，含有膿血、黏液。疼痛可出現在腹部任意位置，但最常見的是左側S結腸處。

造成腹瀉的危險因素

腹瀉原因很多，主要病因是來自受污染排泄物的病毒，其它則包括寄生蟲、內腸細菌、腐壞的食物、愛滋病、牛奶消化不良、過敏、藥物副作用、便祕藥、其它體內感染、瘧疾、營養不足、吃未熟水果以及給嬰兒過早餵食等。為了對症下藥，首先要找出準確的腹瀉原因。

腹瀉的特殊原因

1. 沒有發燒，卻突然出現輕度腹瀉：多喝水，補充營養，不需其它特殊治療。
2. 腹瀉加嘔吐：有脫水危險，需要補充水分並喝湯。如果持續嘔吐，應立即去醫院打點滴避免脫水。
3. 發燒但腹瀉不見血的，應檢查有無罹患瘧疾、傷寒或其它疾病。發燒有可能是腹瀉引起脫水後的繼發現象，因此要注意有無脫水。
4. 慢性腹瀉：愛滋病毒、營養失調或其它慢性感染引起，如果查不出持續腹瀉的原因，應向專業醫師尋求幫助。
5. 賈地鞭毛蟲（Giardia）：排出的黃色拉稀伴有臭味，含有氣泡和泡沫，但可能不含血或黏液。經常放屁或打臭嗝，不發燒。賈地鞭毛蟲是腹瀉的常見致病源，2003年有2億人曾患此病。寄生蟲來自受污染的排泄物，治病需要找醫院，如果上不了醫院，可服用甲硝唑（**是一種抗生素和抗原蟲劑。每天分三次服用250mg，連服五天**）或連服五天阿苯達唑（**副作用比甲硝唑小**），每天服用400mg。為了防止鞭毛蟲囊腫傳播，將加入碘和氯的水燒開10分鐘以上。
6. 霍亂：拉出水樣便，如果不予以治療可在幾個小時內死亡。根據世衛組織的報告指出每年全球近300～500萬人感染霍亂，約10～12萬人死於此病，但80%的情況下可透過補充水分和電解質得到治療。應立刻尋求醫療幫助。

7 細菌性痢疾：由志賀氏菌引起，志賀氏菌與受污染排泄物有關，年均發病率約為1億6千萬起，其中約110萬人死亡。5歲以下兒童的60%感染過此病，危重兒童的30%會死亡。通常經過1～4天潛伏期後出現發燒、腹瀉、血便、食慾不振、腹瀉和嘔吐、腹痛、大便次數增多，含有黏液或膿血等症。大部分情況下不經過治療可在一週內恢復，如果經過治療可在幾天內恢復且沒有併發症。兒童出現症狀12小時內不予治療可致死。合併症包括嚴重的脫水、眩暈、痙攣、休克、敗血症、貧血、腎功能衰竭、直腸脫出症、反應性關節炎乃至死亡。

8 阿米巴痢疾：阿米巴是一種寄生蟲，透過受污染的食物、水、蟑螂、蒼蠅和同性性接觸傳播。在寄生蟲病中死亡率僅次於瘧疾，位居第二。阿米巴腸炎和阿米巴肝膿腫的發病率每年高達5千萬例，死亡人數達10萬人。少於10%的感染者在一年內表現出病症。

臨床表現：表面看起來健康的人也有可能攜帶阿米巴原蟲，只是沒有表徵而已。但大多數人會逐漸顯露症狀，包括間歇性腹瀉、便祕、脹氣、腹痛、肝臟和大腸功能衰退、消瘦、體力變差以及黏液和血液顏色變深。基本上沒有發燒。有時阿米巴侵入肝臟形成膿腫（膿包），導致較危險的情形。症狀是右上部腹痛逐漸擴散到右胸，常在走路時惡化。具有這些病症的患者咳嗽出褐色液體的，可能表示肺也出現了阿米巴膿腫。膿腫可出現在腹膜下（不治療可引發致命性感染），或穿過皮膚表面擴散到大腦。亦可引起腸道障礙或闌尾炎。

區分細菌感染和阿米巴感染（含血稀便可能有其它原因）：

- 腹瀉＋血＋發燒＝細菌感染（志賀氏菌）
- 腹瀉＋血＋不發燒＝阿米巴痢疾

診斷

症狀可作為病歷和查找病因的依據。對排泄物的實驗檢查有助於確定是屬於細菌還是寄生蟲引起的感染。若屬於寄生蟲，為了確診可能需要重複做多次實驗。

預防

努力改善營養，嚴管環境衛生。如果能攝取均衡的營養，可顯著降低腹瀉及其引起的死亡率。可能的話，至少在嬰兒出生6個月之內用母乳餵養，而不用奶瓶。使用奶瓶常成為幼兒腹瀉和致死的原因。如果無法母乳餵養，可使用杯子和湯匙餵食以減少細菌污染。使水源和食物

遠離排泄污染物。喝煮沸的水，廁後及飯前洗手，蔬果洗後再吃或煮熟後食用，避免蒼蠅或蟑螂接觸食物。防止蒼蠅接觸孩子的眼睛或嘴；在廁所如廁，並打掃乾淨。不要用人糞當肥料以免微生物擴散。

潰瘍性腸炎

一般腹瀉可補充水分和電解質，採低纖低脂飲食，但若是自體免疫所引起的發炎、腹瀉，稱為潰瘍性腸炎（Ulcerative Colitis），嚴重時會有許多併發症，必須找專科醫生治療。

1. 柔軟的食物有利於潰瘍性腸炎的想法是不對的，牛奶和粥只能使情況更加惡化。食用富含纖維質的食物和全穀類，並細嚼慢嚥。
2. 戒掉所有肉類。動物性食物會在大腸內產生毒素並引發腐敗，食用病畜肉會損壞人體健康。油炸的食物和含有各種添加劑的速食有諸多壞處，不宜食用。
3. 刺激性食物、口味重的食物、油膩食物、含糖多的食物，會加重潰瘍和炎症。遠離咖啡、茶、飲料、酒精、汽水和使人興奮的飲料。
4. 透過運動加強腸胃功能。
5. 服用各種形式的活性碳（粉末、膠囊、片劑、錠），這是消除炎症的最佳方法。亦可服用黃連粉或外用黃連粉。
6. 用活性碳粉和亞麻子調配成敷料，入睡時貼在疼痛的皮膚部位。
7. 經常吃零食屬不良習慣，要戒掉。吃得複雜也不利於健康。制定並遵守規律的生活作息和良好的飲食習慣。
8. 每頓飯補充糙米胚芽、全麥胚芽或麩糠。吃糙米和全麥等全穀類，減少吃肉。
9. 多飲蘆薈汁。
10. 用高麗菜、胡蘿蔔或芹菜等榨汁，香蕉也是好食品。
11. 多吃山藥。
12. 做整腸運動，可輕拍腹部，或揉搓。

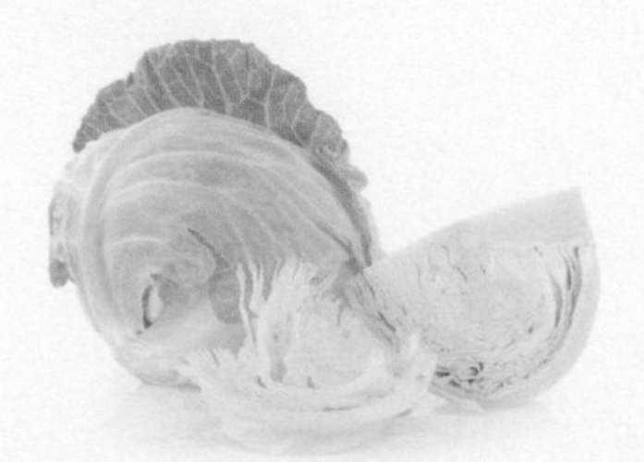

⑬ 疼痛厲害時可做冷熱水療。將冷熱毛巾交替放在腹部，先放3分鐘熱毛巾，再放1分鐘用冰水浸濕的毛巾，如此重複7次，然後休息30分鐘。出現急症時用熱水泡腳，同時腹部放上熱毛巾可減輕疼痛。

⑭ 灌腸袋裡加1000cc水，調和2大匙活性碳粉或2茶匙黃連，用其灌腸。活性碳粉可治炎症，黃連粉是抗生素。

⑮ 禁止吃任何藥物。很多藥物會加重大腸潰瘍。藥物可以暫時緩解症狀，但無法從根本上治癒疾病，而且還可引起骨質疏鬆、消化道潰瘍、白內障、胰腺炎及其它疾病。

⑯ 透過日光浴提高身體免疫力。潰瘍性腸炎患者的其它部位也容易發生感染，因此需要提高免疫力以抵抗細菌。

⑰ 另外一種方法是1公升水加8小匙白糖，加一個切碎的香蕉，或者再加入半顆椰子汁或1～3個柳丁。用其代替水，常飲，直至小便恢復正常。香蕉在此處的作用是防止鉀流失，應選熟透的香蕉。

⑱ 如果疼痛過重而無法吃東西，給嬰兒補充母乳、馬鈴薯、米粉或玉米粉和補水飲料，或利用湯水補充水分。待病情有些好轉後，提供清淡的高營養食物。好食品包括白米、香蕉、蘋果、木瓜和馬鈴薯。避免所有脂肪類食物、加入很多調料的食物、酒和高纖維水果。良好的營養供應可以救性命。某些藥物會加重病情，應避免服用，但也有幾種例外。細菌引起的病症如果服用單純性止瀉藥可引起腸內細菌增殖，因此要避免服用此類藥物。

⑲ 一天服用活性碳2匙，這對腹瀉是特效藥。如果用活性碳水灌腸，則它能夠完完全全地吸收在腸內引發炎症的病菌和分泌物。因此，灌腸之後身體顯得很舒服，而且疼痛也會消失。

⑳ 在肚子和腳上夜替使用熱敷和涼敷。這種方法緩解疼痛，清熱降火，易於治療。

53

致癌因素

Cause of Cancer

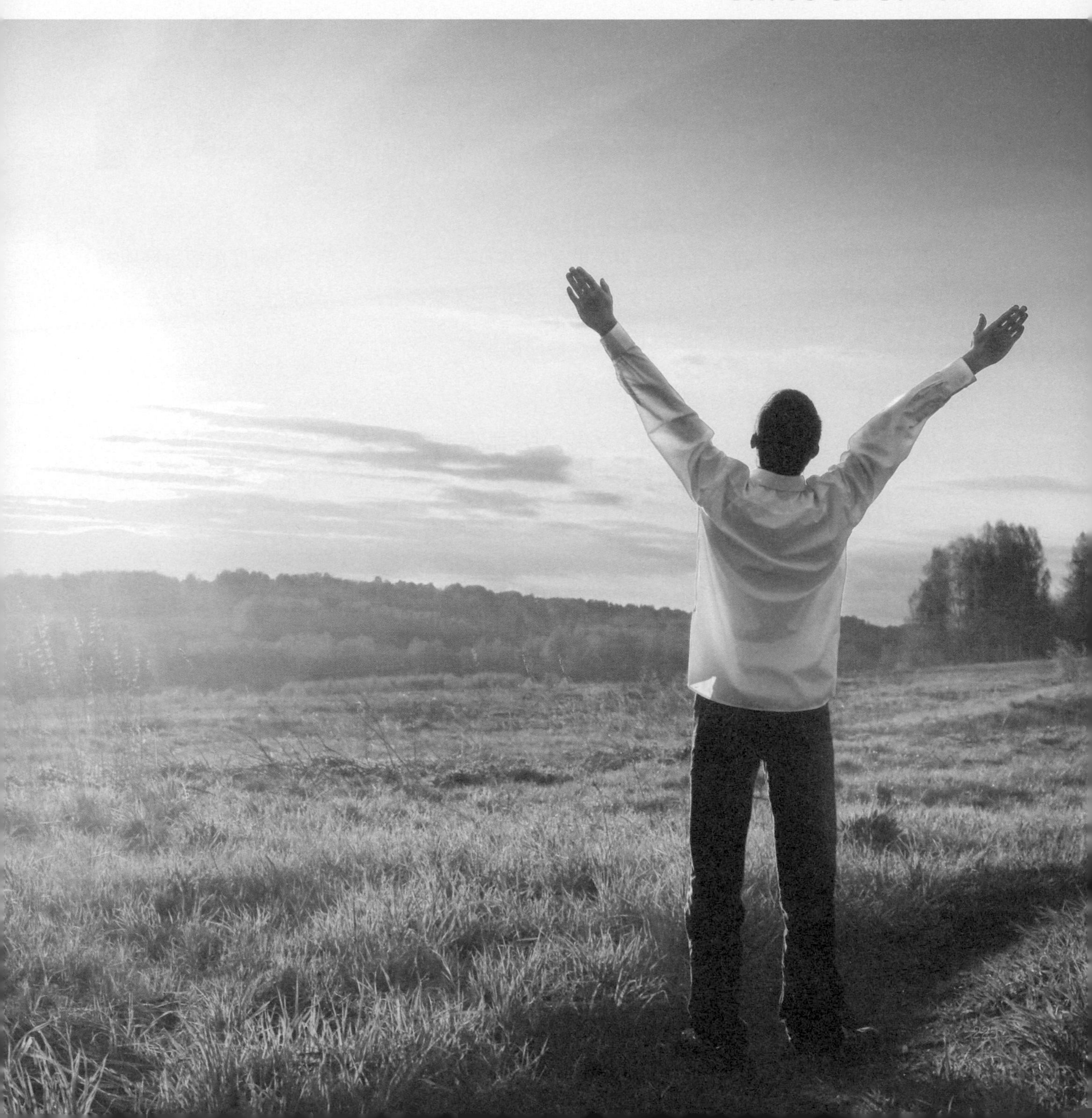

對癌症的認識

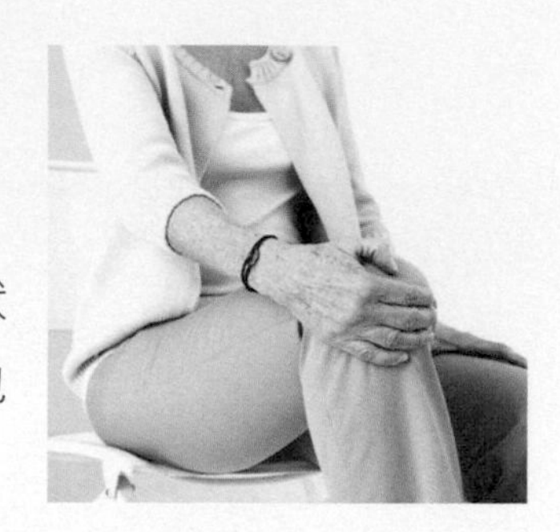

癌症種類

目前發現的癌症超過250種，發生部位遍布全身，如腦癌、甲狀腺癌、乳癌、胃癌、子宮癌、大腸癌、直腸癌、膀胱癌及胰腺癌。包括發生在大腦、甲狀腺、乳房、子宮、大腸等處的肉瘤和惡性腫瘤。

癌症分期

不同種類的癌症，會有不同的分期方式（如乳癌和肝癌），但一般癌症可根據腫瘤發展與擴散程度分為4期，從1期到4期，其中3、4期稱為晚期。如果癌症能在早期階段發現，可在發生轉移之前透過手術切除相應部位。

癌症的檢查

到了晚期癌細胞會擴散到其它諸多器官，此時無法用手術切除所有癌症。從時間上來看肝癌、肺癌、胃癌、胰腺癌等固體性腫瘤要經過15～20年，乳癌經過8～10年，大腸癌過5～10年才能在醫院檢查出癌細胞。

癌細胞的大小

0.01mm：1個癌細胞

0.1mm：1000個癌細胞

1mm：100萬個癌細胞

1cm：10億個癌細胞，按30倍速分裂

癌症治療的問題

醫院在癌症治療過程中注重的是如何消滅癌細胞，而不是探尋癌細胞為何會增殖。然而對癌症真正的治癒是要消除其成因。

癌症的特徵

癌症一旦發生，會一直增殖到患者失去生命。即使患者極度痛苦、全身衰竭，癌細胞也不會停止繁殖。當癌細胞轉移到致命器官，身體出現極度消瘦和衰弱，患者就會死亡。

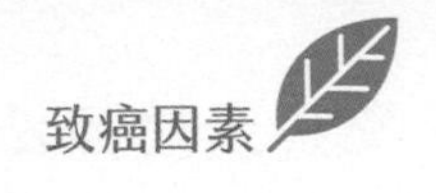

現代醫學的治癌療法

現代醫學的治癌方法與20年前相比毫無進展，其主要方法如下：

1. **手術：**術後出現兩種結果——轉移、不轉移。

2. **放射線治療：**放射線治療的主要問題在於無法精確找到數量繁多的癌細胞，而且放射線在殺死癌細胞的同時，也會對健康的細胞、組織和氣管造成燒傷、疤痕和損傷。

3. **化學療法：**阻止癌細胞成長的同時，也阻止正常細胞成長。除非正常細胞全部死亡，癌細胞是不會輕易死去的。抗癌注射療法的目的是毒死快速增殖的癌細胞，但同時也會破壞健康細胞，而且還會傷害肝、腎、心臟和肺等器官。

4. **是否接受治療：**有研究報告指出，據統計，除了皮膚癌以外，大多數癌症患者中，未接受治療者比接受治療者活得更長。現代醫學的目標是將壽命延長5年，問題是即使壽命得到延長，治療也達不到令人滿意的效果，其結果只是延長痛苦而已，那些頭髮掉光，瘦骨嶙峋的樣子，實在令人不忍目睹。真正治療癌症的方法是透過改變生活習慣，提高身體免疫力。

5. **現代醫學無法治療的疾病：**癌症、關節炎、糖尿病、憂鬱症、高血壓、失眠、過敏性皮膚炎、腦中風、過敏、心臟病、紅斑性狼瘡、氣喘等很多疾病無法用現代醫學方法治療。仔細觀察可發現這些疾病的病因都在於長久養成的不良生活習慣。

6. **不要忽視現代醫學：**進入21世紀以後，醫學取得了長足的進步，尤其在急診處置、檢測、對細菌病毒的處理和手術等方面取得的成就令人驚歎。

針對癌症患者的天然療法

1. **斷食。**斷食首先幫助人放下慾望；其次能清除體內廢物和毒素，減輕疼痛，遏阻癌症擴散。可依據體重和病情斷食1餐、1天、3天或1週。極其消瘦的患者為了保持體重，多喝水，只斷食一天，以後做水果斷食。每天早起用一杯水加入半個或一個檸檬榨汁飲下。

2. **戒除所有肉、乳製品、牛奶、雞蛋等動物性食物。**除此之外，也戒掉用動物的血和脂肪做的所有食物和油炸食物。癌細胞壁包著堅硬的蛋白質，藉著減少或戒除肉類食物，驅動更多的酵素進攻癌細胞的蛋白質壁，為人體免疫系統破壞癌細胞助一臂之力。

3 **吃水果餐。**每餐只吃香蕉、番茄等水果，水果選用3～4種當季水果，晚餐在其中選1、2種。水果不經過消化過程，但能提供高效熱量，且不含供癌症或腫瘤增殖的物質。水果餐可依據體重做2～3天到10天不等。斷食結束後，每餐飲食換成含有活性酶的全穀類、新鮮水果、生蔬菜和種子類，並一點點增加食量。水果餐後，吃一兩匙糙米飯，配蒸熟的綠花椰菜、胡蘿蔔或南瓜。可以加上亞麻子、紫蘇子或大豆。水果和蔬菜儘量生著吃，堅果類和海草類要細嚼慢嚥。多吃膳食纖維。

4 **服用活性碳。**活性碳經過腸道時會通過腸壁微血管透析作用，吸附血液中的有害物質並排出體外。不過活性碳的吸附物件不分有益菌種還是有害菌種，因此不能長期服用。如果1天服用2次可連服3天，如果1天服用1次，服用時間不要超過1～2週。服用時1匙活性碳粉用半杯水送服。

5 **飯後散步。**為提高免疫力，提供更多的身體生理作用所不可缺少的氧氣和植物殺菌素，多接觸泥土，可以在院子裡種點蔬菜，做些簡單的勞動。有空多散步，逐漸增加步行距離。生命在於運動，能出汗更是好上加好。

6 **最晚9～10點鐘就應上床就寢。**癌症患者容易疲累，因此要經常休息。忘記憎惡、埋怨、仇恨和怨氣，互相關愛，相互幫助。

7 **嘔吐時一點一點地吃。**如果出現嘔吐症狀，很難嚥下東西，此時應一匙一匙地餵食接近體溫的水或飯，並一點一點吞嚥。難以咀嚼時用攪拌器連皮一起打磨成流質，一點點喝下。

8 **做日光浴。**任何疾病都需要做日光浴，尤其是黃疸患者。在太陽底下流汗對排出腹水有極大益處。在體力允許範圍內，儘量出去散步或小範圍耕種，是必不可少的功課。

9 **常喝水。**夏季吃西瓜補充水分也會感到口渴，這是因為西瓜有較強的利尿作用。喝水才是正確之道，很多病是缺水造成的。經常透過沐浴清潔廢物，如果手腳發涼，常做足浴。

10 **做灌腸促排便。**注入1000cc左右微溫水，清洗大腸裡的廢物。透過這種方法能排出腹水，減輕肝臟負擔，使身體變輕鬆，並得到很好的去痛效果。肉類不含纖維質，而糙米、全麥、豆、芝麻、蔬菜、海帶和昆布等卻含有豐富的植物性纖維。水果要帶皮吃，麵包要烤著吃，並細嚼慢嚥。

11 **根據患病部位和需要，採用多種輔助療法。**如使用草本植物、塗抹精油、實施水療、做活性碳粉濕敷，或做按摩。

⑫ 完全依靠上帝。最為核心的就是全心全意信賴創造主。每天早晚找僻靜的地方悔改並祈求治癒。要以積極的心態放下所有擔子，抓住上帝的應許，將生命交託在主手中，遵守上帝的法則。

⑬ 心懷復活的盼望。邀請牧師講道，藉著讚美和祈禱得安慰，心懷對復活和永生的盼望。

癌症早期預警信號

- 胃癌——上腹部不適，食慾不振、長期消化不良
- 肝癌——腹部右上部疼痛、消瘦、食慾不振
- 肺癌——持續乾咳、痰液含血
- 子宮癌——異常分泌物和出血
- 乳癌——能摸到腫塊、乳房發疼、乳頭出血
- 大腸癌、直腸癌——大便含黏液、含血，或交替出現便祕和腹瀉
- 舌癌、皮膚癌——潰瘍不見好，黑斑變大或出血
- 喉癌——嗓音沙啞
- 所有癌症初期——慢性疲勞，治療不見效的炎症
- 癌症晚期——治療已無從著手，若有腹水可利用水療和活性碳療法去除，盡可能地減輕痛苦，平安度過最後時光，最重要的是調整心態坦然面對死亡。

癌細胞喜歡的營養素

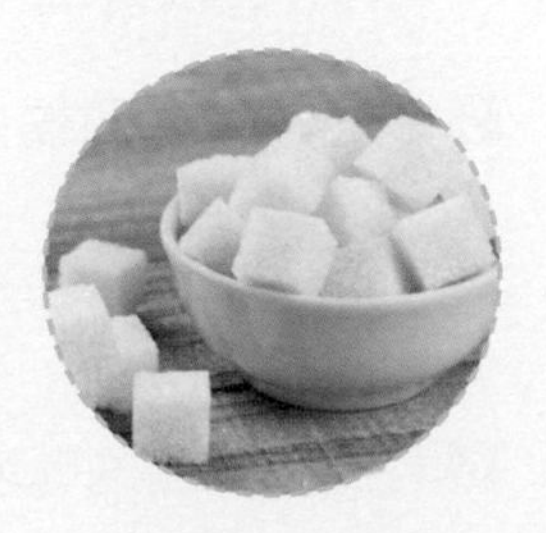

❶ 白糖。白糖促進癌細胞增殖。少攝取白糖等於減少癌細胞的營養供應。有些白糖替代品含有阿斯巴甜，白糖的天然替代品有蜂蜜和糖稀（一種從玉米或麥芽提煉出的糖漿，是韓國的家庭中不可或缺的調味料），不過也要少用。

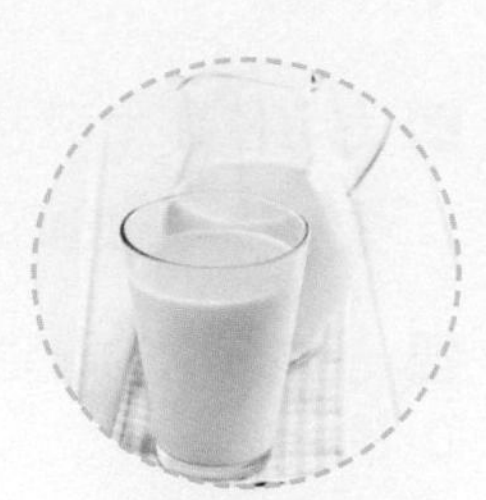

2 牛奶。牛奶會在體內尤其是腸胃裡產生黏液，而這種黏液是癌細胞的營養源。不喝牛奶，改食無糖豆奶可餓死癌細胞。遠離咖啡因含量多的咖啡、紅茶、巧克力和汽水等。

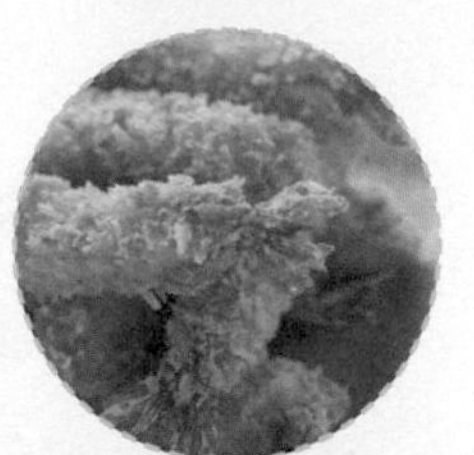

3 油炸食品和醃漬食品。油炸的時候使用動物性油、油炸醃漬食品、重複使用油炸用油都非常有害健康。肉類、加工肉類、甜甜圈和速食麵也極其有害。加入很多調料並用火烤的食物可致癌。

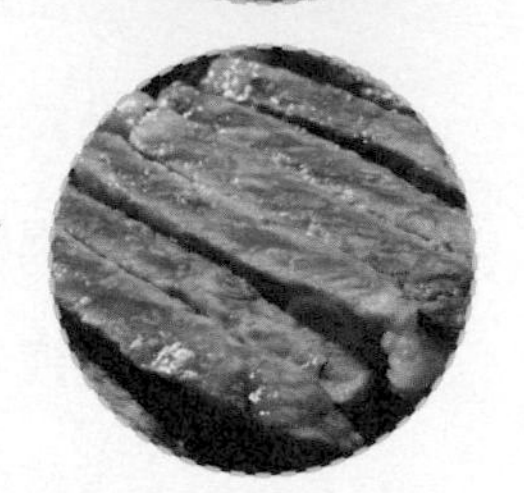

4 肉類。肉類蛋白質不易消化，需要很多消化酶。未完全消化的肉類滯留在腸道裡腐爛後發出很多毒素，進而營造出適宜癌症增殖的環境。癌症患者絕對不能吃含有動物血的東西。

5 心病也是癌症的致病因素之一。憤怒、記仇或指責等負面情緒會使人體處於負擔累累的酸性狀態。

戰勝癌症的道路

1 積極而活躍的心態能幫助與癌症鬥爭的人提高生存機率。學會關心和饒恕，真正的信仰擁有治癒力。

2 癌細胞無法在有氧環境中繁殖，因此每天做運動和深呼吸是消除癌症的方法之一。

3 藥草茶是對付癌症的武器之一。藥草典籍裡載有黃連、蜂膠、蒲公英、蘆薈葉汁等很多藥草，最好用純淨水替代自來水以避免毒素和重金屬進入體內，蒸餾水呈酸性也要避免。

4 用含有活性酶的新鮮蔬菜和水果佔領餐桌。包括雜糧、種子類、堅果類和一點水果在內的飲食，能使人體處於鹼性。食物的20%應攝取大豆等用火煮熟的食物。

5 新鮮蔬菜汁可提供活性酶，且容易被身體吸收，並在15分鐘內到達細胞，從而給健康細胞供應營養促其生長。大豆嫩芽也是好食物，每天努力吃兩頓以上生蔬菜，喝一次蔬菜汁。酵素會在40°C被破壞。

6 回到大自然的環境中！戰勝癌症的成功祕訣是使用大自然的方法，同時改變思想和生活方式。

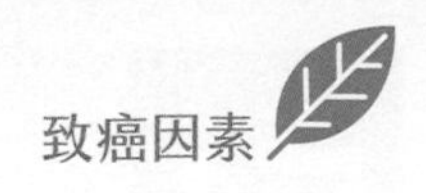

7 醫治者只有一位！大夫只是教師，而不是醫治者。《聖經》出埃及記15章26節說：「我——耶和華是醫治你的。」

不想得癌症就要避免下列情形：

預防癌症要避開以下情形，如：肥胖、肉食、奶酪，含有亞硝胺等致癌物的加工肉品（如香腸、火腿），服用大量維生素，暴食（癌症的35%與暴食有關），醃漬和燻製食物，經過液態氮處理的食物，菸酒，某些蘑菇類，精製食物（白糖、白米、白麵粉）等。糖尿病患者併發癌症的比率大，還有便祕（2匙芝麻不經咀嚼嚥下，觀察它們什麼時候隨大便排出，在腸胃滯留時間越長問題越大），長期服用雌激素（荷爾蒙補充）、阿斯匹靈、利尿劑、黑色和深褐色染髮膏、石棉粉、工業用燃氣、有機化學物、塑膠、精神壓力、放射線，和患有疾病的寵物長時間相處、慢性痛症，慢性炎症，慢性疲勞，慢性腹瀉，慢性出疹，過早的性生活，婦女沒有分娩經驗（尤其易罹患乳癌），或30歲以後生下第一個孩子，接受器官移植等等，因此要多注意。

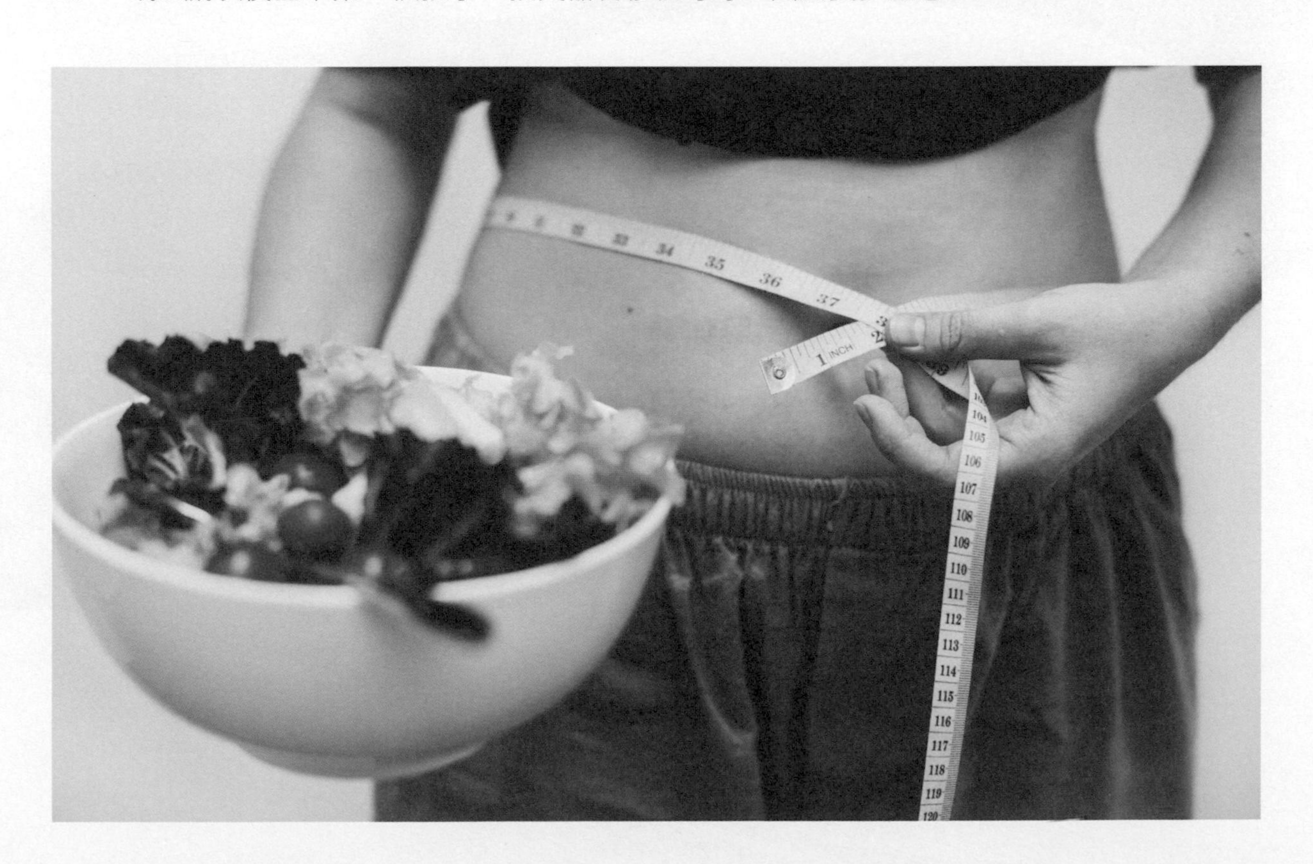

54
感冒
Common Cold

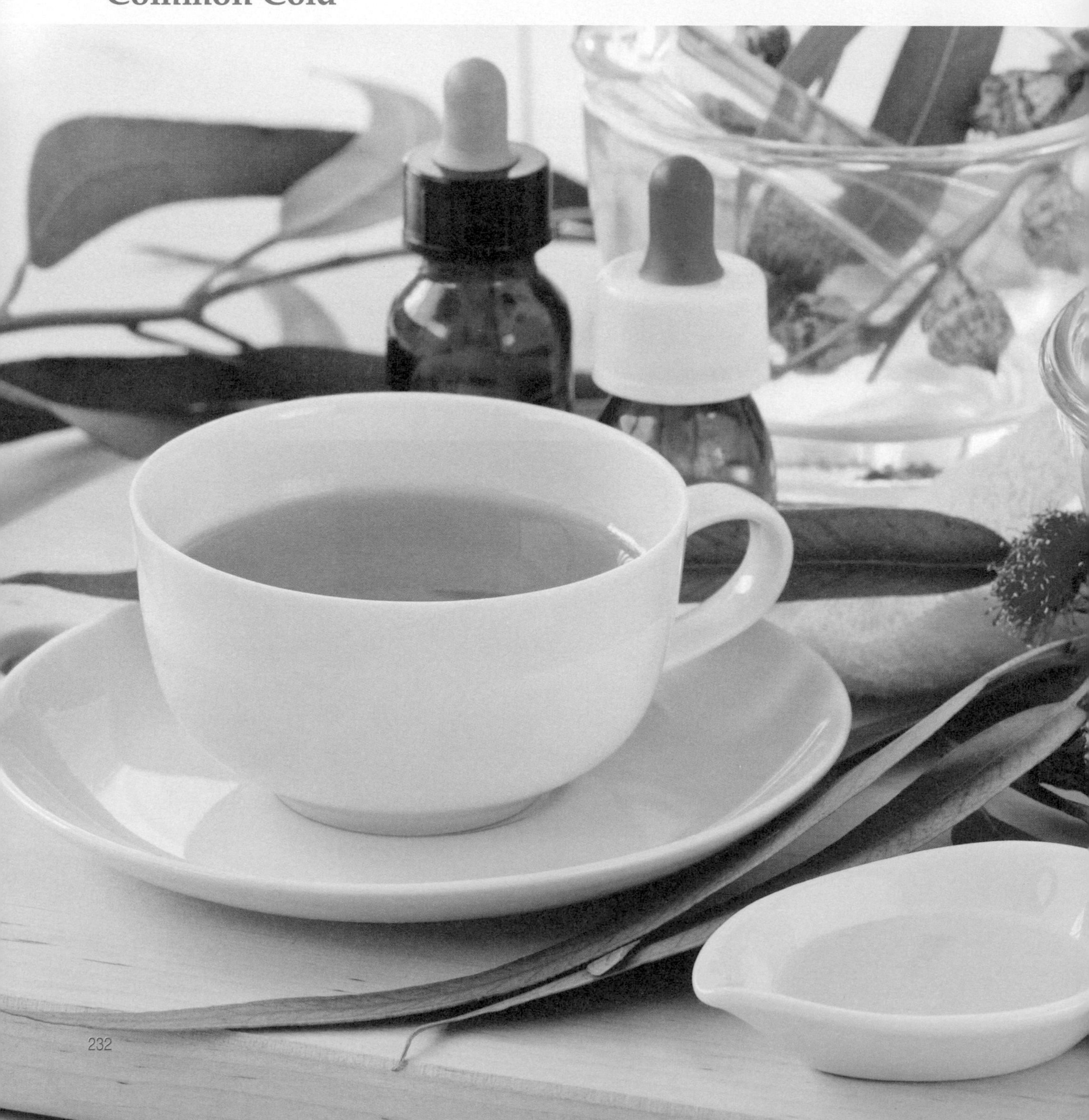

改善感冒的有效方法

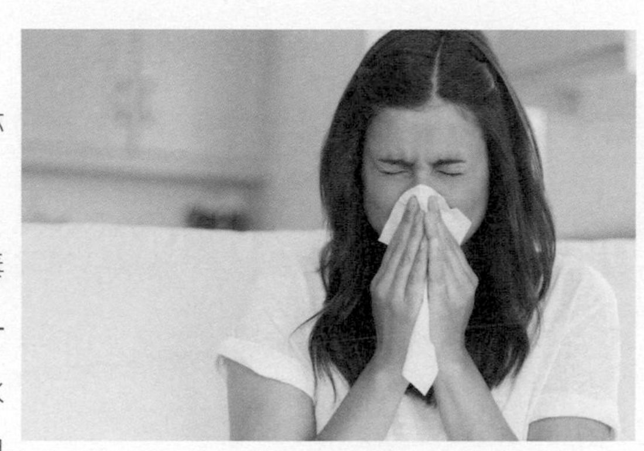

1. 用鹽水漱口：有消毒殺菌作用。
2. 檸檬汁：用2杯熱水加1顆檸檬榨汁做成檸檬果汁，亦可添加一些蜂蜜。
3. 熱水泡腳：感冒病毒不耐熱，身體為了消滅感冒病毒會提高體溫。用38～40°C左右的熱水泡腳（用手背試一下水溫，不致燙傷即可），為了避免大腦溫度過高，用冰水打濕毛巾後放在頭和脖頸上。待上一會兒會發現發燒症狀開始好轉。
4. 泡熱水澡：熱水10分鐘，涼水1分鐘。在熱水（40°C）裡泡10～15分鐘，出水後立即用涼水沖澡以關閉打開的毛細孔。常做冷水按摩不易得感冒。
5. 按摩：輕柔按摩全身，使僵硬的肌肉、瘀血和緊繃的神經得到放鬆。將尤加利精油擦在肩膀、後背和腳上並實施按摩（只擦一點就可以，注意不能擦全身）。
6. 沉睡：休息是最好的處方，斷食一兩餐，好好睡一覺就能恢復健康。關掉所有燈，酣睡一晚上，可提高身體免疫力。
7. 避免過晚吃晚餐，不吃零食，不暴食：只吃柳丁、梨、葡萄及其它水果。
8. 多喝富含維生素的果汁：如柳丁、葡萄或藍莓等水果汁。

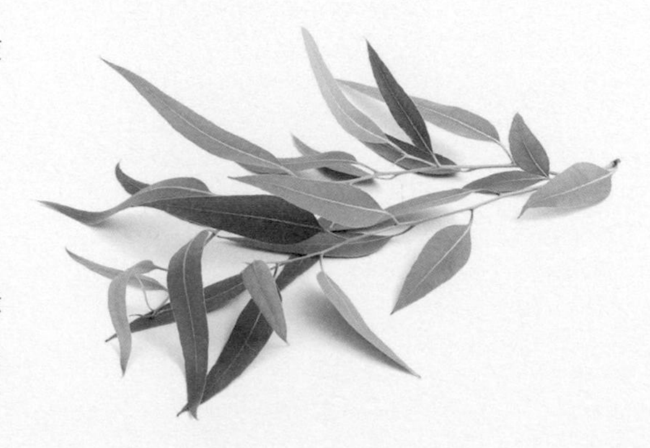

尤加利精油對感冒的療法

尤加利樹是原產於澳大利亞的大喬木常綠樹，以澳大利亞國寶級動物無尾熊喜食該葉而出名。而尤加利精油對感冒症狀大有功效。

1. 一杯水裡加一滴尤加利精油，用嘴含一會兒後漱口，重複幾次。
2. 在蜂蜜水裡加3～4滴尤加利精油飲下。
3. 將尤加利精油加上少許按摩油擦在脖頸、前胸和後脖頸。尤加利精油勁道足，宜少擦，而且絕對不能擦在臉上，尤其是眼睛周圍！
4. 將水和7～8滴尤加利精油混勻後裝入噴霧器裡，在室內噴灑，其香氣可遏制感冒病毒的活動。
5. 兒童患感冒時，在蜂蜜裡加幾滴尤加利精油攪勻後給孩子餵半茶匙。加點活性碳粉更好，但如果孩子不願吃，不要勉強。
6. 如果使用加濕器，啓動後在噴嘴上放上棉花，上面滴幾滴尤加利精油，可使尤加利精油的香氣充滿室內，達到殺菌滅毒的作用。或者直接加上幾滴在水氧機內，也有同樣效果。
7. 將熱氣騰騰的熱水倒進不銹鋼盆裡，將臉湊近臉盆上方，用大毛巾或大布料把頭和盆罩起來，讓熱氣上升到臉上，做深呼吸。水裡加7～10滴尤加利精油。這種方法對感冒、咳嗽、氣管、流感和氣喘有極大的幫助。
8. 一杯橄欖油加1/4杯蜂蜜，再加活性碳粉攪拌，加入7～8滴尤加利精油拌勻後裝在密封瓶裡保存。一天吃2次，睡前空腹吃。

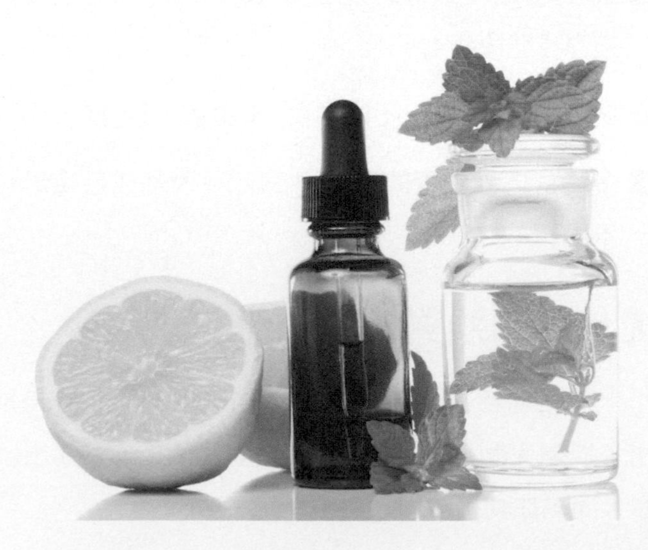

55
耳鳴
Tinnitus

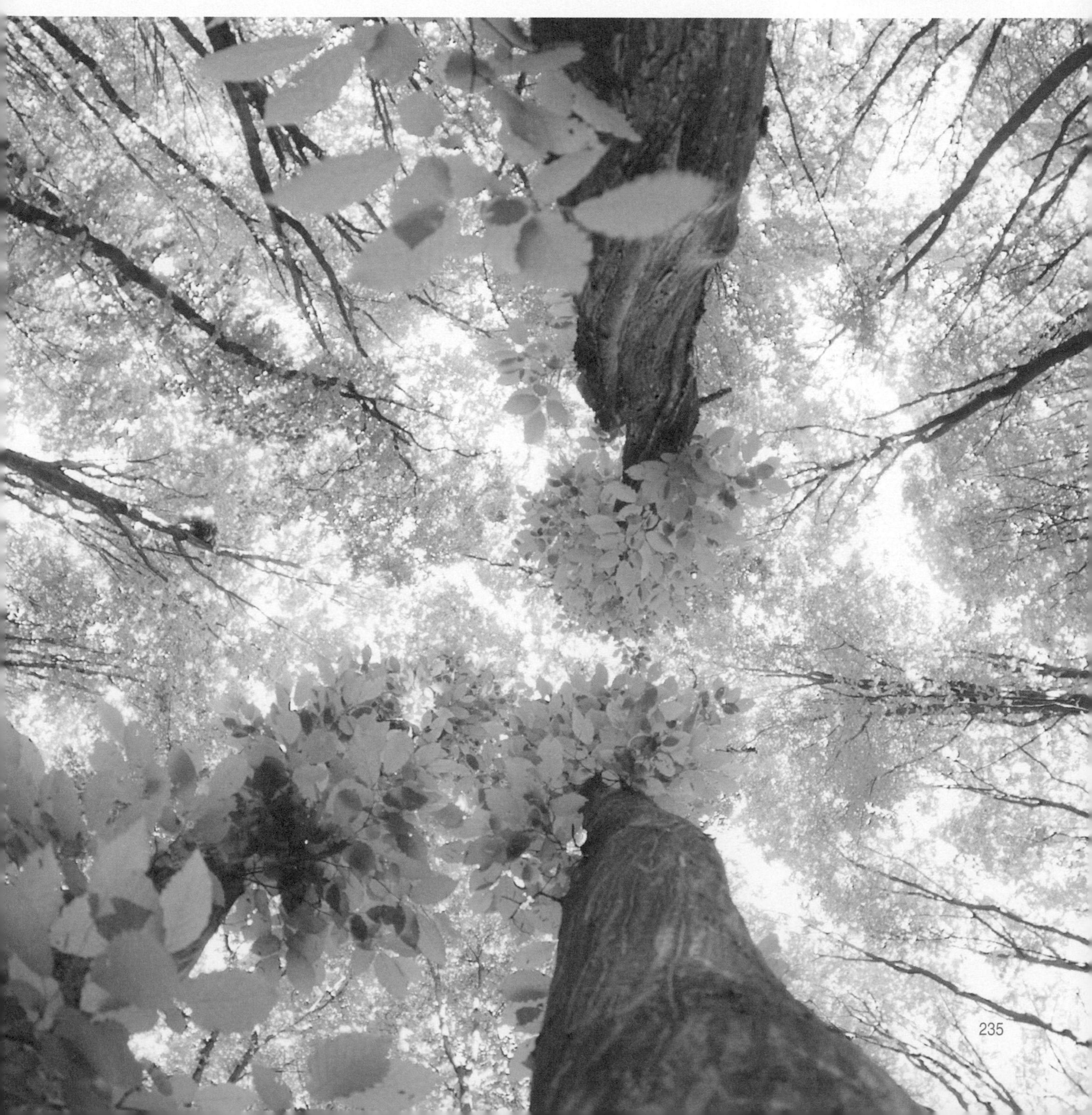

症狀

1 耳鳴是在沒有外界或內在聲源的情況下，主觀上出現耳內聲音的感覺。

2 耳內出現蟲鳴、風聲、機器聲、脈搏聲、口哨聲、嘰嘰喳喳聲、蟬鳴聲、鈴聲、嗡嗡聲、噓噓聲、嗚嗚聲或咕噥聲，聲音可能隨時間發生變化。

3 耳鳴常引起疲勞，疾病引起的持續耳鳴可導致聽力損失。聽力殘疾人的約75%報告有耳鳴，且左耳比右耳更常出現耳鳴。

4 產生耳鳴通常有兩個原因，一種是耳源性原因，另一種是非耳源性原因。

5 耳屎或其它異物引發外耳道炎，或發生急性中耳炎，或遭受突然衝擊造成穿孔時出現低音耳鳴。

6 耳蝸出現異常時會重複出現不正常的聲音，不過即使沒有異常也可能出現高音耳鳴。

7 嚴重的貧血、劇烈運動、甲狀腺疾病、糖尿病、高血壓、動脈硬化、顳下頜關節、頸骨異常、心臟疾病、血管瘤、藥物副作用和更年期障礙等都可引起耳鳴。

病因

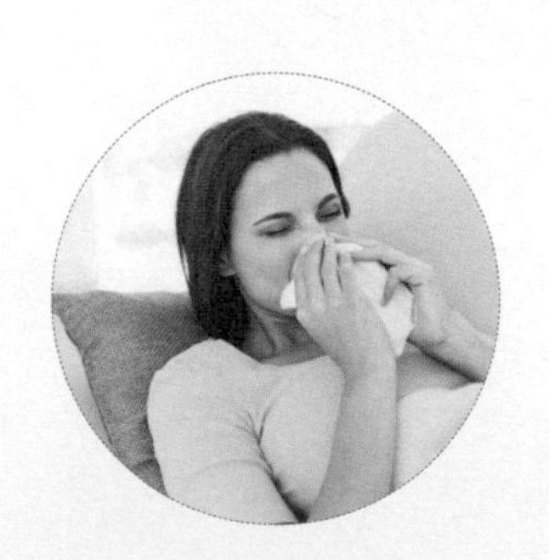

1 貧血和缺氧可引起耳鳴。

2 腦損傷或障礙，交通事故後遺症，耳部結構性損傷。

3 若耳鳴伴有脈搏聲，也許代表著與心血管疾病有關。

4 若感冒、流感引起大腦充血可出現暫時性耳鳴。

5 長時間大劑量服藥可引發藥物中毒，進而引發耳鳴。最常見的情形是服用阿斯匹靈，還有其它類似藥品奎寧、氨基苷、抗生素、利尿劑、鉛、其它金屬以及酒精等。大麻和可卡因加重病情，阿斯匹靈引起耳鳴是眾所周知的常識。謹慎服用高血壓、關節炎藥物、類固醇、抗痙攣藥物、血管擴張劑、膽固醇、抵抗系藥物和尼古丁等。

6 甲狀腺功能低下和甲狀腺激素缺乏，可引起聽力受損和耳鳴。

7 感冒或流感可引發感染和中耳炎，進而引起耳鳴。如果這些疾病造成耳部永久性損傷，耳鳴將轉為慢性。

8 梅尼爾氏綜合症（Meniere's Syndrome）是一種內耳疾病，臨床表現有聽力障礙、眩暈、噁心和耳鳴。

9 噪音過大可導致感覺神經中的聽覺部分出現損傷，爆炸聲等突發性聽覺事故可損壞內耳到大腦的神經系統從而導致耳鳴。

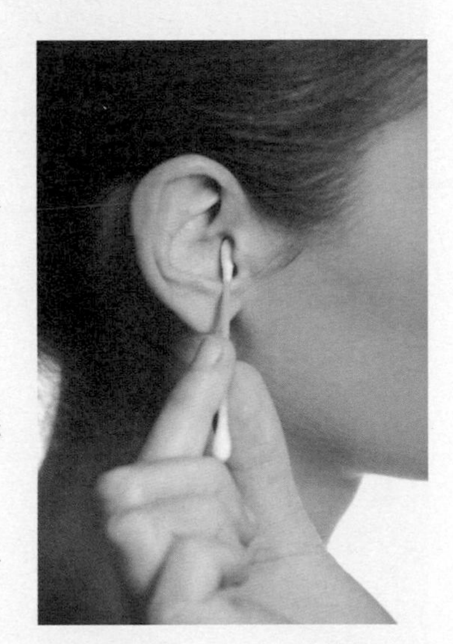

10 耳道被堵形成封閉狀態，且耳屎過多可引起耳鳴，這種情況極易解決。

11 耳暈目眩有可能伴有耳鳴。

12 如果耳鳴聲小，也許在一般環境下聽不見，但待夜深人靜時就能聽得格外清晰。

13 身體缺錳引起聽力障礙、眩暈和耳內噪音。缺鎂引起神經痙攣，對噪音的敏感度也提高。

改善方法

1 順其自然——先找病因，解決了病因症狀自然會消失。多數時候光治標會弄巧成拙。

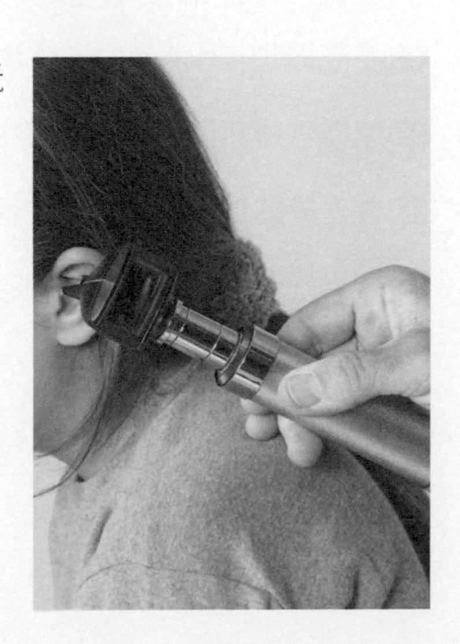

2 用食指和中指夾住耳廓上下揉搓。

3 做冷熱敷交替治療（熱水3分鐘，冷水30秒，交替做5次，共做20分鐘左右），嚴重時早晚各做一次。睡覺時在整個耳朵做活性碳濕敷。

4 在臉和頸部做冷濕敷。

5 保證充足而均衡的營養。

6 經常輕柔地按摩頸部、面部和頭部。

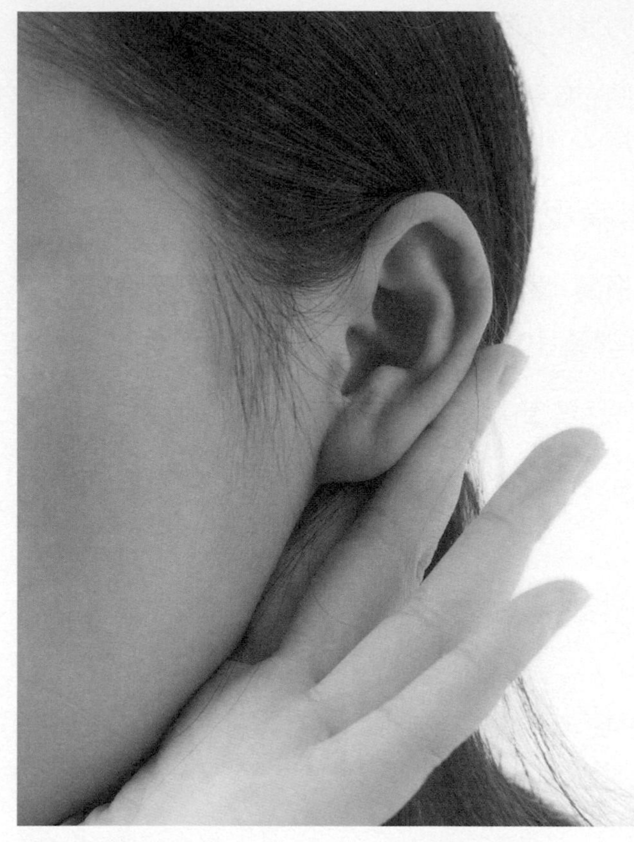

7 在後脖頸和耳後輕擦尤加利精油或薄荷。

8 不吃過鹹、過辣或刺激性食物，均衡攝取營養，多喝水。

9 遠離咖啡、可樂、菸等刺激神經的食品。

10 在安靜的地方可以放一些音樂以製造些許噪音，但要避免過度喧譁吵鬧的環境。

11 如果是貧血引起的耳鳴，提高造血功能，補充體力。

12 充分休息，避免操勞過度，做簡單運動以促進血液循環。

13 不要輕忽耳鳴。若年輕人有長期耳鳴現象，容易增加未來罹患腦瘤的機率。

56
體溫過低
Hypothermia

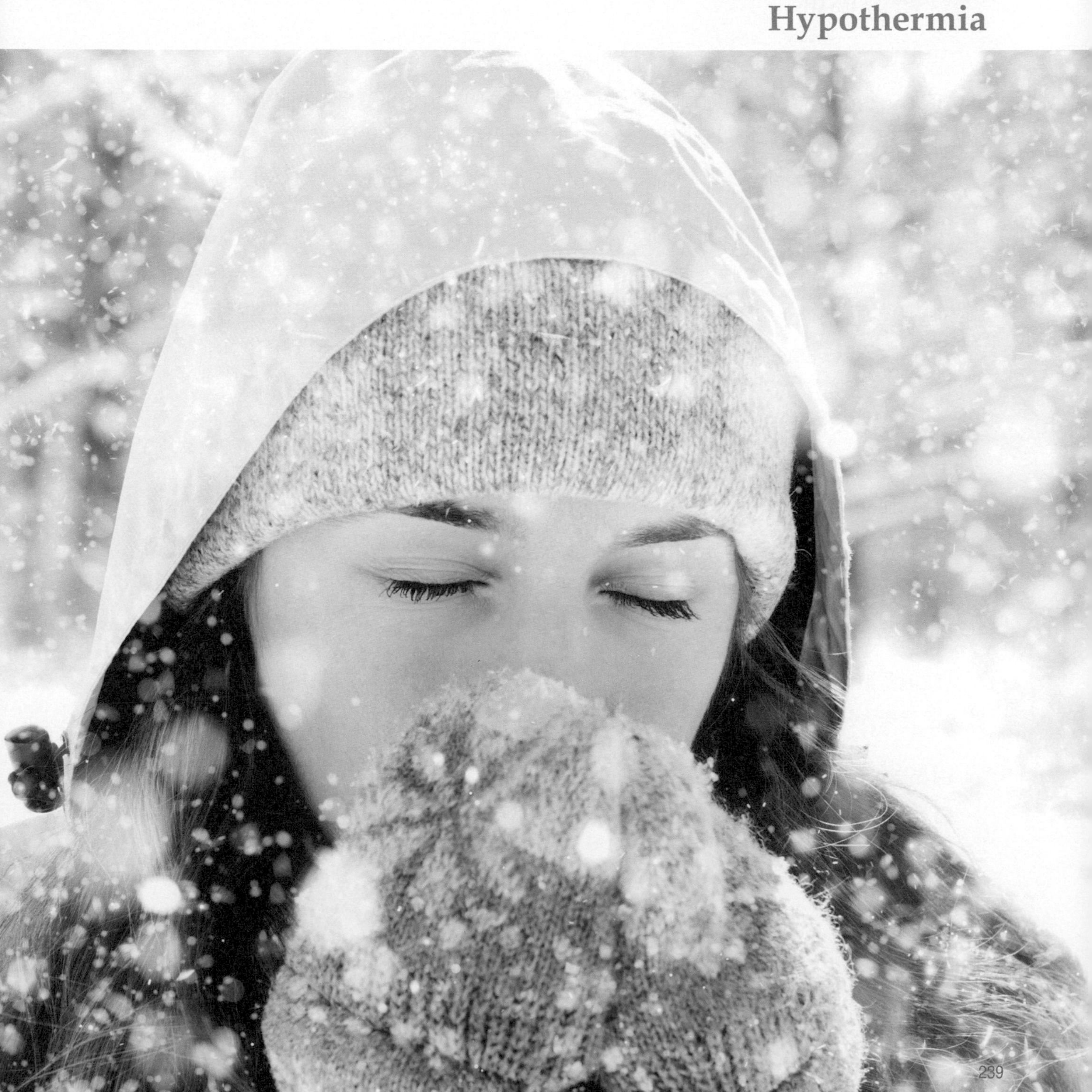

注意體溫過低

「寒氣」對健康的影響超乎人們的想像。肚子受寒會發生腹瀉，下肢受寒會傷風受涼，在寒冷的地方待久了會出現頭痛和腰痛，作為萬病之源的感冒也是寒氣帶來的疾病。就像大多數東西都有熱脹冷縮的特性一樣，身體發冷時也會出現血管收縮，進而血液循環受阻，新陳代謝變緩，從而容易造成腦中風和心肌梗塞等血栓症，並形成膽結石，尿道結石等硬塊。

體溫下降會引發各種疾病，包括婦科病、各種慢性病、高血壓、腦中風、心臟病和糖尿病等。體溫低容易致癌，女性下肢冰冷容易得痔瘡和婦科病。兒童身體受寒容易引發感冒、氣喘、過敏性皮膚炎、過敏性鼻炎等疾病。精神疾病也不例外，身患憂鬱症或神經症等疾病的患者一般在體溫低的上午病情加重，而在氣溫和體溫升高的下午病情有所好轉。

讓身體驅寒保暖的方法：

❶ 如果手腳冰涼，每晚睡前做足浴。
❷ 利用桑拿浴改善腎功能衰竭。
❸ 做到頭涼腳熱。
❹ 每天有規律地做運動，下雨時做室內運動。
❺ 儘量吃熱食物，避免吃冷食物。
❻ 做簡易式俄羅斯蒸汽浴。

俄羅斯蒸汽浴

做俄羅斯蒸汽浴時身體處於濕熱的水蒸氣中，可致全身發熱，體溫升高。蒸汽浴可以坐著做，疲乏無力的人可以躺著做。

目的與效果：

❶ 提高體溫
❷ 促進新陳代謝
❸ 使心律變緩
❹ 提高血壓
❺ 促進皮膚的血液循環
❻ 增加白血球數量，促進血液循環（4～10倍）

注意事項——禁忌：

❶ 糖尿病重症患者
❷ 心臟瓣膜症
❸ 身體虛弱
❹ 動脈硬化症
❺ 高血壓患者

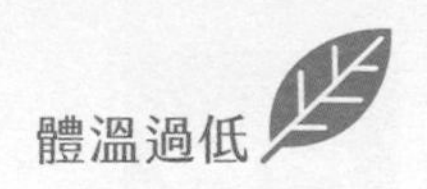

適用對象

1. 風濕性關節炎
2. 低血壓
3. 流行性感冒、重感冒、肺炎、傷風受涼
4. 因低體溫持續發冷
5. 需要透過流汗排出毒素和廢物
6. 需要安靜
7. 需要提高體溫（提高免疫力）
8. 膽囊炎
9. 膀胱炎
10. 氣喘
11. 過敏性疾病，諸如過敏性皮膚炎
12. 潰瘍性大腸炎

使用的器具

1. 舊式木椅
2. 水壺或咖啡壺
3. 3條毛巾（圍脖、裹肩、纏腿，不讓塑膠布直接接觸皮膚）
4. 塑膠罩子（用浴簾也行）
5. 腳盆
6. 冰塊
7. 協助著能觀察的鐘錶
8. 飲用水——吸管

俄羅斯蒸汽浴的實施方法

1. 用電熱水壺燒水（或者用水壺和煤氣灶燒水）。
2. 坐在木椅上，讓蒸氣薰上來。
3. 用約40°C熱水泡腳。
4. 罩上塑膠布之前，用毛巾裹住肩膀和頸部。
5. 從患者頸部直到腳盆都用塑膠布罩起來。
6. 觀察心律，如果1分鐘超過120下，將冰袋放在心臟部位。
7. 開始出汗後要喝水。
8. 若要恢復元氣：做6分鐘；若要達到鎮靜效果：15～20分鐘；熱療：20～30分鐘。
9. 結束時用冷水沖腳，用毛巾纏繞身體30至45分鐘，使身體保持溫暖並休息。

←冷毛巾
←罩上塑膠布之前，用毛巾裹住肩膀和頸部，不讓罩內熱空氣流出。
←連腳盆都罩住

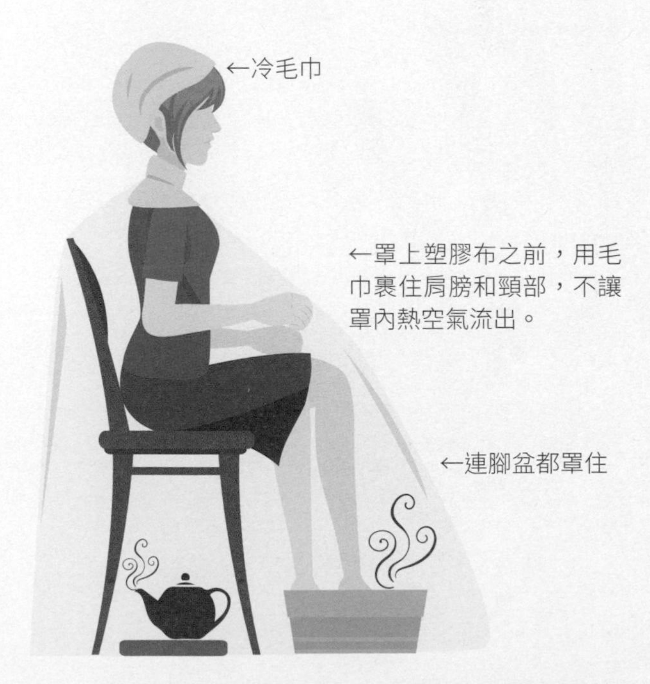

※注意：協助者開始操作後，要放置一條冷毛巾在坐者頭上。

57 痔瘡 Hemorrhoid

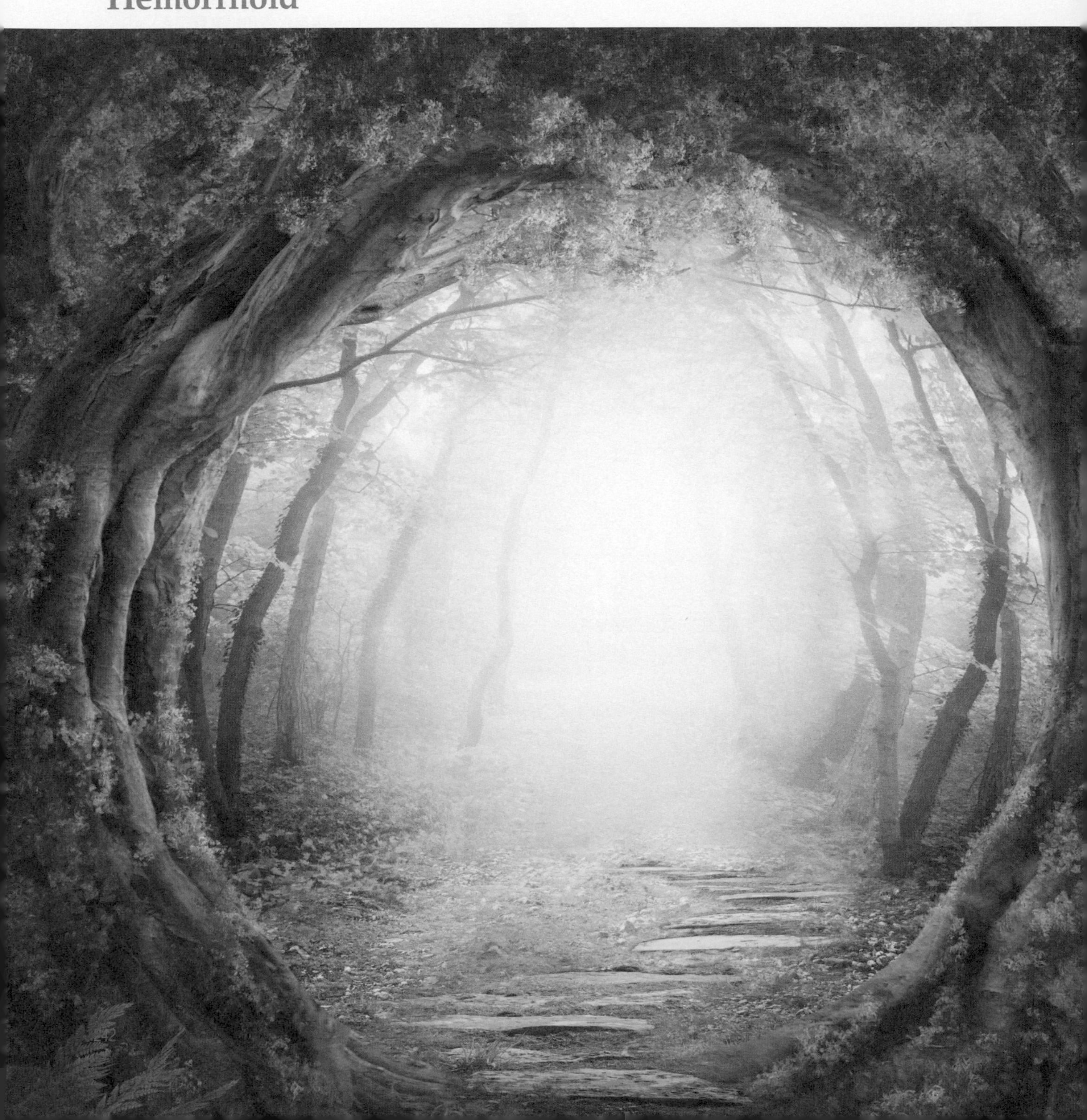

對痔瘡有特效的天然治療劑

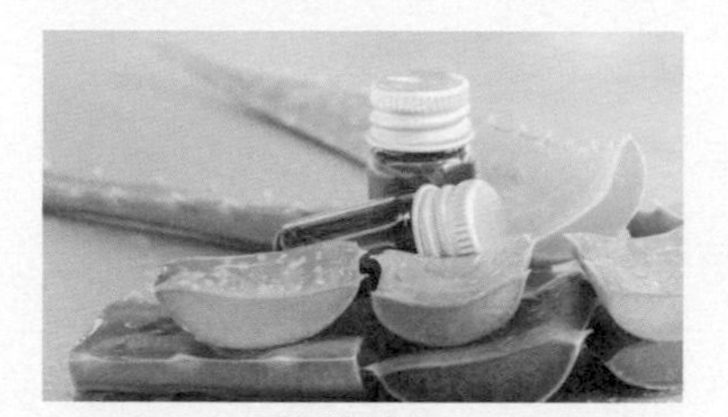
蘆薈汁

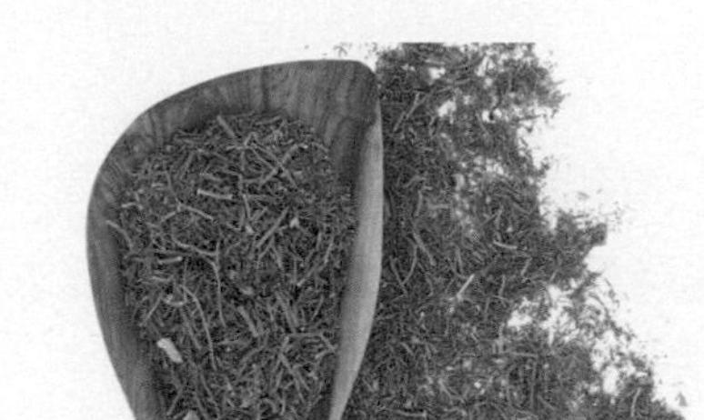
金印草

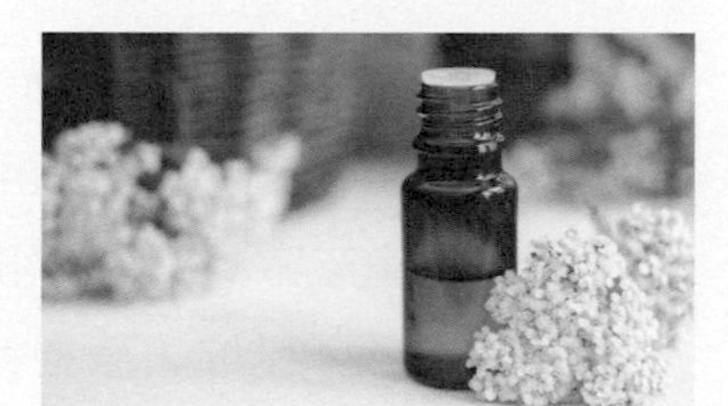
蓍草

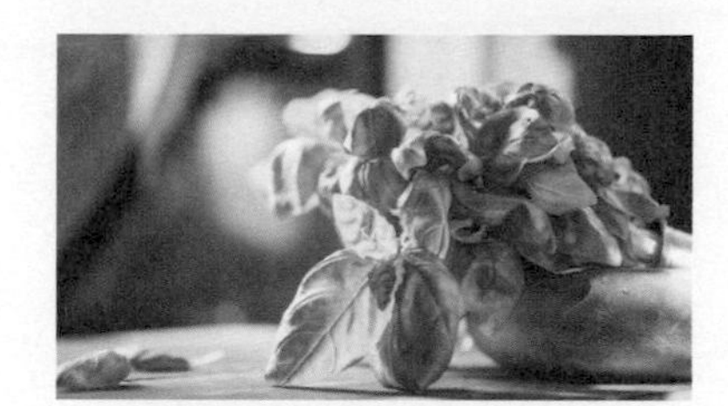
羅勒、歐芹、牛至

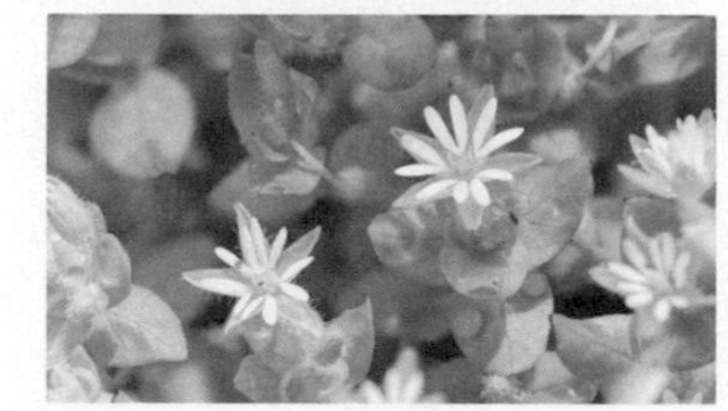
繁縷

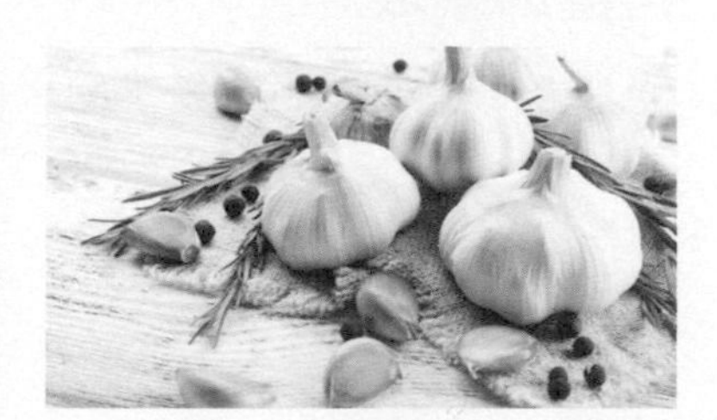
大蒜

對痔瘡的認識

痔瘡的形成和症狀

1. 食物進入口腔後沿著食道往下，在胃和十二指腸被消化，然後進到腸道裡。在沿著消化器官行進的漫長的旅程中營養成分被吸收，最後的殘渣到達大腸後水分再次被吸收，並為排出體外做最後的準備，而旅程的最末端是直腸和肛門。痔瘡是位於肛門部位的常見疾病。肛門為了排出排泄物受到較大壓力，而隨著壓力增大血管會發生擴張膨脹，血管壁變薄變弱，從而導致靜脈叢發生擴張和屈曲並形成柔軟的靜脈團。

2. 痔瘡的內痔和外痔症狀各有不同，但多數會有肛門出血和肛外腫塊，如果出血較多，可出現貧血症狀。疼痛嚴重時患者甚至無法端坐或行走。若擴張的血管出現瘀血或血塊乾硬，痛楚會變本加厲。痔瘡患者偶爾伴有搔癢症，但不至於造成困擾。

痔瘡的病因

1. 內痔是長在肛管起始處的痔，外痔是肛管口上的痔。外痔常被叫做痔核，痔瘡在病情加重並感到疼痛之前沒有特別的症狀。痔瘡主要發病年齡為20～50歲，生下超過2～3個孩子的大部分女性患有痔瘡，其原因有多種。

2. 便祕、孕期為了排便用力過度，舉起過重的東西，體重超標，暴食，穿腹部和下身過緊的服飾，長時間的嚴重咳嗽，長期服用腸道鬆弛劑或做灌腸，職業要求長時間坐著或長時間站立，運動不足，與肝硬化類似的肝臟血管壓力上升等都可引起痔瘡。

痔瘡的療法

1. 纖維質豐富的食物使排便變得容易。改善飲食習慣：

   白米➡糙米
   白麵包➡全麥麵包
   葷食➡素食

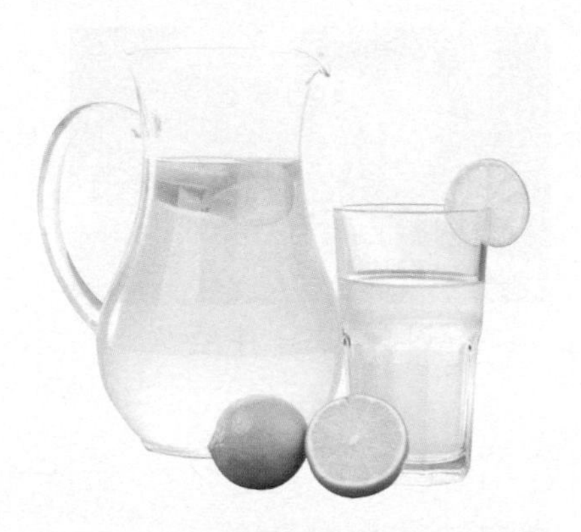

2. 每天藉著做戶外運動幫助大腸恢復正常功能。

3. 一天喝8杯水可預防大便乾燥變硬，養成起床喝水的習慣。

4. 坐浴的目的在於消除疼痛，坐浴可使充血組織和肛門部位肌肉變得柔軟。用熱水和冷水按如下方法實施坐浴，其卓越的效果會讓人大吃一驚。

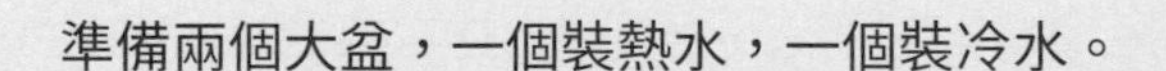

準備兩個大盆，一個裝熱水，一個裝冷水。
先在熱水盆裡坐5分鐘，再換冷水盆坐30～60秒。重複3到7次。

5. 避免食用辣、鹹或添加了很多化學調味料的食品，比如辣椒、辣醬、披薩等食品具有刺激肛門充血的傾向。

6. 應該採用天然方法放鬆大腸。腹瀉只會加重痔瘡。燕麥、梅子汁（Prune Juice）、番瀉茶（Senna Tea）、甘草茶（Licorice Tea）、檸檬汁、水果和蔬菜。

7 排便後不要過度擦拭肛門，要用柔軟的衛生紙輕拍肛門周圍以清潔肛門，而不是過度擦拭。最好的方法是利用淋浴器用溫水洗淨。

8 洋蔥可提高血液的凝固性，每天吃洋蔥有助於調節出血。

9 對肛門周圍做冰敷可減輕疼痛。

10 大蒜剝皮，切掉粗糙部分，取2～3瓣沾取橄欖油放進肛門。排便後擦乾淨肛門並放進去，可在下次排便時排出。使用橄欖油的原因是為了避免痔瘡破裂造成出血。大蒜是出了名的抗癌食品，但不推薦大量生吃。

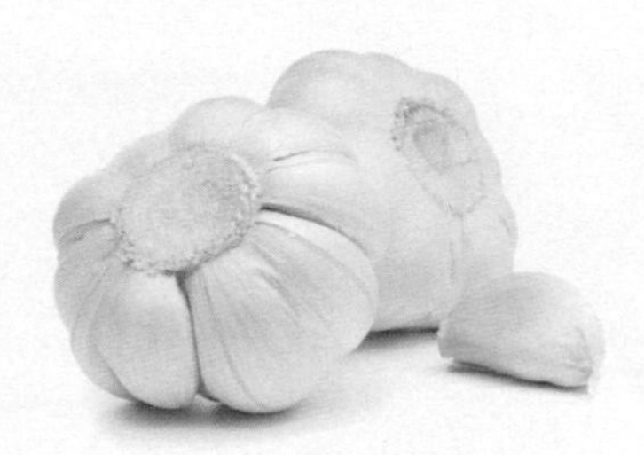

11 利用繃帶或細布將金印草（亦名北美黃連）、活性碳粉或從檵木萃取的藥草貼在肛門部位，可達到止血效果。

12 避免長時間保持坐姿或站姿。

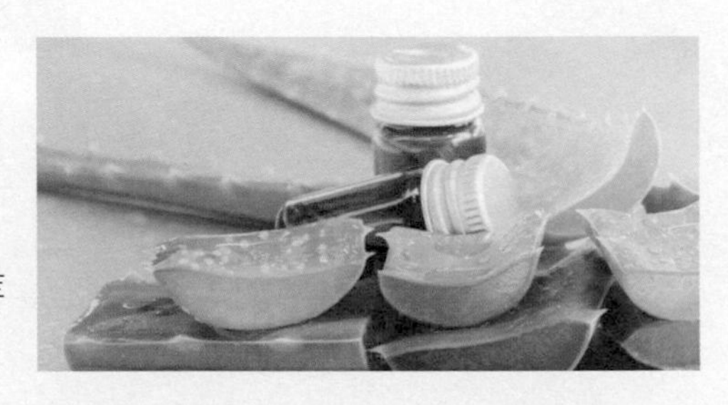

13 因痔瘡出血時，不要服用阿斯匹靈。阿斯匹靈阻礙止血，延長出血。

14 將蘆薈切成5公分長，剝皮後插入肛門，會起到極好的痔瘡紓解作用。

15 給外痔塗抹曼秀雷敦或具有強薄荷腦成分的精油。用曬乾的蓍草（Yarrow）做坐浴也有幫助。

16 中醫採用的坐薰艾草也是治療痔瘡的好方法。坐在臀部挖有孔的椅子上，從腰部往下用塑膠布圍住以免煙氣外漏，點燃艾草塊，用其煙氣薰蒸肛門，可去除疼痛和炎症，肉團逐漸變小。不僅是艾草的成分，熱和光也有助於提高治療效果。

17 如果多喝水、多食膳食纖維、做坐浴、插入大蒜、塗抹薄荷腦成分等，採取各種方法後，痔瘡總是重新復發，無法根治，此時就要考慮透過手術切除痔瘡。重要的是，病情嚴重時一定要找經驗豐富的醫師或胃腸肝膽科專業醫師看病。

58

從葷食者到素食者

From Meat-Eater to Vegetarian

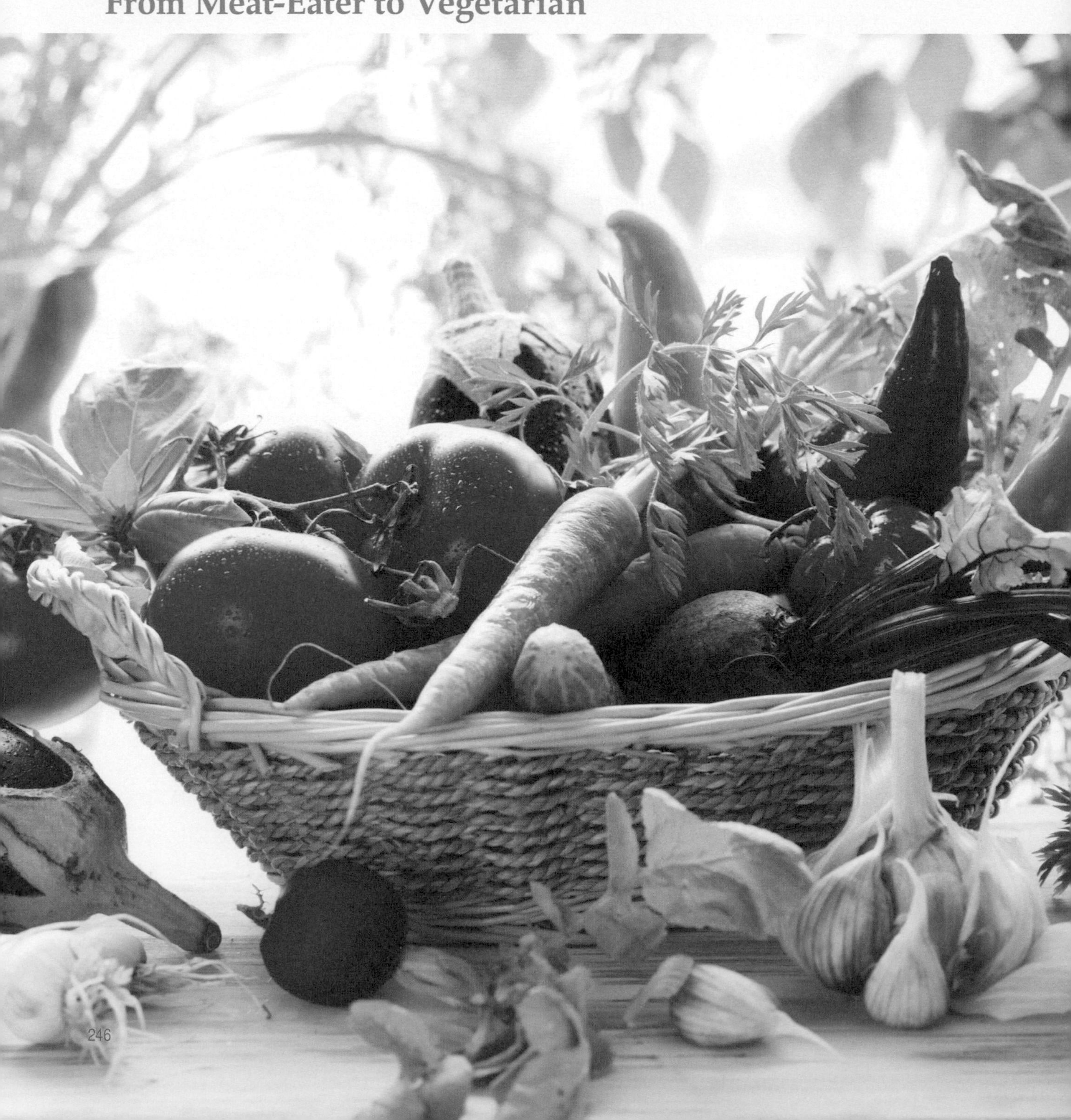

糧食、水果、堅果和蔬菜是上帝賜給人類的食物。上帝在起初賜給人類的食物中並沒包含肉類，直到洪水把地上的一切菜蔬都消滅後，人類才得到食肉的許可。「耶和華上帝使各樣的樹從地裡長出來，可以悅人的眼目，其上的果子好作食物。」（創世記1：9）

人體需要攝取食物以維持生命，所以吃什麼、怎麼吃，都具有非常重要的意義。為了健康，需要攝取營養均衡且易消化的食物，這有助於消化功能衰弱或養病的患者迅速恢復健康。正確的食物和飲食習慣對健康的重要性比良藥大。素食主義是指不吃動物性食物，只以植物性為食。

著名的健康改革者懷愛倫女士，在《論健康佈道》中就曾提到「肉類從來就不是對人體最好的食物，近代牲畜的疾病增加，……往往使人所吃的肉中充滿了毒素，那些疾病和其他傳染病便傳到人的身上了。吃肉的危險也許不是立刻被發覺，但這卻不能因此就證明它為無害。」

吃素的理由：

1. 蔬菜和果實有助於預防包括腸胃癌在內的所有癌症。
2. 減少心臟疾病的發病危險。減少攝取膽固醇。
3. 預防憩室炎的生成和便祕。
4. 預防糖尿病和神經性疾病。
5. 較少感染致命菌——沙門氏菌、曲狀桿菌、幽門螺旋桿菌。
6. 避免環境污染——飼養家畜影響環境衛生。
7. 新鮮度——能攝取活的酵素。
8. 壽命——堅持植物性飲食可健康長壽。
9. 體力——可培養持久力、耐力和毅力。
10. 靈魂的食物——使心靈變得清澈明亮。

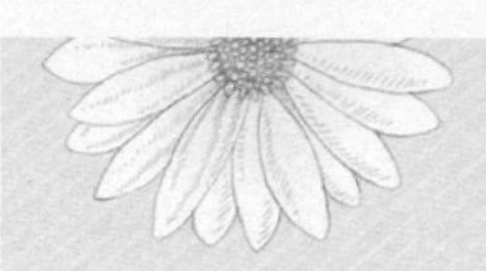

從葷食者到素食者的7步——素食者分類

❶ 半素食者 Semi-Vegetarian

已下定決心吃素，正逐步遠離動物性食物的人，雖然還在吃肉，但能不吃就不吃，且正在降低葷食比例。

❷ 白肉素食者 Pollo-Pescetarian

葷食只吃乳製品、雞蛋、魚、雞肉、火雞和鴨等《聖經》利未記11章指定的潔淨食物。

❸ 魚素食者 Pescetarian

素食以外只吃乳製品和雞蛋，再加上魚類。

❹ 蛋奶素食者 Ovo-Lacto-Vegetarian

吃乳製品、奶酪和蛋類的素食者。認為牛奶不用殺害動物就能獲得，所以能吃。

❺ 蛋素食者 Lacto-Vegetarian

只吃全素食物和蛋類。

❻ 奶素食者 Lacto-Vegetarian

只吃全素食物和乳製品。

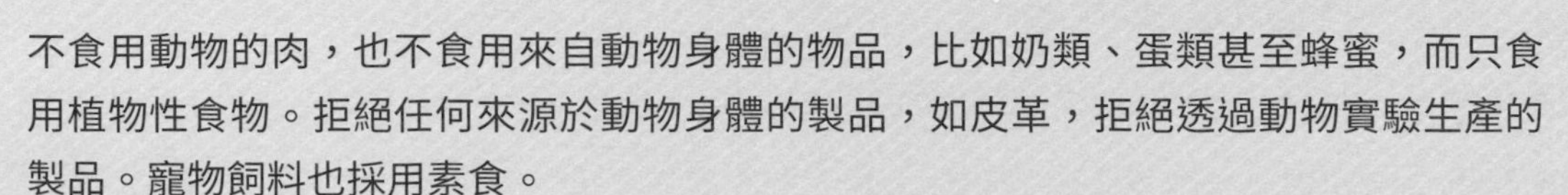

❼ 嚴格素食者 Vegan

不食用動物的肉，也不食用來自動物身體的物品，比如奶類、蛋類甚至蜂蜜，而只食用植物性食物。拒絕任何來源於動物身體的製品，如皮革，拒絕透過動物實驗生產的製品。寵物飼料也採用素食。

※美國國內人數最多的素食者——第7種嚴格素食者和第4種蛋奶素食者

預防癌症的素食：

1. 即使人類文明再發達，人也要吃地裡長出的產物，這也是上帝最初對人類的要求。
2. 食肉等於吃沒有活性酶的死亡食物。
3. 動物性食物給身體造成非常多的疾病。
4. 葷食人群的直腸癌、乳癌、子宮癌和胃癌發病率較高。乳癌和子宮癌與女性激素的分泌有關，而喜食高脂肪和高膽固醇食物者，體脂肪分泌的激素類似於雌性激素，會加強刺激。
5. 對直腸癌來說，富含飽和脂肪和膽固醇的肉食會使腸道內積累致癌物，並且因缺少纖維質使排便時間變長，從而其中誘發癌症的化學物質刺激身體的時間變長。
6. 所有蔬菜、果實、豆類和穀類含有豐富的促進抗癌因數——酵素生成的因素。
7. 在污染水域捕獲的海鮮、雞白血病以及豬旋毛蟲都能傳染給人進而引發疾病。

結論

習慣葷食的人，一旦停止吃肉，剛開始可能會覺得疲倦乏力。許多人就以為這是人體必須攝取葷食的證據。其實肉類食物，是刺激腸胃，使血液發炎、神經奮興的，所以有人難以廢除肉食，正像酗酒的人不易挪開酒杯。

作家懷愛倫便曾提到，「有人認為身體要得到營養就不能不攝取肉類，這是一種錯誤的想法。人若要供給身體的需要，多享受健康的樂趣，不吃肉反而更好。五穀蔬果之中，含有各種營養的質料，已足夠製造健康的血液了。如果人身體的精力和健康少不了肉食的供給，那麼上帝當初指定人類的飲食時，早就把肉類包括在內了。」

疾病侵襲時，除了改變我們的飲食習慣，與醫藥機構配合之外，也要與大自然努力合作，上帝要使我們的身體更強健、生病時可更快恢復健康，生命可以活得更豐盛。

※在YouTube網站頻道上打入"meet your meat"，你可觀賞相關肉食的影片。

智慧的寓言故事

一個村莊裡，有一條漂亮的路，村民們都喜歡去那條路散步。但是，沿著那條路往上走，越過界線再往上，有著一個十分陡峭的懸崖，經過那裡的車輛時常會發生交通事故。

村長與村民們聚集起來想要為此想個對策，村民們認為，若要防止頻繁的交通事故再次發生，就要在懸崖下的山谷設立一個急救中心，時刻都派救護車駐守，萬一發生交通事故時，才能在最快的時間內給予治療。

這個提議日漸受到大家的支持，傳遍了村裡的每一個角落。很快的，指定的醫院決定好了，也保證會用最快的速度運送患者，降低死亡人數，大家都認為這個提案完美無缺。

這時，有一位賢者大聲地說：「比起救護車，在懸崖邊設立柵欄更為重要！」

但是大多數的人都認為柵欄可能有用，也可能無用，知道前方有懸崖當然會注意，然而，也有因為路滑而墜落懸崖的情況，因此，人們一致認為，為了急救受到劇烈撞擊的患者，在懸崖下準備救護車是更必要的。

這時，這位賢者又大聲地提到：「真是嚇人，人們都不去思考造成交通事故的原因，也不去想如何才可以防止交通事故再次發生，卻只是想著事故發生之後該如何去挽救。來，各位！我們每一個人都聚集起來，一起到懸崖邊建立穩固的柵欄，防止交通事故再次發生吧！」

「不！他是狂信者，不可以相信他的話，應該讓救護車在山谷中預備，事故發生時做出最迅速的治療才對！為了這件事情，請慈善團體都集合起來吧！我們一起來資助他們，當墜落的事故發生時，就應該快速地治療患者，不是嗎？」

多數人一致認為，比起在懸崖邊設立穩固的柵欄，讓救護車在山谷裡等候更重要。但是，少數的賢明人士相信，預防比治療更為重要，認為大家所贊同的那個建議非常不切實際，無法長時間持續，因此，為了改變多數人的想法，賢明人士開了很多次研討會，製作了書面資料要去說服多數人，讓他們領悟其中的道理，主張應該要在懸崖邊設立穩固的柵欄。

另外，更加充滿智慧的聲音響起了。

比起上了年紀之後，為了治療而費盡苦心，還不如在年輕健康的時候，做好疾病預防。雖然及時救援墜落的患者是件好事，但是在墜落之前，警告駕駛們前方路況危險，就好比及時防範誘惑所造成的犯罪，而不致沈淪一樣，是最佳的提案。當然，救護車依然要隨時在山谷內等候，而在懸崖邊設立穩固的柵欄是最佳的方法。

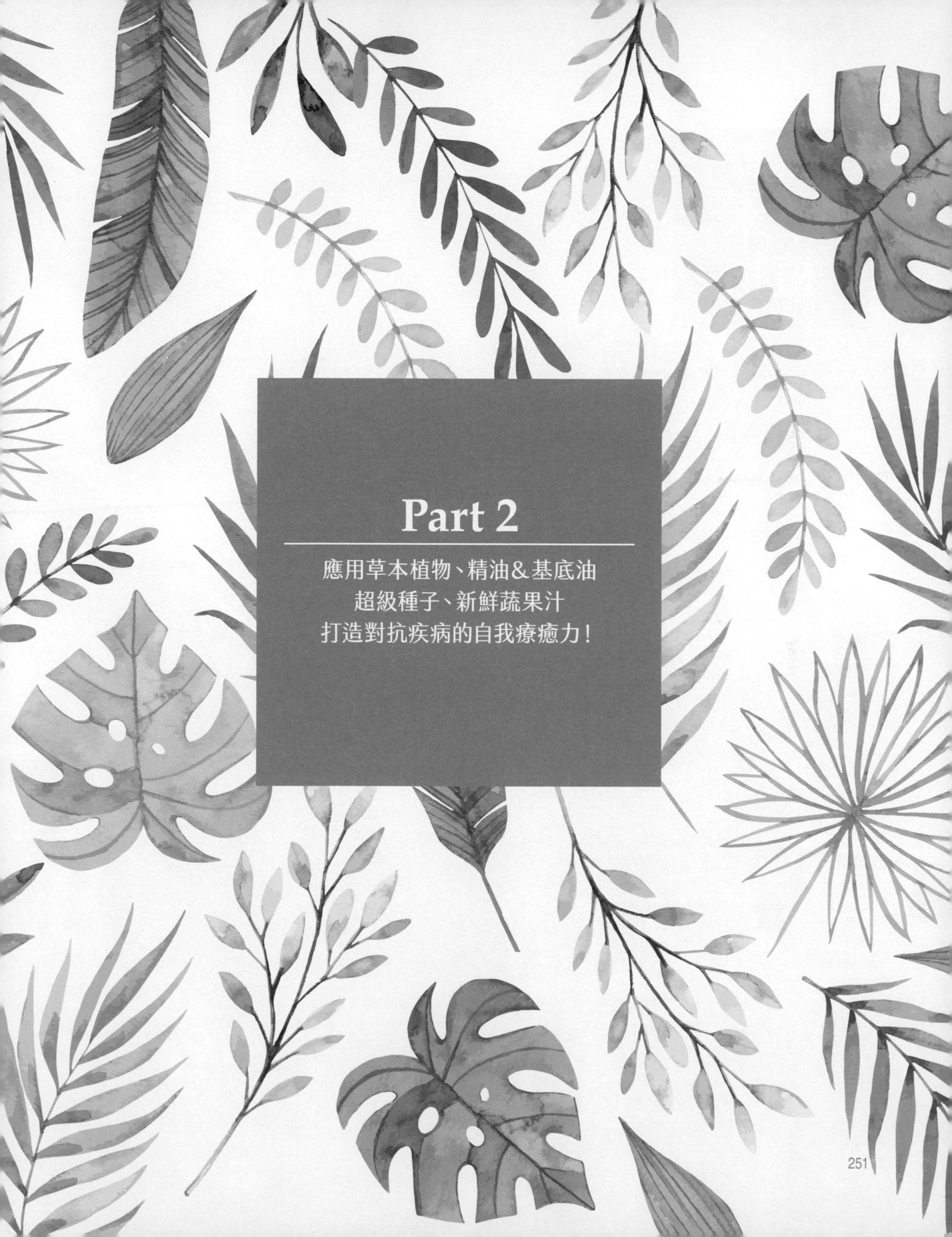

Part 2

應用草本植物、精油&基底油
超級種子、新鮮蔬果汁
打造對抗疾病的自我療癒力！

Herbs
草本植物

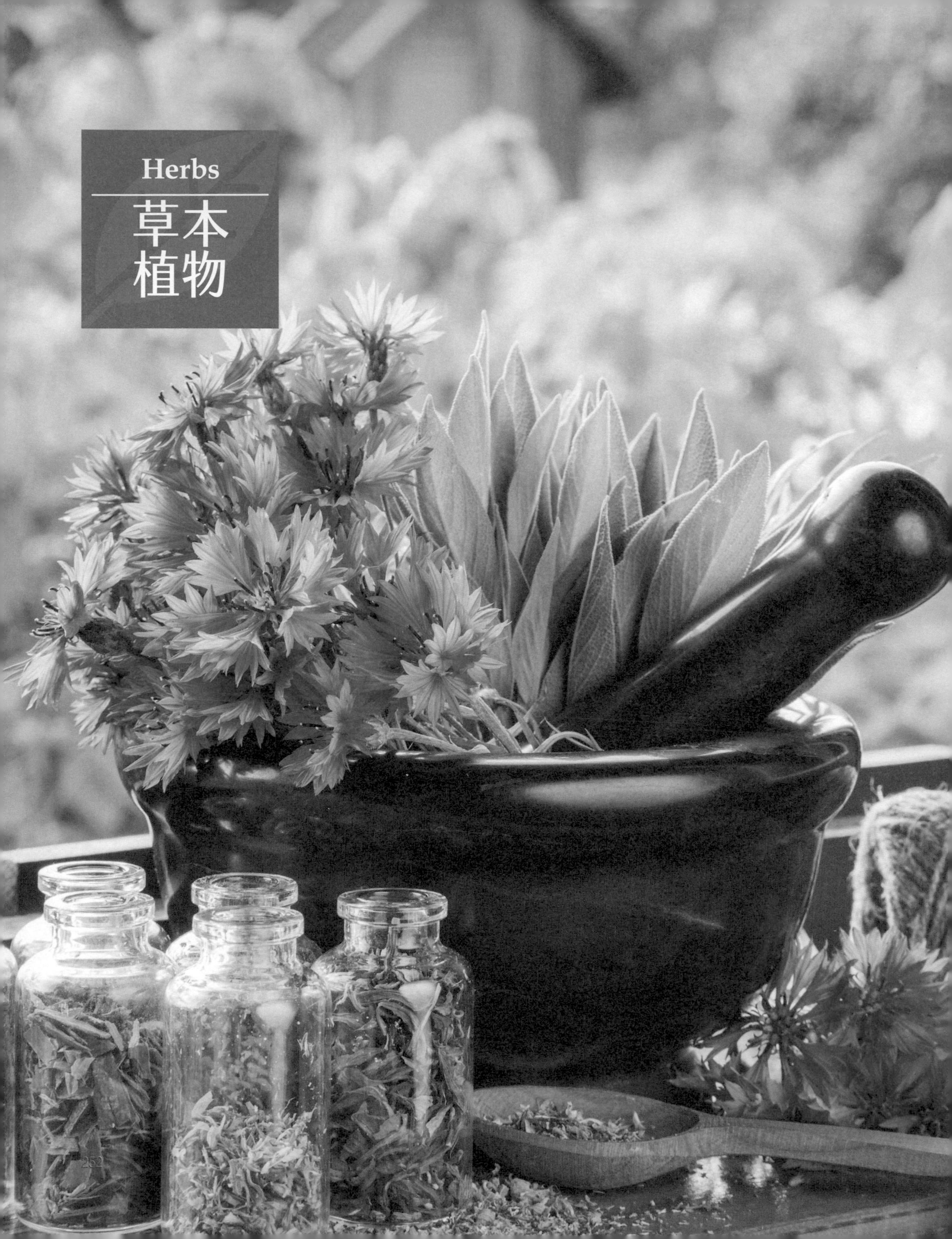

森林裡的天然治療劑

唯有創造人類的上帝知道能夠維持人類生命的最佳方法。上帝使人類可使用的草本植物（亦稱香草、香料植物、藥草、草藥）在地上滋生。在看上去像雜草的植物裡面，上帝使其盛滿了有益於健康的成分，以此預備好人類能夠治療自身疾病的道路。如果我們瞭解這些植物的特性而正確地使用它們，那麼就不必經常找醫生看病。「上帝使地生出藥草供人使用」，這一信息對患者來說，將會成為極大的鼓勵！（請參考懷愛倫著，《信息選粹》第二冊，第30章）植物的根和莖的外皮通常含有消滅細菌和黴菌的成分，因為沒有這些成分，那植物本身就難以生存。數千年來，草本植物是在世界上廣範使用的藥方。

隨著現代醫學的發展，對這些古代各種植物療法的評價就逐漸降低了，科學家從草本植物裡提取某種化學成分，或者乾脆以在其它原料之中提取而合成的物質來代替。然而世界衛生組織說：「全球60億人口當中，占80%的人為了健康仍然使用天然療法或藥用植物。」現代醫學使用的藥品中，有很多起初也是從植物裡提取成分開始的。例如，阿斯匹靈是從柳樹皮提取的溶液發展而成的；嗎啡是從罌粟提取的漿液，強心劑是從洋地黃提取的物質發展而成的。但是隨著單純的治療劑階段後而步入商業化，就大量生產了化學治療劑，而且製造出可立即緩和症狀的各種治療劑。但是，現今人們發現到現代醫學的有限性，於是又重新回歸原來的治療方法——天然療法。

受到高度評價的草本植物

草本植物的醫學價值，很久之前就廣為人知。草本植物當中，很多含有強有力的治療成分，如果它們被正確地使用，則會對治療疾病做出很大的貢獻。

據哈佛大學醫學系調查的統計資料指出約有10%的人為了治療疾病，不去醫院看病，反而尋求其它方法，其中約有3%的人使用草本植物來進行天然治療。「植物含有的化合物成分不僅提高人體的抵抗力，而且還能醫治疾病。」這就是使用草本植物天然療法的根據所在。

根據草本植物的種類、成分和含量也各不相同。因此，務必要跟專家商量，根據各人的情況分別使用。草本植物療法是沒有毒性、沒有刺激人體或叫人興奮的成分。

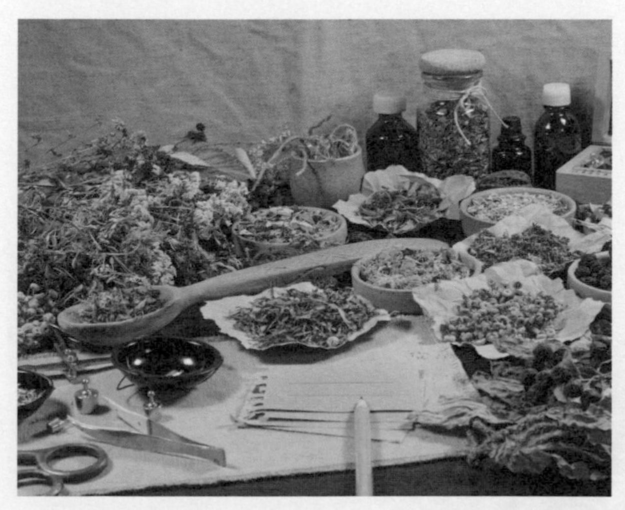

就像幾乎所有蔬菜和水果類提高免疫系統那樣，草本植物類也含有可提高免疫系統的成分。因此，有些草本植物使用於愛滋病的療程，甚至也使用於癌症，並帶來了非常好的效果。草本植物按類別各含有不同的藥物成分，一般的草本植物使用起來是安全的，但是並非所有的草本植物都是安全的。

草本植物的三個種類

草本植物可分為三種：a食用蔬菜類，b藥用草本植物，c有毒性的植物。

為了治病而使用草本植物的患者，首先要改革自己的生活和飲食習慣，再把草本植物當作醫治的輔助手段來使用，則能得到非常好的療效。若要從疾病中完全得釋放，首先要把自己的身心靈和生命全部交託給上帝，其次棄掉有害健康的生活習慣，把食物換成新鮮且有生命又營養的，再祈求上帝教你最為恰當的保健方法。

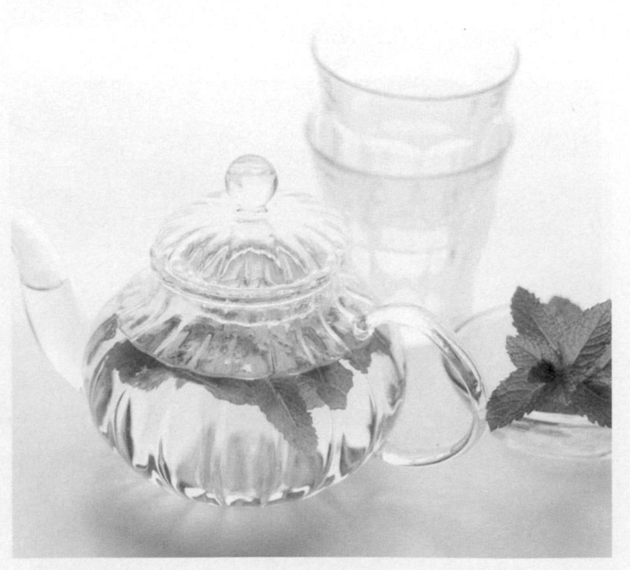

草本植物的使用方法

1 **當作食品（蔬菜）食用的弱藥性蔬菜**——指以草本植物為食品使用的種類。主要作為調味料、菜或者主食來使用。

2 **健康輔助食品**——利用精製、膠囊裝或者提取主要成分等方法，製造出便於服用的保健食品。這種產品顯出更為強有力的療效。

3 **香草茶**——把一些香草製做成茶包，便於飲用。如果沒有茶包，就使用1～2小匙，燒水之後熄火，然後把香草放入杯子裡，一杯一小匙，大概要浸泡30分鐘。但是植物的根、樹皮、莖等，按照部位要熬30分鐘之後使用。並且根據種類，水的用量和茶水飲用量會有差異。

4 **浸泡使用**——使用草本植物要選擇使用新鮮的。如果是乾燥的，就浸泡裝在食醋、酒精等揮發性化合物的瓶子，2天～1週之後使用。

5 **泥敷劑或熱敷貼**——用草本植物做成敷劑貼在身體某個部位，是應用提取物藥性的方法。

6 **精油**——是萃取草本植物做成的提取物，是可塗抹、可食用、可吸入的油狀，但要恪守其用量，否則會有致命的危險。

草本植物的日常使用方法

1 一杯沸水裡放入一小匙（**粉狀的藥劑用量是1/4小匙**）之後蓋上蓋子，放置15分鐘。不要用高溫煮沸，因為會破壞草本植物持有的效能。只瀝出水，使用一個星期，一天使用3～4次，或者使用至見效為止。

2 做草本茶的時候，一定要使用玻璃或者康寧（Coming Ware）器皿或者陶器。一次做出一天的份量（3～4杯）瀝出茶水之後，裝在玻璃瓶裡冷藏保存。飲用時加熱即可，或者直接喝涼的。

3 做成的茶一天要喝3～4次，飯前30分，睡覺2個小時之前飲用。

4 用一般的葉子或嫩的莖做成的茶不必熬，只要裝在玻璃瓶或陶器瓶裡，放入之後灌注熱水浸泡15分鐘，然後瀝出茶水放涼，最後盛在玻璃器皿冷藏保管。

5 當使用硬的根和樹皮之類的藥劑時，在1夸脫（約1000毫升）的水裡放入4大匙，熬20～30分鐘，然後照著上述的方法保存使用。

6 根據情況，有時候只使用一種草本植物，有時候使用2～4種混合的草本植物。

7 乾燥的草本植物要盛在深色的器皿或瓶子，之後擰緊蓋子，然後存放在乾燥陰涼之處保管。

使用草本植物時的注意事項

1 先要掌握好研究草本植物的使用方法和幫助你自己、家族、鄰居最合適的方法，然後再親身體驗。

2 誤用草本植物有時會致命的。請記住副作用、用量、保存期限、注意事項等。

3 孕婦、授乳婦、兒童等人，要跟專家商量之後使用，並且要使用合適的草本植物。

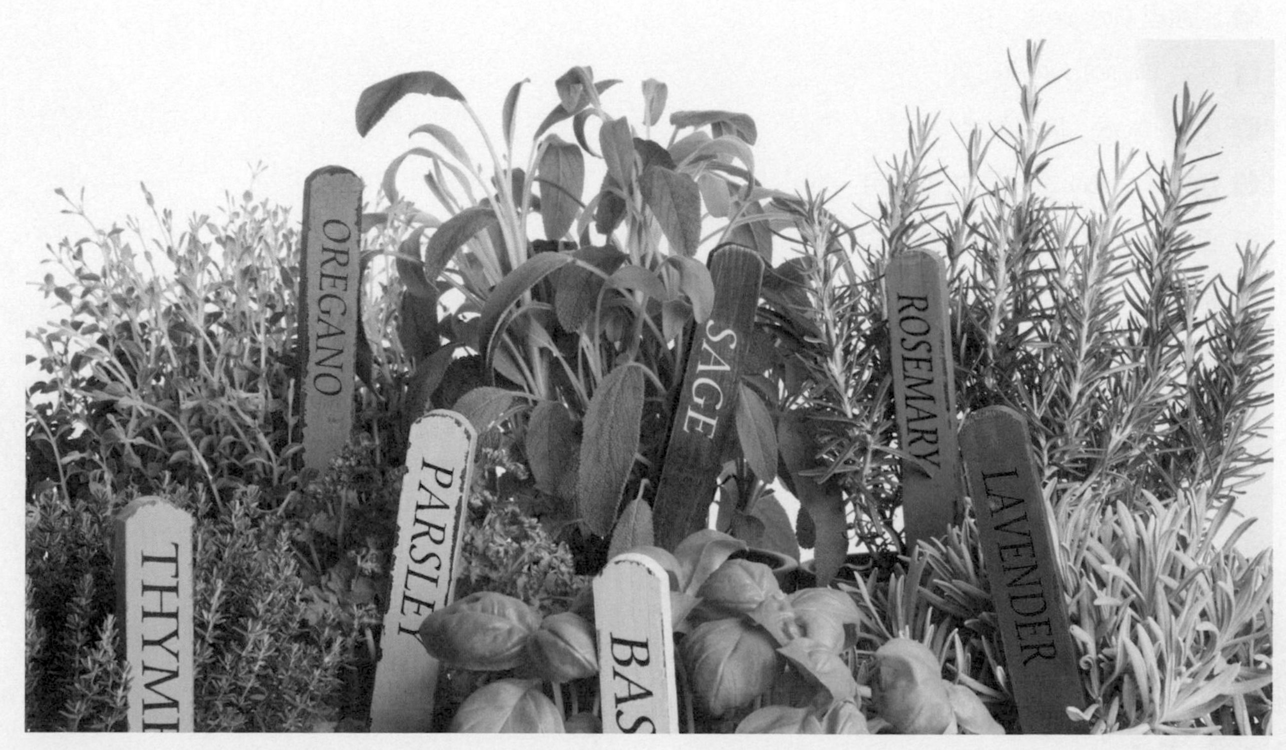

4 即使是好的、安全的草本植物,也並不都是人人適合使用的,例如:大蒜對高血壓有療效,但是因拔牙出血時,要謹慎使用,因為它有抗凝血成分。薄荷對受涼、感冒、關節有療效,但是胃食道逆流患者、貧血患者禁止使用。

5 如果使用精油不慎觸到眼睛時,要儘快清洗眼睛,避免眼睛黏膜受損。

6 任何好的草本植物或精油,都不可長期使用。

7 兒童或大人飲用、使用過多的精油以致產生危險,可連續一週用水清洗或多喝水,幾乎都能消解其症狀。

既可作治療劑,又可作調味的草本植物

1 牛至 (Oregano):殺菌、健胃腸、肌肉痠痛

2 薄荷 (Mint):減緩疼痛、止嗝

3 生薑 (Ginger):治咳嗽和嘔吐

4 大蒜 (Garlic):可抗敗血症、殺菌

5 葫蘆巴 (Fenugreek):排毒

6 茴香 (Fennel):消除口臭

7 丁香 (Clove):抗菌作用

8 鼠尾草 (Sage):抗菌、抗生作用

9 百里香 (Thyme):緩解呼吸器官肌肉

10 薑黃 (Turmeric):抗癌、天然抗生素

11 羅勒 (Basil):健胃、消除腹脹

12 黑胡椒 (Black Pepper):緩解消化不良

13 辣椒 (Cayenne):抗感冒、心肌梗塞

14 肉桂皮 (Cinnamon):降高血壓

15 蒔蘿 (Dill):緩解痠脹、腹痛和腹脹

16 迷迭香 (Rosemary):抗氧化劑

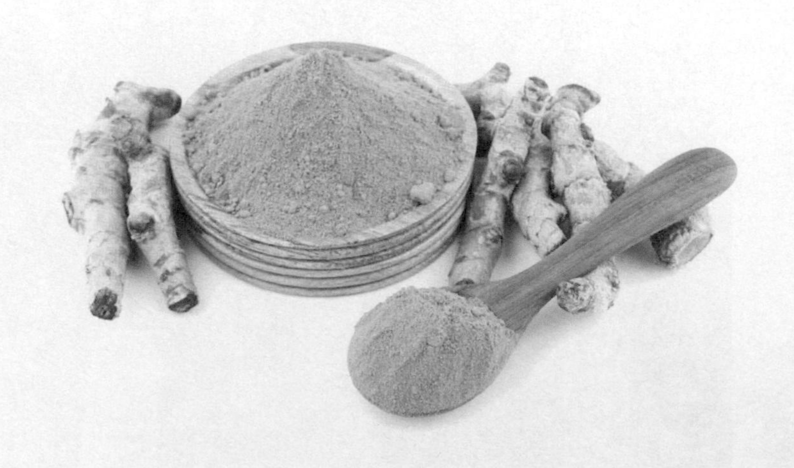

草本植物療法的原則

1. 為了緊急救治，可優先考慮使用的醫治方法。

2. 就算是同樣的草本植物，但是根據膠囊、精製、茶水或者濃縮汁等使用狀態的不同，用法也有差異。而且體格高大的人比矮小或體重輕的人服用得要更多。女性的平均體重通常比男性輕，因此，用量要比男性少一點，兒童和老人也是。

3. 為了長期治療，要樹立計畫。因為每個人對草本植物的反應不同，所以安全的用法是：起初先少量使用，觀察適應狀態如何；當開始見效時，再逐漸增加用量，以至正常用量。

4. 不見效時，就改試用其它草本植物或方法。

5. 氣候和草本植物溫度：隨著氣候的變化，草本植物的療效也會有差異。在熱的天氣裡，其療效加增，因此，用少量也能發揮同樣的效果。而且熱的草本植物引發出汗，涼的草本植物對腸胃起著滋補作用。例如：黃連素可引發出汗。

6. 兒童服用量公式：假設成人的體重為150磅，則除以兒童的體重（**例：如果兒童的體重為50磅，則是成人體重150磅的三分之一。因此給兒童服用成人用量的三分之一。**）

7. 當作是鎮定劑或神經安定劑的草本植物——空腹或睡覺之前服用。

8. 懷孕和授乳期間要避免不與主治醫生商量而隨意使用草本植物的行為。雖然是同樣的草本植物，但是在這種情況下會顯出不同的反應。使用時需要減少很多用量，或者用其他溫和又富有營養的草本植物來取代。切記，勿同時使用西藥的利尿劑、瀉劑、月經調理劑。

9. 草本植物要裝在深色的玻璃器皿裡保管，不要使它長時間曬太陽。光、熱、濕氣等會破壞草本植物化合物的活性，所以要存放在乾燥陰涼之處。

10. 神經衰弱者比一般人使用少量。

11. 便祕：用來緩解便祕的草本植物要在早晨服用，否則會影響睡眠。有的人1～3天之後見效。若希望見效快，則隔4～8個小時服用，用相等的用量服用三天。若是沒能得到期待的效果時，可以增加服用量，一旦開始排便，則視情況減少用量。

12. 用來淨化血液的草本植物——要空腹飲用。

13. 極苦的草本植物對胃腸、消化以及相關器官帶來滋補效果，但是為了避免嘔吐，要加足夠的水。

14. 藥性強的草本植物千萬要注意用量。如：六倍利（**翠蝶花**）、杜松子、黑升麻、美洲商陸、白附子、馬尾草、南非香葉木、金印草等。

10種有用的泥敷劑

1 大頭菜敷：讓患者躺下，然後把搗碎好的葉子貼在患處。當它吸收毒素和膿水時，有熱熱的感覺，這時候要替換新鮮的。

2 大蒜敷：先搗碎好新鮮的大蒜，然後加水和麵粉一起攪拌。能緩解疼痛，吸附膿水和感染毒素。

3 馬鈴薯敷：將馬鈴薯刨成絲，擠乾水分，然後貼在挫傷、扭傷、膿瘡、燒傷等患處。

4 紫草敷：搗碎紫草貼在患處。對關節、炎症、傷口、浮腫有效。

5 無花果敷：把無花果煮三分鐘，然後切一半貼在傷口感染之處，則立刻顯效。

6 燕麥敷：燕麥粥放涼，然後放在柔軟的棉布上，貼在有炎症或被蟲子咬的患處，最後用乾布裹起來，並用暖熱墊暖一暖。

7 胡蘿蔔敷：把磨好的胡蘿蔔泥（**程度要像擠出胡蘿蔔汁所剩下的渣那樣細**）貼在疼痛、表皮擦傷、腫脹處等患處。

8 豆腐敷：把擠乾水的豆腐泥和1小匙生薑碎末混合在一起貼上。對炎症、發熱有效。

9 黏土敷：為了消毒黏土，用烤箱稍微烤一下。健康食品店的黏土或者膨潤土均可使用。像麵包麵團那樣，摻和水或者草本植物茶，然後作成薄片貼在挫傷和感染的部位。也可摻和搗爛的大頭菜葉子使用。對膿瘡、腫瘤有效果。也可把辣椒或生薑跟黏土混合在一起，使用於有炎症的關節上。再加入薑汁，會減輕炎症和發熱。

10 活性碳敷：在亞麻子粉、麵糊，或者橄欖油裡一匙一匙放入活性碳，然後小心翼翼地攪拌做成泥敷。再滴入尤加利精油，就有藥膏的作用。

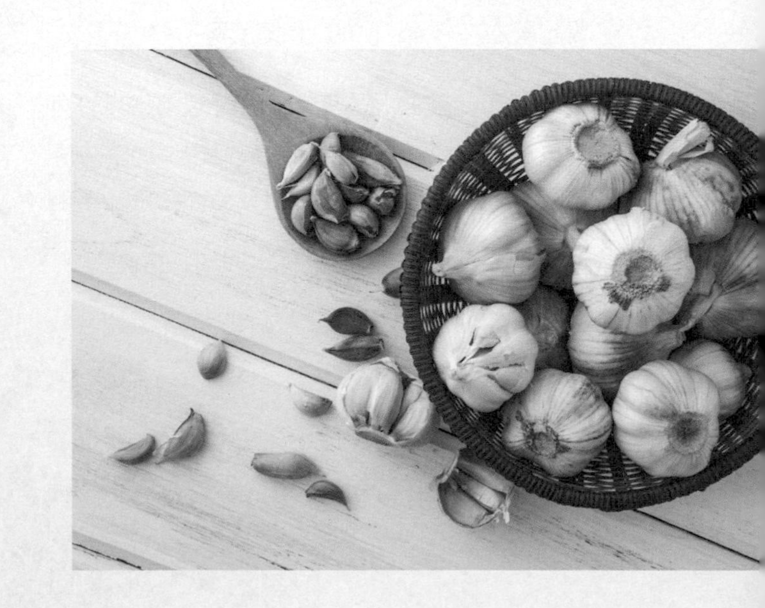

1. 明日葉 Ashitaba

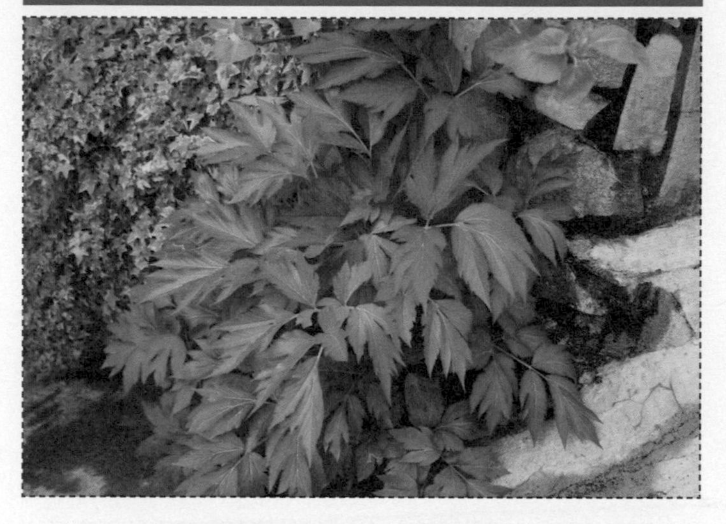

明日葉的學名是Angelica Keiskei Koidzmi，與當歸同屬芹科植物，有強韌的生命力，今天摘下，明天又會冒出新芽，明日葉之名因此而來。在西方稱它為「安吉莉卡」（Angelica拉丁語為天使），擁有「天使帶給人的有益的草本植物」之意。嫩葉可作沙拉，也可煮熟吃。而且用種子榨油，用葉子和根做成茶，榨成汁，裝在膠囊使用。

- 切莖梗就流出來的黃色汁液和葉子裡所含有的類黃酮、查耳酮（Chalcone）、香豆素（Cumarin）等成分，強化毛細血管，潤腸通便。特別是它有出色的抗癌效果，而且對抗過敏、抗氧化、防止血液凝固有效。
- 對消化器官疾病具有極好的療效。它增強身體和精神系統的協調性，而且對牙痛、高燒、神經性頭痛、急性腹痛、體力衰弱、胃腸潰瘍等疾病很有療效。
- 明日葉油是從種子裡榨出來的。它具有獨特的香氣和苦澀的味道。就是因為它的香氣，所以沒有病蟲害。烘乾切好的葉子做成茶喝，就有助於預防高血壓，而且有排出體內積累的毒素或重金屬的作用。
- 把嫩葉和莖榨汁喝，就有助於防止老化、現代成人病以及癌症；有助於恢復視力，新陳代謝，恢復疲勞；有助於幫助產婦催乳；有助於治療炎症。
- 明日葉的鍺成分淨化血液。它可排除體內的毒素，因此提高肝的功能。它富有稱為生命元素的各種無機物和葉綠素。
- 明日葉促進人體分泌胰島素，對糖尿病有療效。跟羽衣甘藍、生菜、水芹菜、蒲公英、芹菜、黃瓜等一起榨成菜汁，就能中和苦味，提高療效，是極好的飲品。

注意事項：

- 吃了過多（一次用量需100克以下），反而會變成毒，需注意。
- 是很好的滋補劑，雖然對糖尿病患有益，但是不宜使用過量，糖尿病患者仍要謹慎使用。
- 明日葉的根是天然的月經促進劑，因此孕婦不宜使用。

2. 甘草 Licorice

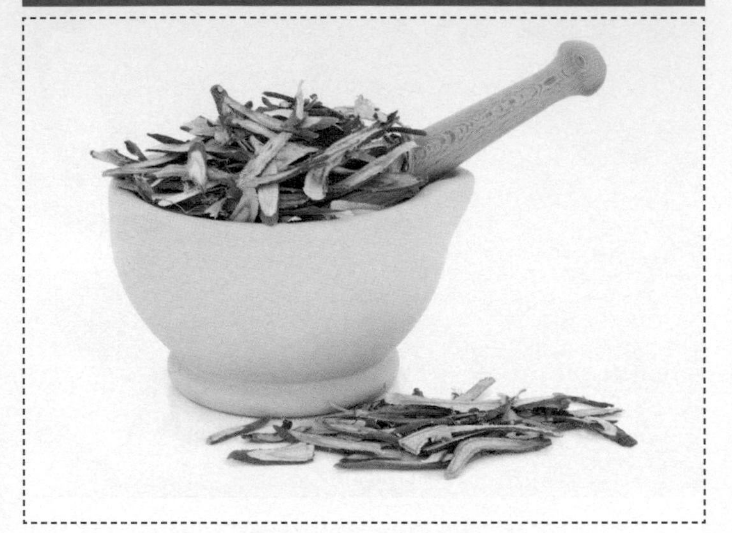

甘草原產於西伯利亞、蒙古和中國等亞洲地區，根部有很濃的甜味。因為在大部分中藥藥方裡幾乎都有它的名字，所以俗話說：「藥店裡的甘草——少不了的一味。」甘草和其它草本植物一起熬，就能消除苦味，中和藥的某種毒性，以此來幫助身體的諸器官不受損害。自古以來，在羅馬、中國、印度、埃及等國家的古代文獻發現了使用甘草的證據。把扎土很深的甘草根洗淨弄乾，然後切成50公分長度之後再次弄乾，最後再次切成薄片弄乾使用。

- 甘草的主成分是甘草素，具有抗過敏作用。也使用於胃、十二指腸潰瘍等疾病。
- 甘草具有甜味，含有葡萄糖、蘋果酸、類黃酮、甘草甙、甘草酸、甘草西定等成分。
- 甘草中的甘草查耳酮A（Licochalcone A）屬於類黃酮化合物，其成分具有抗癌作用，而且抑制帶狀皰疹。
- 抗炎作用也很出色，所以治療傷口的效果極佳，而且對一般炎症、乳房炎和關節炎等炎症有療效。防止C型肝炎的進展，抑制B型肝炎患者的抗原分泌。甘草茶對支氣管氣喘、肺結核、扁桃體炎、咽喉炎等具有較好的療效，而且對細菌、病菌、黴菌起著抗生作用。還有它能化痰，抑制血液凝固。
- 具有異黃酮（Isoflavone）、查耳酮等植物性雌激素—Estrogen，所以有助於治療乳癌，而且也使用在經前症候群，停經期症狀、顏面潮紅等症狀。
- 它使T淋巴細胞和自然殺手細胞（Natural Killer Cell）增加，以此加強免疫力。
- 緩解疼痛，緩解咽喉炎、咳嗽、胃灼熱、胃炎等。
- 為了減少頭髮出油，可使用甘草洗髮精。
- 可製成改善搔癢、炎症皮膚（濕疹）的凝膠；停止出血的溶液、口腔膏藥；治療乾癬、炎症的乾癬膏、牙膏；以及做成減少體重或保養皮膚狀態的溶液等用處很多。

注意事項：

- 它所含有的甘草素成分會引發副作用，即引發水腫或使血壓上升，因此要謹慎使用。
- 為了紓解慢性便祕每天服用200～400克以上，有可能因低鉀血症，肌肉鬆弛，膽紅素（黃褐色的膽汁色素）和肝數值升高而送醫。

- 有這種案例：因過多食用甘草根，血壓上升，肌肉鬆弛，以及四肢麻痺，所以打鉀靜脈注射才得到了恢復。
- 年輕男子長期服用甘草，則雄激素就減少。
- 長期每天服用50克以上的甘草，因低鉀血症、高鈉血症、血壓上升，心臟發生異常和病變。
- 甘草根作為十二指腸和胃腸潰瘍的治療劑是安全的，但是有相關報告指出，因為使用過多而導致死亡。
- 服用過多的甘草對低鉀血症和高血壓患者是致命的，而且會引發如心臟麻痺等嚴重的副作用，因此，高血壓、腎功能衰竭患者要謹慎使用。
- 用量過多，會導致鈉增加和鉀減少，而讓肌肉鬆弛，使人有氣無力。
- 下列患者不宜服用甘草：慢性肝炎患者、因膽囊炎或膽結石膽汁排除不順暢的患者、肝硬化等肝病患者，腎功能衰竭、糖尿病、心律不齊、高血壓、肌肉緊張、低鉀血症等患者。
- 甘草不可與血壓藥一起服用，不可與心律不齊藥一起服用。
- 跟心臟病藥品，如地高辛、止瀉藥、利尿劑等藥一起服用，則增加鉀的排泄量，因此不宜長期服用。
- 它有抑制血栓的作用，因此，不可與使血液變稀的如抗凝固劑或血栓溶解劑等藥一起服用。甘草使血糖上升，因此，不可與糖尿藥或胰島素一起服用。跟避孕藥一起服用，血壓就上升，因此會引發浮腫。
- 不可與抗憂鬱劑一起服用，因為它具有與抗憂鬱劑相似的作用。
- 長期服用甘草時，甘草所含有的化合物——甘草素使體內的鉀枯竭，使血壓上升。因此，服用期限不得超過三個月。服用多量時，要謹慎使用，對孕婦或授乳婦禁止使用。
- 甘草糖無助於改善疾病。因為它摻和很多白糖，而且大部分是茴芹。
- 總之，甘草不可與下列藥一起服用：血壓藥、糖尿藥、胰島素、避孕藥、抗憂鬱劑、心律不整藥、心臟藥、止瀉藥、利尿劑、抗凝固劑、血栓溶解劑等。

3. 銀杏 Ginkgo

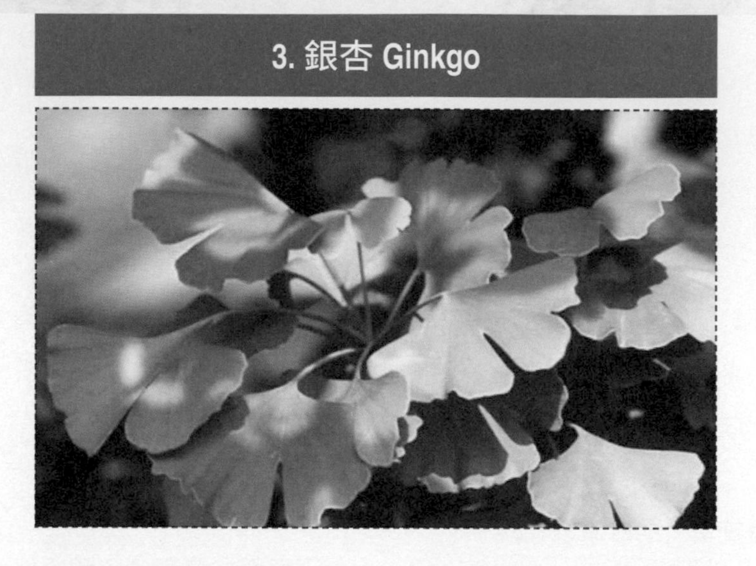

古代中國人看到這個果子時，就稱它為具有「銀色杏子」之意的銀杏，其種子稱為白果。查看資料，就能發現銀杏的幾個特點：

❶ 它是地球上最古老的樹種之一，曾被發現存在古代化石當中，有「植物界的活化石」之稱。

❷ 壽命很長，沒有壽命期限，能活數百年。

❸ 銀杏樹對病蟲害很有抗耐性，因此，不施藥也長得很好。對污染也有很強的抵抗力，因此，其它樹種難以生存的污染城市，多把它作為林蔭樹來廣為栽種。

❹ 可做成藥材，銀杏的果子為了從其它動物的危險當中保護自己，就發放出薰人的臭氣，但是容易收穫。它的果子和葉子均可入藥。

- 動脈硬化，大腦供血不足時，因大腦缺乏氧氣和營養，就會引起記憶力減退和憂鬱症。銀杏使血液循環暢通、淨化血液，從而提高記憶力和集中力，預防中風，而且有助於提高學生的學習能力。神經細胞的損傷引發中風時，長期服用能恢復大腦血液循環和受損的大腦神經。
- 有助於修復由糖尿病引發的神經損傷。
- 銀杏提取物對阿茲海默症等失智症有療效。而且幫助大腦血液循環，促進神經傳達素傳到頭腦部位的受體（**使人最易得到阿茲海默症的部位**），可大大地遲延早期阿茲海默症的進展。因此，有些國家就允准它為阿茲海默症的治療藥。
- 銀杏葉子作為外用藥，治療疼痛；作為內服藥，治療腹瀉。而且為了心臟和肺的健康，作為滋補劑而使用。銀杏的果子使用於氣喘、結核病、咳嗽、支氣管等疾病。
- 眾人所知，把3～4粒銀杏果子烤著吃，能對咳嗽和氣喘有改善的效果。
- 銀杏所含有的成分使血液變稀，以此促進腦、手、腳等身體末端的血液循環。因此，為了促進手腳的血液循環，就沒有比銀杏更好的。在我們身體當中，血液循環最欠佳的是小腿，走路時感到嚴重疼痛的人服用3～6個月就有所好轉，而且下肢靜脈瘤也有好轉。對糖尿病引發的末梢循環障礙也有療效。

- 由於血液循環障礙，血液沒能流入到陰莖海綿體而發生勃起功能障礙時，服用銀杏葉子，即可改善。但是如果不見效，也許是因為雄激素的偏低，若是這種情況時，要去檢查血液。從整體而言，身體要健康，血液循環要暢通。
- 銀杏具有較強的抗氧化作用，因此，可減少放射治療的副作用，而且對耳邊突然嗡嗡作響的耳鳴、視網膜退化症、糖尿病引發的視網膜疾病、白內障等疾病有療效。

注意事項：

- 服用香豆素或阿斯匹靈的人服用銀杏，會使血液濃度更加變稀，因此要謹慎使用。
- 即使銀杏果子和葉子再好，也不可一次使用多量，因為它含有引起副作用的銀杏酸。
- 銀杏果皮含有引發過敏的物質，有時會導致過敏，所以要避免與肌膚接觸。

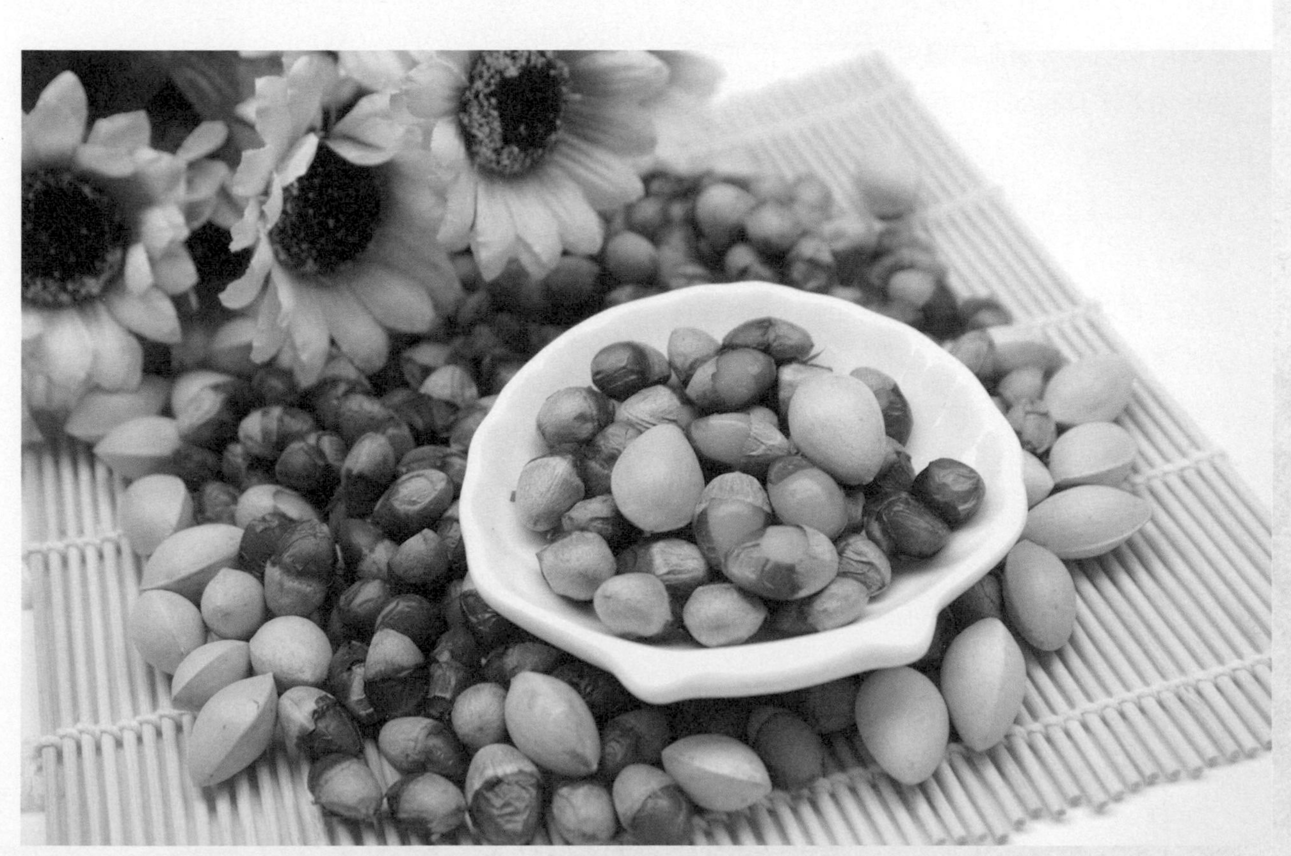

4. 薑黃 Tumeric

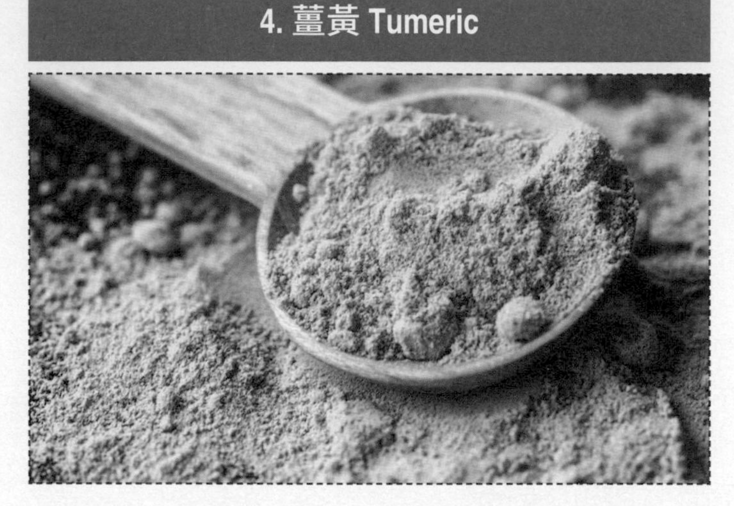

薑黃是生薑科植物，原產地是熱帶地方。它是印度等南亞料理——咖哩的主材料。葉子像芭蕉，根像生薑，也稱為鬱金、黃薑。

- 除了咖哩以外，還用於其它料理。
- 古時候用於染衣服的染料，但是保色期不長，因此，就被認為不是品質好的染料。
- 薑黃對預防／恢復肌肉痛或關節痛，預防癡呆症有療效，具有保肝作用，因此在西方也廣泛使用。
- 降低膽固醇，抑制血小板凝固來暢通血液循環。
- 因為具有保肝作用，可使膽汁的流勢暢通來預防或減緩膽結石的生成。
- 對炎症的效果很好，可匹敵如關節炎的急性炎症處方藥——可的松（俗稱皮質素）。它不僅直接抑制炎症，而且促進腎上腺的皮質醇激素分泌來解除炎症。
- 使用於消化不良，食慾不振，飯後腹部膨脹等症狀。
- 具有解毒蛇的毒，驅趕蚊子的作用。
- 把黃連素和薑黃提取物跟蘆薈膠混合在一起，然後塗抹在皮膚乾癬部位就能見效。
- 退化性關節炎和風濕性關節炎患者一天服用3次，一次400毫克，可改善症狀。
- 早餐的咖哩湯裡放入薑黃粉，這是攝取很多薑黃的極好方法。
- 可以摻在豆乳或果汁裡喝。
- 做白泡菜時放入薑黃，則淡黃色的湯顯得漂亮又可口。
- 切入胡蘿蔔和洋蔥熬湯也很好。

注意事項：

- 膽結石或膽道堵塞的患者、胃酸過多或胃潰瘍患者禁止使用。
- 孕婦或服用藥者不可吃薑黃。
- 跟抑制血液凝固的處方藥一起服用時，出血的機率也會提高，因此，要跟醫生商量。
- 薑黃會妨礙阿斯匹靈、保栓通（Plavix）等抗凝固劑的療效。而且對非類固醇、抗炎症性藥物等會帶來影響。

5. 葫蘆巴 Fenugreek

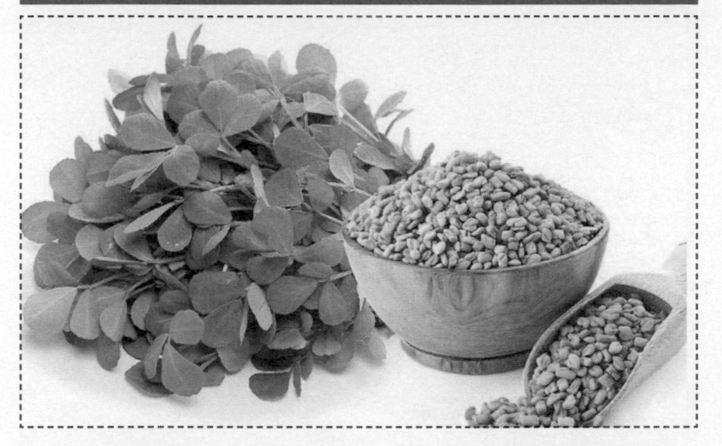

葫蘆巴是從古代一直使用的草本植物之一，它長得像三葉草，使用於多種料理之中，種子作為調味料使用。

- 使用於發高燒、咳嗽、支氣管炎、痛風、氣喘、肺結核、肺氣腫、花粉過敏、潰瘍、聲音嘶啞、偏頭痛、神經痛、坐骨神經痛、腹脹等疾病。
- 作為性功能強化劑，治療勃起障礙，遲緩女性的更年期，而且對膀胱疼痛和腰痛緩解有效。
- 乾癬皮膚、膿瘡、脖子的炎症或外傷疼痛、膿腫時，用葫蘆巴茶漱口或飲用就有效果。用蜂蜜、檸檬、辣薄荷加味，則味道更好。
- 葉子可做菜；做飯時放入少許，就有中藥味。
- 味道與芹菜、楓糖漿或焦糖的苦味很相似。把乾燥的種子磨碎，就可用為辛香料或香料。
- 如食慾不振、腹痛、便祕、胃炎等，或有胃病或胃腸障礙症狀時食用。
- 可使用於糖尿病、經痛、子宮內膜異位症、多囊性卵巢症候群、肥胖症；使用於膽固醇和中性脂肪酸等症狀，以此增強心臟功能。
- 使用於腎臟疾病、腳氣病、維生素缺乏症、口腔潰瘍、膿瘡、支氣管炎、蜂窩性組織炎、肺炎、慢性咳嗽、嘴唇經常皸裂、禿頭、癌症、帕金森氏症等。
- 為了增加運動效果，可使用葫蘆巴。
- 也使用於男性脫腸、勃起功能障礙、男性不孕症等男性疾患。
- 用布包起來製成泥敷劑，把它暖一暖之後直接敷於有疼痛或腫脹的患處、有炎症或肌肉痛的患處、淋巴腺炎引發的疼痛和腫脹的患處、痛風引發的腳趾疼痛，以及傷口、腿上的潰瘍、濕疹等患處。提取物作為製做香皂和化妝品原料使用。
- 使糖分在胃腸裡慢慢地被吸收，以此促進胰島素的分泌。因此，有助於降低糖尿病患者的血糖值。
- 當產婦的奶水不足時食用，有助於催乳。
- 對調節血糖有顯著的療效，它是糖尿病患者的良藥。而且還可以作為貼在皮膚炎、燒燙傷、足部潰瘍，濕疹等患處的泥敷劑使用。
- 黃色種子還可用於咖哩菜或麵包，在北非它更成為咖啡的代用品。

6. 小樹樹 Chaparral

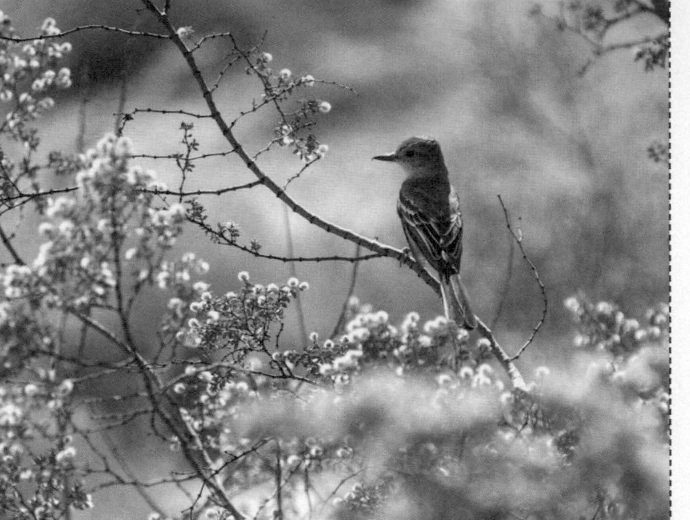

小樹樹是美國西南部的本地植物，它是地球上最古老的植物之一，幾世紀以來一直用於美國原住民的藥物治療。小樹樹是具有較強的抗生劑、抗真菌劑、抗微生物劑等成分的草本植物之一，因此，它所具有的消滅病菌、細菌、寄生蟲的功能很強。味道和氣味微臭，能夠完全消滅導致蛀牙的細菌，因此，常作為牙膏和口腔清潔劑的原料使用。

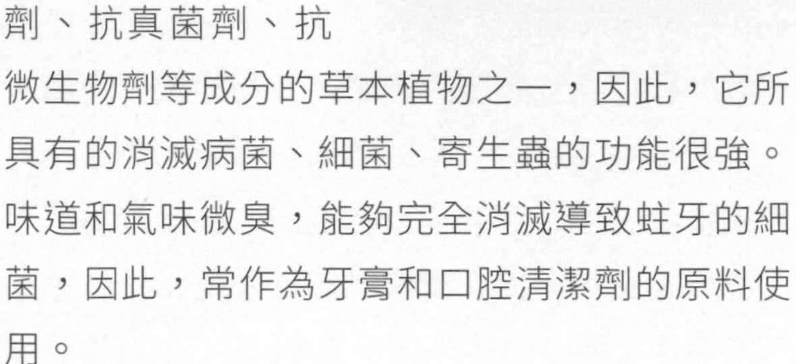

- 小樹樹茶一般使用於緩解如感冒和支氣管炎等呼吸困難症狀。
- 當過多的黏液導致氣管不便時，就作為化痰劑使用。
- 具有抗發炎性，因此，對關節炎有療效。
- 從古以來，為了鎮定水痘的搔癢而使用。
- 作為外用藥，使用於消除皮膚斑疹、瘀血，而且有助於傷口的治療。
- 特別是因濕疹和乾癬受苦之人的良藥。
- 沸水中加入小樹樹，放置60分鐘之後使用其水，就對去除頭皮屑很有效果。這一草本植物使用於鎮定皮膚斑疹、治療挫傷、預防疾病、治療傷口，特別是對濕疹或乾癬患者有特效。
- 含有抗氧化成分，因此，能夠淨化血液，而且有助於遲緩老化，也是受痛風之苦者的良藥。
- 對包括皮膚炎、燒傷、濕疹以及乾癬等慢性皮膚疾病有療效。
- 葉子中的樹脂可治療燙傷。

注意事項：

- 這一草本植物長期使用過多，就會引起副作用，所以不推薦腎臟有問題的人長期服用。
- 腎臟有問題的人特別要謹慎使用。
- 服用小樹樹茶小心過量，不然會產生暈眩、嘔吐、腹痛、發燒等症狀。

7. 黃連素 Berberine

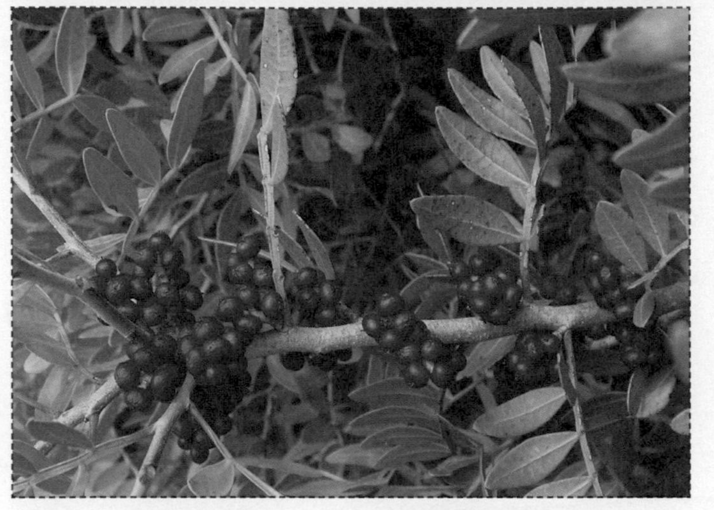

從黃連木提取出來的黃連素，是一種重要的生物鹼，數世紀以來，黃連素作為天然治療劑，治療糖尿病，而且還可使用於治療細菌性胃腸炎、腹瀉以及其它消化器官疾病。有的人為了治療燙傷，就把它直接塗抹在患處，有的人為了治療會引起失明的細菌感染，如顆粒性結膜炎（俗稱沙眼），就用於眼睛上。黃連素對各種細菌、原蟲以及菌類有效果。據研究表明，它有助於治療憂鬱症。

- 包括大腸菌在內，黃連素具有殺掉細菌、病菌、黴菌、原蟲、寄生蟲等作用。因此，使用於治療細菌性腹瀉和除滅寄生蟲。
- 抑制大腸內還未消化的氨基酸轉化為毒素的酶，殺掉壞菌和念珠菌黴，促進腸道蠕動。
- 它具有消除便祕的作用，因此，清掃大腸的用途非常優秀，對膀胱炎、尿道炎有療效。
- 以出色的膽汁分泌功能，排除肝臟的毒素，以此改善肝的功能，還可使用於膽的疾病和黃疸。
- 消除我們體內最大的毒素——便祕，還消除人體最大解毒器官——肝臟的毒素。
- 服用黃連素，黑痣顏色變淺，臉色也變得光明潤澤。它具有全面殺死念珠菌黴、壞細菌的作用，因此，對乾癬、皮膚病有特效。但是過量的抗生劑會連小腸菌和大腸菌也殺掉，使壞細菌和黴菌重新繁殖起來，以致使乾癬更惡化。
- 在毒品或鴉片的戒斷症狀上也可使用黃連素。
- 對乾癬、黑痣、腹瀉、消化不良、痛風、風濕性關節炎、腰痛等症狀也有效。
- 也使用於膀胱炎、蓄膿症、抗炎。

注意事項：

- 服用過多，會使精神昏迷、流鼻血、嘔吐、腹瀉，並給腎臟帶來負擔。
- 孕婦、授乳婦、12歲以下兒童禁止服用。
- 黃連素一次服用量過多，則使胃腸急速發病，而且會引發腹瀉。

8. 螺旋藻 Spirulina

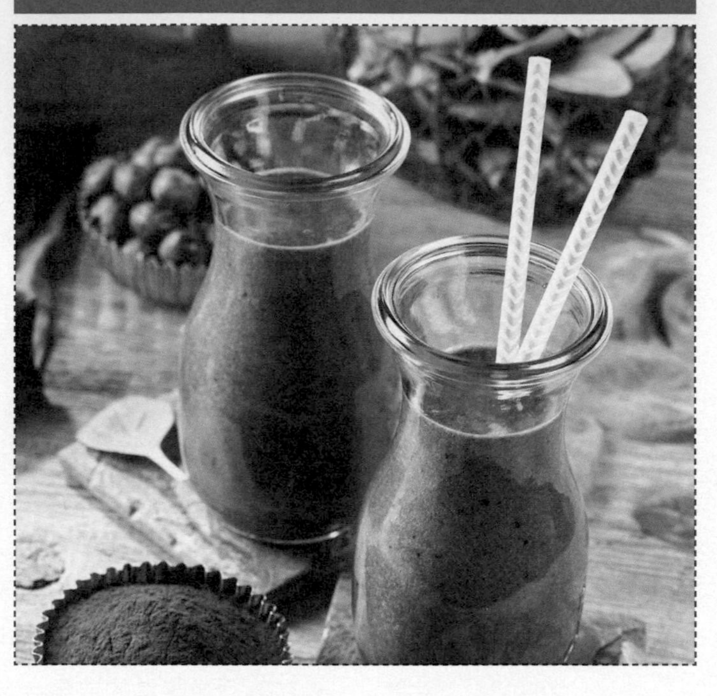

螺旋藻本來是滋生在火山口湖裡的苔蘚，據記載，南美洲人從阿茲特克文明時代開始，把它當作糧食使用。的確，非洲東部和南部的人們認為螺旋藻是重要的營養供給源，便每餐食用9～13克。螺旋藻營養豐富，因此可增強免疫力、降低血壓、膽固醇、血糖等。

- 螺旋藻是跟小球藻很相似的苔蘚種類，聯合國糧農組織把螺旋藻定為未來最優秀的糧食，美國和歐洲的航空航天局把它選定為在太空船上栽培的糧食。
- 對所有眼科疾病都有療效，對因營養失調而失明的發展中國家之兒童來說，是非常好的營養成分。
- 它增強兩倍下列細胞的作用：巨噬細胞、T淋巴細胞、B淋巴細胞、自然殺手細胞等免疫細胞的作用。它改善脾臟、肝、骨髓、淋巴腺、胸腺等的免疫功能，以此抑制愛滋病毒、皰疹、麻疹、腮腺炎、流行性感冒病菌。

- 螺旋藻含有維生素B1、B2、B3、B6、葉酸、維生素C、維生素D、維生素E；含有豐富的鉀；也含有鈣、鎂、鉻、銅、鐵、錳、磷酸、硒、鹽、鋅等。
- 螺旋藻具有抗病菌、調節免疫、降低膽固醇、抗氧化作用，而且能改善肝的功能，還減少過敏。它如小球藻，跟重金屬相結合使之排出體外，而且還成為小腸和大腸之中好細菌的食物，以此來幫助這些細菌的增殖。
- 它富有纖維素，因此，有助於便祕。
- 含有豐富的超氧化物歧化酶（SOD），可消除自由基，因此，從毒素當中保護肝臟的作用很出色。
- 螺旋藻的蛋白質含量約62～71%，是以氨基酸和必需氨基酸構成的，因此蛋白質含量很高，而且含有β-胡蘿蔔素、葉綠素和必需脂肪酸——γ-亞麻酸。
- 經動物實驗證明：使螺旋藻程深綠色的營養成分——植物清色素，能使骨髓的紅血球和白血球的產量增加，所以它有助於貧血和免疫。

- 鈣的含量比牛奶多；鐵的含量比菠菜多；蛋白質的含量是肉類的2.5倍。
- β-胡蘿蔔素的含量為胡蘿蔔的兩倍、小球藻的3～7倍。
- 它具有抗癌、抗病菌的作用，還改善放射線中毒，增強免疫系統。
- 中了放射線的毒，骨髓的紅血球和白血球的產量就急速下降，以此導致貧血，免疫力下降，因此容易患有過敏、感染性疾病、癌症等疾病。螺旋藻具有減少放射線中毒的作用，因此它是接受抗癌治療患者的福音。
- 螺旋藻提取物在T淋巴細胞當中顯出抑制愛滋病毒的作用，這使醫學界對以後的人體試驗倍感期待。
- 有美國案例說，患自閉症的兒童服用螺旋藻就得到了痊癒。
- 因它的蛋白質含量較高，因此，幫助糖尿病患者調節血糖，消除饑餓感，並使人提起精神。
- 太空船的飛行員選它作為太空飲食。

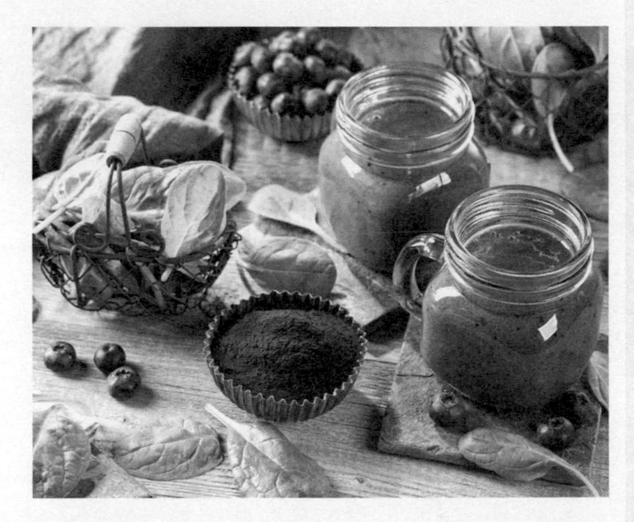

注意事項：

- 雖然沒有毒性，沒有副作用，但是孕婦和授乳婦不要服用為宜。
- 在污染的湖水裡栽培的螺旋藻可能被汞汙染，所以，購買時要察看是否是在可靠的乾淨環境中栽培的。

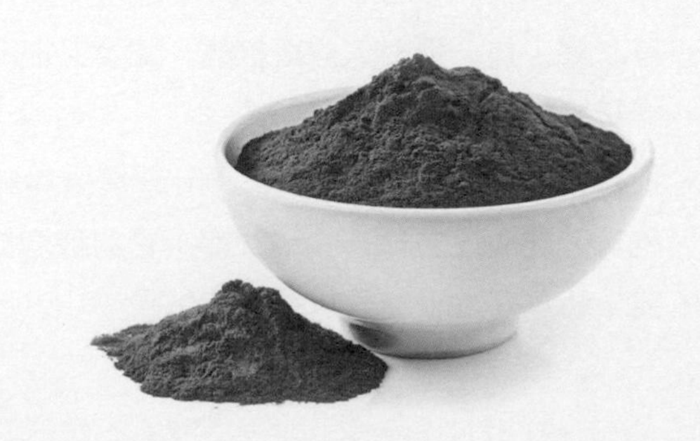

9. 甜葉菊 Stevia

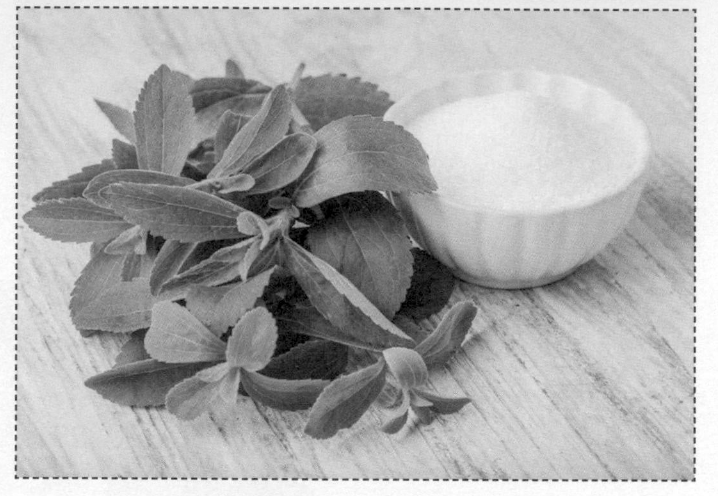

數世紀以來，以甜甜的草本植物聞名的甜葉菊（又稱甜菊）在巴西和巴拉圭作為糖尿病治療劑使用，也作為藥用茶的甜味劑來使用。甜葉菊對血糖幾乎沒有影響，因此，很適合作為糖尿病和代謝症候群的甜味劑；作為天然白糖替代物（代糖），它的熱量為零。它是糖尿病患者也能使用的安全可靠的草本植物，當然，對癌症患者的危害性也尚未發現。因此，甜葉菊在南美廣泛使用，目前學術界還未發現它的長期危害可能性。地球上任何葉子的甜味都沒有甜葉菊那麼驚人，它是多年草生，高度能長到30～70公分。巴拉圭的瓜拉尼印地安人把它稱為甜味草，他們為了緩解藥的苦味就添加它，也給飲料加甜味，例如瑪黛茶（Mate Tea）。

- 它擁有勝於白糖250倍的成分，但是熱量幾乎等於零，是一種對人體既無害，甜度又很高的甜味劑。
- 採摘甜葉菊的葉子曬乾或者用乾燥機烘乾，乾燥時的溫度為攝氏10～27度，它的耐寒性很弱，所以在零下的天氣裡不能生長。
- 巴拉圭的化學家Ovidio Rebaudi在世界上最早發現了甜葉菊的化學成分。它作為增強心臟功能的滋補劑使用，使用於血壓強化、胃灼熱、腎臟疾病。
- 具有開發成糖尿病患者可放心使用的白糖替代食品的可能性。但是因為受到製糖業者的猛烈反對，其開發工作遲遲未成。如果它代替血糖指數高的白糖，那麼會提高食物中的碳水化合物的品質，以此幫助牙齒健康、血糖、消化等。
- 以插枝方式繁殖，是前景看好的草本植物。
- 它的甜菊苷成分對葡萄糖的吸收產生影響，促進胰臟的胰島素分泌來增強人體對胰島素的敏銳性，而且抑制肝的葡萄糖合成。
- 對人體無害，但是服用降低血糖藥的人禁止使用甜葉菊。有時候會引發消化不良。
- 1971年，日本森田化學工業股份公司首次從甜葉菊中提取甜菊苷，並以此開發甘味料。這一甜味劑替代糖精，開始使用於可口可樂。現在甜葉菊佔據甜味劑市場的40%。

10. 柳樹皮 Willow Bark

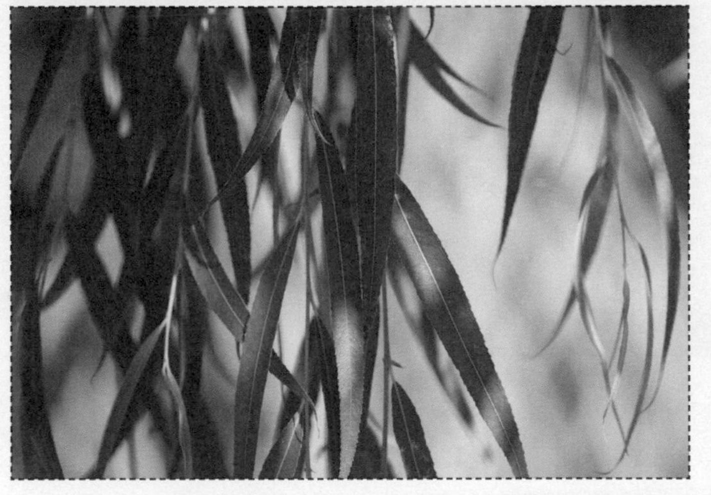

柳樹在小溪邊、河邊或湖畔上可常見；風兒吹來，柳樹以舞姿相迎。它那粗大的根部比樹幹還要粗，還要堅實，所以在流水的小溪旁也能挺胸而立。

種類很多，所以難以分辯。光是美國就有80多種，但是能用上的只不過是1/3種。雄花和雌花分別開在不同的樹枝上。一陣風吹來，被棉毛裹住的小小種子就隨風飄來飄去。

- 在美國，許多原住民用它治療頭痛、關節痛、肌肉痛等疾病，而且還用它治療熱病、發冷等症狀。
- 1820年，幾位歐洲學者從柳樹中萃取了水楊酸，而且把水楊酸合成，製成了品質較好的鎮痛劑，可惜它引發了胃炎。
- 德國的拜耳（Bayer）公司用柳樹的萃取物製成了阿斯匹靈。它是對胃的刺激性相對少的水楊酸，是世界性的常用藥。
- 阿斯匹靈的療效雖好，但是引發消化不良和腸出血。柳樹皮是持有較少副作用的疼痛緩解劑，它對抗氧化、滅菌、增強免疫力有功效。
- 對腰痛、退化性關節炎、風濕性關節炎、疼痛、扭傷、牙齒痛、頭痛、感冒、毒感等疾病效果好。
- 柳樹皮也使用於發熱、感冒、毒感，以及體重減少。

注意事項：

- 如阿斯匹靈，柳樹皮也使血液變稀，而且對血小板產生影響。
- 有些人使用後大便變稀，便意次數增加，而且會出現嘔吐、噁心、耳鳴、胃潰瘍、皮疹、皮膚搔癢等副作用。
- 長期服用過多，就會出現胃灼熱、胃腸出血、妨害止血等類似於阿斯匹靈的副作用。
- 實驗結果，約有3%的人顯出過敏性反應。發高燒的兒童、孕婦、授乳婦、有過敏反應的人要謹慎使用。

11. 黑升麻 Black Cohosh

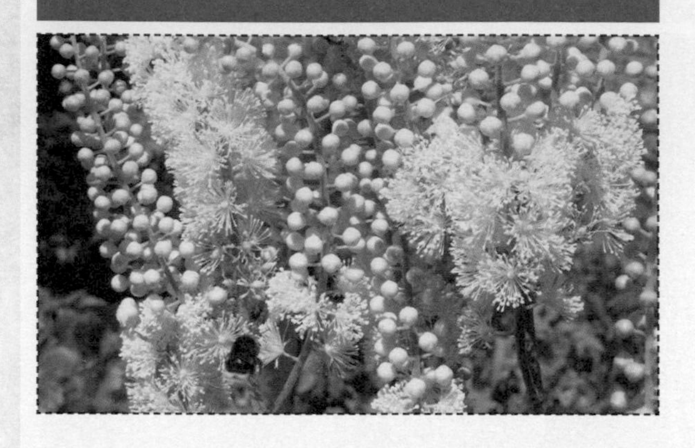

這一草本植物對女性疾病有特效。由於它的葉子跟榆樹葉相似，所以屬於榆樹科12種之一。黑升麻是天然雌性激素劑，對顏面潮紅和陰道乾燥症有所幫助。因外也使用於經痛以及停經期疾病。它鎮定子宮痙攣，預防流產，緩解停經期症狀，而且預防如月經過多、乳房纖維症等雌性激素引發的各種疾病。

- 除此以外，還具有補充雌性激素不足的作用。（**雌性激素劑：除了黑升麻以外，還有亞麻子和木酚素。**）
- 黑升麻的根：對熱病、咽喉炎、瘧疾、風濕性關節炎、月經不順、產後疼痛、顏面潮紅、發冷汗、陰道乾燥症等有紓解的作用。
- 混合使用黑升麻和聖約翰草，則增加其效能，而且沒有任何副作用。
- 患神經質、火辣辣地發熱、頭痛、失眠、眩暈症、心律不整、耳鳴等停經期症狀的女性服用後，其症狀緩解很多。
- 在兩頓飯之間空腹服用效果更好，且具有降血壓的作用。因此，不可同時服用血壓藥。
- 注意：孕婦和授乳婦禁止服用。

12. 當歸 Chinese Angelica

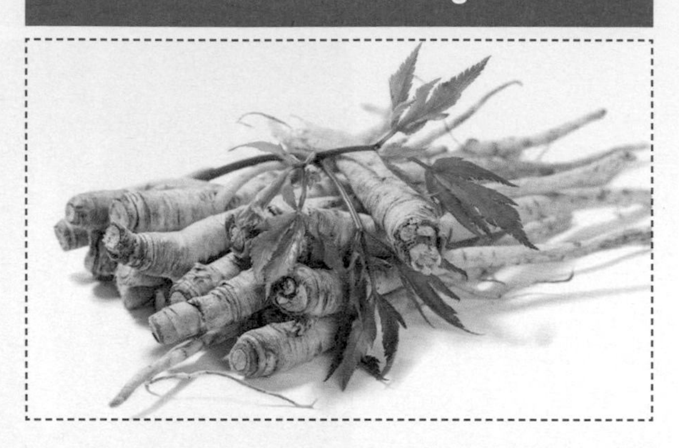

在西方稱為Dongquai（**中文直譯**）的當歸，在東方的韓國、中國、日本、台灣是常用的草本植物。嫩嫩的葉子做拌菜或做料理吃，主要是把根作為藥方使用，它是屬傘形科的多年生草本植物。據說中國古代，當丈夫上戰場的時候，希望丈夫安全歸家就給丈夫帶上，因此當歸具有「盼望歸來」之意；還有一種說法，因為它能使各器官恢復功能和健康而取名為當歸。

- 可謂是專為女性的草本植物。它對補血、生理不順、手足冷症、產後腹痛、產婦之恢復、乳腺炎、子宮發育不良、子宮出血、女性不孕、生理痛、經痛等，緩解女性疾病和更年期症狀大有裨益。
- 對高血壓和中風也有較好的療效，而且改善血液循環、降低血壓。也有益於呼吸道、生殖器官等疾病，還能消除頭痛、感染、炎症等症狀。
- 注意：月經過多或孕期之中服用當歸，則會帶來流產的危險。長期服用過量，會引起咽喉痛。經常腹瀉的慢性腹瀉患者要謹慎使用。一起服用血液稀釋劑（**抗凝藥或抗血小板**）或阿斯匹靈等藥劑時，會加增出血的危險。

13. 蔓越莓 Cranberry

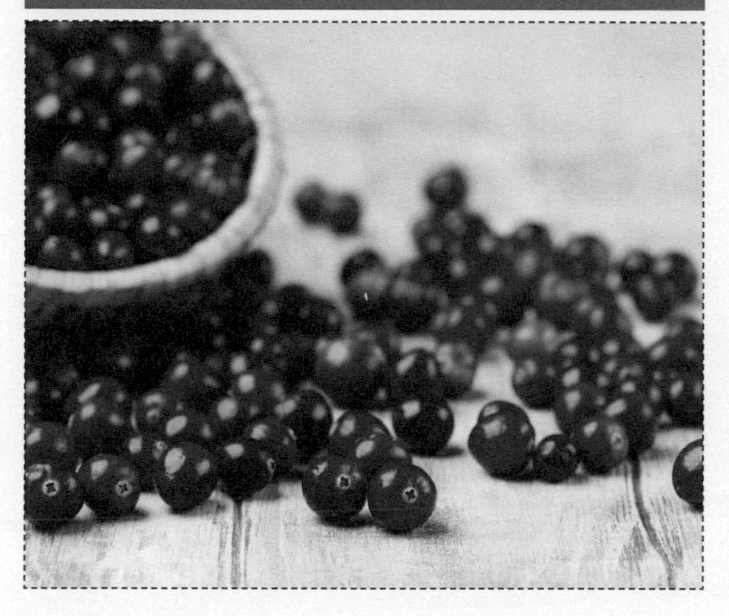

美國人把蔓越莓當作料理的食材使用：果汁、調味汁、乾果（蜜餞）、果凍；還喜歡把乾果跟麥片、沙拉等一起食用。看它的花就聯想到鶴，因此給它的名字加上Cran。它屬草莓科植物，果子甜中帶有很強的酸味。

- 蔓越莓果以消除堵塞尿道的作用而赫赫有名。那是因為它所含的成分使大腸菌不能附著在膀胱和尿道黏膜上。也有助於尿失禁。
- 缺乏雌性激素的人也容易得膀胱炎，因此也要常服用蔓越莓。
- 蔓越莓果汁以減少尿中的鈣來預防腎結石，而且含有的水楊酸成分——具有相似於阿斯匹靈的作用——使血液變稀，因此不可飲用過多。
- 富有多酚成分，因此對預防各種癌症和對卵巢癌有療效。
- 關節炎患者每天喝一杯，能鎮定消炎，而且對強健膠質細胞很有效果。除了關節炎以外，對青光眼、膀胱炎、尿道炎、腎結石、抗氧化也有良效。
- 它雖無副作用，但是以預防、改善膀胱炎為目的而飲用蔓越莓果汁時，要喝不加糖的為宜。

注意事項：

- 多喝蔓越莓果汁，會抑制華法林（Warfarin）口服藥的抗血凝劑功效，因此，會引起輕度出血或增加挫傷程度等副作用。另外，也會引發輕度胃炎、腹瀉；長期飲用，會引發腎結石。果汁一般加了很多白糖，因此服用膠囊為宜。
- 患有糖尿病、對阿斯匹靈過敏、孕期高血壓的人不宜飲用。

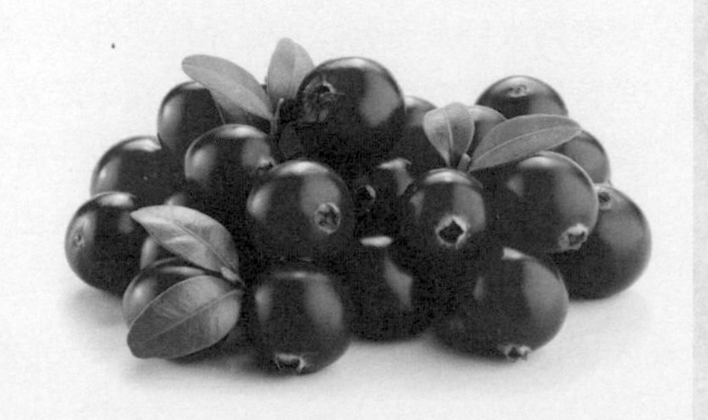

14. 人參 Ginseng

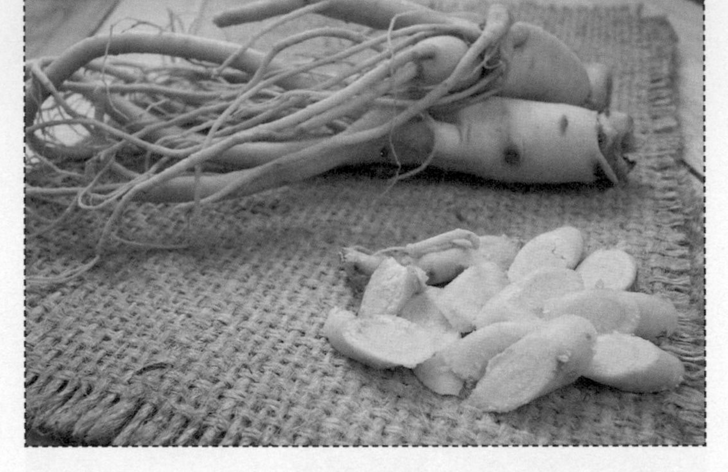

人參在東方醫學上，以卓越的效能和神祕的藥性居草本植物之首。它因為含有非常豐富的營養，並以增進免疫力聞名於全世界。數千年來，韓國、中國、印度等國家均使用人工栽培方式，在美國和加拿大（西洋參）除了自然生長的野山參之外，也採用人工栽種方式。

- 人參喜歡肥沃，排水性良好，80%為蔭涼的土壤。
- 只靠種子繁殖，播種兩年之後發芽。要把休眠之中的種子從休眠狀態喚醒，最好經過催芽過程。人參根栽培4～5年之後才可開始收穫。
- 人參沒有像藥劑那麼快見效，但是它含有促使人體提升自禦、自癒能力的物質。
- 人參含有的皂角苷對神經系統產生影響，以此調節神經功能，因此它對長期飽受精神壓力和疲勞的人們具有強化神經系統的作用。除了皂角苷以外，它還含有聚乙炔、鍺、苯酚、酸性多醣等有益於人體的有效成分。它沒有毒性，既可用於藥品，又作食用作物，故各國多有栽培。
- 人參是因為其根像人體而取的名字。它的鬚根越多越好，因為鬚根的皂角苷含量較高，可使受傷、患病、體力消耗多的人更快恢復活力，而且為了增強老年人和虛弱者的免疫力，一般作為滋補劑使用。
- 它是抗氧化劑，因此對免疫功能產生影響，而且具有解渴、調節糖尿病、減少膽固醇、炎症、預防癌症等功效。
- 服用人參時，要小心血壓，血糖值可能會下降，因此，糖尿病患者要謹慎使用。低血壓患者、重症高血壓患者也要謹慎使用。
- 可用於調節心臟性休克或血壓來防止心臟衰弱。
- 直接採收，未經處理的新鮮人參，稱「水參」；水參經曬乾或風乾而成的白色人參，稱「白參」；水參若經100°C蒸過再烘乾的紅褐色人參，稱「紅參」。其中以水參最難長期貯藏。

注意事項：

- 人參再好，也不能長期過量服用，會引起失眠、輕度頭痛和消化不良。
- 懷孕期間避免服用為宜。

15. 五味子 Schisandra

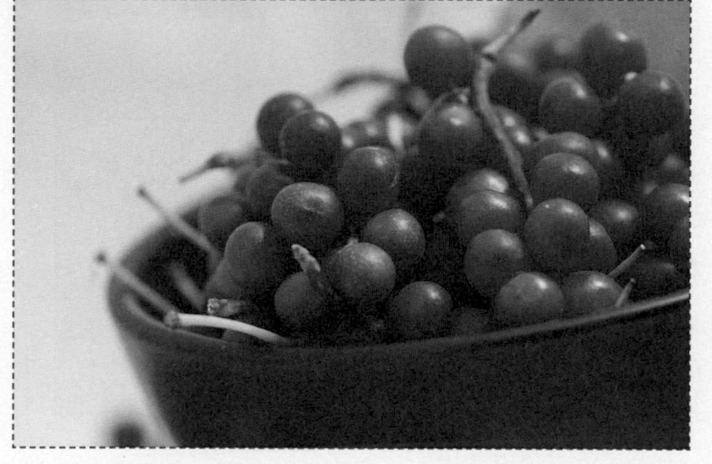

用沸水泡開五味子喝的時候，苦澀味比酸味更濃。但是用冰水慢慢泡開做冰茶喝時，味道就變好，用它做沙拉醬汁也很好。

- 五味子果實的果皮與果肉具有20%的抗氧化能力，其餘80%的抗氧化能力位於種子內，只食用果肉的效果不佳。
- 將五味子製成茶水來飲用是個好方法，冷飲或熱飲均可。

由於它有五種味道，同時使人感到酸、甜、鹹、苦、辛等味道，其中酸味最強，所以給它起名為五味子。它那紅色的果子營養很豐富，故此既可食用又可藥用。又因為幾種味道和效果相和諧，可謂是很有用的藥材。

- 果皮的酸味兒不僅可以解渴，還可以消暑，而且有助於治療咳嗽、痰、慢性支氣管炎等疾病。
- 所含有的木酚素對腦產生影響，因此，有助於提高集中力，預防癡呆症，消除失眠。
- 使患者早日恢復健康，並有助於消除精神壓力，增進才智，滋補身體，支氣管疾病。
- 抑制氧化和炎症，並作用於下丘腦、腦下垂體和腎上腺，可對各種體內器官和身體過程產生影響。更以此改變對腦活動非常重要的神經傳達素——乙醯膽鹼（Acetylcholine）的數值。
- 具有解毒效果，因此，有助於肝的解毒作用，而作為肝臟疾病治療劑使用。
- 建議使用栽種了3到4年的五味子。

注意事項：

- 如果自己栽種五味子的時候，不要施化肥或除草劑，要用有機農法栽種。
- 服用精神疾病治療劑或糖尿病、高血壓治療劑的患者，要謹慎服用五味子。
- 特別是服用糖尿病藥的患者，要盡量避免食用五味子，因為五味子中具有降低血糖數值的效能，若是與糖尿病藥一同食用，會造成血糖過低的危險。

16. 聚合草 Comfrey

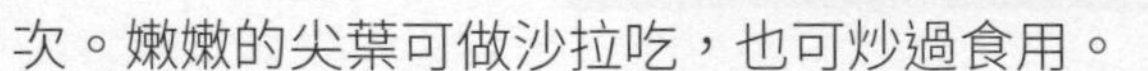

聚合草又稱康復力（英文Comfrey直譯）、紫草根，是從歐洲引進，它要分株栽培，繁殖力很強。聚合草在凍僵的土壤裡發芽，早春開花，一年能收穫7～8次。嫩嫩的尖葉可做沙拉吃，也可炒過食用。

- 聚合草的法語為「不知道疾病」之意。名副其實，它被稱為奇蹟之草、田之牛奶、蔬菜之王。
- 它所含有的尿囊素（Allantoin）不僅有防癌作用，而且對氣喘、胃酸過多、胃潰瘍具有特效，對皮膚修復也有功效。
- 內服時，可使用於貧血、關節炎、氣喘、內部出血、血液淨化、支氣管炎、缺鈣症、大腸炎、咳嗽、腹瀉、痢疾、肺氣腫、膽囊炎等疾病。
- 外用時，可使用於骨折、膿瘡、挫傷、燒燙傷、乾癬、扭傷。把新鮮的葉子搗碎製成泥敷劑貼在患處上即有療效。
- 聚合草對痢疾有特效，對內出血具有最好的療效。
- 它含有對咳嗽特別有效的成分，而且對黏膜炎、潰瘍性腸炎、胃、肺等也具有療效。
- 它具有淨化肝臟以及造血的作用，因此能改善惡性貧血和黃疸。
- 能提高對細菌感染的抵抗力，因此，對胃炎、肝炎、葡萄球菌有療效。
- 長期以來，聚合草被使用於挫傷、扭傷、骨折等有關骨骼的外傷上。用水煎熬煮聚合草根，它就變成黏合性很強的膠水，這就顯出能夠治療骨折和皮膚破皮的聚合草價值。當骨折時，貼上搗碎的聚合草葉子，則對骨折癒合具有迅速成效；把它貼在關節上，則對炎症、疼痛大有裨益。用葉子或根製成的泥敷劑，可作為挫傷、扭傷、輕傷的外用藥來使用。
- 聚合草茶和其它藥劑作為治療支氣管疾病、消化不良、潰瘍、腹瀉等內服藥來服用。
- 聚合草提取物製成的貼布膏藥、凝膠等塗抹在關節炎部位進行按摩，則效果更好。
- 它含有幫助組織再生和恢復的化合物——尿囊素和具有消炎鎮痛作用的化合物——迷迭香酸。但是也含有害化合物吡咯里西啶（Pyrrolizidine）生物鹼，具有肝毒性，是引發癌症的物質，使用上要留意用量。最近研究表明：給退化性膝關節炎患者使用消除99%生物鹼的聚合草根酒精提取物的膏藥，結果緩解了膝關節的疼痛。

17. 蜂斗菜 Butterbur

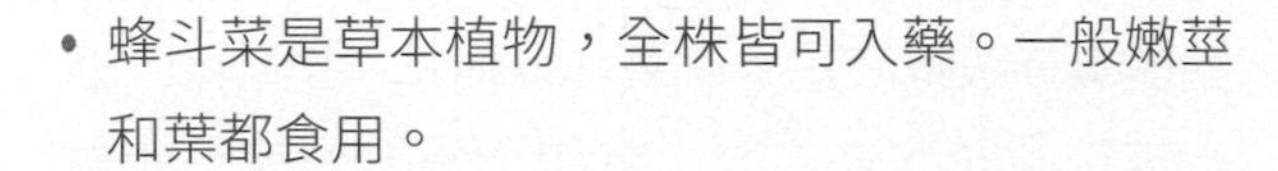

蜂斗菜（別名冬花、款冬）熬過慢長寒冷的冬天，終於迎到了新春，開出了所盼的花。它喜歡山坡樹蔭底下的濕潤肥沃土壤。繁殖力很強，不需特殊的管理。

- 蜂斗菜是草本植物，全株皆可入藥。一般嫩莖和葉都食用。
- 蜂斗菜的根藥效很強，到了秋天把根挖出來曬乾，切成茶泡水喝，則對肝臟、膽囊、脾臟、肺、腎等大有裨益。
- 蜂斗菜略帶苦味，從古至今它作為咳嗽、痰、呼吸道疾病、氣喘等治療劑使用。把根或葉子泡茶之後，使用於季節性過敏性鼻炎、咳嗽、喉嚨嘶啞、支氣管炎、扁桃腺炎、咽喉炎。它跟抗組織胺藥不同，可在不引發嗜睡和副作用的情況下改善症狀。
- 它含有豐富的胡蘿蔔素，而且多酚和萜烯成分的苦味促進早春的胃口和食慾，幫助消化。
- 蜂斗菜也可作為退燒藥、鎮定劑、天然抗癌劑使用。
- 用新鮮的蜂斗菜葉做成泥敷劑使用於水腫、關節痛、肌肉痙攣、傷口、斑疹等患處，能有效改善症狀。
- 蜂斗菜另一個主要作用是：有助於減少偏頭痛的次數、強度和持續時間。用蜂斗菜花製成的茶有助於預防成人和青少年的偏頭痛。
- 蜂斗菜使用於疼痛、胃腸炎、胃潰瘍、偏頭痛，以及其它頭痛、咳嗽、發寒、不安、傳染病、發熱、睡眠障礙（失眠）、百日咳、氣喘、花粉症（過敏性鼻炎）、過敏性膀胱尿道痙攣。
- 含有緩解痙攣，減少浮腫（炎症）的物質。
- 有些人為了治療傷口，就把煮好的蜂斗菜塗抹在皮膚上。
- 也可使用於尿道疾病，消除蛔蟲。

注意事項：

- 蜂斗菜的葉子和根含有吡咯里西啶（Pyrrolizidine）生物鹼，這一化合物具有肝毒性，所以不僅會損傷肝臟，還會導致其它危險。
- 孕婦和授乳婦禁止使用為宜。

18. 紅花苜蓿 Red Clover

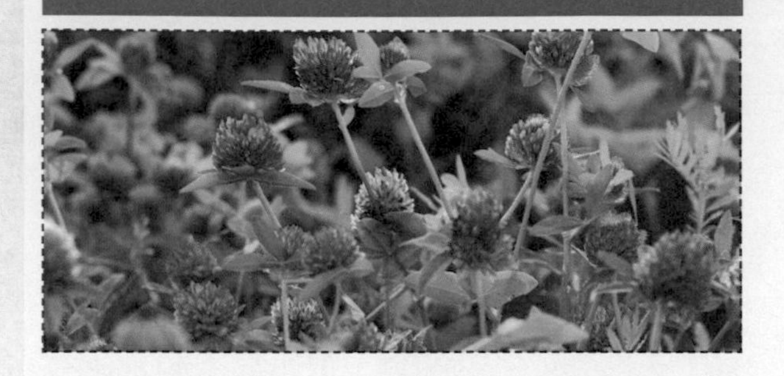

紅花苜蓿亦稱紅三葉草，它的花當作藥來使用，有時候當作食物和飲料的香料來使用。

- 它含有活性成分——類似於雌性激素的「植物性雌激素」，特別是含有異黃酮，所以它是跟激素同樣的化合物。有助於不孕問題，而且為了緩解如顏面潮紅等更年期、停經期的症狀，乳房疼痛、肥胖症、經前症候群等症狀，適合女性使用。
- 絕大多數人都可安全使用紅花苜蓿，而且它起效較快，因此使用幾個月之後，它有助於改善頭皮、毛髮、皮膚、憂鬱症、睡眠等問題。
- 對乾癬、濕疹、炎症、免疫力差，以及口腔、鼻腔、眼球黏液的增強、咳嗽、呼吸道感染、百日咳、氣喘、支氣管炎有良好的療效。
- 消除毒素來提高免疫功能，因此有助於肝臟疾病、動脈疾病、嚴重的偏頭痛、肺部疾病、消化器官以及血液淨化。
- 是天然的利尿劑，可增加尿量和次數，而且有助於調節身體體液的平衡。

19. 美黃芩 Skullcap

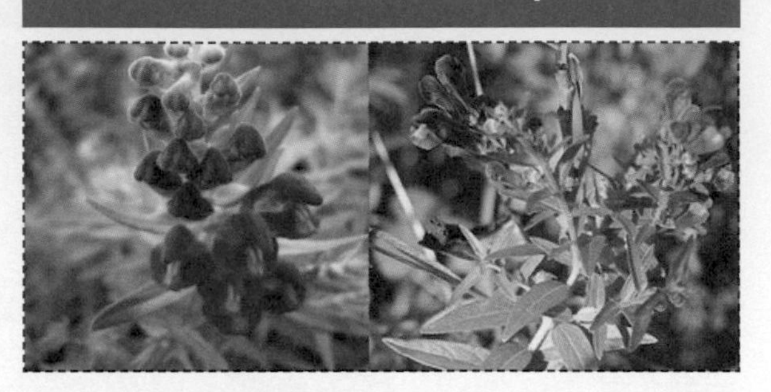

美黃芩原產於北美洲，是對大部分神經性疾病有特效的草本植物，使用於重症神經性疾病的天然神經安定劑。可謂是上帝賜予人類治療神經的天然藥方，它可以立刻消除並安定慢性、急性的所有神經性疾病。當神經衰弱時，把美黃芩跟啤酒花、水蘇（Stachy）、拖鞋蘭、西番蓮等一起混合使用，就更提高其效果，更有助於防止痙攣。與中藥上著名的中國黃芩雖是同屬，但功效完全不同。

- 對精神異常、失眠、癲癇、神經痛、肌肉痙攣、疼痛、咳嗽、消化不良、不安、疲勞、頭痛、肌肉痛、中毒、神經緊張等症狀的緩解有療效。
- 可緩解卵巢或子宮的生理痛。
- 它使心臟變得強壯，而且對狂犬病有療效，所以又叫「瘋狗草」。
- 可使用於神經性疾病，本質上無毒性。內服時使用於酒精中毒、痙攣、咳嗽、癲癇、癔病、消化不良、精神異常、失眠、緊張感、神經性頭痛等疾病。

注意事項：

- 儘量要使用新鮮的，越陳久的療效也越下降。
- 體溫低、體重低、腹瀉時禁止使用。

20. 纈草根 Valerian Root

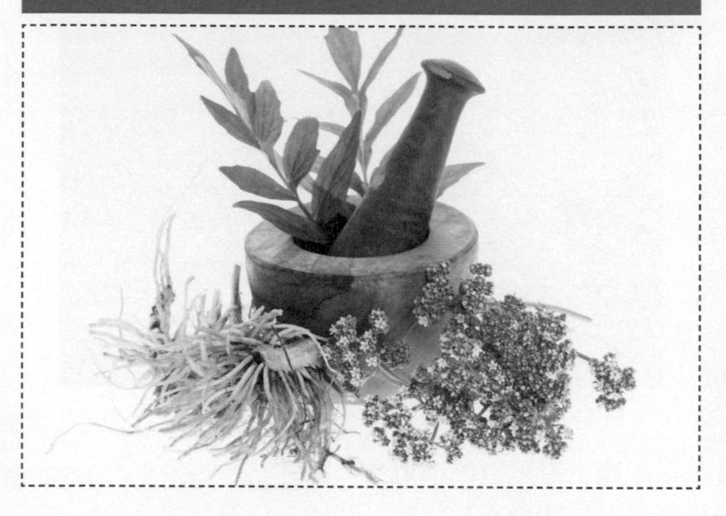

近來歐美對纈草根的研究進行得很積極，其理由是因為它的成分當中，含有鎮定神經和催眠的成分。纈草不具有上癮性的毒品成分，故以此作為最天然、最安全的安眠藥而博得青睞。

- 在草本植物當中，纈草被認為最優秀的神經鎮定劑，因此，它非常成功地使用於不安、緊張、失眠、睡眠障礙、痙攣等症狀。人體的神經傳達素——γ-氨基丁酸刺激腦的特定受體來處理精神壓力和不安，並以此起到鎮定作用。而纈草的提取物能增加γ-氨基丁酸的分泌，延長其活動。
- 睡前兩小時服用，則對睡眠障礙、緩解不安、放鬆肌肉能見效。
- 如果纈草根、啤酒花和蜜蜂花（香蜂草）等一起服用，就能有更大的療效。
- 對胃腸障礙疼痛、頭痛有療效。
- 纈草雖然綻放美麗的花朵，但是為了助眠效果，從古至今被使用的部位是纈草根。
- 纈草是以撒種或分株來繁殖。開花之前，把花朵摘掉，以此使根變得更粗大。
- 有些人對憂鬱症、癲癇、注意力不足過動症以及慢性疲勞就使用纈草。
- 纈草也使用於包括神經性氣喘、病態興奮狀態、神經性胃腸障礙、頭痛、偏頭痛等的不安以及心理上的壓力。
- 它使用於緩解肌肉和關節痛，而且有些女性把它用於經痛、頻繁眨眼或焦慮不安的更年期症狀。
- 有時候為靜養和消除睡眠障礙，可加在浴缸裡泡澡。
- 纈草的提取物和精油，也使用於食品和飲料的香料。

注意事項：

- 服用過多，偶爾會引發眩暈症、方向感覺障礙、皮膚斑疹、呼吸困難等症狀。
- 纈草沒有副作用，但是因它的鎮定效果，在開車或需集中精神工作時，要謹慎使用。
- 跟其它提振精神藥物一起服用，會引發副作用。

21. 聖約翰草 St. John's Wort

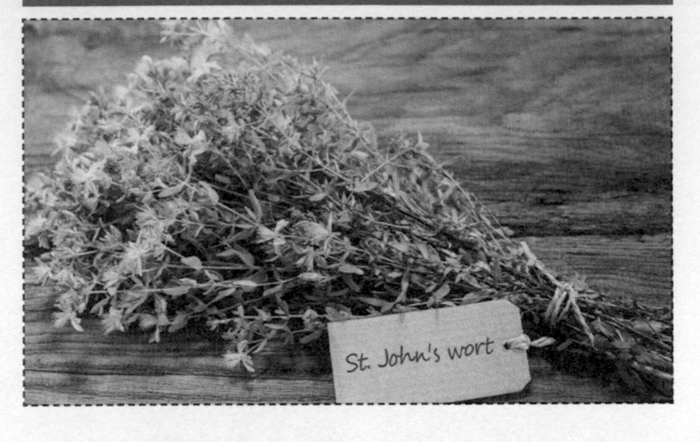

聖約翰草是美國這幾年最暢銷的草本植物之一；是最普遍使用的天然抗憂鬱症治療劑，而且其價格低於市場上流通的抗憂鬱藥物。聖約翰草可愛的小黃花花瓣邊上有黑色的小斑點，把這花邊輕輕地揉一揉，就流出血紅的液體來。據傳說，它跟施洗約翰有關，它的開花期為從據說的約翰生日6月24日到他的斬首日8月29日為止，這就是它名字的由來，英文Wort是「草」的意思。這一草本植物以多種型態被使用：膠囊、茶、濃縮液等。但提取製成的濃縮液，要稀釋之後使用。

- 聖約翰草所含有的主要成分金絲桃素，不僅幫助人體血清素的分泌，還維持腦神經傳達素的均衡，而且恢復其功能，改善憂鬱症症狀。
- 是天然的抗憂鬱劑，沒有副作用，也不會使人上癮。它有助於消除不安、精神壓力、疲勞、神經衰弱、神經痛、精神病、季節性憂鬱症。
- 能淨化血液，提高免疫力，因此，特受歡迎。睡覺前飲用聖約翰草茶，則有助於兒童遺尿症（即尿床）。
- 為了緩解肌肉痛、挫傷疼痛、脊椎疼痛、皮膚炎症等，可塗抹在肌膚上。
- 有助於腰痛等各種疼痛的緩解，特別是對傷口治療有特效。
- 作為心臟疾病、黃疸、腹瀉、痢疾、膿瘡、尿失禁、出血、泌尿系統疾病等治療劑使用。
- 對感冒咳嗽、肺和支氣官的化痰很有療效。
- 對皮疹、痔瘡、炎症有療效。
- 也可製成精油使用，採取花浸泡在橄欖油兩個星期之後使用。
- 對經前症候群的緩解、產後疼痛、子宮疼痛、月經障礙等有療效。
- 緩解腫瘤、癌症等症狀，而且乳房腫脹時塗抹它也有效果。
- 在組織神經上發生的炎症，或者在體內深處有刺痛時可使用。
- 聖約翰草精油對粗糙的皮膚能顯出驚人的改善效果。
- 被陽光曬黑，或者受到燒燙傷時，塗抹精油有療效，但是塗抹之後，不要曬太陽。
- 聖約翰草提取物的主成分是貫葉金絲桃素、金絲桃素、芸香苷、γ-氨基丁酸。

注意事項：

- 聖約翰草使皮膚變得很敏感。因此，飲用之後不要曬太陽。
- 不要跟憂鬱症西藥或其它種類的藥一起使用。
- 孕婦和餵哺母乳的婦女不要使用。

22. 黃耆 Astragalus Root

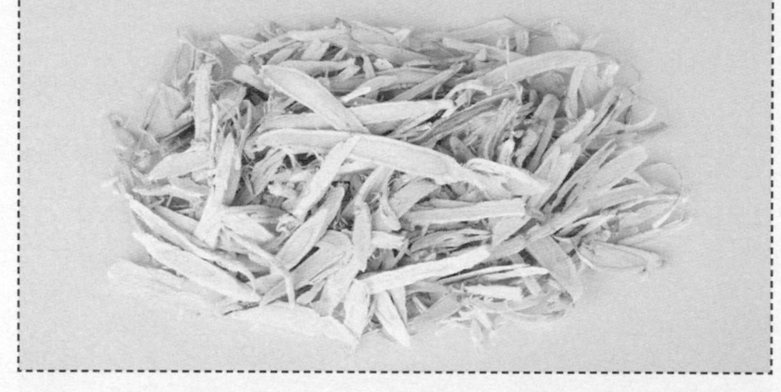

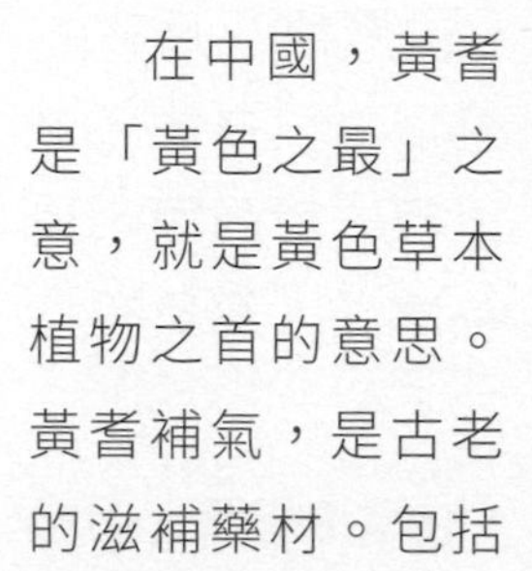

在中國，黃耆是「黃色之最」之意，就是黃色草本植物之首的意思。黃耆補氣，是古老的滋補藥材。包括韓國、中國、蒙古、俄羅斯、中亞細亞等地非常廣泛地使用黃耆。黃耆在功效上以黃色的比白色的好。

- 黃耆有助於降熱、消化，而且作為滋補劑使用大有裨益。
- 黃耆作為提高對疾病的抵抗力，增強免疫力的活力素具有功效。
- 對睡眠時易盜汗的症狀具有出色的調節功能，而且有助於消化不良、虛弱體質、食慾不振、利尿。
- 對容易感冒，因虛弱體質引發的感冒、氣喘、過敏等疾病，它的抗病菌功效能增強人體免疫系統。它的抗氧化功能也很出色，因此，也用於防老、青春痘治療劑。
- 搭配人參、明日葉、甘草等其它草本植物一起使用，可改善食慾不振、虛弱體質、慢性疲勞，而且具有增強免疫力的功效。
- 黃耆的預防效果勝於治療效果，因此，得病之前飲用，可抵擋病菌和細菌。腫瘤或癌症患者使用，能緩解其症狀。
- 它含有很多類黃酮、皂角苷、多醣體等成分，具有出色的抗氧化作用。
- 高含量的三酸甘油酯會導致中風、心臟病、動脈硬化等多種心臟疾病的危險，而且因心臟麻痺而缺乏血液供給和氧氣時，會發生心臟肌肉的損傷。在這種情況下，黃耆能調節心率的穩定，而且預防心臟肌肉的損傷。
- 長久以來，黃耆作為抗炎症劑使用，而且能用於治療傷口，修復再生損傷的器官和組織。
- 接受化療的患者為了加快恢復，延長壽命可使用黃耆。伴隨噁心、嘔吐、腹瀉，以及骨髓抑制等嚴重化療症狀時，使用黃耆更有助於緩解其不適的症狀。

注意事項：

- 發燒時，請勿使用。
- 患急性感染時，不宜服用黃耆。服用多量，更不適宜。
- 應根據年齡、健康、病歷，而調整服用量。

23. 紫錐菊 Purple Coneflower

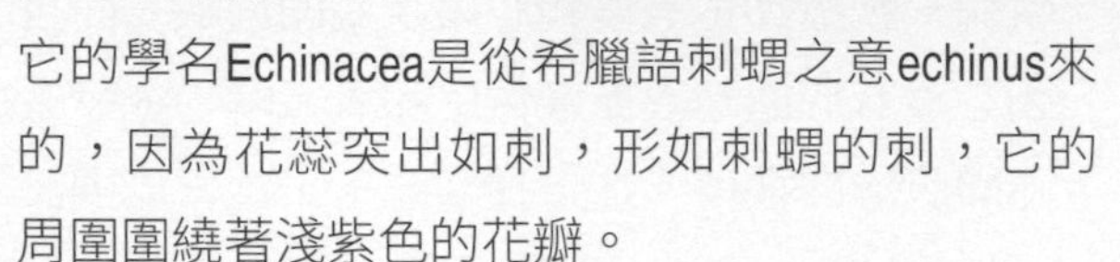

紫錐菊又稱紫錐花，在所有草本植物當中，是淨化血液和淋巴結功效最佳的草本植物。其萃取物目前已為醫學界廣泛使用。它的學名Echinacea是從希臘語刺蝟之意echinus來的，因為花蕊突出如刺，形如刺蝟的刺，它的周圍圍繞著淺紫色的花瓣。

- 紫錐菊有各種各樣的顏色和種類，其中可用為藥材的有三種。當花盛開的時候摘取儲藏以備藥用。它的花、莖、葉子、根等所有部位均可入藥。
- 紫錐菊刺激免疫系統來提高身體的抵抗力。特別是有助於增加白血球的產量，促進淋巴腺的功能，消除血液中的毒素。
- 如金印草（Goldenseal）和紅花苜蓿，紫錐菊也是屬一屬二的天然抗生素。搭配金印草，可作為最優秀的抗生素來使用。
- 有益於淋巴腺以及前列腺。
- 能淨化血液，消除血液中的毒素。因此，對血液疾病有療效，而且作為造血劑飲用也很好，每小時喝1～2杯，但不得超過一個星期。
- 內服外用均可。對青春痘、口臭、傷口感染、皮膚病、腱炎有療效。
- 對膿瘡、癌症、濕疹、白血病、淋巴腺、前列腺、扁桃腺炎、解熱有療效。
- 喉嚨疼痛時，用紫錐菊粉泡開的水漱口即可。尤其跟沒藥一起使用，效果就倍增。
- 為治療燒燙傷和傷口，就塗抹在患處；為緩解牙周病、咽喉炎、口腔病，就食其根部。
- 使用於感冒、流感、支氣管炎、發熱、咽喉炎等疾病。能幫助增強免疫系統，提高對感染的抵抗力。

注意事項：

- 孕婦不可吃紫錐菊的根部。
- 紫錐菊跟向日葵為同科，它雖然沒有毒性，但是對樹葉或花粉有過敏的人要謹慎使用，因為它刺激免疫系統。而且不得超過一個星期使用，否則會引起自身免疫疾病。

24. 大喜寶 Pau d'Arco, Taheebo

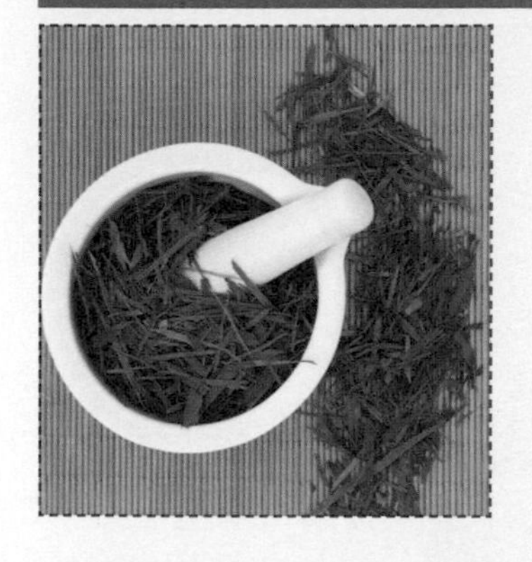

大喜寶樹（Taheebo中文直譯），又名保哥果（Pau d'Arco）是古代印加帝國的原住民語，是「受到神之寵的藥木」之意。它是世界上最堅硬的樹，用普通的電動鋸子不能切斷。用它可做各種船舶、樂器、弓等最高檔的建築材料。當時人們發現藥木周圍不會長黴菌，就開始剝其皮並熬煮內皮做茶喝，同時，用它治療了各種疾病。

- 大喜寶樹是生長在亞馬遜熱帶雨林的常綠樹，自古以來用它治療糖尿病、高血壓、熱病等。
- 原產地是南美洲。印地安人為了治療癌症，從古代開始跟其它草本植物一起配合使用。
- 是天然抗生素，殺菌功能很強，具有出色的抗生作用和增進血液循環的作用，而且對動脈硬化、癌症、糖尿病、呼吸道疾病、潰瘍、膀胱炎、前列腺炎、關節炎、過敏、各種腫瘤的療效也很出色。
- 市場上流通很多種類，如膠囊、茶包、粉末等，更容易服用。
- 含有皂素、植物性硬脂酸甘油酯、醌，以及豐富的維生素、鈣、類黃酮、拉帕醇、槲皮素等成分。

25. 鼠尾草 Sage

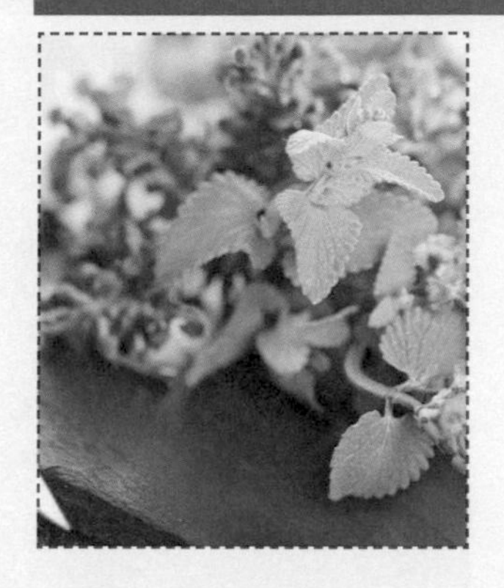

鼠尾草在汗流浹背時使用是最好不過的。它在服用後兩個小時之內就發揮功效，尤其是晚上大量流汗嚴重到濡濕枕頭的情況，其療效甚好。照顧嬰兒的母親給孩子做斷乳期食品時喝幾天鼠尾草茶，就防止夜間泌乳，因此也有助於斷奶。

- 鼠尾草減少嗓門、肺、鼻竇腔、黏膜等分泌的唾沫和痰。
- 消除胃腸和呼吸道內部黏液。
- 鼠尾草是多年生草本，主要使用葉子做菜、茶、香料，有時候把搗碎的乾燥葉子裝在膠囊裡服用。
- 鼠尾草對感冒、痢疾、腹瀉、胃腸障礙、脹氣特有療效。尤其為了舒緩所有口腔疾病，可榨檸檬汁配鼠尾草茶漱口，則對喉嚨疼痛、喉炎、扁桃腺炎很有療效。
- 用鼠尾草茶水洗頭髮，會促進生髮，還可去除頭皮屑，而且使頭髮更富有潤澤。
- 把搗碎的葉子塗抹在被蟲子咬的傷口，則能延緩毒素擴散。但是長期使用或使用過多，就出現類似於中毒的現像。

26. 奶薊 Milk Thistle

現代人容易把奶薊（又稱水飛薊）當成有害的雜草，那是因為葉子邊緣有堅硬的針刺。古今中外，它被人們喜愛，尤以保肝草藥而聞名。古希臘和古羅馬人在奶薊汁配蜂蜜當飲料喝，而且為了治肝病，當成藥使用。奶薊的所有部位均可食用，全株均可入藥，而且保健效果極佳。

- 奶薊的水飛薊素對肝臟保健特別有效，它不僅有助於急性、慢性肝炎，而且還消除肝的毒素。在眼睛變黃的黃疸初期使用，就使之好轉。它使用於脂肪肝、肝硬化、胰臟、腎疾、黃疸等疾病，而且減少膽結石的形成危險。
- 奶薊被認為是病毒性肝炎、慢性肝病、肝硬化的優良處方。
- 它含有的谷胱甘肽也具有抗癌解毒作用，而且奶薊的抗氧化力達維生素E的十倍。
- 奶薊的水飛薊素不僅中和肝的毒素，還中和致癌物質，因此有益於前列腺癌、乳房癌、卵巢癌等疾病。而且這一抗氧化劑也有助於皮膚癌，它具有保護並中和放射線引起的惡性皮膚癌的功效。
- 奶薊的水飛薊素消除包括特定藥物的許多毒性物質，如：酒精、農藥、毒蘑菇等，因此具有保肝的功效。
- 富有蛋白質，而且種子含有豐富的必需脂肪酸——亞油酸，把有機奶薊種子研磨後，跟燕麥一起熬粥食用。
- 有案例說，奶薊的主成分水飛薊素對成人糖尿病患者也具有特別療效。
- 據研究表明：它不僅防止藥物和放射線引起的腎臟損傷，而且還防止紫外線引起的皮膚損傷。
- 奶薊的活性成分不僅對保護腎臟具有重要作用，還對消除化學物質和服用過多的電解質有重要作用。而且對關節炎、腦血管栓塞、高血脂、抗炎症等具有較好的效果。
- 奶薊也有催乳作用。
- 一杯水裡放入一小匙種子熬煮十分鐘，然後瀝除渣滓，每日喝1～3杯，則對所有胃病都有療效。
- 奶薊種子是水飛薊素、蛋白質、氨基酸等的良好的供給源，慢慢咀嚼吃也可以，更好的吃法是——加入麥片或果汁裡食用。

27. 金印草根 Goldenseal Root

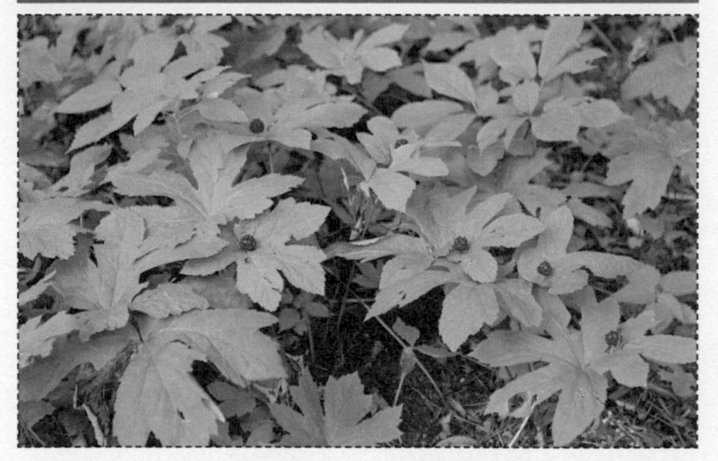

金印草又名北美黃連或白毛茛，是堅固的多年毛茛科植物，靠著堅硬且帶亮黃色的「根」挺身而立。在莖上生出葉子並開小白花，它生長在北美，身高不超過2英呎。開花期為7～10天，一朵花結出一個食用小紅果。但是最重要的藥物成分在於生長3年的金印草根裡。

- 自古以來，美國的印地安人使用金印草應用在改善食慾不振、咳嗽、胃腸漲氣、心臟疾病。
- 金印草是在200多年前藉由班傑明·史密斯·巴頓撰寫關於草本植物的《Essays Towards a Materia Medica of the United States》一書而從西方開始揚名的。1798年，他發現美洲印地安部落之一的切羅基人早已擁有治療癌症的方法，而且他們使用的金印草就是傳統的治癌處方。印地安人還把幾種野花視為跟金印草一樣重要。
- 他們還用金印草紓解了消化不良、眼炎、口腔潰瘍、癌、肺結核、水腫等疾病。它也許不能對所有疾病產生功效，但是發現了它具有消毒止血作用。
- 在市場上可以看到金印草和金印草根，即只有兩種，葉子和根，但是根的療效更強更佳。
- 金印草是非常強的天然抗生素，具有消炎解毒作用，它在市場上以粉末、膠囊、濃縮液等方式流通。
- 金印草是使用於鼻子、嗓子、腸、胃腸、膀胱裡發生的黏膜病變等疾病的草本植物。它對身體某些器官黏膜的治癒能力可謂是居首。
- 金印草具有強的抗黴成分和抗生素成分。尤其因感冒喉嚨痛的時候，患蓄膿症、腹瀉、眼睛感染等黏液質的炎症時候發揮功效。
- 強化心臟功能——美黃芩和紅辣椒配金印草茶服用，就減輕心臟不適引發的疼痛，而且增強心臟的功能。
- 現代醫學還發現，金印草可治療眼睛的炎症。某些製藥廠家在眼藥裡添加了從根部中提取的生物鹼。
- 金印草的成分是生物鹼（**白毛茛鹼、黃連素、氫化小蘗鹼等**）、鞣酸、β-胡蘿蔔素、脂肪酸、樹脂、白蛋白、精油、鈣、鐵、鎂、錳、磷、鉀、硒、鋅、維生素A、B、C、E等。
- 金印草的黃連素對葡萄球菌、黴菌、陰道炎、嗓子疼痛、膀胱炎、腸炎等各種病菌具有較強的抗菌、殺菌作用。

- 傷口洗滌劑——把金印草粉末摻和在500cc沸水裡放置20分鐘，然後用其水洗淨傷口，並在患處撒上些許金印草粉，最後包紮傷口。
- 有助於食慾和消化力的增進；有助於滋補脊椎神經；有助於治療脊椎腦膜炎、各種皮膚出疹、猩紅熱、痘瘡等疾病。尤其為了滋補脊椎神經和治療脊椎腦膜炎，搭配啤酒花使用效果更佳。
- 牙槽膿腫——杯子裡倒入少量金印草茶水，用其浸濕牙刷後刷淨牙齒和牙齦，則得痊癒。
- 鼻子堵塞、鼻子黏膜浮腫等，無論是何種鼻腔障礙，只要把金印草茶盛在手裡用鼻子吸入，再用口慢慢吐出就有療效。
- 肝、胰臟、腎臟等疾病——配等量的紅花苜蓿或野大黃、蒲公英使用，就顯出驚人的功效。
- 治療痔瘡、前列腺異常、傷寒、淋病、白帶症、梅毒、白喉、扁桃腺炎等重症。喉嚨疾病時，配少許沒藥使用效果更好。對慢性卡他性（catarrhal）腸炎以及其它所有卡他性疾病均有療效。
- 金印草在即將要感冒時，可以預防更嚴重的症狀，而且因可增強免疫力和抗生作用而享譽盛名。金印草被稱為紫錐菊的最佳配藥，它提升人體對感染的抵抗力，是家家戶戶必備的良好草本植物。
- 金印草以它的抗菌性起到膿腫、皮膚潰瘍（**使用於局部部位或內服的情況**）、口腔殺菌洗滌劑的作用，而且幫助患者治療皮膚感染。患牙周病時，金印草能消滅致病的病菌，而且緩解牙齦炎症。
- 金印草根是享譽盛名的良藥，為了增強免疫力和促進分泌腺的功能，還可以把它加入沐浴露使用。據研究表明：金印草的黃連素增加脾臟的血流量，而且刺激免疫系統中的重要部分——巨噬細胞和血液細胞的活動。黃連素可增加膽汁的分泌，而且對分泌腺的健康管理而言，它對肝、胰臟、脾臟、甲狀腺、淋巴系統帶來全面的幫助。
- 金印草不僅增加消化酵素的流量，而且在整體上增進消化，緩解胃灼熱（**尤其是被精神壓力引起的時候**）、炎症、胃潰瘍、便祕、消化不良等消化器官障礙時，發揮功效。某些美國原住民部族為了治療消化不良，就廣泛使用了金印草。
- 金印草被稱為黏膜之王，通常認為它對消炎有效，而且有助於呼吸道（**緩和黏膜停滯**）、結腸、直腸、痔瘡的慢性炎症。
- 研究結果表明：金印草含有的生物鹼、白毛茛鹼、黃連素具有降低血壓的功效。
- 金印草經常使用於女性疾病。它調節經血，止息子宮出血和過多的月經，而且還收縮子宮。金印草根的黃連素對治療如霍亂等毒性病菌引發的腹瀉具有良好的療效。

- 從古至今，金印草是天然抗生劑和收縮性較溫和的眼球洗滌劑，因此它有助於消除眼球的炎症。滴入眼球，雖因其性質會稍微疼痛，但是會馬上止息。
- 黃連素（在金印草果子、俄勒岡葡萄等各種植物的根和樹皮中可以萃取到。）對糖尿病症狀有極佳的療效而受到關注。

注意事項：

- 孕婦或授乳婦不可使用金印草或含有黃連素的草本植物。金印草根藥補劑會防礙抗凝固劑（血液稀釋劑、華法林等）的功效，也會防礙四環素的抗生作用（要分多次服用處方用量）。
- 使用過多會引發嘔吐、腹瀉、無力，還會刺激皮膚、眼睛、腎，而且會導致流鼻血，降低血壓和心跳頻率。金印草降低血糖，因此，糖尿病患者要跟醫生商量之後使用。
- 蠶豆症（G-6-P-D）患者千萬不可使用金印草。
- 甲狀腺機能亢進、青光眼、高血壓、膽囊、心血管疾病、癲癇等患者要依照醫生的診斷使用金印草製品。
- 金印草不可長期服用，服用過多，反而會成為毒。一個星期內不可每天服用。

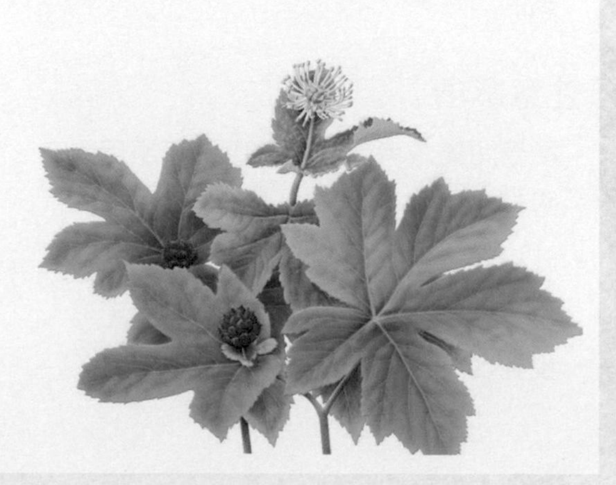

28. 紅榆 Slippery Elm

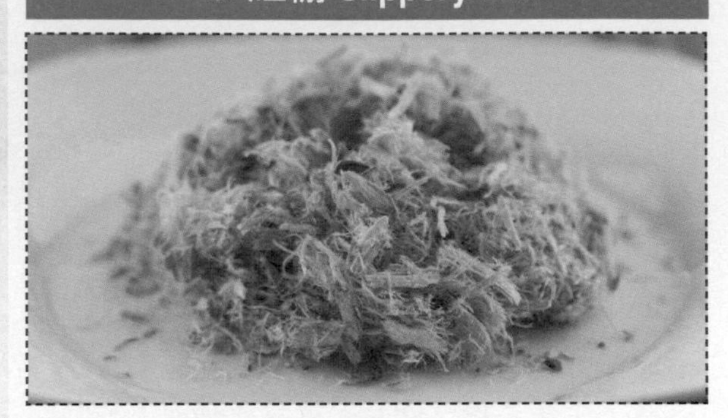

榆樹樹皮是北美印地安人的家庭常備藥。他們把黑色外皮去掉，取白色的內皮，把它切成碎末泡在水中，就滲出膠狀黏液。

- 為潰瘍患者、胃腸虛弱的老年人、恢復中的患者，以及兒童，可供為良好的營養膳食。
- 作為內服藥，使用於過敏、腹瀉、憩室、關節炎、氣喘、支氣管炎、水痘、傳染病、痙攣、咳嗽、耳朵感染、解熱、頭痛、心悸、消化不良、黃疸、胸膜炎、肺炎、嘶啞聲、牙痛、肺瘀血、膀胱炎、痔瘡、大腸炎、便祕、卵巢痙攣、牛皮癬、腫瘤等疾病。
- 作為外用藥，使用於燒傷、痢疾、致命的傷口、撕裂傷、類風濕性痛風、傷口等患處。
- 用少許水攪拌成膏或泥敷劑使用；塗抹在有炎症或搔癢之處時，則就發揮相當於活性碳泥敷劑的功效。

注意事項：

- 膽管閉鎖患者或膽結石患者不服用為宜。請勿跟其它藥物一起使用。
- 紅榆外皮含有導致流產的物質，孕婦要避免服用。
- 授乳婦一定要按照醫生的吩咐服用。

29. 南非香葉木 Buchu

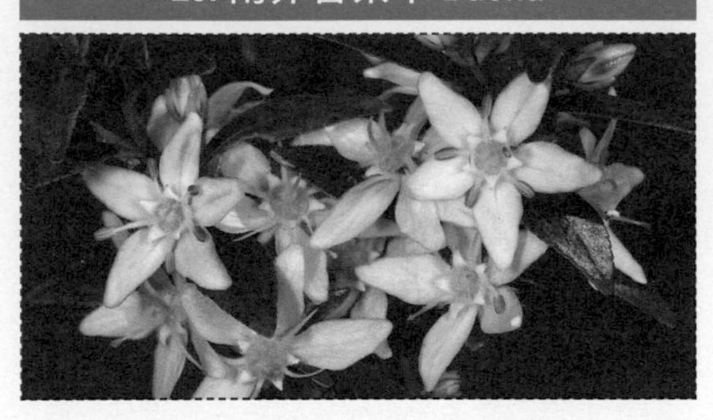

南非香葉木在南非共和國開普敦具有悠久歷史的藥用植物，它是開普敦王國之花，也是列為保護級的植物。南非香葉木的葉子以最好的天然利尿劑聞名。它是泌尿器官所有急性、慢性病的治療劑。請勿加在熱水中，使用冷水為宜，且效果更好。

- 南非香葉木的活性化合物具有殺菌，並且促進排尿暢通的作用。
- 用於改善炎症、腎臟以及尿道感染、膀胱炎、尿道炎、前列腺炎、痛風等疾病，非常有效。
- 腎盂腎炎感染，可使用它消毒尿道。治療性病也可使用它。
- 南非香葉木在糖尿病初期使用，就顯出它出色的功效。它吸收過多的尿酸，減少膀胱的不便，而且防止膀胱充血（膀胱沉重且有不便感）。
- 使用於利尿劑、使人流汗的發汗劑，而且緩解尿道黏膜的刺激。對水腫具有特效。
- 患膀胱炎時，可搭配玉米鬚茶、絲柏精油。

注意事項：

使用南非香葉木一定要遵守用量，若使用過多，會引發胃腸和腎臟的炎症，而且還會中毒。使用過多，還會增加月經量。不建議孕婦使用南非香葉木。

30. 七葉樹 Horse Chestnut

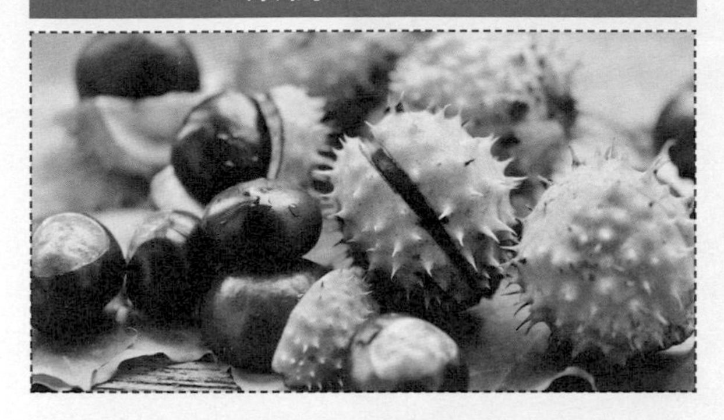

七葉樹又被稱為「馬栗」，原產地是西亞，它是秋天最早落葉的樹種之一。這個果子不能食用，但是土耳其人把它磨了之後餵馬，很多牲畜喜歡吃，於是這就是它名稱的由來。

- 外皮越熟越變成褐色，便裂開外皮顯露出亮晶晶的種子。種子被包在帶刺的綠色皮裡。
- 七葉樹種子的提取物使用於各種血管疾病、腿的浮腫、下肢靜脈瘤、痔瘡、神經痛、血液循環障礙、慢性靜脈不全等疾病。
- 但是不經加工的七葉樹種子絕對不可生食。
- 雖然含有豐富的蛋白質和澱粉，但是因為鞣酸難以食用。可使用於痔瘡、子宮出血等疾病。
- 購入七葉樹凝膠冷藏保存之後塗抹在腿上，然後把腿抬至比心臟高的位置待15分鐘，以此消除水腫，可緩解慢性靜脈曲張引發的疼痛。

31. 蒲公英 Dandelion

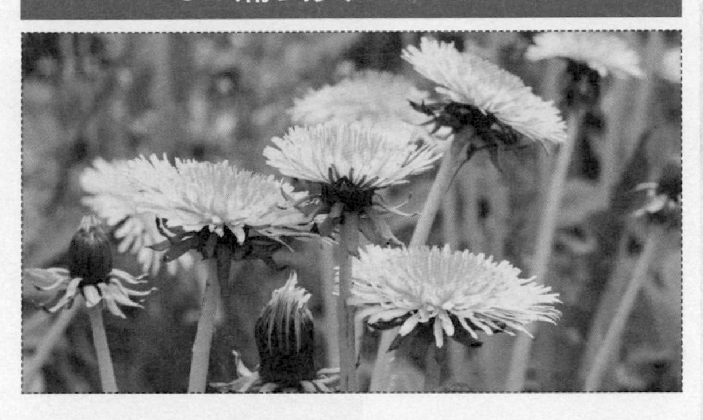

蒲公英的生命力很旺盛，冬天它的葉子和莖都枯乾，但是一到春天就重新生長。蒲公英在地球的各個角落裡只要人居住，它都能滋生。我們常見的黃花蒲公英是西方品種，是從歐洲引進的。蒲公英全株均可入藥。

- 蒲公英的根有很多功效，對慢性胃炎、胃潰瘍、十二脂腸潰瘍、慢性肝炎、便祕、慢性腸炎、先天性血管腫、氣喘、咳嗽、急性結膜炎、膽囊炎、急性淋巴結炎、耳下腺炎、化膿性炎等疾病具有較好的療效。
- 具有豐富的維生素A、B、C和類黃酮，所以有助於肝和胃的消化，而且它富有營養。
- 產婦泌乳不足時，可作催乳劑使用。
- 蒲公英含有中和血液的酸性和淨化血液的成分，因此對因缺乏營養而引發的貧血、肝臟疾病、肝臟肥大、腎臟、脾臟、元氣不足、食慾增進有效果。它是便祕藥，有助於便通。降低血糖，有助於糖尿病患者。幫助膽囊的膽汁形成，有助於去除膽結石。
- 蒲公英幾乎沒有副作用，不管任何體質都能食用。但是蒲公英要使用沒受到農藥毒害的，而生長在車輛頻繁往來的路旁蒲公英也絕不能使用。

32. 歐洲藍莓 Bilberry／Blueberry

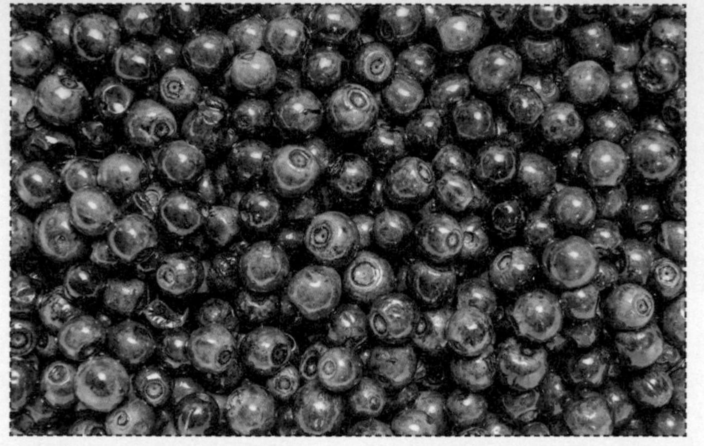

它又稱為歐洲越橘或山桑子，生長在歐洲寒冷山區的針葉樹果子。整個果子深藍色，跟黑莓、亞洲莓、美國藍莓相比，因它對眼睛的健康是最為出色的食品而受到青睞。自古以來，它使用於葡萄酒、果醬、派、果汁等食品，而且為了疾病治癒和視力健康，人們也經常使用歐洲藍莓。

- 歐洲藍莓類似於美國藍莓，它藍色色素含有的花色素苷是屬於多酚類，有著非常強的抗氧化物質，具有改善視力和防止老化的作用。這一成分只存在於一般藍莓的果皮裡，但是歐洲藍莓整個果實都含有這一成分。
- 歐洲藍莓的第一功效是：以有助於眼睛健康的主要物質——花色素苷的作用對微血管產生影響來強化視網膜和血管，以此強化提升視力，因此對白內障、糖尿病引發的青光眼、近視、夜盲症、眼睛容易疲勞的症狀、夜間工作者、長時間坐在電腦前面工作的人是良好的天然營養劑。
- 花色素苷含有強烈的抗氧化作用，因此一天吃一杯能就保護眼睛，而且也能保護身體，增進大腦功能和器官的健康。
- 恢復肝功能，而且以消除心臟病、老年失智症等堵塞血管的血小板來幫助血流暢通。花色素苷還具有抗癌作用。
- 它含有豐富的維生素C，因此對類風濕關節炎有療效，而且使用於痛風、皮膚感染、慢性疲勞症候群、痔瘡、糖尿病、骨關節炎、胃腸障礙、腎臟疾病、尿道感染等疾病。
- 歐洲藍莓中的鞣酸減少感染炎症，以此改善腹瀉以及口腔和喉嚨的炎症。
- 在歐洲為了緩解腹瀉和生理痛，早就使用了歐洲藍莓，用法是蜂蜜配歐洲藍莓使用。用它還解決了胃炎等疾病。

注意事項：

- 尚未發現消化不良和任何副作用，也沒有資料表明它和其他藥物發生相互副作用，但是吃過多，會引起口腔和喉嚨的輕微疼痛。

33. 小白菊 Feverfew

小白菊（又稱解熱菊）是以出色的頭痛藥聞名的藥草。它防止偏頭痛引發的血管擴張，是因為它含有化合物質小白菊內酯。

- 小白菊緩解偏頭痛、發燒、頭痛、腹痛、牙痛、昆蟲咬傷、乾癬、過敏、氣喘、耳鳴、眩暈、噁心、嘔吐等症狀。
- Feverfew意味著「退燒藥」，也就是降熱的意思。所有的發熱、頭痛、炎症的處方裡都有小白菊。
- 據研究表明：小白菊阻礙引起疼痛和炎症的功能類似於激素的物質——前列腺素的生產，因此防止、緩和對手腳關節產生影響的自身免疫病——類風濕關節炎。
- 自古以來，它作為解熱劑（減輕、止息發熱）使用，便被稱為「中世紀的阿斯匹靈」。
- 有一種說法說，把它種在家的周圍，就能淨化空氣，而且預防傳染病。

注意事項：

- 小白菊絕不可給兩歲以下的兒童，兩歲以上的兒童要服用小白菊前，必須諮詢醫生，然後按照專家處方的用量服用。
- 孕婦不可使用。

34. 啤酒花 Hops

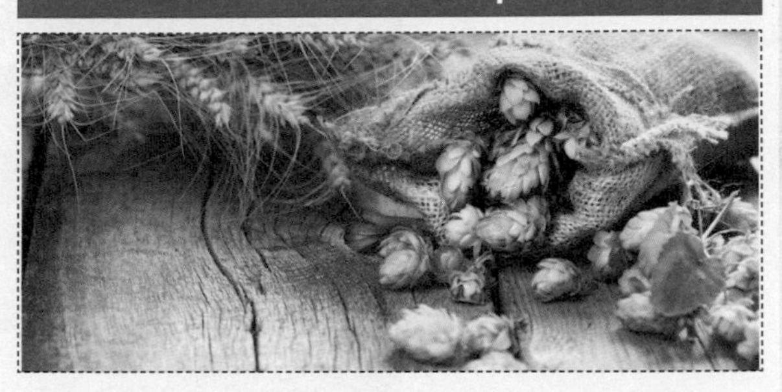

啤酒花（又稱蛇麻草）是驚人的神經安定劑，鎮定功效非常出色，是叫人熟睡的天然睡眠誘導劑。啤酒花還使用於感冒、發熱、消化不良、黃疸、孕吐、喉嚨疾病、支氣管疾病、胸痛、潰瘍等疾病。

- 刺激食慾，增加胃口。飯前飲用冰茶，有助於消化。
- 用啤酒花熬成茶，使用於挫傷、中耳炎、類風濕關節炎、疼痛、心臟疾病、皮膚病以及各種炎症。對於腹瀉、失眠、過動症、頭痛、神經性等症狀也有療效。
- 把一杯乾燥的啤酒花放入枕芯，就能熟睡，失眠時可使用。
- 當有牙痛、耳朵疾病時，就把裝啤酒花葉的袋子燙一燙，然後接觸患處可減輕疼痛。
- 使用於類風濕關節炎、發高燒、心臟疾病、癌病、疼痛等疾病。

注意事項：

- 啤酒花的儲藏期過長，藥性也會下降。
- 啤酒花會促進激素的活動，因此乳癌患者要避免使用。
- 啤酒花是睡眠誘導劑，因此服用之後不宜使用危險裝備或開車。

35. 洋甘菊 Chamomile

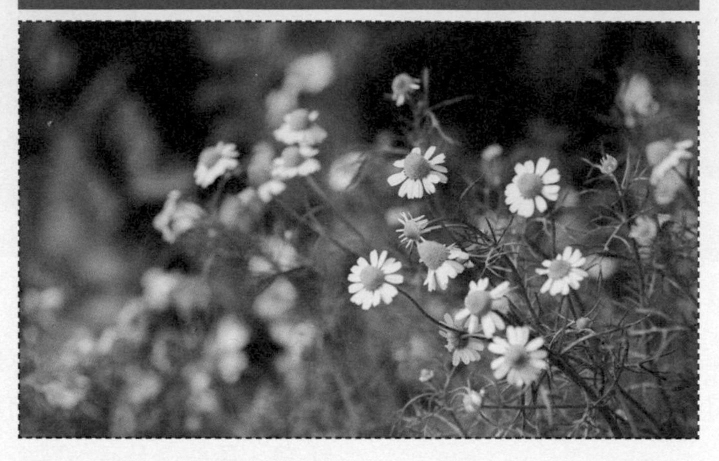

洋甘菊屬於菊科，希臘語是「大地的小蘋果」的意思。類似於雛菊的小花，香氣濃郁。靠種子容易繁殖，種子掉下之後自己發芽，但是壽命很短，撒種之後只能活8個星期。主要分為兩種：德國洋甘菊和羅馬洋甘菊，以德國洋甘菊最具醫療價值。可做成花茶、濃縮汁、精油、膏等使用。

- 難以入眠時，用洋甘菊的香氣減輕失眠和精神壓力，沒有任何副作用，是很出色的鎮定劑、神經安定劑。
- 是兒童也能服用的天然感冒治療劑。
- 洋甘菊茶有助於鎮定神經系統、月經痛；幫助貧血和血液循環不良、手腳或涼症的女性使之暖和起來。
- 洋甘菊霜對尿布疹、皮膚炎、濕疹等疾病很有功效。它的成分很柔和，所以也可使用於嬰兒腹痛，而且也可使嬰兒睡得香。
- 使用於口腔和皮膚炎症、腹脹、消化不良、胃灼熱、頻繁的腹痛、胃痙攣、生理痛、過敏性大腸症候群、胃潰瘍、感冒、膿瘍，牙周病、口臭、牙齦炎、支氣管炎、高燒、精神壓力緩解、胃腸障礙、睡眠障礙等症狀。
- 歐洲人為了治療乾癬、濕疹、水痘，在沐浴時廣泛使用。
- 可泡洋甘菊和薄荷茶喝，具有抗感冒、抗炎症等多種功效。
- 德國洋甘菊可治感冒、膿瘍、牙周病、乾癬、濕疹、水痘、尿布疹等皮膚濕疹症狀。
- 歐洲人使用羅馬洋甘菊改善胃腸障礙、失眠、生理痛等疾病。
- 幫助天然激素甲狀腺素（T4）的增進，以此使頭髮和皮膚富有生機。
- 具有幫助因腸胃不好就乾嘔或經常嘔吐的人減輕其症狀的功效。
- 飯後服用洋甘菊，能抑制腹脹和消化不良，而且鎮定週期性胃灼熱。

36. 蘆薈膠 Aloe Vera Gel

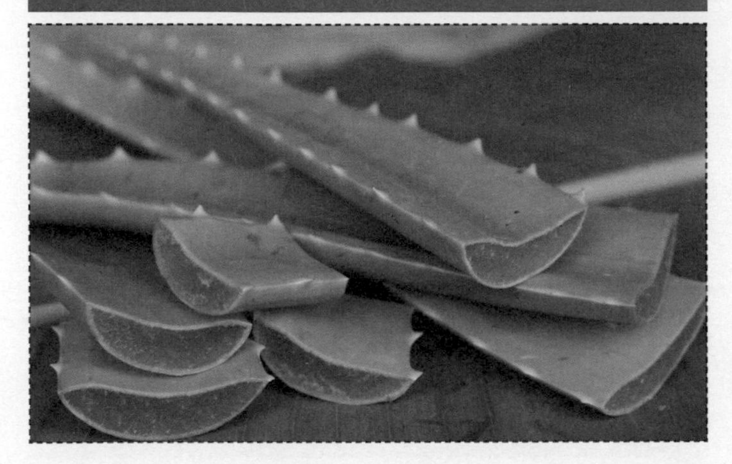

剝去蘆薈的外皮，就出現透明的果肉。蘆薈的果肉和外皮大不相同，外皮沒有營養價值，因此使用的時候要去掉外皮，只使用透明的膠狀果肉。從外皮和膠狀果肉之間呈黃色的液體當中，可提取膠質。

- 含有20種礦物質、18種氨基酸、12種維生素。
- 含有約75種營養素和200種活性物質。
- 蘆薈可以口服，能改善胃炎、胃腸病、十二指腸潰瘍，服用蘆薈膠兩匙，一天服用3次。蘆薈膠能治療敏感的腸內潰瘍並且毫無刺激。
- 使用於便祕、咳嗽、糖尿病、癌症、頭痛、尿道疾病。
- 蘆薈膠是消炎劑，有助於前列腺炎、消化道炎、關節炎、免疫缺乏症等諸多疾病。而且對水腫或帶水腫的炎症大有裨益。
- 為了皮膚調理、皮膚再生、燒燙傷、昆蟲咬傷、曬傷、凍傷、傷口治療、乾癬、單純皰疹、潰瘍，可喝蘆薈汁。它對手術後的傷口或燒燙傷同樣具有出色的功效。
- 利用蘆薈汁可殺掉幽門螺旋桿菌。這個病菌是引起胃潰瘍和胃癌等關於胃和腸的潰瘍病因之一。
- 多使用於化妝品、化妝水、潤膚乳、面霜、洗髮精等，而且對皮膚病變、乾癬、皮膚傷口具有驚人的治癒力。
- 蘆薈膠提高在骨頭、筋膜、韌帶、軟骨等結締組織裡發現的交叉結合（分子並列鏈）的強度。
- 維生素E與蘆薈膠是可使燒燙傷的傷口快速恢復的草本植物，尤其是在一度與二度燒傷時，在第一時間內使用，可使傷口快速痊癒。
- 嚴重受傷時，將受損組織消毒過後，於皮膚上擦一層蘆薈膠，可以幫助皮膚表皮層的新生與修復，按照皮膚的不同，會發揮出與抗炎藥物一樣的作用，用於手術切口上，可使傷口快速恢復。

注意事項：

- 甲狀腺功能低下患者不可服用蘆薈。
- 請勿使用蘆薈膠粉，因其結構已變化。
- 請勿跟其他藥物一起服用。
- 長期服用也不宜。

37. 杜松 Juniper

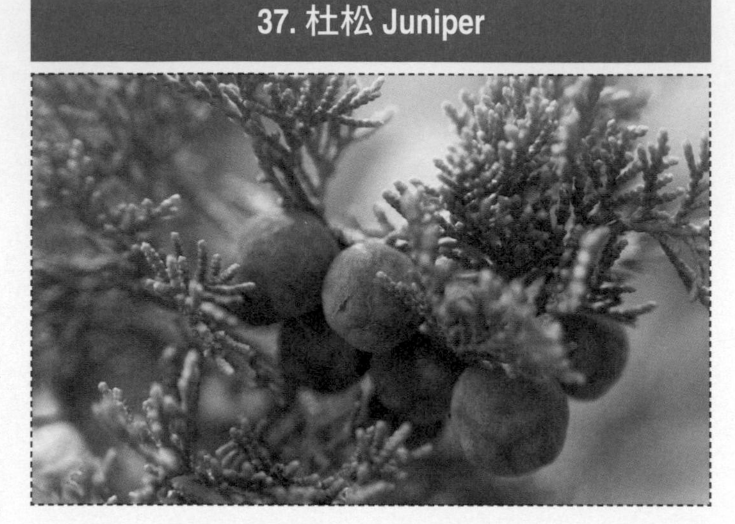

屬柏科，因有特殊香味，又稱香柏松。它發散松脂香味和香柏木的清新香味，並以清神定心和防止感染、疾病的功效享譽盛名。杜松種類很多，但是葉子有兩種，一種是橢圓形葉，另一種是針刺狀葉。

- 杜松雌樹在針狀葉子中間結出果子，顏色由綠變黑青需兩年，雖說是果子，其實是種子，可用於料理的香料。
- 其枝葉和果子使用於解毒、傷口、皮膚病、嘔吐、腹瀉、腹痛等疾病。
- 使用於關節痛、尿道疾病、腎臟疾病、肌肉痛、關節痛、消化不良、潰瘍傷口、呼吸道感染等疾病，尤其對尿道感染有療效。
- 杜松的精油使用於呼吸道感染、瘀血、咳嗽、頑固性皮膚病。
- 杜松（子）精油透過蒸汽的方法提取，此精油不可服用。塗抹在皮膚時，要把10滴精油跟30cc基底油混合一起使用。
- 數世紀以來，杜松使用於藥材和聖誕樹。煎熬杜松葉的水作為尿道感染治療劑使用。
- 把一匙烘乾搗碎的杜松子放入水2/3杯之後煮5～10分鐘。瀝出水之後每天喝1～3次。但是請勿服用1～2個星期以上。
- 杜松子藥性很強，要適量使用。在身體某個部位皮膚上會發生皮膚炎症，使用精油或提取物時，務必稀釋使用。

注意事項：

- 孕婦請勿使用。患腎臟感染或腎臟疾病的患者不可使用杜松（子）精油。
- 杜松（子）精油顏色好幾種，呈無色、黃色、淺綠色等。
- 為了製造精油，用蒸汽蒸葉子、樹枝、果子，但以杜松的漿果所萃取的最佳，而非杜松葉。
- 自古以來，利用杜松改善糖尿病、女性避孕、氣喘、坐骨神經痛等症狀，而且能用熟成的果子調節分娩速度。

38. 橡果 Acorn

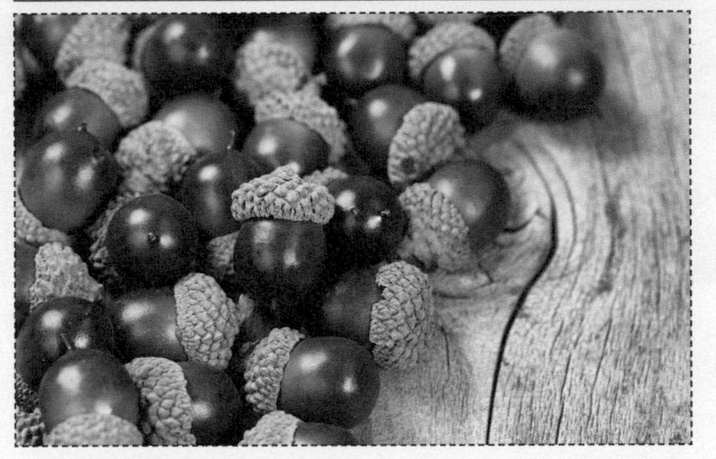

橡果（又稱橡實、團栗、橡子）的味道又苦又澀，但沒有毒性。60%～80%是澱粉，含有豐富的鞣酸。橡果是人類早期最主要的食物之一，也是鹿、松鼠等哺乳類動物在秋冬季節的重要食物來源。而橡樹的價值也很高，其樹皮可作為軟木塞、牆板、地板等。

- 因鞣酸（又稱單寧酸）成分味道澀，所以有利於除滅寄生蟲；因皂角苷成分有助於解毒和預防慢性病。阿康酸吸收對人體有害的物質和重金屬，由此具有解毒作用，但是不可攝取過多。
- 經常腹瀉的人食用橡果就能止瀉，那是因為它含有鞣酸成分。體內有寒氣的虛弱者食用橡果也不腹瀉，因此它在缺糧的年代是非常重要的食物。
- 橡果對解酒具有出色的功效，而且促進消化功能，增進胃口。
- 橡果可整腸健胃，而且具有止瀉、滋補功效。
- 橡果具有預防糖尿病、癌症等慢性病的功效，還對牙齦炎、咽喉炎、燒燙傷具有功效。
- 是對慢性病和肥胖症良好的食品，不僅保護胃和腸，還具有止瀉、血液淨化的功能。
- 橡果治療痔瘡，止息血和血腫。使腸胃健康，使乾瘦的人發胖。
- 因它是低熱量食品，所以把適量的橡果粉和麵粉混合在一起做麵條、麵包、餅乾、比薩、綠豆糕、粥等，則會成為優秀的減肥食品。
- 口腔經常出現潰瘍，牙齦經常出血的時候有功效。
- 燒燙傷口處塗抹橡果粉，可止痛，傷口也癒合得快。

注意事項：

- 味道苦澀，體內躁熱的人一下子吃多了，就會引起便祕和血液循環不良，因此需要注意。

39. 小米草 Eyebright

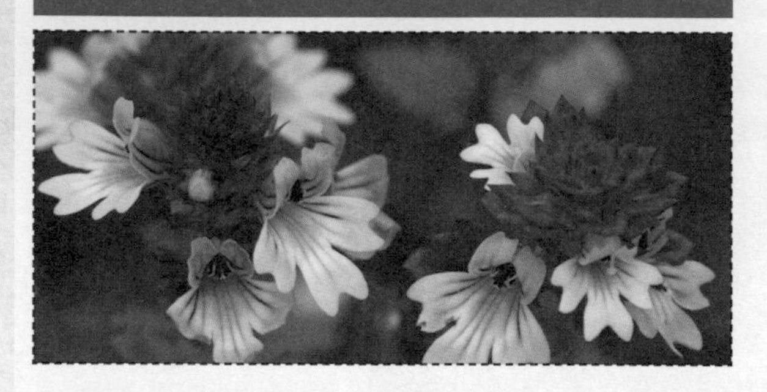

全株均可入藥，尤其對眼睛、肝、血液有特效。小米草好像是上帝特意創造的眼藥，它對所有眼病發揮功效，有「可喝的眼藥水」之稱。既可做成膠囊，又可製成茶經常飲用，能淨化血液，因此對肝產生影響，以此幫助視力的清晰度，而且解決眼睛的疲勞或不便、搔癢、經常流淚等一切眼科疾病。

- 小米草是對眼科非常有用的芳草，它神奇地解決眼睛疲勞、乾眼症、視力不良、眼病、眼睛炎症、眼睛搔癢和炎症等有關眼睛的所有問題。
- 小米草茶具有治療鼻子和喉嚨發症的抗炎抗生性質。
- 小米草對改善糖尿病、花粉過敏、黏膜炎、消化不良、上呼吸道疾病有功效。
- 搭配茴香和金印草等使用，則對結膜炎、視力喪失、眼炎、眼壓、眼睛疼痛，以及對其他眼病會發揮特效。
- 有案例說，小米草對糖尿病也有效，它可抑制血糖上升。
- 少許清水或沸水裡浸泡少許小米草粉，製成普通的茶水，用過濾紙澄清茶水，然後裝在眼藥瓶裡使用。

40. 山楂樹 Hawthorn

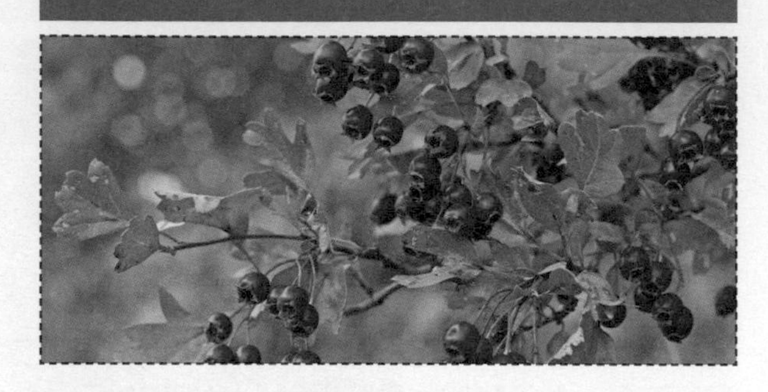

山楂樹是在世界上常見的帶刺灌木，人們經常用它做籬笆。山楂樹喜好陽光，開花之後結出小果子叫山楂，熟成的果子呈紅或黑，山楂樹葉的模樣和大小各不相同。

- 山楂樹的果子、葉子、花都使用於藥材。它比草莓含有更多的抗氧化類黃酮，因此有助於心臟，而且改善血流，擴張血管，在損傷之中保護人體。
- 在美國用它來治療循環系統疾病和呼吸道疾病就。自古以來，就用於治療心律不整、充血性心力衰竭（CHF）、高血壓、胸痛等有關心臟以及血管疾病。而且還使用於低血壓和高血壓、動脈硬化、高膽固醇等疾病。
- 維生素C含量比蘋果高出許多，不但可鮮食，還可加工成多種保健食品。
- 山楂有益於治療絛蟲和寄生蟲，以及其它腸道感染。

注意事項：

- 使用山楂時，要跟醫生商量。服用之前若需服用其它藥物，則要先跟醫生商量，因為山楂跟其它處方藥發生互斥作用。
- 孕婦、幼兒、氣喘病患者和過敏體質者禁止服用。

41. 肉桂 Cinnamon

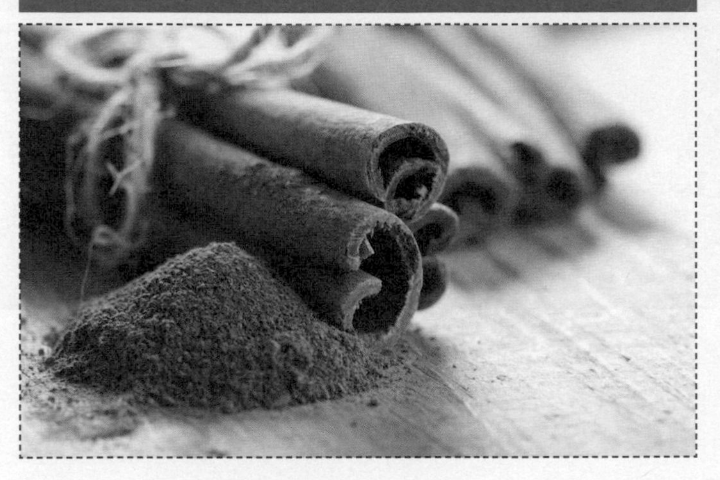

桂樹的樹幹內皮發散芬芳的氣息，以這內皮做的肉桂是僅次於甘草、在東方使用最多的藥材。古今中外，它以甜辣味享譽盛名，而且為人類奉獻最久的辛香料。它的用處很多，使用於各種料理、麵包、糕餅、飲料、藥劑等，而且因它的特殊化合物，精油的用途也很多。《聖經》提過肉桂好幾次，它以治療疾病的功效聞名於世。古代人類隨著數世紀以來積累有關肉桂醫藥性能的知識，越發證明它的有用性。約有250種肉桂分布於世界，但是最常使用的有兩種，就是錫蘭肉桂和中國肉桂。錫蘭肉桂以昂貴的價格流通於泰國和斯里蘭卡。而中國肉桂在中國廣泛栽培，不僅很普遍，價格也便宜。

- 錫蘭肉桂略帶柑橘味，所含的香豆素，比中國肉桂少。
- 自古以來，就以食用肉桂來調理消化不良、月經不順、腹瀉等疾病。
- 肉桂也用於治療咳嗽、喉嚨沙啞、咽喉炎、胸部感染、末梢循環不良、手腳血流增加、等疾病。
- 用肉桂和甜葉菊一起製成茶喝，或者把一大匙肉桂粉加入燕麥粥食用，有助於消化和血液循環。
- 在地球上唯一不腐敗的就是蜂蜜。有研究結果表明：用蜂蜜和肉桂一起製成茶喝，就有助於緩解感冒、關節炎、膀胱炎、皮膚美容、消除口臭、抗癌、預防心臟病、消化不良、解毒、強化免疫力；消滅引發胃潰瘍和胃癌的幽門螺旋桿菌或引發食物中毒的葡萄球菌、致病性大腸桿菌。
- 把肉桂粉加入蘋果汁，則會提高甜度，而且殺死食物中的毒菌，一舉兩得。

注意事項：

- 肉桂含有少許使血液變稀的香豆素，因此長期服用，會引起肝臟疾病。
- 孕婦不宜服用肉桂。

42. 玉米鬚 Corn Silk

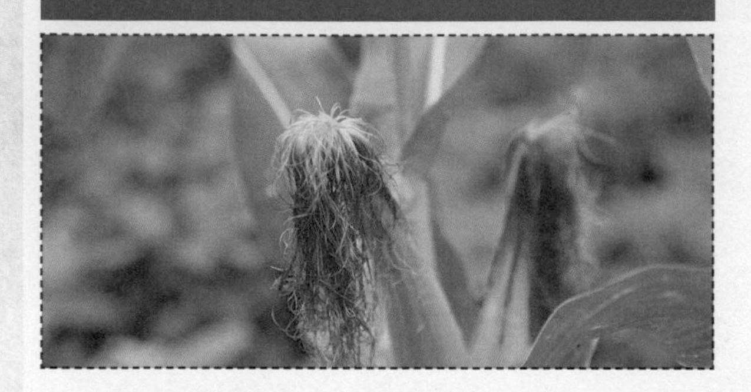

就像香甜的玉米，玉米鬚對人體也有多種好處，玉米鬚要從自然有機栽培的玉米上摘取。除了是天然的利尿劑外，也有助於解決腎臟和膀胱的問題。

- 玉米鬚是最適合緩解出現在膀胱的紅斑、膀胱炎、前列腺炎、尿道感染、腎結石、痛風、高血糖等症狀的藥草。不僅對膀胱，還對心臟和腎臟的問題給予幫助。化學利尿劑有副作用，因此把玉米鬚當成利尿劑是較好的選擇。
- 玉米鬚跟蘗蜀葵一起熬茶，就有助於緩解腎結石。它是抗炎症劑，保護鎮定尿道和腎臟，減少前列腺炎，而且利於消解尿道疼痛。
- 沸水裡放入玉米鬚一大匙，熄火之後放置15～20分鐘，然後儲存在冰箱喝2～3天。不要跟其他利尿劑一起重複使用，以免脫水。
- 玉米鬚茶更是韓國人常喝的傳統養生茶之一，可促進新陳代謝，幫助身體排水，消除水腫，降血脂血糖。

43. 牛蒡 Burdock Root

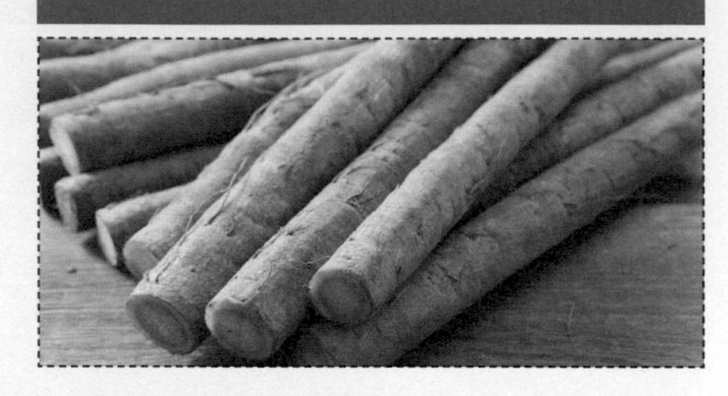

作為21世紀高人氣的減肥食品——牛蒡，含有豐富的膳食纖維，而且還含有碳水化合物、鈣、鉀、植物性固醇、鞣酸、氨基酸，多酚酸化酵素。它是低熱量食品。

- 烘乾的牛蒡葉子和根常常作為利尿劑和發汗劑使用。因其消炎、消毒作用，有助於促進患處恢復。
- 不僅含有纖維素，還有維生素A、C、K、B6、鉀和豐富的鎂。
- 牛蒡的根和種子作為各種感染治療劑和血液淨化劑使用。
- 牛蒡對有關胰臟的疾病具有特效。
- 牛蒡是最佳的血液淨化劑，它淨化血液的速度很快。對膿瘡、瘡、背瘡等皮膚病，痛風、類風濕關節炎、咽喉炎、頭痛、感冒、坐骨神經痛、關節炎、所有口腔病、扁桃腺炎、利尿作用皆有功效。

注意事項：

- 牛蒡根吸收毒素，所以要使用天然有機的。急性脫水症患者不可使用。它具有稀釋血液的成分，因此手術前兩週開始禁止食用。
- 孕婦和患者要謹慎食用。

44. 雷公根 Gotu Kola

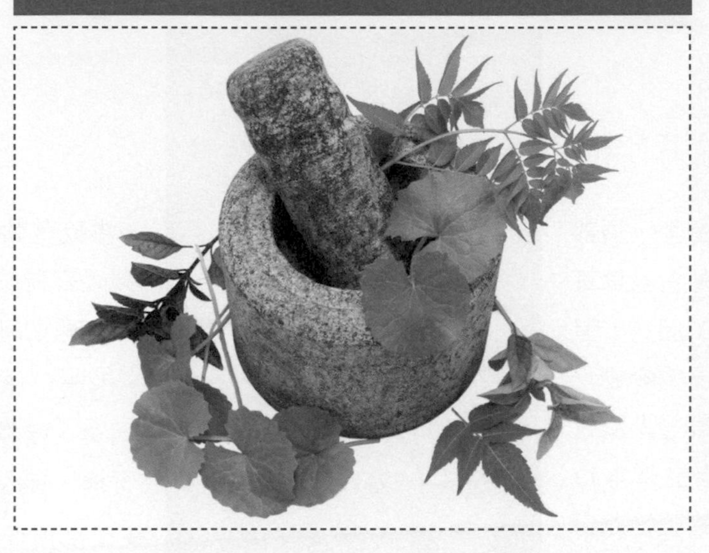

雷公根（亦名積雪草或含殼草）是在印度或熱帶地方經常使用的草本植物。它是對腦和神經最好的內服藥之一，它緩解癲癇、精神分裂症、記憶喪失等疾病，被稱為「長壽之草」。

這一草本植物影響中樞神經系統，以此減少疲勞和憂鬱症；把雷公根精油塗抹在全身，就會緩解神經障礙。如同人參，雷公根也是恢復活力的良好草本植物。它使血液淨化和利尿等排泄毒素的過程順利進行，以此提高心臟和肝的功能。而且加快傷口的癒合，還對靜脈瘤有療效。

- 作為抗氧化劑發揮功效。它對血管產生影響，因此有助於血液循環。
- 以前罹患過肝病或現在是肝病患者，服用之後會造成消化不良或嘔吐。雷公根具有增強精神上、肉體上的能量，緩解精神壓力的作用。
- 雷公根是影響大腦的健腦食品，它對身心疲勞、憂鬱症、神經衰弱患者有療效。
- 降低高血壓，而且有助於心臟和肝臟。
- 有助於老年人，減少衰老退化所產生的症狀。

- 雷公根能抗菌，長久以來用於治療痲瘋病，採局部使用於口腔，或以注射型態使用。
- 除了具有治療有關痲瘋病的功效以外，還可能具有抗病菌的功效。據研究結果表明：雷公根苷能夠破壞引發痲瘋病的病菌細胞壁。
- 雷公根有助於治癒傷口、外傷、靜脈瘤與下肢血管血液循環障礙（靜脈曲張）。

注意事項：

- 孕婦塗抹在皮膚上時，是安全的；但是因為尚未查究對授乳婦的安全性，所以不建議內服。
- 雷公根作為肝酵素發揮代謝作用，因此肝病患者或肝功能低下的人避免使用。
- 雷公根具有輕微的鎮定劑作用，所以預備要攝取鎮定劑或接受麻醉的人要避免攝取。

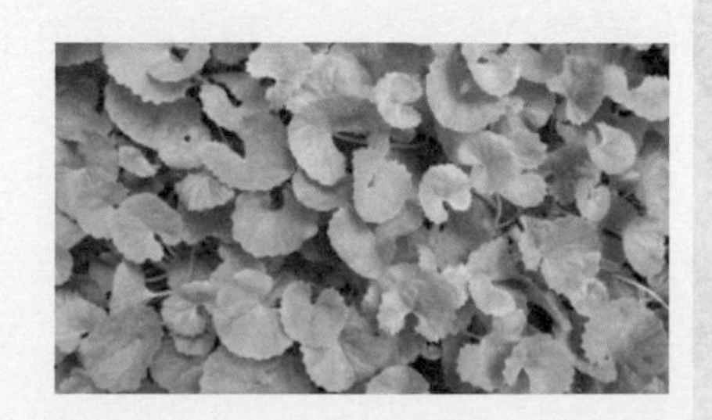

45. 毛蕊花 Mullein

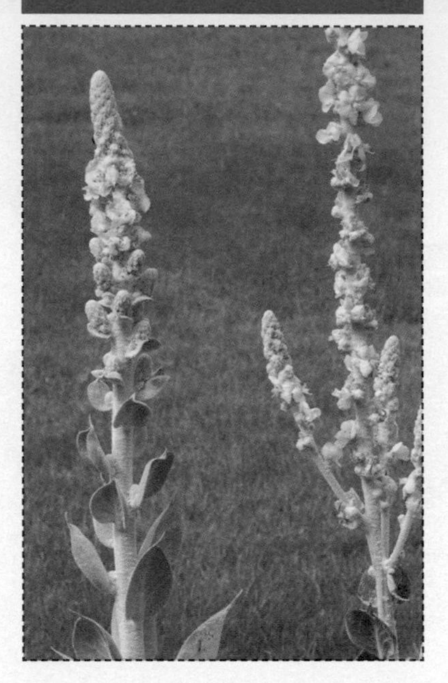

從根部生出細長的莖，頂部開出小黃花或小白花。它毛茸茸的一身給人一種柔和的感覺，但是也許是為了保護自己的緣故，只要人一碰，它就對某些人造成過敏。毛蕊花是兩年生草本植物，據說能把這細長的花軸捆綁在一起塗抹蜜蠟做成火把使用。葉子、花、根等全株可入藥，尤其對支氣管疾病有效。

- 自古以來，毛蕊花以呼吸道感冒、支氣管、肺炎、氣喘、嘶啞聲等有關肺的治療劑聞名。
- 為治療炎症、疼痛、細菌或病菌，一般使用毛蕊花製成的精油。
- 據說以前經常用它潤髮：把燒毛蕊花的灰放入水裡，用其洗頭髮，頭髮就光澤滋潤。
- 毛蕊花茶對喉嚨的炎症和呼吸道疾病具有良好療效。熬葉子和花之後，用過濾網把毫毛、花、葉等濾掉之後飲用。但是種子有毒，不可製成茶或服用膠囊。
- 毛蕊花具有化痰、鎮定呼吸道組織發炎的作用，因此緩解支氣管炎、咳嗽、氣喘、咽喉疾病，而且對呼吸困難和肺出血也有療效。
- 因胃腸或消化器內黏膜炎引發痙攣時使用為宜。
- 烘乾花製成茶喝，就有鎮定效果，有助於失眠；還具有利尿作用，有助於泌尿系統。
- 內服可作為肺炎、感冒、支氣管炎、咳嗽藥使用；外敷可作為牙痛、神經痛等泥敷劑使用。
- 可形成保護組織的保護膜，而且具有鎮痛、消炎、抗病菌、抗菌等功效。可用葉子做成泥敷劑貼在皮膚傷口，用浸泡花的茶水塗抹單純皰疹、燒燙傷、真菌感染等患處。
- 當有微熱的時候，或者皮膚的汗腺發腫時可使用。
- 使用於腹瀉、氣喘、鼻竇炎、脂肪瘤等。
- 毛蕊花精油是治療中耳炎的最好治療劑。把熱熱的精油2～3滴滴入耳朵裡，一天滴入2～3次。
- 也可使用於牙周病。

注意事項：

- 因為它的絨毛對有些人的皮膚有刺激性，敏感膚質者接觸、處理株葉時，需戴上手套。

46. 枸杞 Wolfberry／Goji Berry

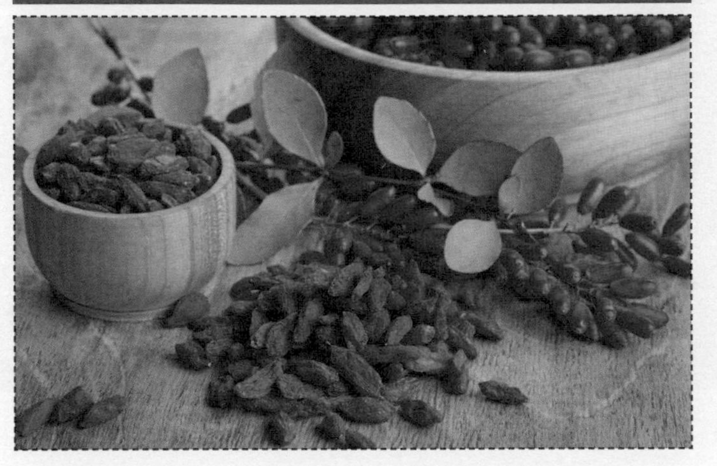

枸杞配得世界八大超級食物的聲譽，它是非常強有力的抗氧化食物。枸杞因聲譽之盛，歐美人士將其中文直譯成英文Goji，如同豆腐直譯（Tofu）它的抗氧化效果比藍莓、覆盆子、小紅莓高出10倍。枸杞的繁殖力很旺盛，長得也快，所以被稱為最好的壯陽劑。一年開花兩次，生出兩次葉子，結出兩次果子，對增強性功能的作用很出色。

- 枸杞含有豐富的芸香甙、鞣酸、多酚類、β-胡蘿蔔素、茄紅素、葉黃素、類胡蘿蔔素之類的抗氧化成分，而且還含有豐富的維生素B1、B2、C、煙酸等多種維生素和礦物質。
- 可榨成汁喝，或者調和在茶水裡做滋補劑。
- 枸杞是低糖分、低熱量食物，因此成為勝過任何水果的減肥食品。
- 用乾燥枸杞可製做茶或果汁，然後加入粥或當作滋補品食用。
- 枸杞飲品不僅治療炎症、皮膚炎、流鼻血、關節痛，而且作為鎮定劑使用。
- 配合其他草本植物使用，對視力不良和貧血有療效。
- 枸杞的模樣類似於紅葡萄乾。它含有非常豐富的類胡蘿蔔素的化合物，因此起到抗氧化劑的作用。
- 枸杞可稱為水果的威而鋼，因為它是具有較強的解毒和提高性功能作用的食物。
- 枸杞所含有的維生素C勝於柳丁，β-胡蘿蔔素勝於胡蘿蔔。
- 當肝功能衰竭時可使用，而且緩解頭痛，消除眼睛的疲勞；對有關支氣管的疾病也可見效。

注意事項：

- 枸杞雖然富含對人體有益的營養成分，但是服用過多生物鹼和甜菜鹼（Betaine），會引發腹痛和腹瀉，需謹慎使用。
- 消化器官虛弱的人要吃少量，因為反而會降低其功能。
- 孕婦和授乳婦也可食用，但是避免食用過多；而且禁忌枸杞葉和根。

47. 苜蓿 Alfalfa

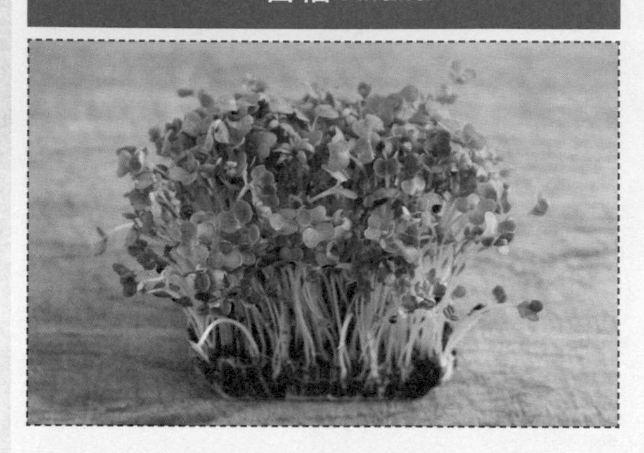

苜蓿的英文Alfalfa是「小頭目」的意思。它含有的熱量雖然低，但是維生素和礦物質含量較高，因此有益於身體健康。吃苜蓿，要吃發芽的，因為這時候營養價值最高。可以做湯、三明治、沙拉吃。苜蓿含有豐富的維生素，因而作為營養補充劑使用。但患有紅斑性狼瘡的人禁止食用。

- 苜蓿的維生素K的含量較高，而且富有維生素C、銅、錳、葉酸等營養成分。
- 它使人體變成鹼性體質，而且起到排泄體內毒素的作用。
- 因含有葉綠素，所以具有清掃體內，治療炎症的功效。
- 高含量的活性成分，即皂角苷、香豆素、類黃酮、植物甾醇類、植物雌性激素、生物鹼等，因此有助於骨頭、出血、大腸、消化器官、關節炎、血液淨化，而且增加食慾。
- 清掃腎，而且有助於胃潰瘍、腦垂腺疾病、貧血、體內出血、嘔吐的療效等。

48. 鋸棕櫚 Saw Palmetto

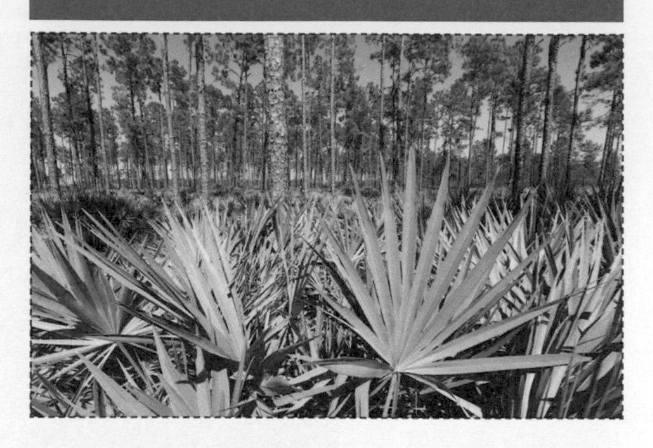

鋸棕櫚在美國東南部海岸上生長，身高只有1～2公尺，扇形葉子，長勢很慢，但是壽命很長，有的甚至活到數百年。「Saw」（鋸子）是因為它葉子的周圍有鋸齒狀而取名。

- 鋸棕櫚的果子裡有一顆種子，果子呈黃綠、黑青等多種顏色，可食用。提取使用所含豐富的植物性化合物。
- 主要對男性的前列腺肥大、前列腺疾病、泌尿系統疾病具有顯著療效。使用於製藥。
- 除此以外，還使用於男性慢性骨盆疼痛症候群、尿道炎、膀胱疾病、膽囊疾病。

注意事項：

- 手術前兩個星期要停止服用。因為它含有妨礙血液凝固的物質。而且抗凝血劑服用患者要謹慎避免重複服用。
- 鋸棕櫚在體內起到雄性激素的作用，因此孕婦服用會有危險。孕婦和授乳婦禁止服用。

49. 西番蓮 Passion Flower

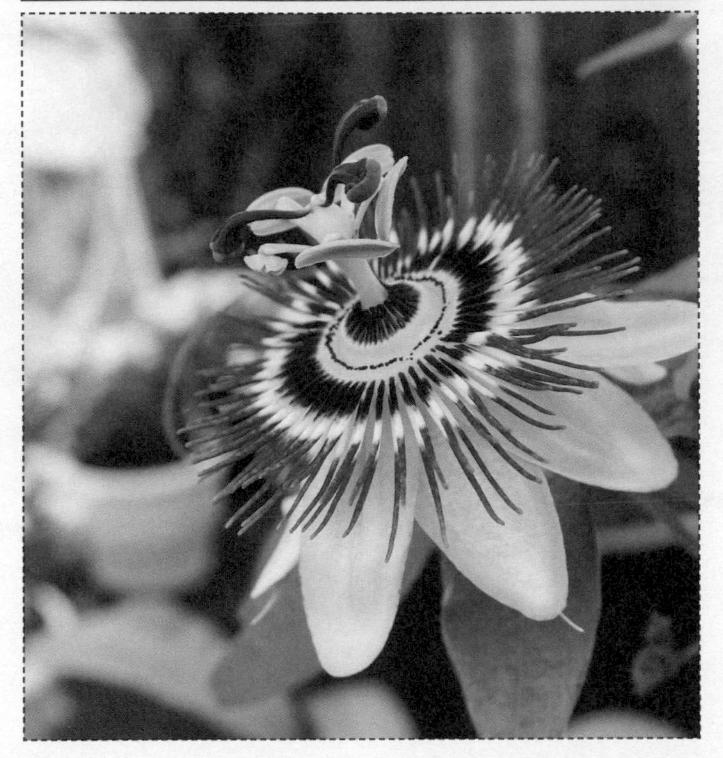

橢圓形的西番蓮果實（也就是我們所說的百香果）約有5公分，果皮呈紫色，甜酸可口，果肉黃裡帶橙，像果凍，包著小小的種子。果肉可生食，也可做果汁、果凍、冰沙、冰淇淋、調味汁等。結出果子之後開出橢圓形的花。西番蓮全株都可使用。花色為紫色和白色，又大又複雜，花徑好幾英吋。

果肉被小小的種子充滿。這些種子可食用，味道甘甜。1600年代初，一個西班牙耶穌會傳教士在南美洲發現它，並給它命名Passion。據說，他們在這朵花中看到了耶穌「受難」的象徵。

- 有一種西番蓮果實叫Maypop（百香果的一種）。自古以來，美國原住民切羅基族用它的根治療傷口炎症、肝臟疾病，而且當滋補劑服用。
- 西番蓮的花、葉子、莖是憂鬱症的精神安定劑、鎮定劑，但它不會讓人藥物成癮。它使用於失眠、不安焦慮、鎮定作用、神經性氣喘、癲癇等疾病，以此緩解心律不整、緊張、降低血壓。做茶喝的時候，要於睡前1個小時飲用。
- 西番蓮可舒緩疼痛、神經衰弱、癔病引發的失眠，治療睡眠障礙，此療法在醫學界也有使用的文獻記錄。

注意事項：

- 如果出現噁心、嘔吐、瞌睡等症狀，就要尋求醫生或專家的幫助。
- 孕婦或授乳婦謹慎服用，未滿6個月的嬰兒不應使用。

50. 牛至 Oregano

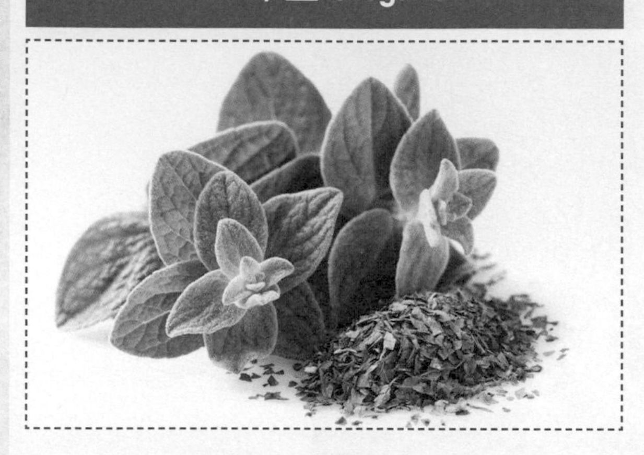

又稱「奧勒岡」、「披薩草」，容易在家庭栽培的多年生草本植物，在小容器裡也能長得好，是常見的香料。牛至有兩種：一種是地中海牛至（也稱為希臘牛至、土耳其牛至、歐洲牛至），另一種是墨西哥牛至；跟地中海牛至相比，墨西哥牛至的味道更香更辣。

- 牛至精油具有抗菌、抗病菌、抗黴等治療各種感染類型的功效。
- 使用於湯、調味汁、咖哩料理、披薩餅、義大利麵、蔬菜、沙拉等料理。
- 牛至含有降低血壓的香芹酚（carvacrol）成分。減少心跳數、平均動脈壓、舒張壓和收縮壓的血壓。
- 牛至對健康最為重要的優點是：提高免疫力、改善消化、解毒、強壯骨頭、增強心臟健康，增加能量。
- 牛至富有錳、鈣、鐵、維生素K、纖維素以及其它有機化合物和營養，因此消除體內的毒素，幫助肝臟的功能，而且鐵、鈣、錳等成分有益於減緩骨質疏鬆症，又能使骨質健康。

51. 車前草 Dooryard Weed

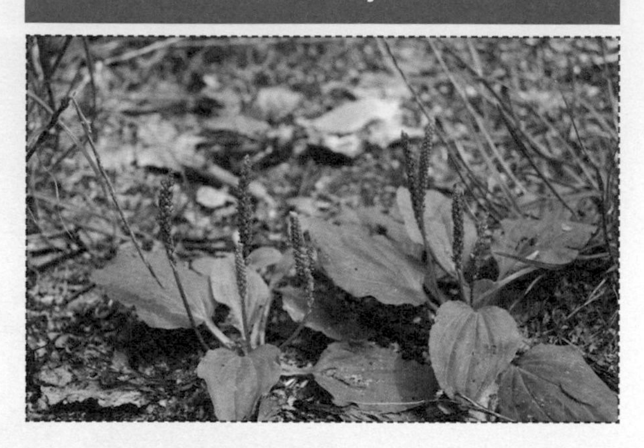

車前草其實是非常有用的草本植物，但是大部分的人認為它是無用的雜草。車前草在路邊很常見。顧名思義，它的生命力實在是很強：在嚴重的乾旱和赤日炎炎的環境之下，也堅強的活著；汽車的車輪和人的腳再怎樣踐踏它，它也不受任何影響，反而能成群生長。

從地面上長出橢圓形葉子，並向四圍展開。它像靈丹妙藥，無處不是它的棲身之處，療效也卓越，功效也很多。入藥部位是葉子和種子。

車前草有很多種類，但是大體上分為兩種：一種是葉子近乎圓形的，另一種是葉子尖細形的。但是它們的功效是一樣的，都有助於利尿。

- 車前草預防關節痛、婦科病、神經衰弱、頭痛、腦疾病、心臟病等。
- 有助於改善感染、腹瀉、月經不順、瘀血、膀胱炎、腎臟疾病等症狀。
- 減少咳嗽、氣喘、結核病菌引起的感染。

52. 葛根 Arrowroot

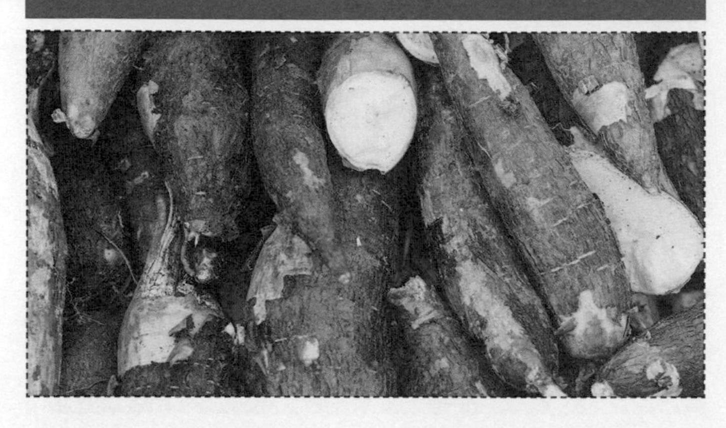

在山野任何一處都能看到葛根（亦名葛藤）纏繞樹木往上爬的景象。葛根以它旺盛的生命力在任何環境下也能欣欣向榮，而且在貧瘠的土地上也能扎根扎到很深。葛根永不停息的生命力，在饑餓之中掙扎的年代是能夠解饑的良好食物，因為它含有豐富的澱粉。自古以來，它的澱粉在料理上的用途很多，而且它不同於穀類，它的澱粉中沒有麵筋，因此有麵筋過敏的人們經常使用它。以前把葛根的藤蔓加工後可代替繩子，使用於各種日常用品，它的根作為藥材治療各種疾病，但是如今，它到處攀爬其他幼小林木，成為造林木的殺手，給人們帶來了麻煩。

- 它對糖尿病有療效，一般做成汁喝。葛根含有很多大豆苷元，它是植物雌性激素，是大豆的30倍，石榴的600倍，因此它有助於女性的健康，對男性則起到滋補作用。
- 熬葛根喝其水，就降熱、發汗、解渴，而且有助於減緩嘔吐和消化不良以及耳鳴。因為它沒有麵筋，所以可預防有麵筋過敏者的胃腸障礙，因此作為享有人氣的減肥食品。
- 葛根的功效：含有促進成長和發育的成分，因此使用於嬰兒的離乳期食品；而且它比馬鈴薯澱粉熱量少，因此有助於減肥。
- 葛根的膳食纖維在消化過程中具有重要作用。它在腸道裡能有效地移動食物，同時，促進營養成分的吸收。而且解決便祕和腹瀉，還調節血糖。它的纖維素消除膽固醇，以此促進心血管的健康。
- 含有較多的鉀，所以葛根能夠確實地預防有關心臟的諸多問題。鉀是血管擴張劑，它舒展血管和動脈的緊張來降低血壓，減少動脈硬化、心肌梗塞、中風等危險。而且能幫助血液流通，供給氧氣到大腦。

注意事項：

- 請勿長期服用。
- 孕婦不要服用，有懷孕計畫的女性也是如此。

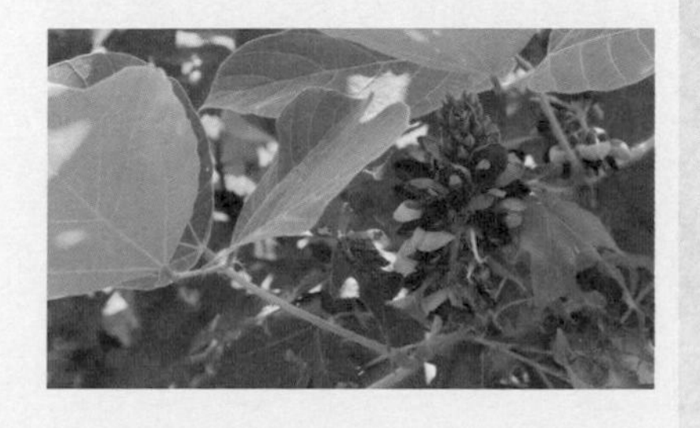

53. 艾草 Mugwort

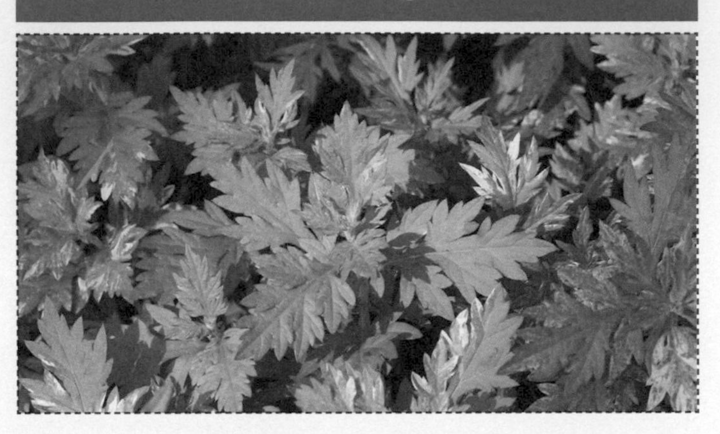

艾草也稱為蒿草，在西方有「母親之草」的美名。在歷史上，它以對婦科疾病的很多功效聞名，再加上它堅強又旺盛的生命力與人類一起度過了歲月的風風雨雨，即使沒有刻意栽種，就算環境再惡劣，它比任何草還能生長茂盛。只要好好利用它，它就能發揮驚人的功效。

- 艾草對手腳和身體冰涼、經痛、月經不順、不孕症、子宮出血、自然流產等各種婦科疾病具有良效。
- 艾草的主要成分是桉油酚（Cineor），此外含有豐富的腺嘌呤及膽鹼、類黃酮等優秀的藥用成分。艾草含有鈣、鐵等成分，而且它所含有的青蒿素具有殺死瘧疾病菌的功能。用青蒿素開發瘧疾治療劑的中國科學家屠呦呦還獲得了2015年諾貝爾醫學獎。
- 艾草含有在體內轉化成維生素A的β-胡蘿蔔素。當細菌或病菌侵入體內時，β-胡蘿蔔素提高抵抗力，增進抗癌力。
- 艾草還含有具抗癌作用的複合多醣體，以此發揮抗癌、抗菌、抗炎等功效，而且對肝炎、黃疸、膽囊炎、肝臟疾病有效。
- 艾草茶可使手腳和腹部發熱，並促進消化，增進食慾。
- 對黃疸、肝臟疾病、胃腸病、神經痛、利尿、抑制膽結石、解渴有療效，而且作為消炎劑也有功效。
- 艾草種類很多，有250種。台灣常見的有12種之多，如：五月艾、甜艾、祁艾、野艾……等。根據種類，功效也有差異。
- 艾草可調理改善絞痛、腹瀉、便祕、痙攣、消化不良、寄生蟲感染、嘔吐以及胃腸疾病。
- 艾草可用於精神官能症（Psychoneuroses）、慢性疲勞、憂鬱症、神經衰弱、先天過敏、不安、失眠等疾病。

注意事項：

- 不可長時間或大量食用艾草，使用前需要請教醫生。
- 兒童、孕婦不可使用。

54. 椰棗 Date

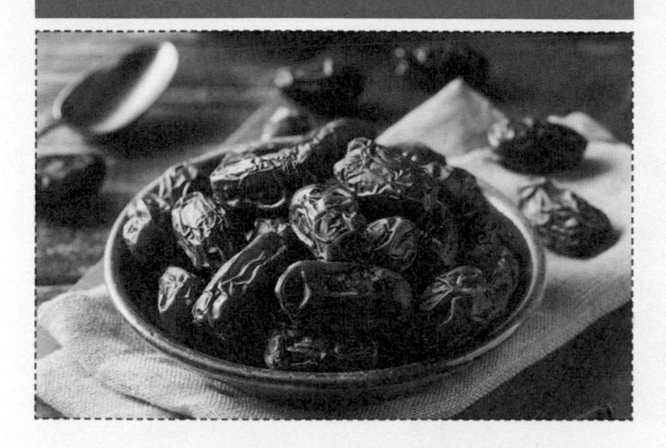

中東產的椰棗果肉甘甜，營養也豐富。即使沒有特別的儲藏設備，也能保存2～3年，又因營養價值高，亦被稱為「沙漠麵包」或「綠色金子」，其樹也被稱為「生命之樹」。椰棗的生命力很強，種子經過了3000年也能發芽。

- 椰棗的模樣類似於大紅棗，但是所含成分有所差異。大紅棗具有安定身心的功效，但是椰棗幫助新陳代謝、給人精力，而且有助於皮膚和血管的健康。
- 椰棗具有鐵成分，因此能夠有效的調理月經和分娩引發的貧血。
- 椰棗含有維生素B，因此攝取兩三天後，毛囊就變得更健康。患脫髮症時，給髮根供給營養，使毛囊健康起來。經常塗抹椰棗油，頭髮會變得又粗又有彈性，而且可防止頭髮脆弱、斷裂。
- 烘乾糖漬的椰棗裡面可填滿自己喜歡的堅果，如柿餅那樣食用，但是因為糖度很高，所以一次攝取不超過10個為宜。

55. 番茄 Tomato

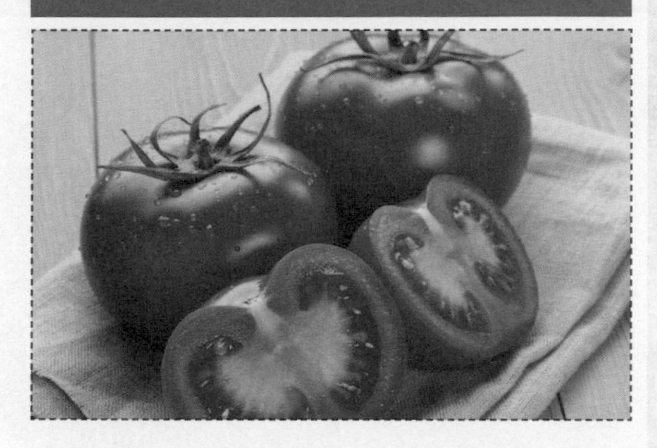

番茄是水果？還是蔬菜？正確答案是水果。美國《時代雜誌》選定的世界十大健康食品之一，就是番茄。番茄是食用級的防紫外線劑，它具有抗氧化作用的番茄紅素，因此可防止基因的損傷以緩解癌症發生，而且還提高對陽光的皮膚抵抗力。

- 經常喝番茄汁，就能預防前列腺癌、胰臟癌，那是因為番茄所含有的植物化合物茄紅素能抑制前列腺癌、胰臟癌的發病，而且顯出抗癌功效。這些成分比抗癌劑——β-胡蘿蔔素強2倍以上，而且番茄富有維生素C和A，因此防止癌症和人體血液酸性化，以此改善食慾不振，預防老年失智症，改善慢性病。
- 番茄是低熱量營養食品，因此具有抗癌作用，而且又是對心血管疾病和高血壓的特效食品。
- 番茄富有維生素K，因此防止鈣流失，使骨頭更強壯，因此幫助骨質疏鬆症的改善。
- 番茄的90%是水分，所以可促進新陳代謝，加強膀胱功能，因此有助於減緩糖尿病、慢性疲勞、失眠症狀等。

56. 石榴 Pomegranate

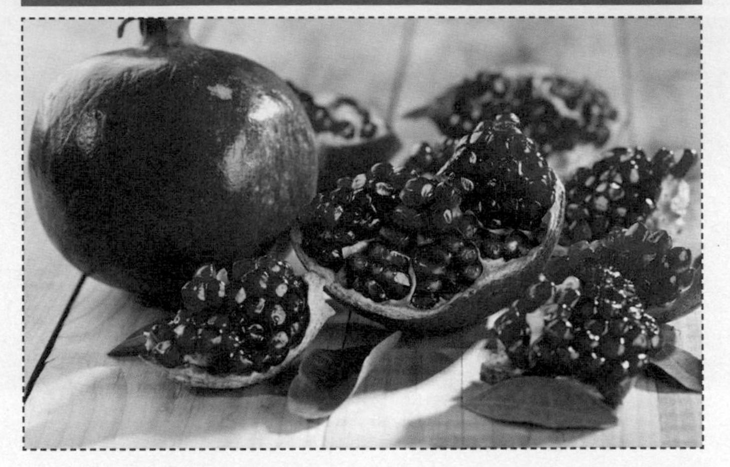

石榴比一般的水果稍微貴一點，但是它紅紅的果汁給健康帶來的好處令人驚豔。熟透的石榴跟葡萄柚一般大，它裡面約有700～800顆種子被果肉包覆著。其果汁既酸甜可口，又有點苦澀。它在《聖經》中被提過好幾次，證明它在人類歷史上廣受人類喜愛，也是非常有用的水果。紅石榴的抗氧化成分很豐富，是紅葡萄酒和綠茶的2～3倍，因此是維持健康功能很出色的水果。

- 石榴含有的抗氧化物——多酚的濃度比藍莓、蔓越莓、柳丁更強，而且它是維生素B（**核黃素、硫銨、煙酸**）、維生素C、鈣、磷等成分的良好供給源。
- 石榴的複合性營養成分以及其它礦物質可預防很多疾病，減少血管的損傷，而且對癌症、前列腺癌具有較強的療效。
- 肛門搔癢是因為寄生蟲在肛門周圍產卵。在這時候把果皮烘烤粉碎，並配橄欖油塗抹在肛門，就能殺死寄生蟲。
- 石榴的果肉、果皮與種子都是有效的，石榴的果皮與種子中，具有單寧與果膠質的成分，可幫助新陳代謝、消除疲勞、預防動脈硬化、改善頭皮血液循環、預防掉髮。

果汁的功效

- 一杯石榴汁裡加入少許蜂蜜和肉桂喝下，則有助於女性月經之後的補血。
- 抗壞血酸維生素C的含量高，就成為強有力的抗炎症劑，因此對兒童的氣喘有特效。
- 喝石榴汁，就減少心臟病和中風的危險，而且緩解有大便中帶有血和黏液症狀的痢疾、腹瀉等疾病引發的疼痛和炎症，是一種良好的治療劑。
- 石榴汁可提高食慾。
- 噁心、嘔吐時，石榴汁裡配蜂蜜喝，可降低噁心感。
- 石榴汁的消炎成分能減少喉嚨疼痛和咽喉炎。

購買石榴時的注意事項：

- 要選擇沉重且果皮沒有裂開的石榴。
- 可以冷藏保存6個月，但是以攝取新鮮的為宜。

57. 香蕉 Banana

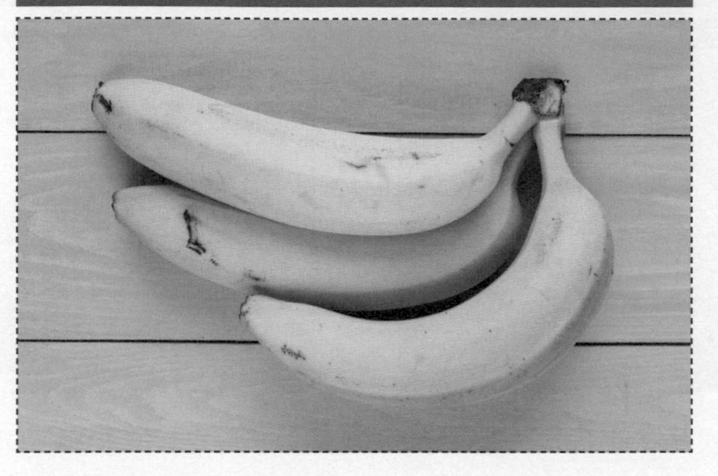

產於熱帶地方的香蕉是世人都喜歡吃的七大主食之一，它吃起來很方便，而且營養也很豐富。香蕉因它的甜味，可代用白糖使用於麥片、果汁、蛋糕等400多種食品。

- 香蕉的料理類似於馬鈴薯的做法，可以油炸、燉、烤、搗碎，它的礦物質含量比較高，而且它提供的熱量相當於一個馬鈴薯。它容易消化，因此運動前或運動之後均可作為營養食品食用，還可作為嬰兒斷乳期食品食用。
- 鉀是調節血壓和維持腎臟功能健康必需的成分，而香蕉就是這一成分的良好供給源，因此，香蕉特別有助於腎臟疾病的治療和促進腎臟健康。
- 在成熟的過程中，香蕉製造出稱為乙烯的植物激素，而這激素對香蕉的味道產生影響。香蕉含有的乙烯對澱粉酶（把澱粉分解成糖分）的形成產生影響，所以香蕉越變越黃，而且味道也越變越甜。
- 黃裡帶綠的未熟透的香蕉含有更多的澱粉，所以它更富有澱粉的味道。
- 香蕉的植物性化合物功能是：保護細胞、減少炎症，而且它含有的芸香苷具有改善血液循環和抗氧化作用。
- 香蕉的厚皮可阻擋殺蟲劑或污染物質，保護香蕉不受毒害。
- 水果一般都具有抑制癌症的功效，而香蕉更勝一籌。
- 影響大腦的活動，以此鎮定神經來起到抗憂鬱症的作用。
- 當高興的時候會產生多巴胺，多巴胺具有從帕金森氏症等神經性疾病當中，保護身體的功效。香蕉使多巴胺和羥色胺更富有活力。

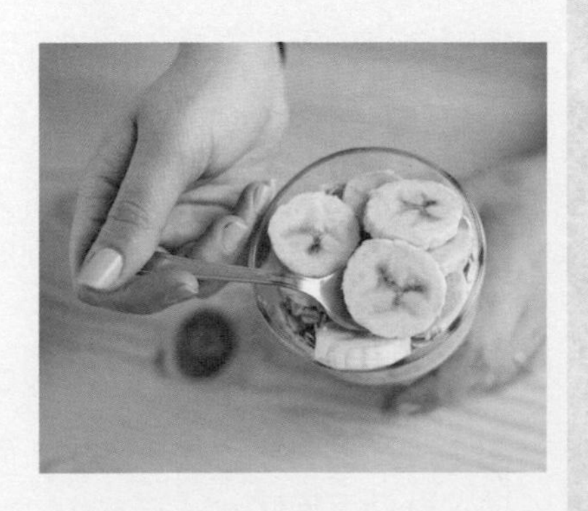

58. 柿子葉 Persimmon Leaf

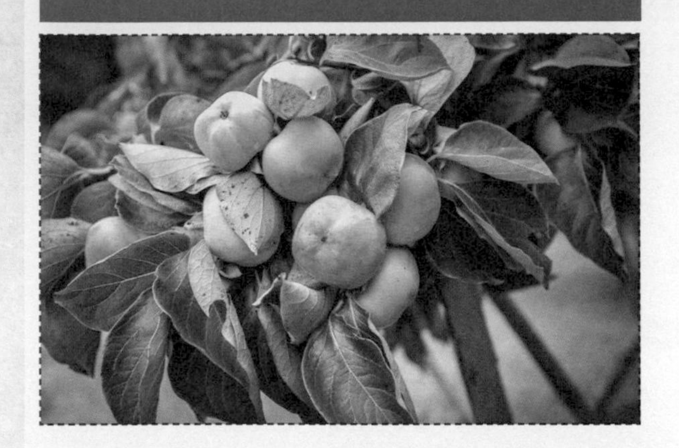

柿子樹是在東方深受歡迎的樹木，它的壽命是數十年，果子甘甜，樹葉是橢圓形，易於做涼棚。鳥不在柿子樹上築巢，也沒有寄生蟲。一到秋天，能夠看到它美麗的紅葉。柿子熟透了，就成為沒有牙齒的老年人的良好營養食品。葉子和果實均可使用。柿子可作烹調、柿餅、柿子醋、柿子糕、柿子醬等食品。

- 澀口的青柿子汁是治療中風、高血壓的名藥，而且，青柿子可作染布的顏料。
- 富有維生素C的柿子葉茶有助於高血壓、中風、關節炎、潰瘍、炎症、敗血症等疾病的預防和治療。把葉子在陰涼處弄乾之後，再把它蒸出來曬乾，最後切成小片保存使用。在春天採取嫩綠的葉子為宜，7～8月可製作茶。
- 同屬柿樹科的黑棗樹，除了果實黑棗有益之水，它的葉子和野柿樹的葉子，其藥性比柿子葉更好。有助於敗血症、高血壓、動脈硬化的預防和治療、強化毛細血管、打嗝、酒精中毒、皮膚美容、腦溢血、糖尿病、神經疾病、腹水、水腫、香港腳、失眠、脫肛、止瀉、瘀血、淋病等疾病。

59. 無花果 Fig

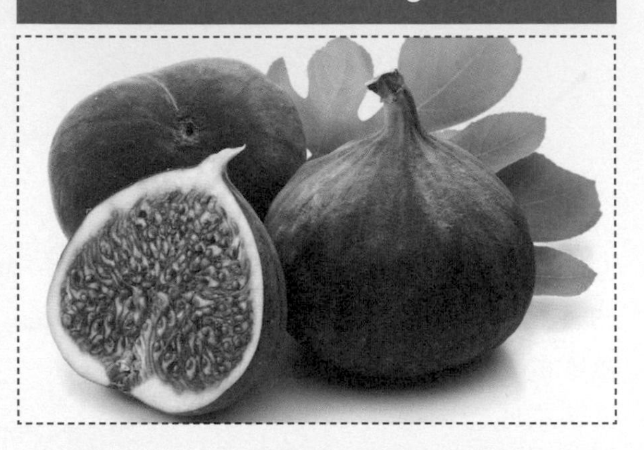

不開花就結果，因此叫做無花果，其實花是生長於果內。《聖經》說，希西家王患膿腫的時候，就貼無花果泥得了醫治，除此以外，還好幾處提到它。無花果是既可口又具有良好藥性的好食物。

- 使排便順暢，以此改善便祕、痔瘡、解毒、炎症等疾病。在皮膚上發生炎症或疼痛時，用無花果做泥敷劑貼上，則療效很好。
- 無花果是很優秀的腸道清掃劑。它含有豐富的草酸，具有緩和劑作用，因此不宜食用過多，要吃適當量為宜。
- 被沸水燙傷時，把熟透的新鮮無花果切開，然後貼在患處，則它就能吸收傷口裡的毒素，以此可防止病菌的繁殖。
- 用熬無花果樹葉的水進行坐浴，則對痔瘡有療效。
- 熟透的無花果可作果醬，也可做派、麵包，而且搭配其他的水果做果汁。乾燥的無花果也很甘甜可口。

60. 鳳梨 Pineapple

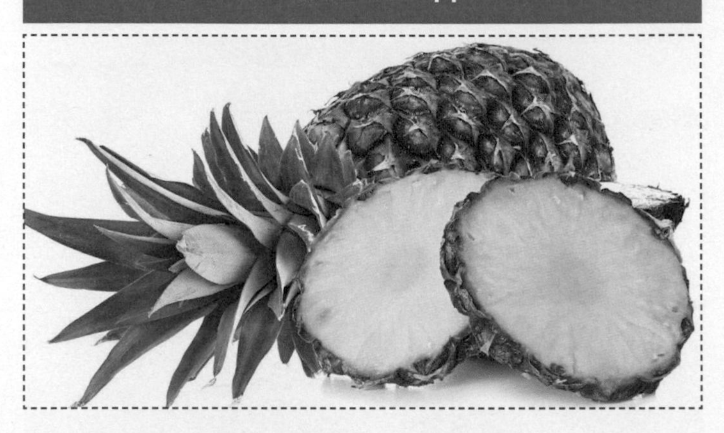

西元1493年，鳳梨在加勒比島發現並引進歐洲，經過幾年栽培但終究失敗，才知道它是熱帶水果。16世紀末，它被葡萄牙和西班牙的冒險家帶到亞洲、非洲、南太平洋等地，到了18世紀在夏威夷才開始栽培。鳳梨被種植到成熟需要3年。鳳梨的果皮、果肉等均使用於果汁、罐頭、食醋、酒精等各種食品。

- 新鮮的鳳梨汁是天然的咳嗽藥劑，它有助於加強免疫系統，它不僅含有豐富的維生素C，而且還含有鳳梨蛋白酶，這一酵素有助於減少呼吸道和竇腔裡累積的黏液或黏液的生成。
- 鳳梨含有的蛋白質分解酵素——鳳梨蛋白酶可溶解血液中的不純物質，以此淨化血液，加強免疫系統。還含有類黃酮和有預防癌症的錳。
- 在小腸被吸收，然後隨著血液循環，溶解血液中的纖維素、蛋白質以及雜質，以此淨化血液，使血液循環順暢來幫助預防心臟病。
- 它沒有任何副作用，可代替阿斯匹靈的天然治療劑。
- 可代替消炎鎮痛劑使用，具有消炎功效，對蓄膿症、肌肉痛、韌帶損傷、退化性關節炎、類風濕關節炎等疾病有療效。
- 對咽喉炎、支氣管炎引發的痰、鼻炎有療效。抑制血液的凝固。有助於消除血管壁上的雜質，預防中風和心臟麻痺。

注意事項：

- 吃沒有熟透的鳳梨或鳳梨汁，對人體有害，會引發嚴重的腹瀉和嘔吐。
- 過量攝取鳳梨心，則會在消化管裡形成纖維素團。
- 過多食用鳳梨，會攝取過多鳳梨蛋白酶，引發皮膚紅斑、嘔吐、腹瀉、月經出血過多。
- 鳳梨蛋白酶會跟其它藥物產生化學反應。服用抗生素、抗凝固劑、血液稀釋劑、抗痙攣藥、巴比妥酸類藥物、苯二氮草類藥物、安眠藥、抗憂鬱劑的人不宜吃鳳梨。

61. 蘋果 Apple

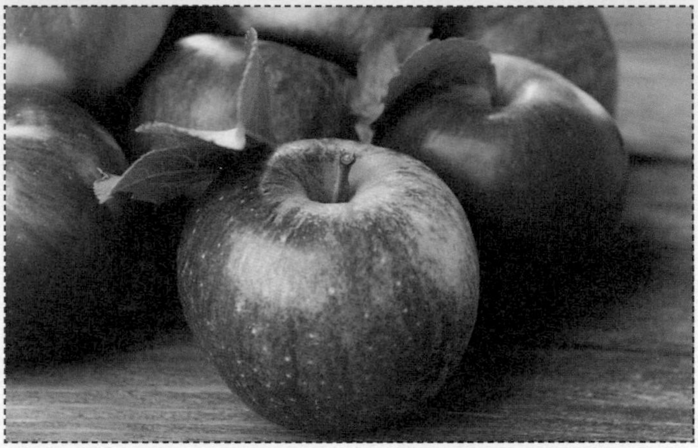

蘋果可稱為水果之王，在世界各處栽培，種類有數千種。它對人體從頭到腳都產生適當的功效，因此有句俗諺說：「一日一蘋果，醫生遠離我。」尤其蘋果的紅色果皮保護我們的基因來預防癌症，因此，它是上帝賜給人類的特效藥。

- 蘋果含有豐富的維生素A、C，而且是鉀、鈣、鐵、磷的良好供給源，但是大部分的營養素都在果皮或果皮底部的果肉當中（**蘋果果皮的抗癌力比果肉強50%**）。這些化合物的抗氧化、抗炎症、抗癌症功效很高，每天吃蘋果或喝蘋果汁對身體大有裨益。
- 果皮裡富含果膠，它不被人體酵素分解，反而把體內的各種垃圾，即膽固醇、脂肪、過多糖分、農藥、戴奧辛類化合物、重金屬等有害物質跟大便一起排泄體外，由此起到清掃腸道的作用。
- 蘋果對腦癌、胃癌、大腸癌、肺癌、前列腺癌、腎癌、肝癌具有卓越的預防功效。
- 把蘋果洗淨之後，連皮一起吃，就因它的蘋果酸成分使皮膚的角質盡早代謝，因此不需刻意去角質也能保持美麗潤澤的皮膚。
- 從蘋果中提取的抗氧化劑化合物可中和氧化，因此減少動脈阻塞、動脈硬化的危險。
- 經常喝富含維生素C的蘋果汁，就能延緩動脈硬化。
- 蘋果裡面的檸檬酸能刺激腸胃，使排便順暢，而且具有滋補作用。
- 當疲勞又沒有胃口的時候吃蘋果，蘋果中的蘋果酸和檸檬酸的酸甜能幫助人體消除疲勞。
- 刺激胃腸幫助腸道蠕動，提高消化的吸收率，幫助胃腸內部殺菌。
- 在寒冷地帶生產的蘋果使身體變溫，而且促進血液循環和腸功能。
- 蘋果含鐵，能幫助維持正常的血紅蛋白數，以促進血液循環。而維生素A、C有助於預防感冒，及改善過敏症狀。
- 維生素C能增加血紅素，有助於改善貧血；若加熱食用，還能生津解渴。有助於治療痢疾、腹瀉、便祕、嘔吐等疾病，對熱有耐性。
- 蘋果中所含的酚類物質具抗氧化作用，有助於提高記憶力，預防失智，而且緩解頭痛。

- 蘋果香味可治療憂鬱症、壓抑感，失眠患者聞其香能夠睡得好。
- 蘋果有助於肺的健康，因此，可預防氣喘。蘋果具有的抗氧化功效對感冒、氣喘、肺疾病具有特效。
- 為了腎的健康，請多吃蘋果。枸櫞苷是氨基酸之一，它使排尿順暢。
- 蘋果的鉀含量比較高，因此防止血液中的鈣流失，有助於骨頭的健康。每天吃蘋果或喝蘋果汁，有助於維持骨密度，有助於預防骨質疏鬆症。
- 胡蘿蔔汁配蘋果汁喝，是緩解便祕的絕好方法，便祕嚴重時，喝到腸道開始蠕動為止。
- 糖尿病患者吃青蘋果有助於攝取纖維素。蘋果含有幫助分解碳水化合物的酵素，而多酚有助於預防血糖的急劇下降。
- 蘋果的槲皮素、柚皮苷、抗氧化劑的高含量是對預防肺癌有效的化合物。
- 蘋果酸具有提高肌肉功能，緩解肌肉疲勞，防止肌肉僵硬，減少無力感，提高能量等重要功效的成分，對因纖維肌痛症受苦的人也具有很大的幫助。

注意事項：

- 有句話說：「一顆腐爛的蘋果會糟蹋所有的蘋果。」因為腐爛的蘋果會生成乙烯，因此連部分腐爛的蘋果也不宜食用。切成薄片食用時，可浸泡於檸檬汁中，效果更好。
- 蘋果子含有一種有毒物質——氰苷，所以吃8顆以上的蘋果就對人體產生影響。
- 給兒童餵蘋果汁時，要加水為宜，可預防脹氣和腹瀉。
- 想要除去蘋果上的蠟，可用麵粉水或檸檬水洗淨蘋果吃。
- 最好要選購有機栽種的蘋果。

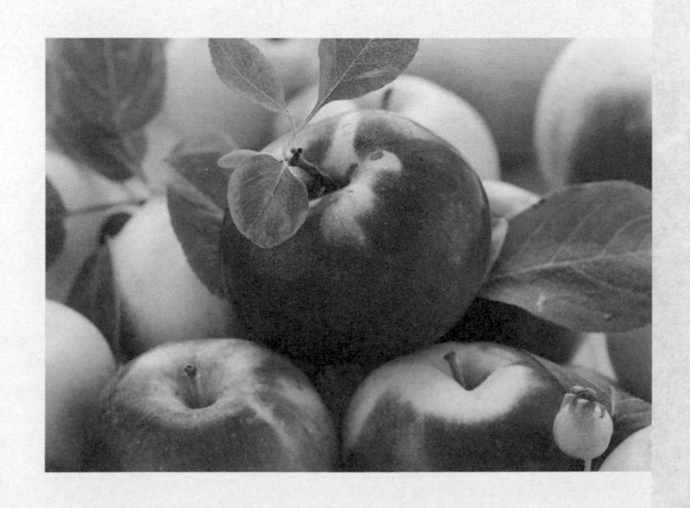

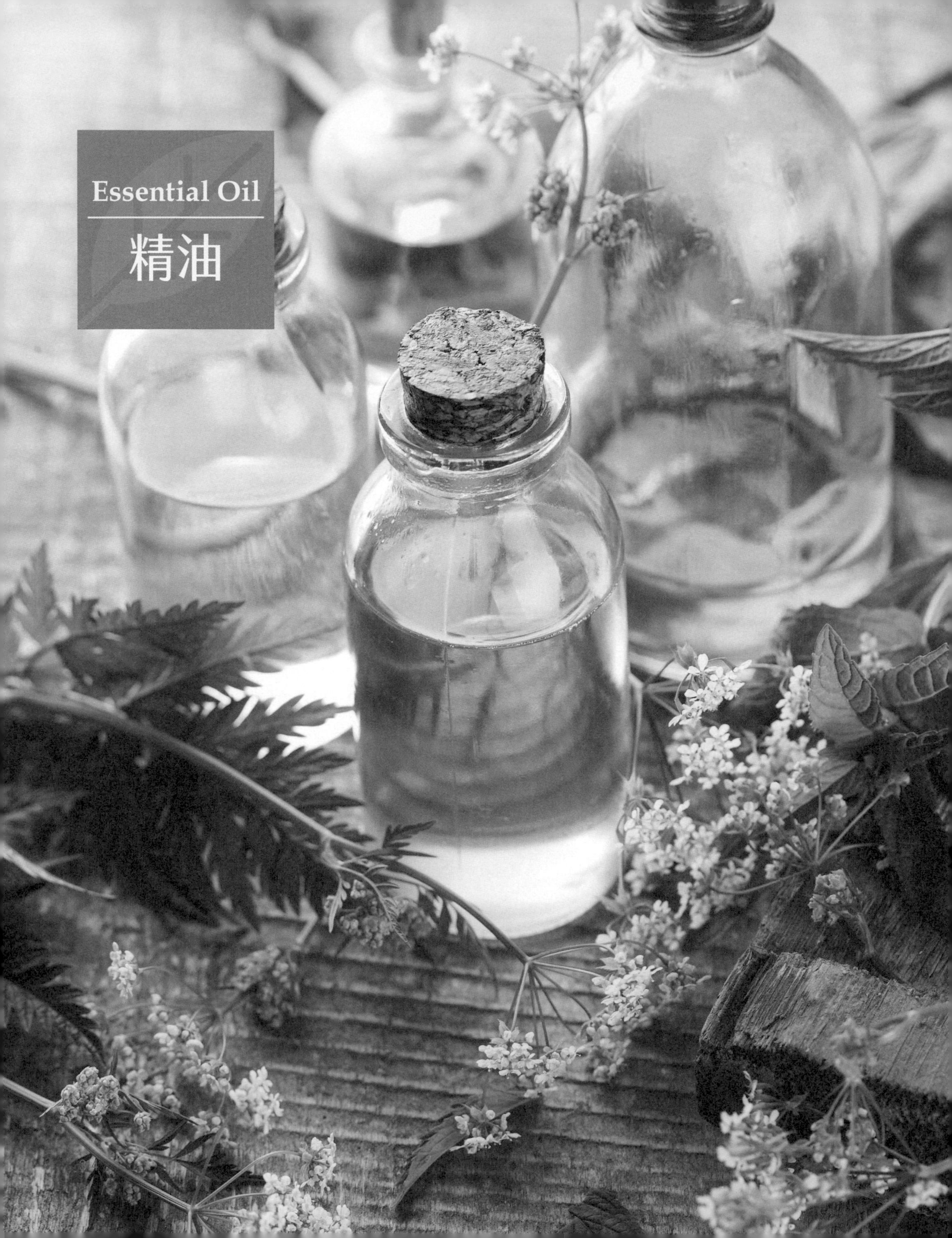
Essential Oil
精油

什麼是芳香療法（Aroma Therapy）

1. 芳香療法 (Aroma Therapy) 是芳香 (Aroma) 和治療 (Therapy) 兩個詞的合成詞，簡稱芳療。
2. 芳香療法利用植物精油的特性達到治療目的。
3. 「芳香」出自植物的花、果、莖、葉及根，利用芳香植物所萃取的揮發性精油做為媒介，精油亦被稱為精華油或香薰油。
4. 芳香療法是指利用精油藉助按摩、吸入、沐浴、薰香等方式，改善身心健康的療法。
5. 目前已由草本植物中萃取出500餘種精油，專業芳療師使用的有100餘種，常用的有50餘種，且新品種仍在開發中。

芳香療法的歷史

將精油用於治療的歷史非常久遠，大概可追溯到五千多年前。巴基斯坦北部出土了大約五千年前用蒸餾法製作精油的陶製工具。印度的《梨俱吠陀》（囊括了700多種植物的研究內容）和中國的《黃帝內經》（在軒轅皇帝授意下記載了多種植物精油，後在皇親國戚中使用推廣）都留下了使用精油的記錄。

根據成分可分成5大類

1. 含有按油醇 (Cineole) 的植物——月桂樹、迷迭香、鼠尾草、尤加利樹。
2. 含有百里酚 (Thymol) 和香芹酚 (Carvacrol) 的植物——百里香、野生百里香、牛至、香薄荷、馬鬱蘭。
3. 含有甜醇 (Dulcitol) 的植物——羅勒、馬鬱蘭、龍蒿。
4. 含有側柏烯 (Thujene) 的植物——大麥町鼠尾草、希臘鼠尾草、英國鼠尾草。
5. 含有薄荷醇 (Menthol) 的植物——薄荷、荷蘭薄荷、冬青。

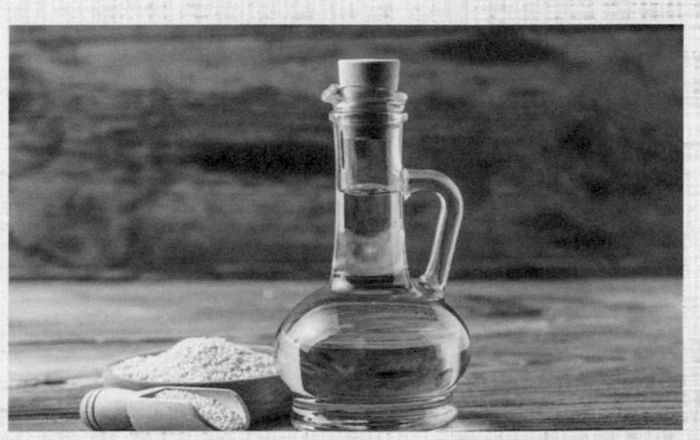

《聖經》裡有關精油的故事

雖然當前精油的人氣急劇上升，但事實上精油的使用歷史已有5千餘年。《聖經》裡涉及的精油超過300種，其中按手在王身上時「用油膏頭」的就是精油，是由桂皮油、桂樹、棕櫚樹、沒藥和橄欖油調成的混合油。獻給嬰兒耶穌的禮物中，包括乳香（Frankincense）和沒藥（Myrrh）兩種精油，因為它們具有無與倫比的藥用功效，當時的價值堪比黃金。

乳香用於跌打損傷後的消腫生肌，能促進新生兒的生長和神經系統的發育，因此常用在小孩身上，保護他們的免疫系統。沒藥精油是天然防腐劑，可以防止感染，因此常塗在臍帶周圍。

使用精油的原因

使用精油的原因有很多，如平衡身心、淨化空氣、美容等，但最主要它可用於治病，可以對抗致命細菌、病毒乃至當前多種破壞性極強的病原體。像「禽流感」之類新型傳染病處處蔓延，但又找不到切實有效的疫苗時，那些在大自然中尋求答案的人發現了精油，那是上帝為了保護人類而預先準備好的珍貴禮物。

精油的特點

1. 不易溶於水。
2. 易溶於酒精或油脂。
3. 具有揮發性和芳香，香味濃郁，在空氣中快速揮發。
4. 主要成分是碳氫、甲醇、醛和酯類有機化合物。
5. 具有多種藥理作用。
6. 精油成分經過加熱或接觸氧氣後會發生化學變化，導致品質下降。

使用精油的4種方法

1. 塗或噴在皮膚上。
2. 吸入到肺裡並由肺泡輸送到全身。
3. 某些精油可以滴入口服或稀釋，經口進入體內起到治療作用。
4. 可作為栓劑送進直腸或陰道裡發揮療效。

精油的功效

1. 精油幫助輸送大量氧氣和臭氧到細胞，使身體變成負離子多的富氧環境，而病原體無法在這種環境中生存。
2. 以治療為目的的大部分精油，會透過吸入法或用基底油稀釋後塗抹皮膚的方式作用於人體，在體內發揮抗菌和殺滅寄生蟲效果。透過呼吸道吸入的精油分子經肺進入血液後發揮藥理效果。
3. 檸檬、乳香、紫檀和沒藥等部分精油的化合物具有增強免疫系統，抑制細菌、病毒和黴菌，以及恢復大腦健康的功效。

4 有些精油可穿透因缺氧變得異常增厚的細胞膜，給饑餓的細胞傳輸必需營養物。

5 有些精油是天然殺手，可排除細胞裡的毒素和重金屬，使身體各系統恢復正常運轉，並藉由精油的高能量頻率調理身體和各細胞的磁場和頻率來抵擋疾病。

6 很多時候精油會刺激內啡肽的分泌，緩解肉體和感情上的不適，營造出快樂和幸福感，調節人體各個感官功能，增強身體自癒能力，從而化解誘發疾病產生的情緒問題和消極的感情處理模式。

7 精油的品質非常重要。為了確保功效，應該用低溫高壓法生產精油。精油和香水類似，分多個等級，要注意，即使正規商店出售的精油中，也有化學合成的精油商品，在某種情況下使用這些合成精油會弊大於利。

8 有些精油是複方精油，不是單一精油。複方精油的優點是你不用分別買多瓶精油，但缺點是無法在使用前與其它精油自由搭配。

注意事項：

1 精油瓶不能搖晃，使用時應慢慢傾斜容器，一滴一滴倒出來。一滴精油大致為0.03～0.05ml。

2 精油的濃度很高，因此絕不能直接吞服。會刺激口腔黏膜和消化道，進而影響整個身體，有些精油少量使用幾滴是沒問題，但不是所有精油都可以這樣口服。

3 外用時，用基底油稀釋後使用。

4 敏感性肌膚和有過敏症的人使用前應做皮膚測試。

5 使用前要清楚知道嬰幼兒、孕產婦、中風患者和特定患者不宜使用的精油種類。

6 外用時應該用手沾取精油塗擦，絕不能將純精油直接滴在身上。

7 眼睛不可接觸到精油。

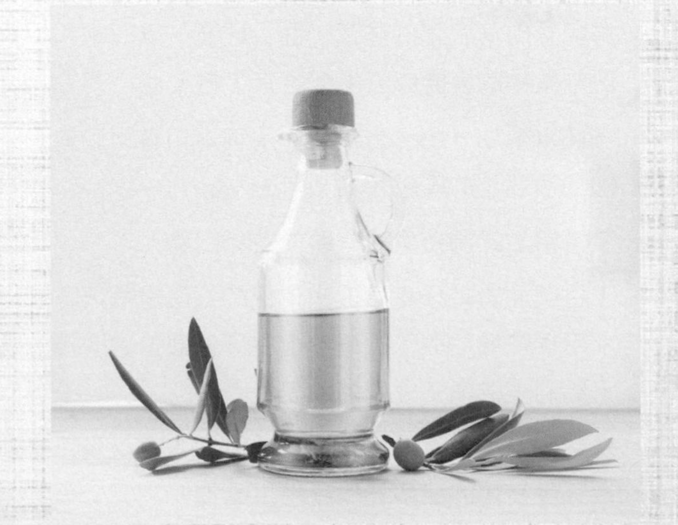

1. 丁香精油 Clove

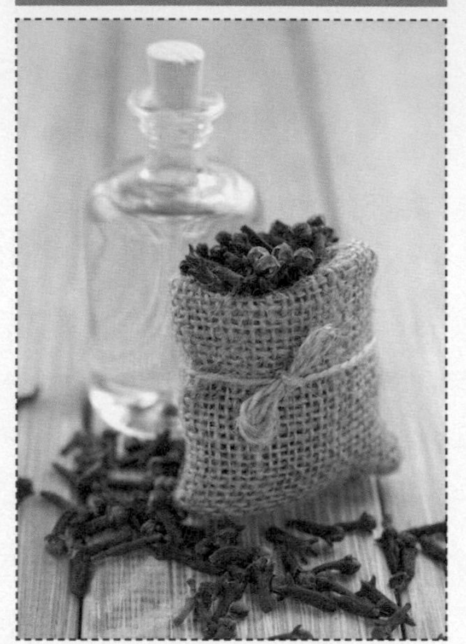

丁香精油具有多種藥效，通常由曬乾的花蕾提取，因為花朵盛開後香味和功效會變差。丁香的花蕾長得像釘子，其英文名Clove來自拉丁語釘子「Clavus」，還有一種名稱叫丁香鳥。

丁香的香氣有些刺鼻，能讓人聯想起醫院的氣味。因為含有大量丁香酚，早些時候口腔醫院用其進行麻醉和鎮痛。丁香的使用在古代中國和印度非常普及，後來在7～8世紀擴散到包括歐洲在內的世界各地。中國和印度至今仍將丁香用於料理。

- 丁香精油含有強效鎮痛成分，可用於緩解神經痛或風濕病，不僅牙科醫生們喜歡用其緩解牙痛和牙周病引起的痛苦，而且牙膏、漱口水和口腔藥物的重要成分中都含有丁香。
- 一杯水裡加一滴丁香精油，用其漱口有助於減輕咽喉部位的痛感和刺激。
- 丁香精油的獨特氣味有助於去除口臭。
- 丁香精油對蛀牙有療效，傳統的做法是每天睡前用棉花棒沾取丁香精油塗在牙痛部位，過幾天齲洞裡的菌就會消失殆盡。
- 總之丁香精油被用於製造包括漱口水，以及包括牙膏在內的很多牙科產品和藥物。
- 丁香的殺菌特點對減輕口腔疼痛、牙痛、牙齦痛和口腔潰瘍有極好的療效。
- 丁香精油的抗氧化物含量比藍莓多30倍，具有非常好的抗真菌、防腐、抗細菌和催情效果。
- 丁香被用於芳香性健胃藥、驅風藥、改善味道的藥等，實際上，歐洲人為了改善口臭，比起漱口水或是糖果，一小小片的丁香含在嘴裡的效果更佳，因此，不論是在看舞臺劇或是欣賞音樂會時，很多人都會這樣做。

注意事項：

- 禁止孕產婦、哺乳期婦女或兒童使用丁香精油。
- 在取得更多的研究報告之前，血友病患者、酒精中毒患者、癌症、肝臟和腎病患者，或服用抗凝血劑的患者應該避免使用丁香精油。
- 會刺激黏膜和皮膚，純精油的刺激性更強，因此使用不得超出建議用量。

2. 薰衣草精油 Lavender

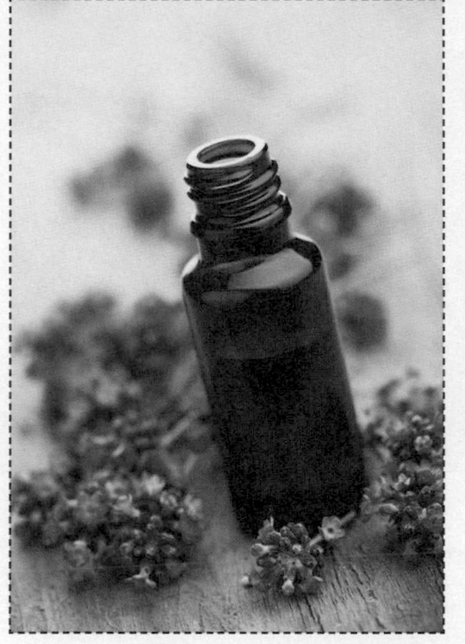

薰衣草精油是全球最受青睞的產品之一，薰衣草具有驚人的藥效和香味，常用於製作藥品，或芳香化妝品、精油、香皂、沐浴露、乳液或裝飾品的芳香材料，具豐富多樣的用途。

薰衣草精油是薰衣草花朵經過蒸餾萃取的無色或黃色油，過去被用作入浴時的香水，故取名自拉丁文中的「Lavo」（洗）。薰衣草產地的海拔越高，其主要成分醋酸沉香醇的含量越多，香氣和效果就越好，因此種植地通常在海拔1000公尺以上。

- 歐洲人將薰衣草當作「噴灑的草藥」，他們認為噴灑在地板上的薰衣草被踩踏時會發出香氣，且這種香味能有效地驅趕蚊蟲，因此廣受人們歡迎。
- 過去薰衣草精油被用於治療肝臟和腎臟功能障礙、偏頭痛、精神壓力大、焦慮、憂鬱症和失眠等神經性問題，並用於減緩腦中風、阿茲海默症等症狀和阻止其惡化。
- 在洗澡水裡添加薰衣草精油，可減輕產後憂鬱和焦慮症，並改善循環障礙促進精神健康。
- 薰衣草油被認為具有鎮靜中樞神經系統，尤其是增強和鎮靜自律神經系統的功效。薰衣草精油具有抗生素、安定劑、鎮靜劑、鎮痙藥、抗高血壓藥、急性偏頭痛和緊張緩解劑、肌肉鬆弛藥物和傷口癒合促進劑等療效，長期被用作抗菌鎮痛劑。
- 薰衣草精油也用於緩解風濕病、扭傷、呼吸道疾病和腹部痙攣等多種不適。
- 因其安神鎮靜作用，常用於按摩和脊骨梳理。常與尤加利、薄荷、廣藿香、迷迭香或茶樹等精油混合，達到調節感官均衡並淨化身體的作用。
- 薰衣草常在食品和飲料製作過程中用作香料。
- 在芳香療法中，也會與荷荷芭油、葡萄子油、橄欖油或杏仁油等基底油稀釋後使用。

注意事項：

- 薰衣草精油應保存在嬰幼兒接觸不到的地方，避免入眼，孕婦或哺乳期婦女最好在使用前諮詢醫生或專家。
- 若使用不當有可能出現皮膚過敏症、視力減退、呼吸困難、腹瀉或腹痛等薰衣草中毒症狀。絕對不能口服，因為有可能出現嘔吐、出疹和咽喉燒痛。

3. 天竺葵精油 Geranium

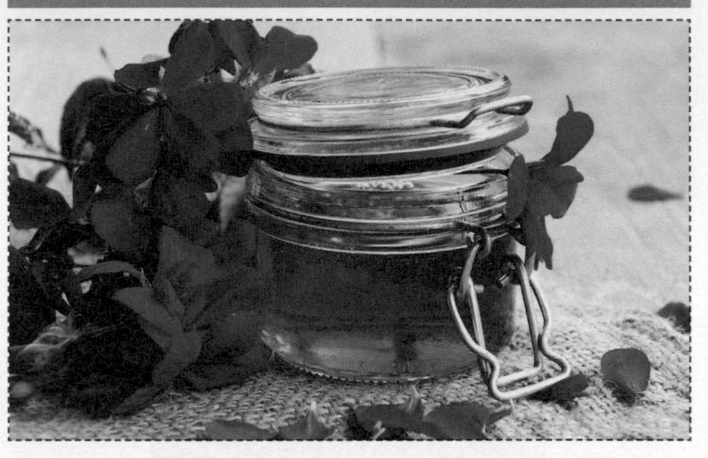

天竺葵屬多年生灌木植物，原產於非洲南部，高30～60公分，常見於居家盆栽。天竺葵花朵漂亮，有「窮人的玫瑰」之稱，味道略似玫瑰，因此常被假冒為玫瑰精油，具有鎮靜和放鬆身心的功效。

- 天竺葵花朵有白色、紫色或粉紅色，具有很高的觀賞價值。
- 天竺葵精油常用於製造香水和改善皮膚問題。精油用開花前的花苞和葉子經蒸餾而得，是芳香療法的主要材料。
- 天竺葵精油具有提高和安定神經的功能，能舒緩情緒，可幫助陷於憂鬱症、焦慮及憤怒泥沼的人。
- 主要成分香茅醇，可使皮膚變得光滑有彈性，並具有較好的抗菌和安神作用。
- 香味具有驅蟲功效。除天竺葵精油以外，薰衣草、丁香和香茅精油也用作防蟲劑。
- 有頭皮屑、掉髮問題的人可與柑橘、迷迭香、玫瑰草（Palmarosa）精油一起使用。
- 做SPA和按摩時常用，可與薄荷、香蜂草、薰衣草精油一起搭配使用。
- 天竺葵精油不能直接擦在肌膚上，應用基底油如荷荷芭油、橄欖油或杏仁油稀釋後使用。
- 吸入的方法是滴一兩滴在手心裡，搓揉雙手後聞吸，或滴幾滴在布料上吸入。
- 若要治療灰指甲和白癬等症狀，可與迷迭香、薰衣草、安息香和柚子等精油搭配使用。

注意事項：

- 天竺葵精油一般沒有毒性和副作用，但有些體質過敏的人使用後可能長斑疹或出現碰傷痕，使用時要小心皮膚炎症的出現。
- 天竺葵精油會影響激素分泌，目前尚不清楚這些激素分泌物是否會進入母乳，因此不建議孕產婦和哺乳期婦女使用。
- 天竺葵精油因效果強烈，因此不能用於嬌嫩的嬰幼兒，要用也只能在短期內使用。

4. 百里香精油 Thyme

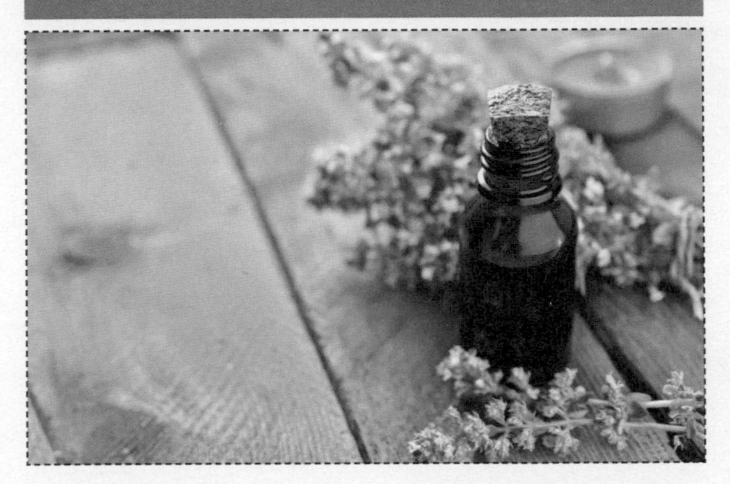

西元前1500年左右，埃及莎草紙醫學文獻裡記載了百里香的治療效果。古埃及人將百里香用在防腐處理和典禮前的沐浴。中世紀歐洲人相信在睡眠中將百里香放在枕頭下，可提高睡眠品質並避免做噩夢。如今百里香已成為全球各地很多廚房的必備佐料。因其擁有極強的抗菌性，也被作為多種化妝品和藥劑的材料。

- 百里香精油是對植物花朵和葉子經蒸氣蒸餾而得。
- 百里香精油裡的滅菌成分有助於治癒皮膚和體內感染。百里香精油具有抗細菌功效，可抑制細菌增殖，從而防止腸道、生殖器和尿道的細菌感染，以及呼吸道細菌和其它有害細菌引起的傷口感染。
- 百里香精油可抑制傷口感染，緩解焦慮情緒，排除毒素，解決失眠問題，且對一般感冒表現出卓越功效。最重要的是不含誘發副作用的化學成分，因此在恢復健康的過程中，不會給身體造成負擔。
- 百里香精油具有消解壓力和焦慮情緒的作用。它可放鬆身體，使肺、靜脈和精神等協調運作，代謝作用變得順暢。長時間的焦慮情緒有可能引起高血壓、失眠、消化障礙以及恐慌症發作，因此保持神經系統穩定安寧具有重要的意義。
- 主成分沉香醇具有安定中樞神經，減輕或化解焦慮情緒的功效。
- 百里香素可緩解風濕，消除疼痛。
- 若要當漱口水使用，可在水中加2滴百里香精油。
- 若要減輕經痛，以相同比例混合基底油和至少2滴百里香精油，塗抹在腹部輕輕按摩10分鐘左右，此時雙腳最好泡在熱水裡。
- 為了緩解疲勞，可在浴缸熱水裡加入2滴百里香精油。

注意事項：

- 百里香精油具有極強的功效，因此不宜用在孕婦及高血壓患者身上。
- 百里香中的苯酚成分，可造成輕度皮膚刺激和較強的黏膜刺激。對薄荷類和羅勒、鼠尾草、迷迭香等精油過敏的人，應該避免使用百里香精油。

5. 檸檬精油 Lemon

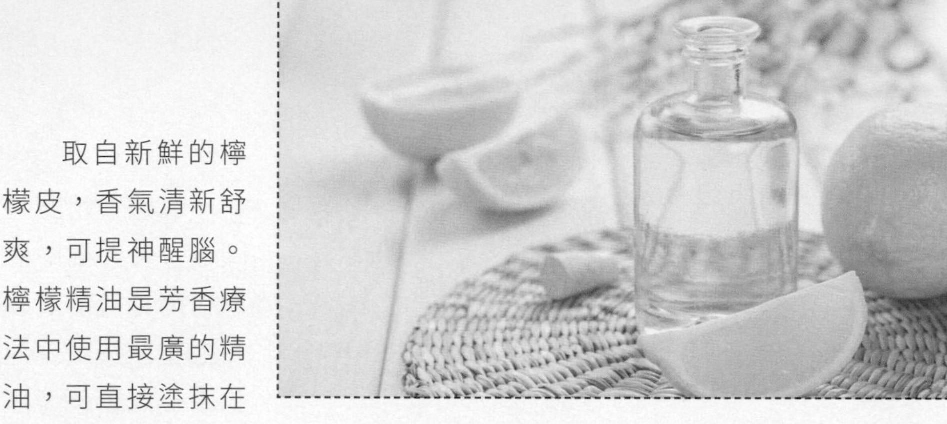

取自新鮮的檸檬皮，香氣清新舒爽，可提神醒腦。檸檬精油是芳香療法中使用最廣的精油，可直接塗抹在皮膚上，可消除瘀血，緩解緊張情緒，並有效地解除疲勞。

- 檸檬最廣為人知的功效是清除身體各部位毒素，被廣泛用於促進淋巴腺的排水功能，增強活力，潔淨肌膚。
- 檸檬樹屬於常青樹，原產地在印度北部，目前廣泛生長在世界不同的熱帶地區，在肥沃的土地和充足的陽光下，能長到4～5公尺高。
- 人們喜歡用檸檬來提味，或在香水、麵包、飲料或果醬製作中使用。
- 檸檬皮具有各種卓越的治療效果，檸檬精油呈黃色，由成熟果實的果皮萃取。
- 檸檬和檸檬精油可減少血管中的膽固醇濃度過高和預防心臟病。
- 將檸檬精油用於皮膚可使肌膚變得白滑柔嫩。
- 具有鎮靜、激勵情緒的作用，對高血壓和貧血有良效。
- 作為化妝水可清除皮膚角質，對乾燥性皮膚炎有特效，同時可激活和增強體內免疫力。
- 對風濕性關節炎和肌肉痛有良效，因此常被體育選手拿來當按摩油使用。
- 對改善感冒、咽喉炎、喉炎和氣管炎等症狀具有療效。
- 對皮膚炎症、傷口、燒傷、青春痘、癤子、濕疹以及全身都有療效。
- 尤其對燒傷的療效非常卓越。對皮膚抗皺功能也非常突出。
- 可利用檸檬和茶樹的混合精油消毒廚房流理台，並清潔易生黴菌的地方等。
- 修理汽車或自行車後，手上沾上機油或其它頑固油漬時不要擔心，只需在用香皂洗手時加上一滴檸檬精油即可洗乾淨。

注意事項：

- 檸檬精油有可能引起皮膚炎或過敏反應，因此過敏性肌膚應慎用。
- 因為具有光敏性，抹在皮膚上的檸檬精油接觸到陽光後有可能引起黑色素沉澱，或嚴重的皮膚反應，應避免陽光的照射，或不要塗在裸露在衣服外的部位。

6. 茶樹精油 Tea Tree

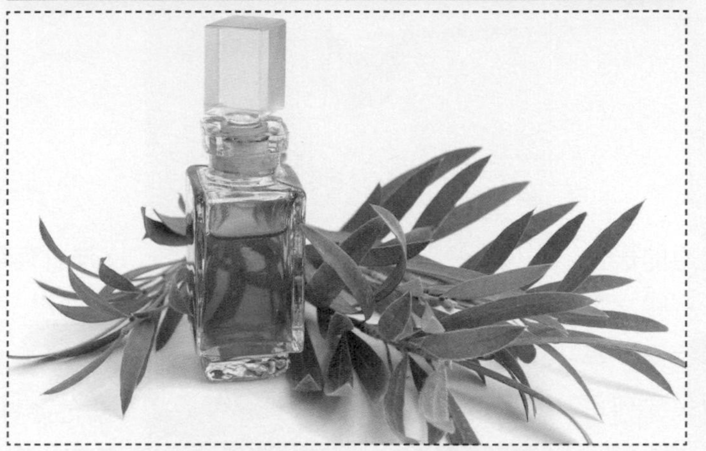

茶樹的學名是Melaleuca Alternifolia，最初發現地是澳洲，故又稱「澳洲茶樹」，當地的土著人很早就開始用其治療頑強的傷口和感染，是極佳的治療劑。

- 發生感冒或咽喉炎症時，用棉花棒沾茶樹精油擦拭喉嚨內外。
- 孕婦們因顧慮胎兒而無法使用藥物時，茶樹精油可在多方面發揮傑出的療效。
- 腳趾周圍的趾甲或雞眼部位因黴菌變成白色或黑色（灰指甲）時，或被蚊蟲叮咬時，都可使用。茶樹精油不僅消毒滅菌效果好，副作用也較少，它能精準治療感染部位，且不傷害正常細胞。
- 蛀牙引起牙痛，或牙齦出現感染時，放置不管會造成失去牙齒的嚴重後果，此時若在刷牙時在牙膏上滴一滴茶樹油或用棉花棒沾取擦拭患處，炎症可輕鬆見好。
- 在口腔內部感染形成的凹塌處，或其它任何口腔炎症部位，塗抹茶樹精油都有極佳效果。牙齦開始微腫或疼痛時，將一滴茶樹精油滴在牙膏上刷牙，您將發現驚人的效果。
- 對肌膚或婦女陰道出現的黴菌進行消毒時，或白帶或婦科炎症引起搔癢時，可在一盆熱水裡滴4～5滴茶樹精油後進行坐浴。在內褲底滴3～4滴茶樹精油也有助於消毒滅菌，進而遏制異味和細菌。
- 茶樹精油的酒精成分比普通消毒藥多4～5倍，因此可直接擦在青春痘、頭皮屑等各種皮膚患處和褥瘡患處。對皮膚薄弱或過敏性肌膚可先小範圍測試後再決定是否使用。
- 對過敏性皮膚炎患者先用泡燕麥粉的液體塗抹患處，再依次塗抹茶樹精油和蘆薈膠。使用前先在手臂內側擦一滴茶樹精油以測試有無不適。
- 可作為空氣淨化劑使用，發揮抗病毒和淨化空氣的作用。噴在室內衣櫃或書櫃等處，可消除渾濁的空氣和氣味，發出乾淨清爽的香味。

注意事項：

- 茶樹精油揮發性較高，用後立即蓋緊瓶蓋，用過的棉花棒絕不能再次伸進瓶子裡。
- 不要用在眼部周圍，若沾到眼睛，立即用清水沖洗。
- 療效極強，不能口服。

7. 洋甘菊精油 Chamomile

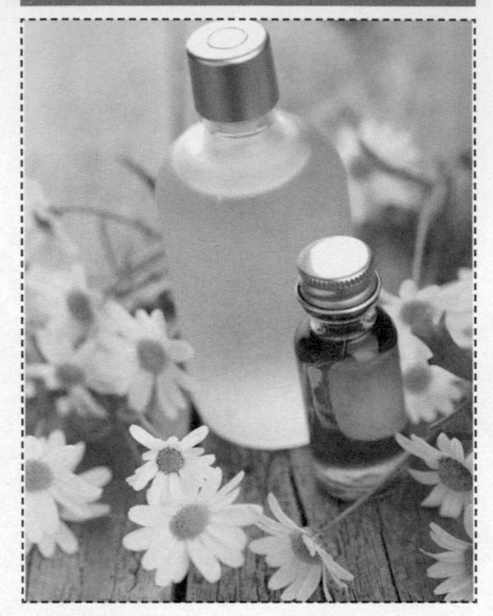

洋甘菊是人類使用的最古老的草本植物之一，相關文獻較齊全，可用於多種疾病，其香味和療效是洋甘菊至今在全球廣受歡迎的主要原因。洋甘菊分為兩大類，一種是德國洋甘菊，另一種是羅馬洋甘菊。歐洲人很久以前就用其舒緩感冒。主要收集開花之前的花蕾為草藥；花和葉發出清爽甜蜜的蘋果香，因此被用於泡茶，或為了緩解壓力用於沐浴和美容中。

- 整個歐洲和早期的美國村莊經常在藥包裡備有洋甘菊，藉其舒緩疼痛、炎症、過敏症和消化不良，其優點是沒有任何副作用。
- 洋甘菊因為性質溫和，全家老少皆可使用。
- 作為天然的鎮靜劑，可起到安神靜腦、放鬆和緩解焦慮的作用；亦可用於天然除臭劑、洗髮水和香水。洋甘菊的香味可直抵大腦，具有激發感官的作用。
- 芳香而漂亮的洋甘菊精油裡含有抗痙攣化合物，具有減輕或治療脹氣、消化不良、腹瀉和嘔吐等消化道疾病的功效。尤其是可以消除脹氣，舒緩腸胃和放鬆肌肉，使食物得以在腸道中順利移動。
- 洋甘菊精油含有的類黃酮具有降血壓、舒緩心臟病的功效。
- 為了促進心臟健康，可在心臟部位塗抹2～4滴精油，或在舌下滴1滴精油後內服。
- 為了舒適的睡眠，可在床鋪周圍放置洋甘菊精油，或在掌心裡滴1～2滴精油後吸入，或直接從瓶子裡吸入。洋甘菊精油因其安神作用而馳名，可顯著提高睡眠品質。
- 除保健用途以外，洋甘菊還是製造香水、洗髮精和化妝品的重要原料。
- 對中樞神經系統有益處，可作為坐骨神經痛、腰、腿和關節等處的按摩油成分之一。
- 緩解更年期症狀，在溫熱的洗澡水裡滴上幾滴，可淨化尿道、腎臟和血液。

注意事項：

- 沒有需要特別注意的地方，但如果對雛菊科植物過敏，有可能引起皮膚炎症，因此使用前需諮詢醫生和過敏症專家。
- 請使用口碑好且值得信賴的公司，製造純度為100%的優質精油。

8. 薄荷精油 Peppermint

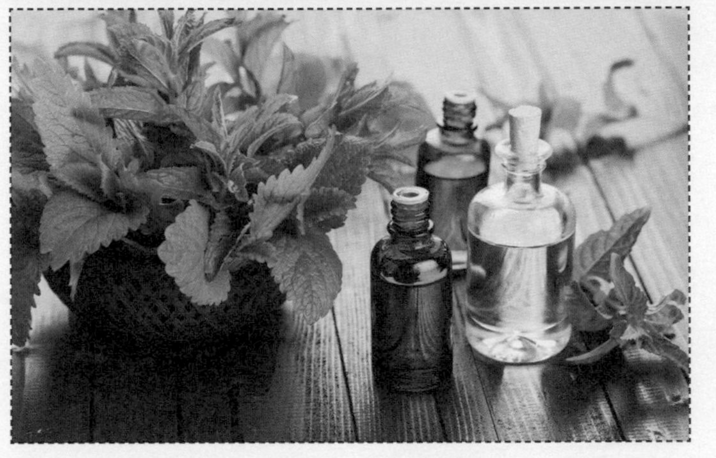

薄荷是歷史最悠久的家用治療劑之一。在西元前一千多年前的埃及金字塔裡發現了使用薄荷的記錄；古代中國、日本和希臘神話都提到了薄荷。薄荷的香味清亮甜潤而刺鼻，這種明淨的氣味不僅具有鎮靜效果，而且可提神醒腦並鬆弛肌肉疼痛。薄荷的根部以外的所有部位都可用來萃取精油。

- 薄荷精油是極佳的天然鎮痛劑和肌肉鬆弛劑，尤其在緩解疼痛、減輕肌肉痛以及清除緊張情緒方面有特殊功效。臨床上薄荷精油因其治療肌肉痙攣的功效，被用於腸胃和結腸治療以消除嘔吐，恢復平靜。
- 薄荷精油是強效殺菌劑，在洗髮水和護髮素裡加入2～3滴薄荷精油後用其洗頭，有助於殺死細菌，清除頭皮屑和蝨子。
- 在熱水裡滴入5～10滴後，用口鼻吸入該蒸汽，可暢通鼻竇堵塞。用布沾取後纏在頭上，可使大腦感覺清爽，消除頭痛，疏通鼻腔和腦部。與薰衣草混合後擦在太陽穴、耳根後側或頭皮，能減輕頭痛。
- 可在沐浴和按摩時作為芳療使用。薄荷精油是塗抹後立即見效的精油，絕對不要擦在臉上。
- 出現噁心和消化不良時，或靜脈曲張或淋巴液聚積形成鼓包時，薄荷精油可促進血液循環和廢物輸送。在浮腫處塗抹也有療效。
- 具有極佳的抗菌效果，在噴霧器的水裡加入3～4滴後噴灑在室內，可消除霉味和其它異味。
- 薄荷精油具有降溫效果，是嬰幼兒發燒時可安心使用的卓越的天然解熱劑。
- 將薄荷精油摻在椰子油裡，塗抹在幼兒的脖頸和腳底，可以代替阿斯匹靈或其它解熱藥物。
- 皮膚被曬黑、患帶狀皰疹、或被蚊蟲叮咬時，可以和茶樹精油一起使用。

注意事項：

- 避免接觸眼睛。皮膚過敏者應先稀釋後沾取少量做過敏測試。
- 具有降溫作用，因此不要全身或大面積塗抹高濃度薄荷精油。
- 孕婦及未滿7歲兒童避免使用。

9. 迷迭香精油 Rosemary

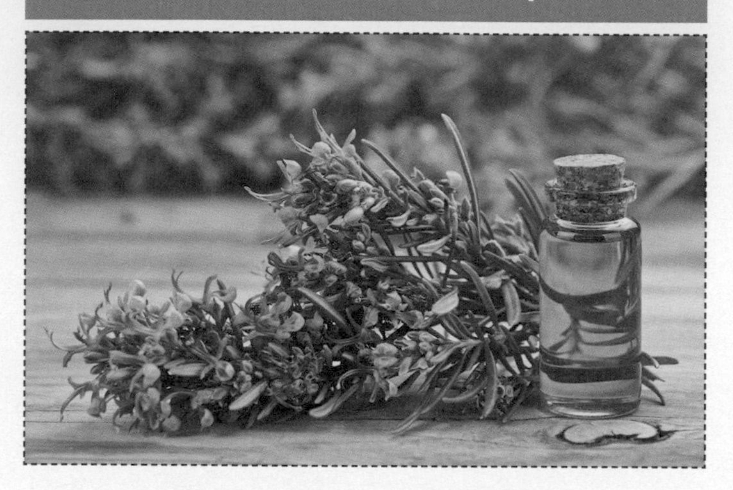

迷迭香屬多年生植物，發源地為亞洲，但非洲、突尼西亞和南斯拉夫等地也有栽培。通常長到1公尺高，新品種能長到2公尺。可用於裝飾，淡藍色花朵很招蜜蜂喜歡。精油取自花和葉，收獲率為1～2%。香味如松林裡的常青樹一樣乾淨清爽。

迷迭香也是地球上功效最強的草本植物和精油之一，古代的希臘、羅馬、埃及和希伯來人將其用於製作食品、調味料和藥物。迷迭香被人當做神聖的草本植物，這從它的英文Rosemary源於耶穌的母親瑪利亞，也可略見一二。

- 最近的研究顯示迷迭香具有增加神經增長因數，恢復神經組織和大腦功能的功效。
- 有益於加強記憶力和精神，人們很早以前就知道迷迭香具有強化精神和神經功能的效果。精神疲憊無力時使用迷迭香，有助於恢復活力。
- 迷迭香精油對頭髮和頭皮有良效，可暢通頭髮毛孔，預防掉髮，因此常用於毛髮周邊產品。
- 迷迭香對感冒、咳嗽和流感有療效，可用於風濕、圓形禿、頭皮屑、皮膚清潔和收斂劑，同時有消腫功效。
- 迷迭香像鼠尾草一樣也含有豐富的抗氧化物。在放射線檢查前後飲用迷迭香茶，可減少自由基損傷，顯著降低皮膚癌、乳癌和結腸癌發病率。

注意事項：

- 缺鐵性貧血患者不宜內服。
- 若使用不當，可能引起神經痙攣或抽筋，因此癲癇病、高血壓和高燒患者不要超過建議用量。
- 長期月經血量過多的婦女禁止使用。
- 孕婦或計劃懷孕的婦女用後有可能引起流產。

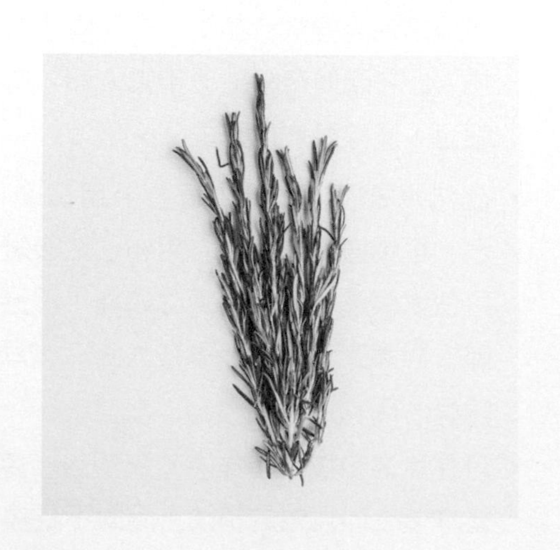

10. 尤加利精油 Eucalyptus

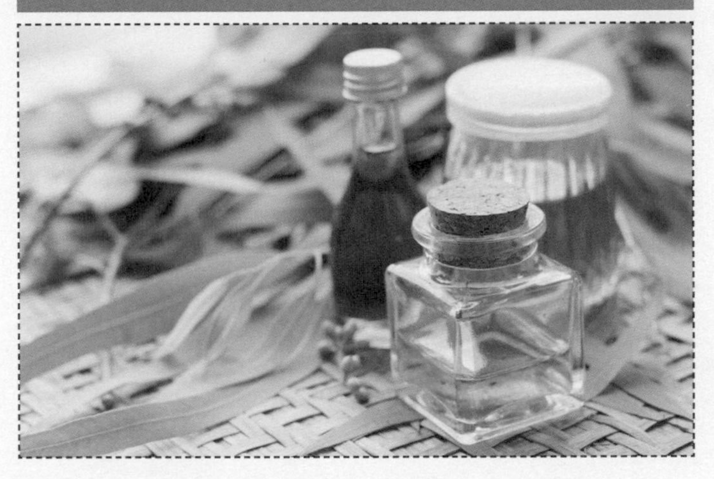

尤加利樹的種類多達600餘種，棲息地從沙漠到濕地範圍極廣，有些被當做木材，但因其葉子含有豐富的揮發性芳香油醇，所以主要還是用於提取精油。尤加利樹也被叫做「澳洲橡膠樹」或「桉樹」，能長到100公尺高，因其具有抗病毒特點，對氣管有特別療效，可緩解發炎，改善黏膜狀態。

- 對流行性感冒、咽喉感染、咳嗽、黏膜炎、鼻竇炎、氣喘和肺結核等有較好的療效，精油可以用水稀釋幾滴使用。
- 主成分是桉油醇，用於製作香皂、香甜酒香料、藥物、防腐劑、祛痰劑、防蟲劑、口腔產品、止咳藥和消毒劑。
- 用一杯清水稀釋1～2滴尤加利精油後，每天早晨用其漱口，可消除口臭，保持口氣清新，並預防牙齒炎症。
- 可以在開水裡滴幾滴後吸入蒸汽，咳嗽時塗抹在前胸或脖頸處。
- 被蚊蟲叮咬時，用作消毒劑，對消滅室內細菌也有幫助。
- 有肌肉痛、風濕痛或神經痛時在患處塗抹調合按摩油。塗在皮膚上時，使用10%的精油稀釋液可避免出現皮膚過敏或副作用。
- 茶樹、檸檬、天竺葵和尤加利精油對感冒有良效。
- 有助於祛痰，化解黏液。氣喘、氣管炎、肺炎和肺結核患者，可和薄荷油混合後塗在前胸和脖頸處，後脖頸處也少量擦點。
- 喉嚨痛時，用半杯水加一滴尤加利精油漱口後吐掉，不能內服，只宜外用。
- 洗澡水裡加7～10滴尤加利精油，可以提神醒腦，減輕感冒和流感等症狀。
- 吸入尤加利精油蒸汽，不僅對感冒和咳嗽，還對牙齒炎症有治療效果。
- 滴一滴在牙刷上用其刷牙有良效。尤加利精油被用於製造香皂、軟膏及外用藥。
- 具有消炎滅菌和防腐效果，改善感冒和花粉過敏引起的鼻塞，使大腦變得清晰。

注意事項：

- 患有高血壓、癲癇、皮膚過敏的人慎用。
- 建議稀釋成低濃度後短期少量使用。用後擰緊蓋子以防揮發。絕對不能超過建議用量。
- 尤加利精油屬於強效精油，必須稀釋或與基底油調和使用，純精油喝5～6cc即能致死，因此要存放在幼兒接觸不到的地方。

11. 月見草精油 Evening Primrose

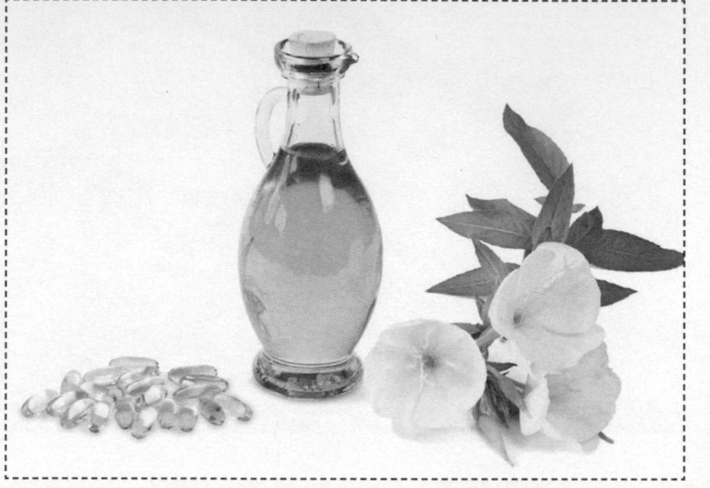

月見草的原產地是北美洲，開出小型黃色的花，由種子萃取的精油略呈淡綠色，富含γ-亞麻酸（Gamma Linolenie Acid），對健康、激素、皮膚、毛髮和骨骼等都有良效。月見草精油常裝在膠囊裡出售，因此既可口服也可外敷。

- γ-亞麻酸通常在植物性油脂裡可見，是大腦發育和大腦行使正常功能所不可缺少的精油，也是具有抗炎作用的主要脂肪酸。
- 女性經期出現的乳房脹大、粉刺、憂鬱、過敏及頭痛等症狀皆可藉助月見草精油減輕。
- 月見草精油藉由增強宮頸黏液和代謝功能，幫助解決難孕。從經期第一天起至排卵為止吃飯時同時攝取1,500mg即可。在孕期最後幾週服用，並在宮頸塗上月見草精油有良效。過去幾百年來助產士們一直在用月見草精油促進多產、懷孕和分娩。
- 月見草精油裡含有的Omega-6脂肪酸，是生產和合成前列腺素E過程中所不可或缺的成分。前列腺素不是激素，但在身體各個部位影響著很多細胞，具有調節激素，控制細胞合理增殖的作用。如果沒有充分的前列腺素，會提高血栓、炎症、高血壓、消化道炎症、免疫功能低下、不孕、細胞增殖、癌症及體重增加等問題。
- 月見草精油有助於胎兒的大腦發育，對注意力不集中和過動的兒童有益處。
- 必需脂肪酸對準備懷孕的婦女控制體重和提高受孕有幫助。
- 精油以呈淡綠色的天然產品為上品，呈黃色的是加工品。

注意事項：

- γ-亞麻酸具有抑制免疫功能的作用，因此動手術前禁用。
- 孕婦會提前誘發鎮痛，因此要依據婦產科醫生的判斷服用。
- 服用癲癇和精神分裂症處方藥的患者不得服用；血友病患者、服用華法林等稀釋血液處方藥的患者和愛滋病患者慎用。
- 月見草精油保存期限短，建議冷藏保存。不要購買那些因快過期而降價促銷的產品。

12. 冬青精油 Wintergreen

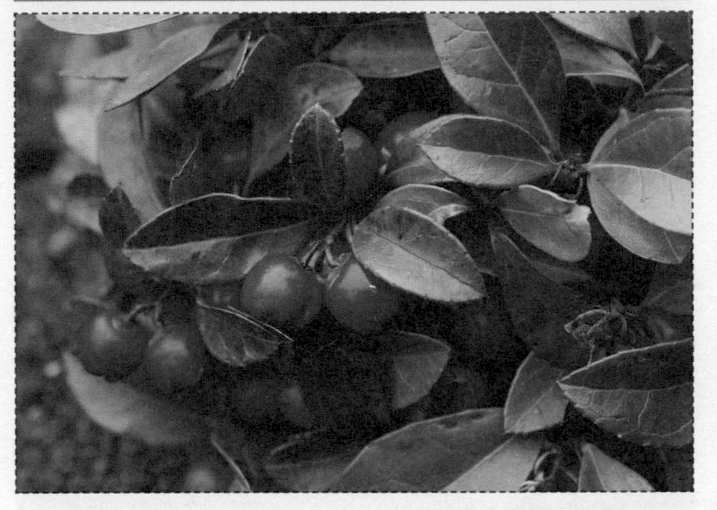

冬青精油的香味清爽刺激，成分中的98%以上為水楊酸甲酯。水楊酸甲酯是非常強烈的物質，使用時需要特別注意。冬青精油的原產地為中國喜馬拉雅山地區，不含有害物質甲醇和有害環境的甲醛，是天然芳香精油，具有多種功效。

- 抗炎鎮痛作用突出，是曼秀雷敦或鎮痛膏藥等消炎鎮痛劑的主要原料。
- 尤其能加強華法林抗阻凝血劑的作用，因此服用華法林的患者慎用。
- 在患處擦拭冬青精油容易被皮膚吸收，水楊酸會誘發神經麻痺和麻醉效果。冬青精油對關節炎、跌打損傷、肩膀痠和風濕有較好的療效，用軟膏和精油混合後進行按摩可促進血液循環，消除火辣疼痛感。
- 冬青精油裡的止痛成分具有去痛和放鬆功效，對消除疼痛和失眠有極好的效果。將冬青精油薄薄地塗在感到疼痛的肌肉或不適部位。洗澡時滴5～10滴，足浴時滴2～3滴。
- 出現肌肉痛、痙攣、瘀血、肌肉炎症、循環不良、受寒、運動過度、運動不足、穿過緊服裝時擦拭，或在肌肉傷口和不適部位塗抹有良效。
- 冬青精油的功效非常強烈，因此要稀釋或調和按摩油，不要使用高濃度精油，且用量需在1小時以內使用完畢。
- 作為芳香劑使用時，在500cc淨化水或酒精裡加入7～8滴精油。
- 用於加濕器或水氧機時，在水裡加入3～5滴精油。

注意事項：

- 禁止口服、飲用或加入食品內。
- 存放在嬰幼兒接觸不到的地方。
- 孕期或哺乳期禁用。
- 避免入眼，如果進入眼睛，立即用大量清水沖洗後找專業醫生診治。
- 存放在陰涼處，避免接觸直射光線。

13. 茉莉精油 Jasmine

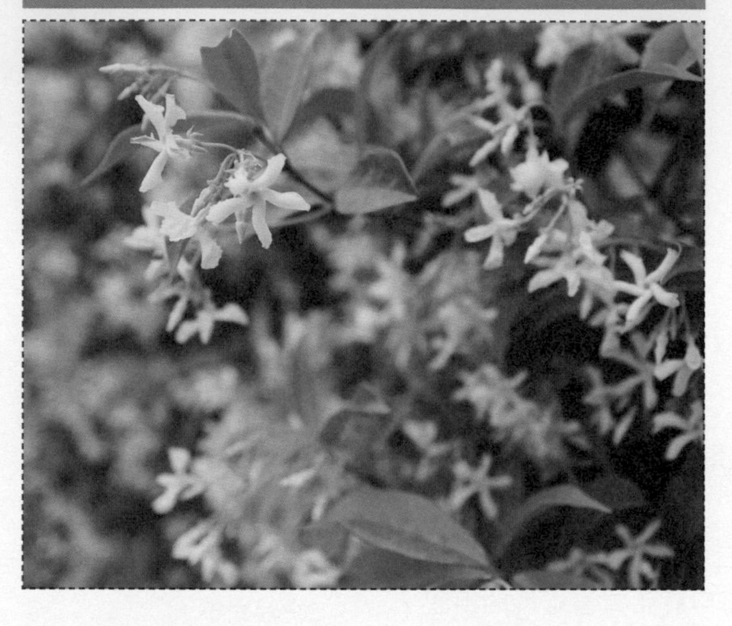

茉莉樹在太陽下山後開花，隨著時間推移香氣會越來越甘美、舒適和浪漫，因此茉莉花常被用來表達愛情和浪漫。精油由花蕾製成，且須在半夜採收、萃取，有「精油之王」稱號。

- 自古以來，茉莉花精油被指有助於人體排毒，減輕呼吸道和肝臟疾病，並緩解分娩疼痛以及促進康復。
- 茉莉花精油中有一種成分可促進哺乳期婦女泌乳，防止罹患乳癌或乳房腫瘤，並減少分娩過程中的痛苦，使分娩變得順利。
- 它還有化痰止咳，減輕鼻炎和呼吸困難的功效。鼾聲大的人入睡前吸入茉莉花精油，打鼾現象會明顯好轉。
- 茉莉花精油具有祛痰、鎮靜、安神功效，可逐漸改善失眠症狀，使人變得親切和善積極有耐心。
- 茉莉花香促使身體分泌包括血清素在內的特定激素，從而提高幸福感和愉悅感。
- 具有抗菌、抗病毒功效，可提高體內抗生能力。茉莉花精油含有強效鎮靜成分，有助於緩解精神問題。當人因焦慮和壓力感到憂鬱消沉時，茉莉花精油對神經系統產生影響，甚至促進血清素等特定激素的分泌，以抗憂鬱。
- 改善婦女的性方面問題，減少肌肉痙攣和分娩之痛，減輕月經不順和經痛。
- 預防前列腺肥大，有助於改善尿道疾病，增加男性精子數。
- 對包括敏感性肌膚在內的所有皮膚類型有效，因此常用於皮膚保養產品，可提高皮膚彈性，改善乾燥發熱的皮膚症狀。

注意事項：

- 孕婦禁用。
- 駕駛中或需要集中注意力時不宜使用。
- 不要同時服用安眠藥或抗焦慮藥物，可能會發生中毒、眩暈、肌肉弱化等副作用。

14. 絲柏精油 Cypress

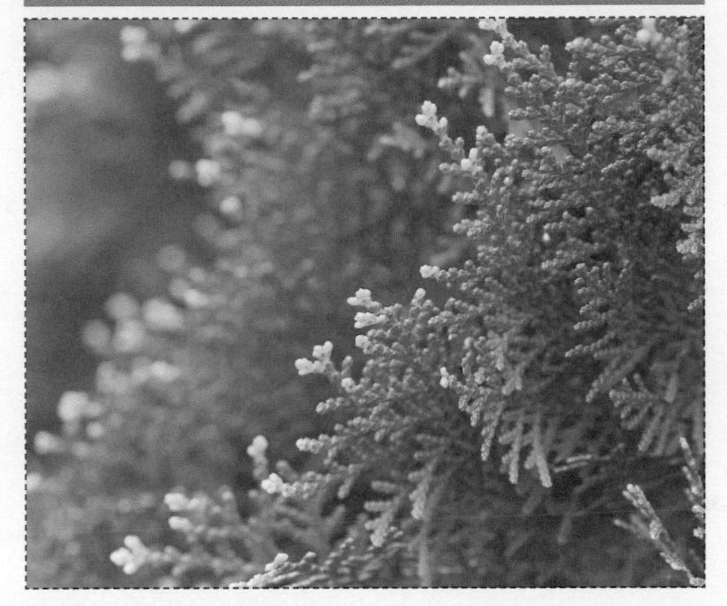

萃取部位是果實或小樹枝，香氣類似松樹，清爽舒暢，常用於製造香皂或化妝品。從絲柏樹葉提取的精油具有去除異味，抑制黴菌或細菌滋生，預防蟎蟲，治療內外傷口並預防感染的功效。絲柏精油黏度比其它精油高，因此不易從瓶中流出。不管是哪一種激素分泌過多，都可使其恢復正常水準，具有鎮靜作用，對止血和抑制發汗有良效。

- 因絲柏精油具有殺菌的功效，被用於製造香皂和化妝品；還被用於治療傷口、粉刺、膿包和青春痘。
- 有助於緩解黏液和淋巴液引起的問題，減輕瘀血或水腫、流鼻血、月經過多和尿失禁等症狀，對改善靜脈瘤和痔瘡也有效。
- 具有分解脂肪團的作用，因此常用於減肥。
- 下肢沉重、疲瘦時塗抹，可增強循環系統功能，有效緩解症狀。
- 對降溫解熱，緩解經前緊張，以及其它與月經有關的不適有較好療效。
- 使衰竭的卵巢功能恢復正常，並改善經痛。
- 化解過敏性鼻炎、流行性感冒、氣管炎、百日咳或氣喘等引起的咳嗽。
- 抑制水分過度流失，有助於延緩皮膚衰老。
- 對易出汗的油性皮膚、長有粉刺或需要補水的皮膚有益。
- 主要成分是單萜烯、檜萜、苧烯、桉葉油醇（Eudesmol）和萜品烯等。

注意事項：

- 使用高濃度純精油會刺激皮膚，具有敏感肌膚的人要注意。因為可使月經週期恢復規律，孕婦避免使用。
- 混合使用取自柑橘類花的精油、玫瑰木和馬鬱蘭精油等，可發揮鎮靜作用並調節自律神經。但混合時不要添加過多絲柏精油，因為強烈的香味有可能引起咳嗽。

15. 依蘭依蘭精油 Ylang Ylang

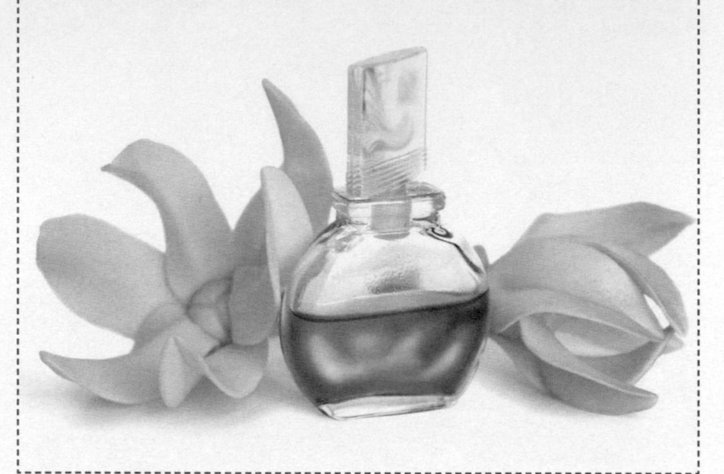

依蘭依蘭是名牌香水香奈兒5號的原料之一，其地位在香水界舉重若輕，有「花中之花」之稱，由熱帶依蘭樹的黃色花葉提取精油。依蘭花被稱作愛情使者，人們在婚禮等喜慶之日用依蘭花裝扮頭飾或服飾，並在洞房之夜用其布置婚床，依蘭花確實能有效地營造出愛情的氛圍。

- 依蘭依蘭精油的多種成分中催情成分最強烈，因此適用於新婚燕爾的夫妻或戀人之間，也常用於具有性問題的患者身上。通常在缺乏自信、自尊、被愛，或對夥伴懷有焦慮和不滿時使用。
- 緊張、無性生活、性冷感、焦慮不安、精神疲勞或壓力大時使用。
- 具有安神靜腦，平撫心律過快，使心神寧靜的功效。
- 可抑制和緩解會產生挫折感的憤怒、焦慮和恐懼等情緒，使人脫離失敗感和恐懼感。
- 出現經痛時塗抹在腹部並使身體保持溫暖，可減輕疼痛，恢復激素均衡。
- 沉香醇具有恢復血壓、保持平靜和抗焦慮等功效，乙酸苄酯具有激發興奮的作用。
- 可緩解肌肉痛，消除體臭。薰香沐浴、按摩、保養毛髮和頭皮以及製造香水時少量使用。
- 抗憂鬱、抗焦慮、抗痙攣、抗炎、抗菌，降低血壓，促進血液循環。
- 第一次萃取物叫特優級（Extra Superior），其後依次叫特級（Extra 40%）、初榨、二榨和三榨等。等級越高，酯類含量越多，從而香味越甜，鎮靜效果越強。
- 因其香味具有羅曼蒂克和激發活力的功效，可在臥室噴灑依蘭精油。因其具有鎮靜作用，可使家裡變得舒適安寧。可在沐浴中、護膚品或其它美容化妝品裡添加適量依蘭依蘭精油。
- 依蘭依蘭精油具有提高男性與女性性慾的效果，因此也被用於男性勃起障礙的療程上。可噴灑於房間內、滴入身體乳液內、塗抹少量於床罩或是襯衫領子上，還可以先滴幾滴在乾淨的棉花棒上後擦拭於手腕、脖子與胸部。

注意事項：

- 因為氣味強烈，只宜少量使用，過量使用會誘發頭痛和嘔吐，因此需注意用量。

16. 馬鬱蘭精油 Majoram

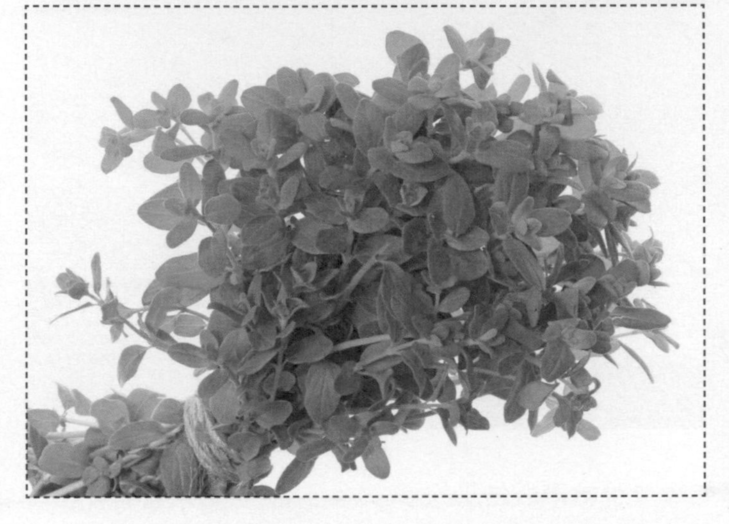

馬鬱蘭是非常特殊的草本植物，不僅用於製造藥品，而且過去幾世紀在全世界的廚房中也受到熱捧。萃取精油的部位是葉子。馬鬱蘭是一年生草本植物，葉子呈可愛的圓形，莖高30公分左右。香氣優雅溫暖但有些強烈，能溫和地滲入體內，使情緒平穩安寧，尤其能使身體變暖。

- 馬鬱蘭具有恢復激素均衡，調節月經週期的功效，自古以來就被當做催乳劑。它有助於每月維持婦女的激素均衡，可用於卵巢症候群、不孕、停經和激素失調。
- 亦可用於消化不良、腹痛、肚子虛脹和便祕等症狀。
- 用於月經不順、經痛、更年期症狀、高血壓、生殖器過敏和白帶症，而且因為具有暖身功效，對改善子宮寒冷有良效。
- 含有豐富的松油醇（Terpineol），起到鎮痛抗炎作用，亦用於恢復月經週期並減少性慾。對水腫、頭痛、胃痛和暈車等有療效。
- 馬鬱蘭精油具有殺菌特性，有助於緩解食物中毒、腸道傷寒、瘧疾、產痛，並能保護皮膚、消化系統、尿道及其它排泄系統免受細菌感染。將精油滴在掌心裡吸入，具有延緩阿茲海默症和失智等症狀的獨特功效。
- 馬鬱蘭精油藉由增加排尿次數和排尿量，從體內排出毒素、鈉、尿酸、膽汁鹽及其它有毒成分。多排尿還可降低血壓、淨化腎臟、減少脂肪。馬鬱蘭精油幫助低血壓患者減少心臟病發作、腦中風和腦溢血等隱患。

注意事項：

- 駕駛過程中或需要集中注意力時禁用。長期使用可引起瞌睡。
- 孕婦不要在懷孕早期使用，中期或後期可用，但要依據身體情況酌情使用。
- 將馬鬱蘭精油長期用於治療上並不安全，有證據顯示長期使用馬鬱蘭精油可誘發癌症。
- 將新鮮的馬鬱蘭塗在皮膚或眼睛上可形成刺激，因此不建議直接用在肌膚上。

17. 乳香精油 Frankincense

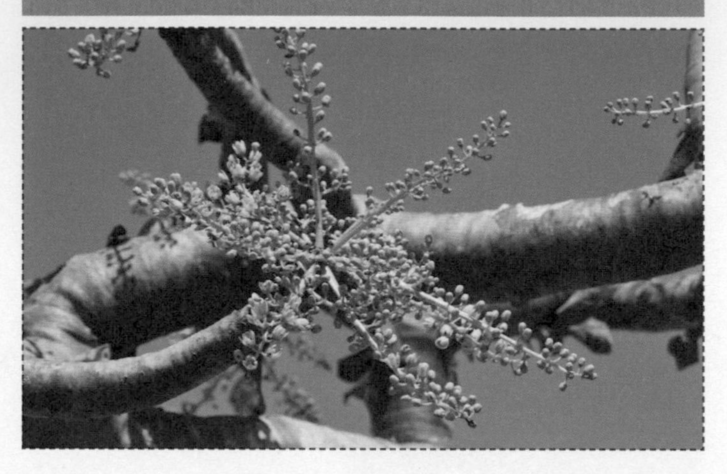

乳香英文Frankincense一詞來自Fran-cencens，意即「悠久的法國之香」。在索馬利亞等乾燥沙漠地帶所生長的灌木枝上，滲出的淚滴狀樹液因為呈牛奶光澤，被人稱作乳香。它也是《聖經》裡東方博士獻給耶穌的三樣禮物之一。

- 這種神祕精油可幫助人們克服挫敗感、焦慮和心緒不寧，可以在安神靜心的同時增強免疫力。
- 乳香可透過大腦血管門喚醒暈倒的人，它具有刺激大腦功能來治療失智、阿茲海默症和語言障礙等大腦問題的神祕功效。
- 乳香的香味純淨透亮，擁有多種功效，諸如減輕焦慮和憂鬱症，緩解慢性壓力、疼痛和炎症，提高免疫力，甚至對抗癌症。乳香是芳香療法中必用的精油之一，如果未標注「100%純精油」，極有可能是與其它精油的混合油。
- 與薰衣草或薄荷精油混合後在掌心裡滴上一兩滴，揉搓雙手後湊近鼻子深呼吸，然後擦在後脖頸上，有助於緩解緊張和精神壓力。
- 感冒或流感引起的呼吸道感染、肺部痰症、鼻腔炎和氣喘，可在布料上噴灑幾滴後吸入。與絲柏精油混合使用效果更佳。
- 出現牙齦炎、口臭、蛀牙或口腔感染時，用小蘇打和乳香精油混合製成牙膏使用。
- 乳香能使肌膚變得柔滑有潤澤。用基底油混合6滴左右乳香後塗在患處，有助於治療痘疤、防止皺紋、減輕眼袋老化、促進傷口癒合並減少疤痕。它可促進皮膚再生和恢復，對乾燥、老化、龜裂或受損肌膚有幫助。
- 為緩解由關節炎、消化道疾病和氣喘等引起的關節痛或肌肉痛，以及改善體內循環，可用乳香精油按摩疼痛部位，或用水氧機使其在屋內空氣裡擴散。
- 乳香精油功效顯著，而且沒有副作用，不會誘發瞌睡。
- 可對抗乳癌等特定癌症，減輕化療副作用，並減少停經前婦女罹患腫瘤或囊腫增加的危險。

注意事項：

- 懷孕早期慎用，須遵守基本用量。

18. 沒藥精油 Myrrh

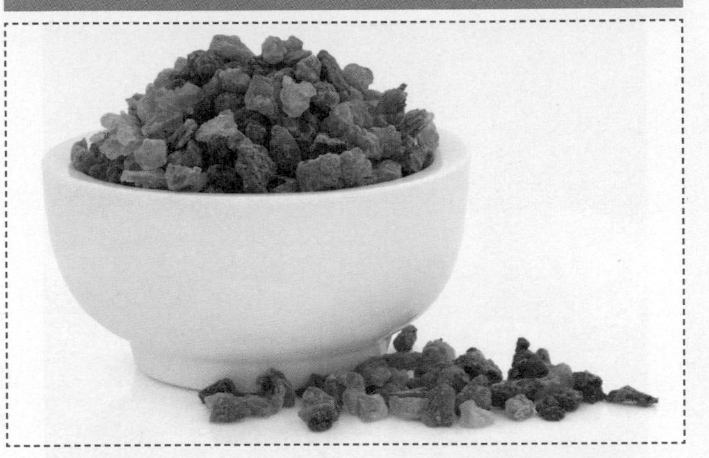

耶穌誕生時東方博士們帶來的禮物中就包括沒藥。這是一種帶刺的灌木，其樹皮會滲出紅褐色漿液，味道苦辣相伴，類似藥味。新約《聖經》裡耶穌被釘十字架之前拿給耶穌的葡萄酒裡就摻有沒藥。

- 沒藥精油是強效抗生素和鎮痛劑，和北美黃蓮用相同比例混合時藥性更強。
- 內服時可改善氣喘、口臭、瘤、慢性黏膜炎、大腸炎、咳嗽、出血性牙齦、帶狀皰疹、消化不良、感染、白血病、口腔炎症、皮膚病、鵝口瘡和潰瘍等症。
- 外用時可用於傷口、出血的牙齦、口腔炎症和皮膚病。
- 亦可改善腸道腐敗，阻止血液中的毒素被吸收。
- 沒藥精油是對傷口和皮膚病有極佳療效的清洗劑。磨成粉末也可解決大部分皮膚病和膿腫問題。
- 具有鎮痛和抗炎功效，有助於預防和治療感染，促進傷口癒合。傷口化膿或無法及時癒合時使用沒藥，可緩解搔癢和皮膚炎症，並促進癒合。對乾燥龜裂的肌膚有良效。
- 具有安神平衡作用，可鼓勵低落的情緒，或抑制過度興奮的情緒。
- 吸入或與尤加利精油和茶樹精油混合後，擦在胸前，可像消毒劑一樣對感冒、氣管和肺部疾病發揮卓效的功效。
- 洗頭時使用可改善髮質，擦在脖頸上按摩可激活甲狀腺，使異常功能恢復正常。
- 有報告指出與依蘭依蘭精油混合使用，可改善性慾減退、陽痿和恐慌症。
- 與薄荷、檸檬、尤加利精油混合後滴一兩滴在牙刷上，用其刷牙，對口腔炎和牙齦炎有極好的療效。
- 便祕時，與尤加利或薄荷、洋甘菊和檸檬精油等混合，薄薄地塗抹在腹部，並按順時針方向按摩可助排便。
- 有感冒、氣管炎和氣喘等症狀時，與尤加利精油和茶樹精油混合使用。

注意事項：

- 孕婦慎用。香味濃烈，只用一兩滴即可。
- 沒藥精油的另一種潛在的副作用是有可能引起心律不整和降低血壓，因此需要動手術的患者至少應在術前兩週停止使用沒藥。
- 正在服用糖尿病藥物或接受糖尿病治療的人也不建議使用。

19. 佛手柑精油 Bergamot

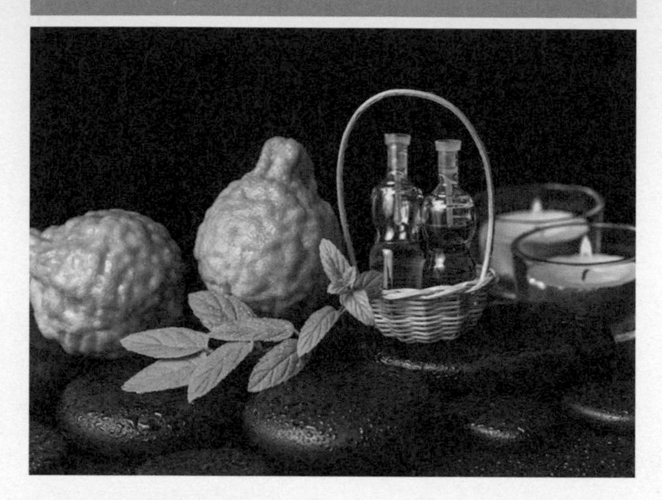

佛手柑是柑橘類中果實較小的一種。精油香味非常清新，具有與檸檬相似的果香。因為苦味較多，不宜食用，但果皮被用作茶香料，也可入藥。精油由果皮獲取，香味隨收穫季節有所不同。

- 具有安神作用，可平復緊張、焦慮、猶豫和低落的情緒。藉助皮膚按摩法舒緩不穩定的心情，消除焦慮，對粉刺和濕疹也有良效。
- 作為非常理想的空氣芳香劑，對改善輕度憂鬱和疲乏受傷的心情也有效。
- 可與乳香、天竺葵、薰衣草、橙花精油等搭配使用有良效。
- 對泌尿系統疾病有極佳的殺菌效果，可改善膀胱炎和痔瘡搔癢症，是很好的下身洗滌治療劑。
- 用於強心、健腸、祛痰、健胃。
- 加強消化系統功能，改善消化不良、腹瀉、便祕和食慾不振等症狀。可促進腸道蠕動增強食慾，改善便祕，解決神經性腸胃障礙。
- 和薰衣草、薄荷、迷迭香、絲柏精油等混合，可有效去除狐臭。和茶樹、尤加利、薄荷精油混合使用對帶狀皰疹有改善效果。
- 在浴缸水裡滴6～8滴，有助於放鬆緊張情緒，煥發精神。
- 憂鬱症患者會出現疲乏、悲傷、低性慾、食慾不振、消沉和對日常活動喪失興趣等多種症狀，而普通抗憂鬱藥可能引起自殺衝動的傾向、體重增加和性格變化等嚴重的副作用。好消息是佛手柑精油對憂鬱症有特效，它可改善血液循環，產生快樂、好的情緒和新的活力。
- 用手搓2～3滴佛手柑精油，湊近口鼻深吸。慢慢吸入，同時在腳部和腸胃部位塗抹精油。肌膚敏感者不要使用高濃度精油。

注意事項：

- 不要和高血壓藥、安眠藥等一起服用。
- 塗在皮膚3個小時內要避免陽光直曬。
- 另一種由檸檬與柳丁混種後形成的香檸檬，和常見的香蜂草之英文名Bergamot，與佛手柑的英文均同名，常被誤用，但其精油效果不同。

20. 羅勒精油 Basil

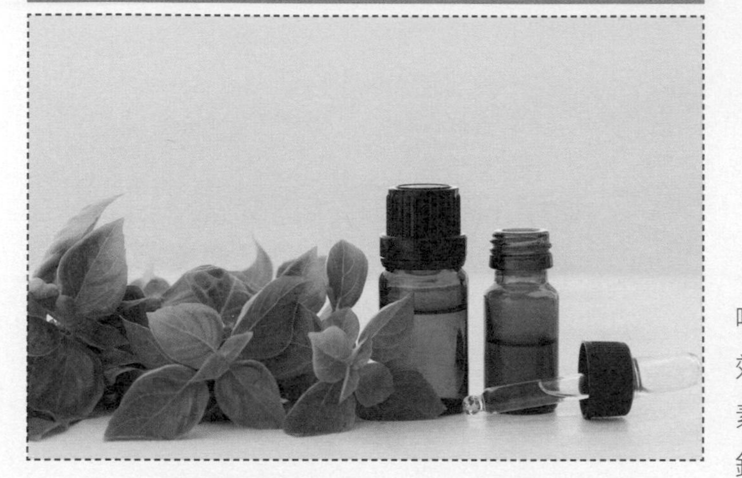

羅勒是低矮的一年生草本植物，屬紫蘇科，其葉子可用於烹調，台灣稱為「九層塔」的植物，也是羅勒的一種，但味道較為強烈。使用花、葉提取精油。精油清澈透明，但有些略呈黃色或綠色，味似茴香，具有新鮮甘甜的辣味。

- 緩解咳嗽或鼻塞。用蒸汽吸入法吸入可減輕疲勞，促人沉睡。與迷迭香或佛手柑精油一起使用會提升效果。早起加幾滴檸檬或迷迭香精油後一起吸入，有助於開啟清爽的一天。
- 用薰衣草、薄荷和尤加利精油改善不了頭痛時，可用羅勒精油改善。亦可改善經痛和月經不順，對肌肉或關節問題亦有幫助。
- 洗浴法：透過皮膚按摩可明顯改善焦慮症，與迷迭香或佛手柑精油一起用於按摩，可減少焦慮。
- 藉助水氧機或加濕器，讓香味擴散在空氣中可改變和提升情緒，改善神經衰弱和憂鬱症。
- 除此之外，羅勒精油還具有治療噁心、暈車、腹瀉、消化不良、便祕、咳嗽、呼吸道疾病、特定皮膚病、疼痛，以及糖尿病、胃痙攣、氣喘、肌肉和關節等功效。羅勒精油是維生素A、鎂、鉀、鐵和鈣的優質供應源。

注意事項：

- 使用過量可引起麻痺。孕婦、哺乳期婦女、敏感肌膚者不宜使用。
- 使用新鮮羅勒葉製作的羅勒精油好處更多，對於心臟血管、肌肉、情緒、免疫相關疾病等有很多的幫助，是完美的天然藥劑，羅勒精油所含有的25個活性成分中，含量最高的是甲基丁香酚39.3%與甲基胡椒酚38.3%。

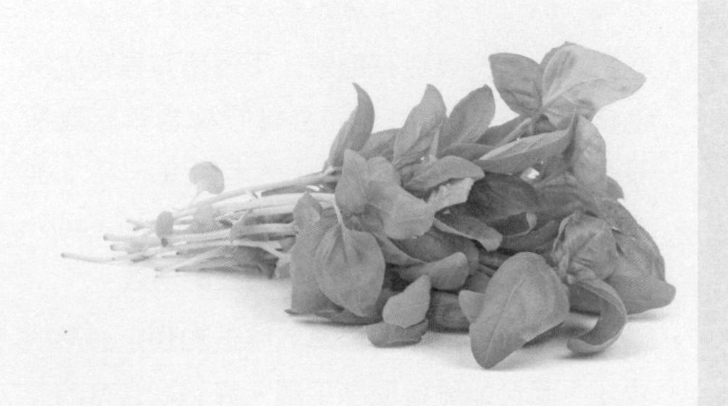

21. 蜂膠 Propolis

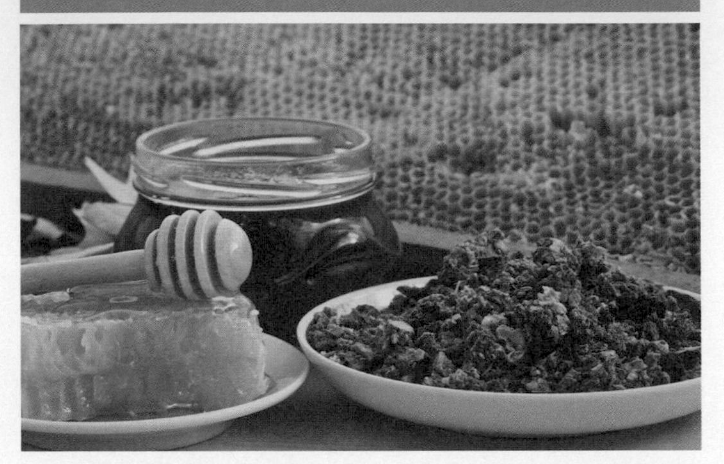

蜂膠含有超過300種活性化合物，可透過多種途徑對抗癌症。蜂膠的詞源為希臘語Pro（防禦之意）+Polis（城市或蜂群之意），即表示它是蜂群的防禦物質。

- 原本用途極廣的蜂膠，在諸如青黴素等多種新西藥源源不斷湧出之際，暫時退到了一隅，但隨著人造新藥的副作用層出不窮時，這種沒有副作用的天然抗生劑又重新得到人們的重視。
- 神奇的天然抗生素——蜜蜂們從多種樹木採取蜂膠，回到蜂巢用唾液和花粉相拌後塗抹在蜂巢入口處和外壁，藉此使蜂巢內部始終保持無菌狀態。
- 含有20～30多種類黃酮，具有多種療效，對各種口腔疾病、炎症、腫瘤起到抗菌、抗病毒、抗癌、抗炎作用。比青黴素效果更好。
- 蜂膠之所以對癌症有療效，不僅是其具有抗氧化作用和免疫作用，而且蜂膠裡含有能直接殺死癌細胞的物質。癌症患者可在一杯水裡加5~7滴蜂膠後飲下，如果腫塊在外面，可外敷。對各種炎症和腫瘤治療有極的功效。
- 濃縮的蜂膠萃取物不僅具有降低和穩定血壓的功效，而且能維持血糖平穩。蜂膠裡含有的黃烷酮醇會加強毛細血管，透過血液流動抑制高血脂症。
- 取半杯左右水、豆奶、果汁，加入適量蜂膠原液後飲用。以保健為目的，一次加5～10滴；以治病為目的，一次加15～20滴，每天空腹喝2～3次即可。
- 蜂膠可抑制那誘發胃潰瘍的幽門螺旋桿菌增殖。
- 有口腔疾病（口腔潰瘍、舌乳突炎、齒痛、牙齦炎症）時，在患處直接擦拭蜂膠萃取物，或刷牙後用半杯水加3～5滴蜂膠原液後漱口，或用牙刷滴取1～2滴蜂膠原液直接刷牙即可。
- 喉炎、扁桃腺炎——用半杯熱水加5～10滴蜂膠萃取物或原液，用其漱口後吞下。
- 感冒和流感——用半杯水加10～20滴蜂膠萃取物原液，用其漱口後吞下。沒有對蜂蜜過敏的人，可經常用溫熱的蜂蜜水加10～20滴蜂膠原液飲下。
- 抗癌以及放射線治療時——用半杯水加20滴以上蜂膠萃取物或原液，一天喝3次以上。
- 食物中毒、消化不良時——用1/4杯水加5～10滴蜂膠萃取物或原液飲用。
- 香港腳、濕疹——將蜂膠萃取物或原液和凡士林軟膏一起直接塗在患處（1天1次）。

- 鼻炎、耳部炎症——用棉花棒沾取蜂膠萃取物或原液擦拭相應部位（1天1次）。
- 阿斯匹靈與蜂膠類似也有解熱鎮痛的功效，但兩者的根本區別在於蜂膠沒有任何副作用，而阿斯匹靈則伴有腸胃疾病、肝病變和耳鳴等副作用。
- 已知對過敏性皮膚炎、花粉過敏和氣喘等疾病有良效。
- 對神經性皮膚炎和皮膚搔癢有抗炎作用。蜂膠可消除疣、抑制惡性腫瘤細胞。
- 需要注意的是胃炎患者的胃突然接觸到強烈的抗生素時，因為已經受損的胃壁受不了強烈的刺激會在初期出現腹痛，此時要稀釋後飲用。
- 外傷、燒燙傷、香港腳和口腔疾病可在患處直接擦拭或噴灑原液，但患處會暫時加重疼痛，因此與凡士林軟膏一起使用，可在無痛狀態下治療傷口。

選擇優質蜂膠的方法

1. 有無獨特的香味？
2. 原料質量是否過硬？確認產地和萃取地。
3. 純度怎麼樣？檢查有無異物和異味。
4. 成熟期多長？時間越長品質越好。
5. 濃度多少？濃度越高品質越好。
6. 作為萃取溶劑的酒精質量怎麼樣？一定要使用純淨優質酒精。

注意事項：

- 要放在陰暗處，避免陽光直射，因為萜烯類物質在陽光照射下，容易變質。
- 放置於兒童碰觸不到的地方。
- 食用蜂膠的期間，攝取過多的鹽分會降低蜂膠的效果。

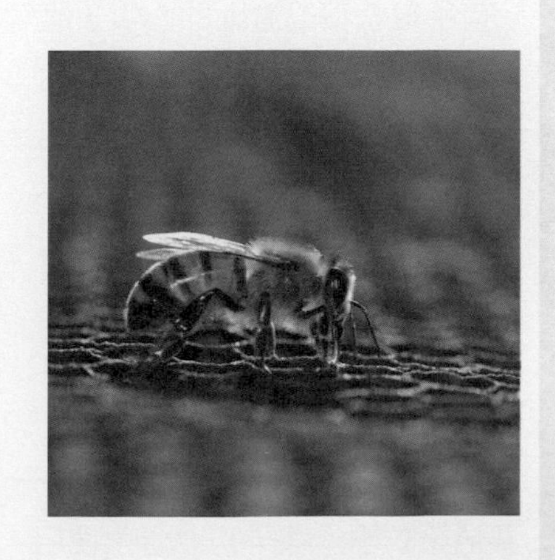

22. 檀香精油 Sandalwood

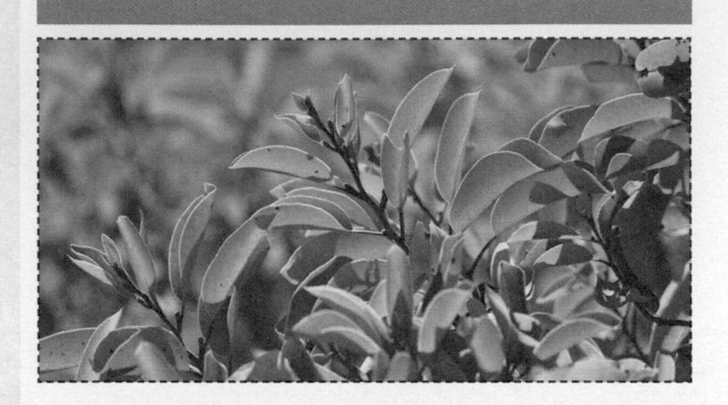

檀香精油在東方容易接觸，香味柔和甜美，是由樹木提取的典型精油。與由花葉提取的精油搭配使用，更能相得益彰。檀香樹皮、根和葉都含有精油成分。

- 油性膚質者在皮脂分泌過旺時，宜塗檀香精油。
- 可用於傷口、炎症、肌膚乾燥、粗糙和搔癢症。對膀胱炎、寒涼體質、腰痛和水腫等患者具有促進血液和淋巴腺等體內循環的良好效果。過去曾被用於治療淋病等性病。可用作泌尿系統感染的滅菌消毒劑。
- 發燒時可解熱降溫。塗在皮膚上會產生舒適的清涼感。
- 可平復緊張或激動的心情，緩解精神壓力，但要注意心情憂鬱時使用檀香油，有可能讓人更加消沉。比較適合與花葉精油或柑橘類精油搭配使用。
- 產量低，價格昂貴，不易購買，味道強烈，但效果也如香味一樣強烈。

注意事項：

噴在衣服上香味會延續幾天，因此注意不要沾染衣物。懷孕初期避免使用。

23. 歐洲赤松精油 Scotch Pine

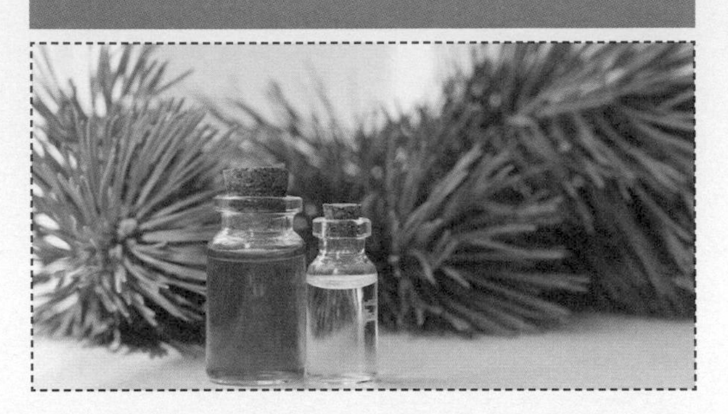

因大部分松樹精油是從蘇格蘭松和挪威松萃取而得，故亦稱為「蘇格蘭松精油」，也被稱「松針精油」（Pine Needle）。屬於松柏科，常作聖誕樹。樹枝呈橘紅色，因而被叫做赤松。利用松針和嫩枝提取精油，香氣清涼舒爽。

- 患有鼻竇腔感染時若要祛除黏液和痰液，可在熱毛巾上滴幾滴歐洲赤松精油後吸入。薄薄地塗在脖頸和胸部，如果皮膚脆弱敏感，用水稀釋後塗擦，或與尤加利精油混合後塗擦。
- 身心疲憊時可補充能量，營造出煥然一新的氛圍。化解憂鬱的心情，恢復積極的心態。因寒冷變得渾身冰涼時宜用。
- 擴張毛細血管，促進血液循環，消解瘀血，從而使指尖變得溫暖，肩痠和疲乏也能得以化解。
- 緩解壓力，心安神定。
- 具有預防糖尿病的功效，對於因呼吸道脆弱容易引起鼻炎、氣喘和花粉過敏的人有幫助。
- 對消除感冒引起的咳嗽和痰液有療效。
- 已知歐洲赤松精油裡有一種成分可以啟動大腦活動區，刺激副交感神經、胰腺、腦下垂體和腎上腺。

- 有極強的利尿作用，可刺激排尿次數和尿量，幫助清除尿酸、鹽及剩餘脂肪等毒素。
- 對寒涼體質、低血壓、水腫、糖尿病、肌肉痛和便祕等有益處。
- 還能鎮痛，有助於改善諸如風濕、神經痛、排尿疼痛和關節炎等疾病引起的疼痛和感染症狀。
- 具有卓越的護膚功效，可治療皮膚早衰、下垂、皺紋，以及濕疹、過敏性皮膚炎、牛皮癬等皮膚病，並抑制流汗過多和搔癢症。此外，在水裡加幾滴後噴灑在屋內，可預防衣櫃長黴菌和細菌感染，保護家庭和身體免受細菌攻擊。清除頭蝨，廣泛用作按摩和洗浴精油。
- 主要特點是增強新陳代謝，提高活力；幫助治療腸道疾病，消除血液或淋巴液造成的瘀血，發揮鎮痛作用，具有與可的松（皮質素）相似的功效，可強化身心。
- 富含植物殺菌素，因此效果堪比森林浴，具有喚醒身心的作用。
- 具有防止異味、消毒和防蟲功效。用於製造香皂的重要香料，能與從花中提取的精油、柑橘類精油、或薰衣草、茶樹、羅勒、馬鞭草、橙花、天竺葵、迷迭香和薄荷精油等完美混搭。
- 需要溫暖身心時使用。
- 將精油滴數滴於鞋底上，即可對鞋底上的細菌進行殺菌，或鞋內可消除鞋臭與腳臭。

注意事項：

- 需要薄薄地外敷，使用高濃度精油會刺激肌膚。具有敏感性肌膚的人慎用。
- 懷孕中期或後期可用，但使用前要先諮詢醫師建議，並且要充分考慮身體狀況。

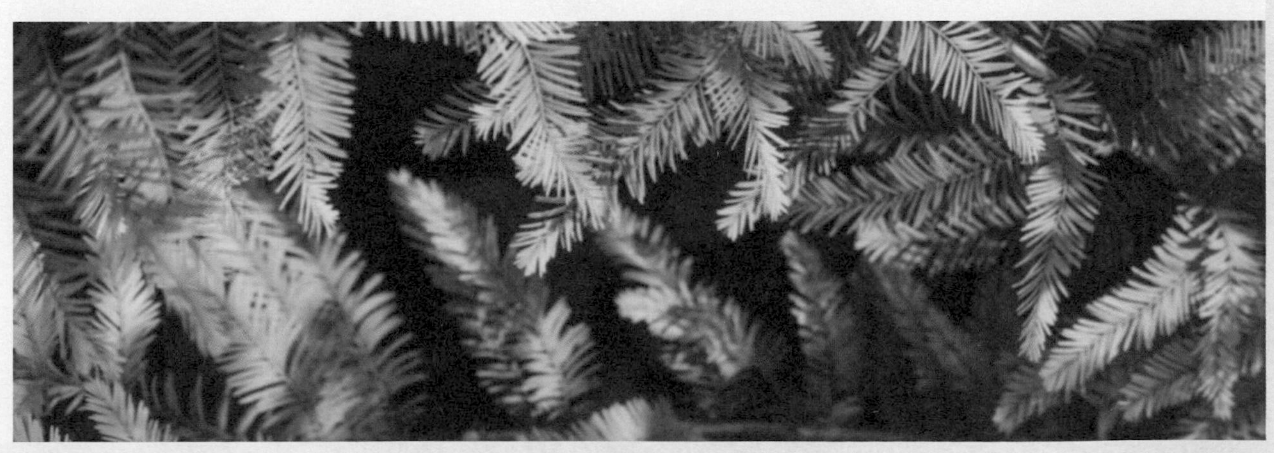

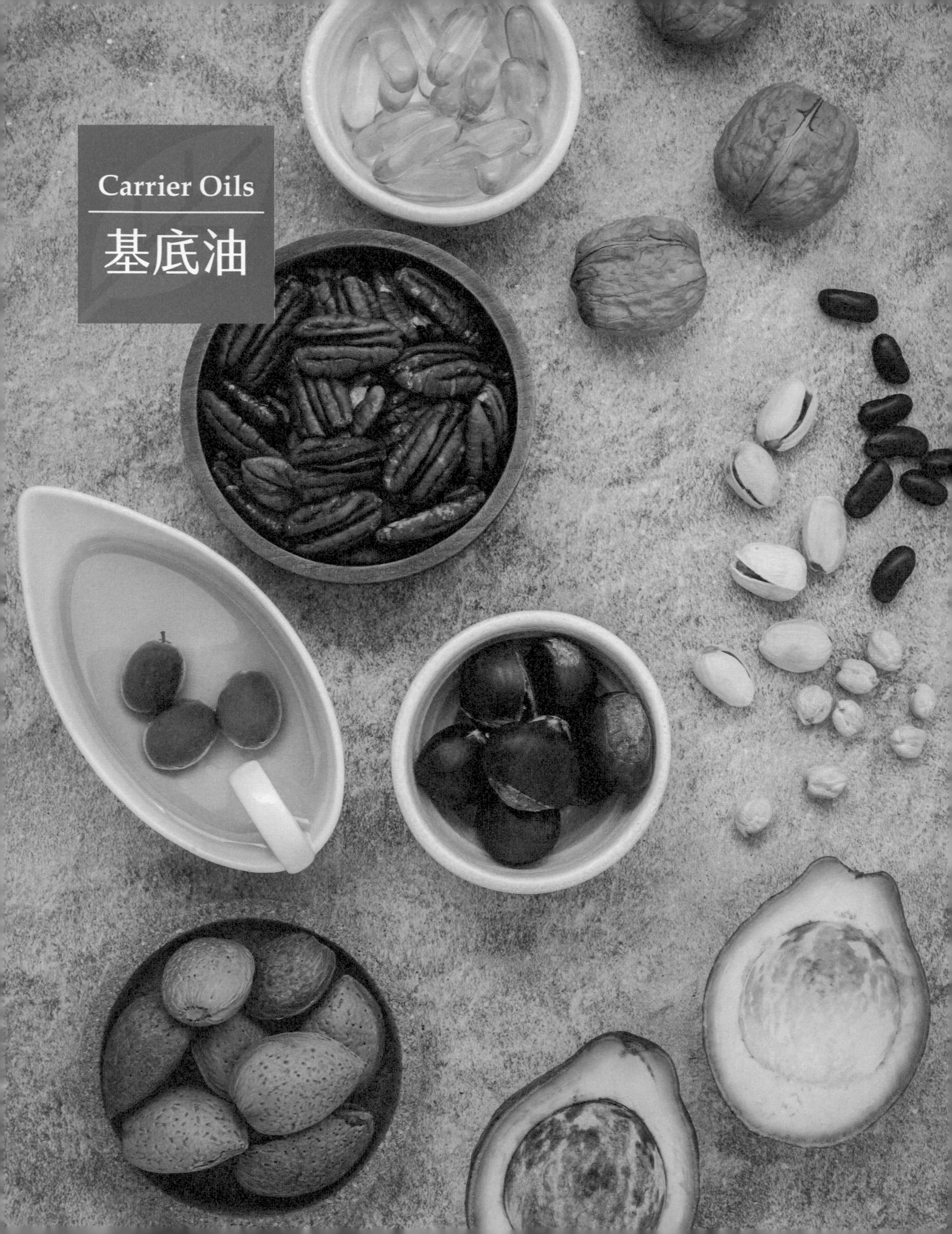

Carrier Oils
基底油

什麼是基底油？

將精油使用在肌膚上時，一般都不會直接用純精油，而是需要稀釋後使用，而這用於稀釋精油的植物性油脂，便叫做基底油（Carrier Oils）或叫基礎油（Base Oils）。

而浸泡油是由另一種方式萃取而來的基底油。將新鮮或曬乾的草本植物放進其他基底油浸泡，如橄欖油。

基底油的認識與用法

基底油的目的在於將精油送到肌膚裡，也有人稱之「媒介油」，因為純精油的刺激性很強，若直接擦在肌膚上會造成傷害。基底油必須是由豆類或植物種子利用冷卻壓榨法萃取的100%純天然植物油。

- 基底油含有豐富的不飽和脂肪酸、維生素、礦物質和營養成分，因此本身也具有良好功效。
- 大多數精油用於肌膚前都要用基底油稀釋。
- 基底油種類繁多，要根據肌膚狀態採用不同基底油。
- 稀釋比率以用於臉部1～2%，用於身體3～5%為宜。
- 基底油的作用是均勻擴散精油，抑制精油揮發，使精油中的藥理成分順利進入肌膚，並補充營養。
- 新手剛開始使用時，宜只使用一種基底油，但在實踐中逐步掌握各種基底油特性以後，可調和成適合自己肌膚的2～3種基底油，以加深效果。
- 稀釋時將30滴精油加入30ml基底油，稀釋濃度大約為5%左右。可以局部使用，但不要用在全身。

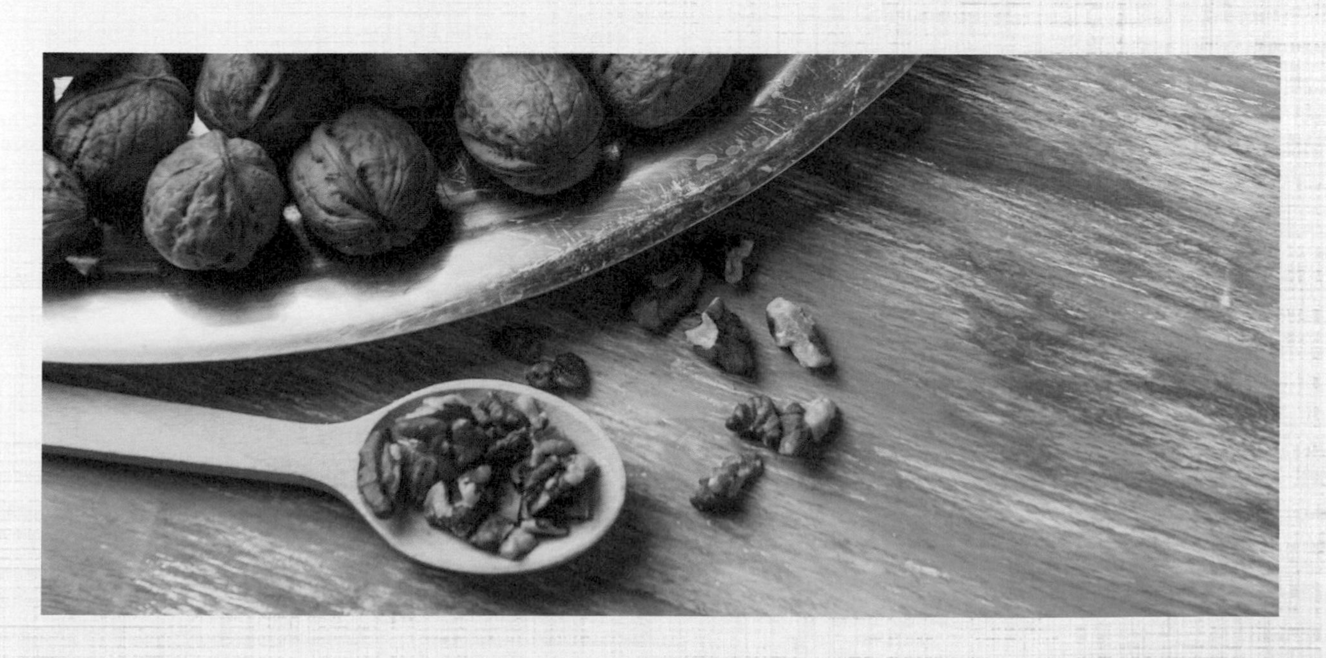

基底油

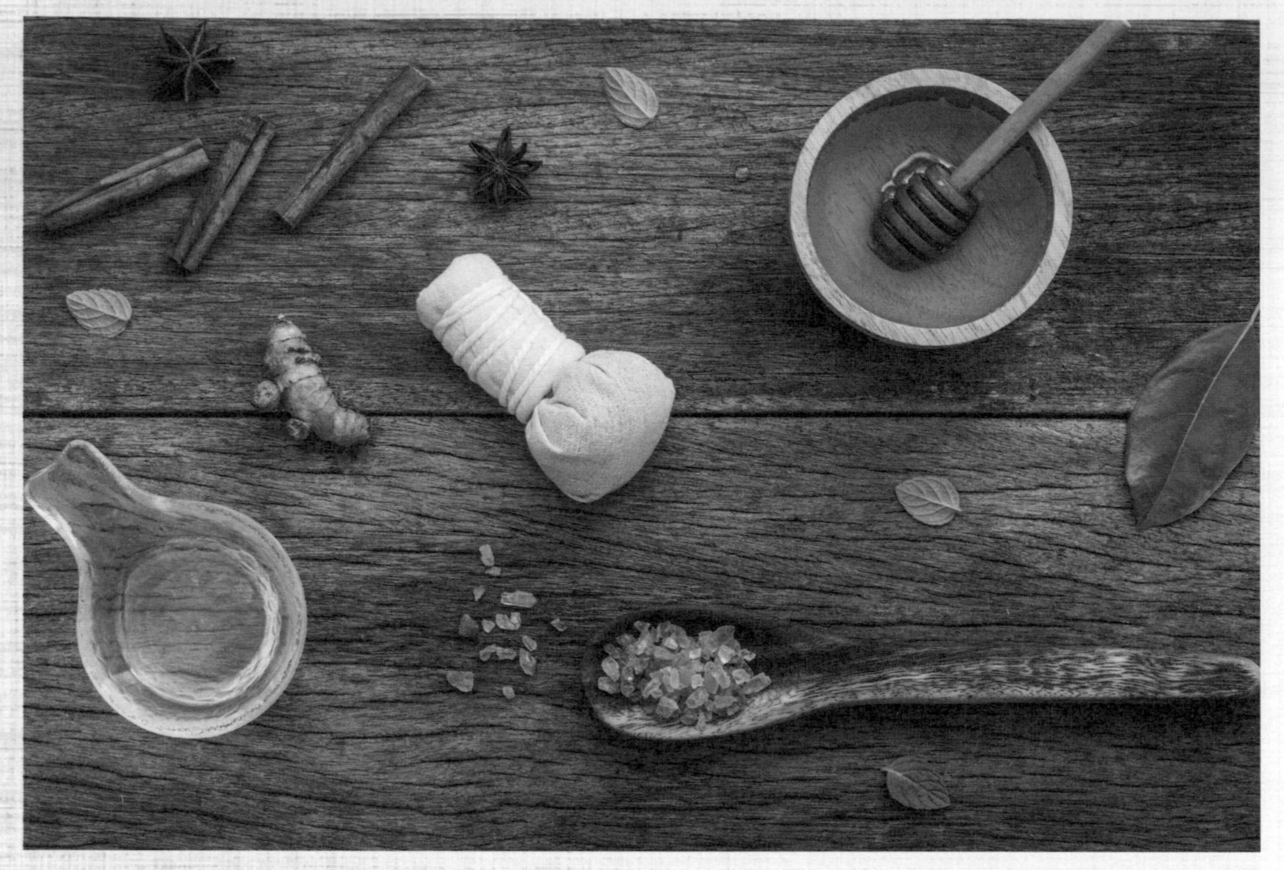

基底油的條件

1 採取冷壓萃取的植物油，可以將植物中的礦物質、維生素、脂肪酸保存良好不流失。

2 不得加入香料及其它添加物。

3 新鮮度高：保存時間過久，氧化的基底油塗在肌膚上會刺激肌膚，引起過敏反應。

4 容易溶解和稀釋精油。

5 油質要穩定、分子小，有利皮膚吸收與滲透。

6 為要使精油的成分與效能有效地傳達到人體需要的地方，基底油會具有以下特徵：

❶ 幾乎沒有什麼味道。 **(過期的基底油會有一股明顯的油耗味或臭味。)**

❷ 不具揮發性

❸ 像食用油一樣黏稠

❹ 對肌膚的吸收力、擴展力與滲透力強而迅速，能有效傳達精油的成分。

1. 聖約翰草油 St John's Wort Soak Oil

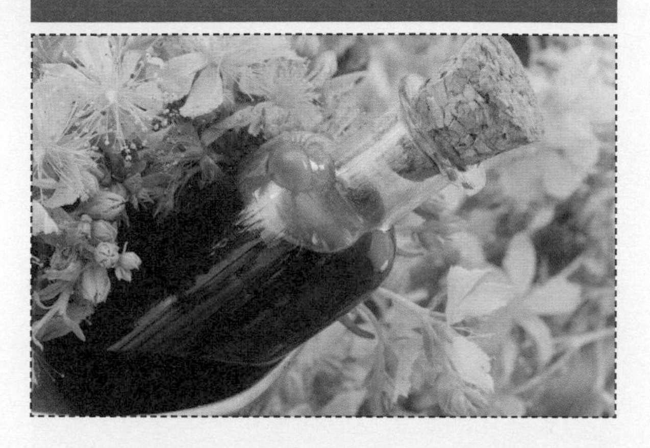

聖約翰草（又稱貫葉金絲桃、貫葉連翹）用作抗憂鬱劑和抗炎藥的歷史長達二千餘年，最近在全球的人氣急速上升。製作聖約翰草油的方法是將新鮮的聖約翰草花和葉，長時間浸泡在其它基底油裡（最常見的是浸泡在藥用效能強的橄欖油裡），所以一般也稱為聖約翰草浸泡油。聖約翰草油可作為按摩油，在預防肌膚過敏和炎症方面療效卓越。

- 聖約翰草油的植物性化合物成分可減輕憂鬱、焦慮、心律不整、注意力渙散、過動症、睡眠障礙和慢性疲勞症候群等症狀，還可用於減輕神經組織炎症、體內不知名疼痛，以及跌打損傷、扭傷、腰痛、痔瘡、炎症和傷口等症。
- 適用於曬黑肌膚、粗糙肌膚或燒燙肌膚，但塗抹後不要直曬陽光。
- 聖約翰草油的功效較強，胎兒和新生兒慎用。不要用於產後憂鬱症。
- 副作用極輕，但有口乾、眩暈或便祕等隱患。

2. 荷荷芭油 Jojoba Oil

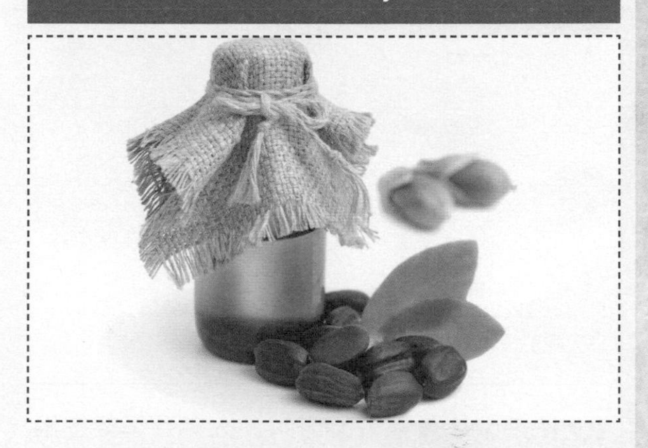

荷荷芭從種植到開花最長需要3年，花謝後結出形狀獨特的果實，人們用種子提取荷荷芭油。荷荷芭油堪稱萬能油，能從頭到腳用於全身。

- 具有防止掉髮、促進禿頭生髮、減輕脂漏性皮膚炎、皮膚抗炎、潤唇膏、防紫外線、預防肌膚衰老、改善頭皮健康、腳部龜裂、手指乾燥、濕疹、牛皮癬、抑制頭皮屑、防治黴菌感染和皮膚保濕等有療效。
- 荷荷芭油皮膚吸收率好，保濕功能強，因此可用於製作基礎保養品（化妝水和乳液）、洗面乳、洗髮精、護髮素、潤膚乳或按摩油。

注意事項：

- 因為含有蠟成分，易在低溫時發生凝固現象。
- 荷荷芭油是孕期或哺乳期婦女也能使用的安全產品，但只能外敷，不能口服，因為其中所含的芥酸（Erucic Acid）成分有可能傷及心臟並引起其它嚴重的副作用。

3. 酪梨油 Avocado Oil

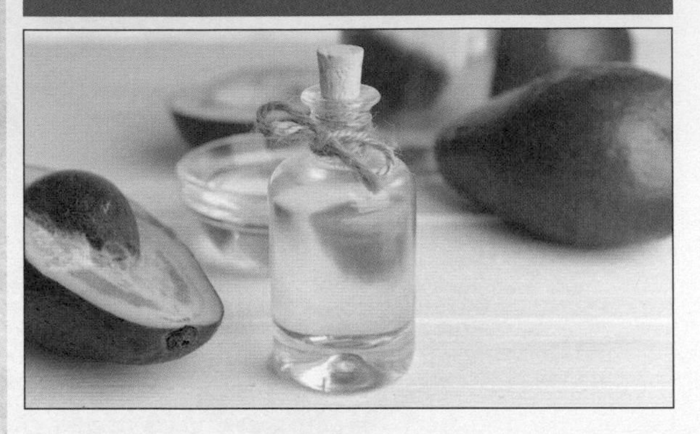

由酪梨果實萃取的酪梨油因為含有維生素B12，對牛皮癬有極好的療效。

- 酪梨油具有降低血壓的功效，適量攝取可代替飽和脂肪和反式脂肪，有助於保持健康血壓和心臟。
- 含有極其豐富的維生素A和B、礦物質、蛋白質、卵磷脂和脂肪酸，潤滑性能極佳，適用於因缺少營養而失去彈性的肌膚，久經風吹而受傷的肌膚，蒼老的肌膚以及受損的肌膚，可作為保健按摩油。
- 每天睡前10分鐘，用搗碎的酪梨或酪梨油敷臉，可減少肌膚皺紋，促進膠原蛋白生成，使肌膚更加光滑。
- 酪梨果肉富含鐵成分，接觸空氣後會迅速變色。噴灑檸檬汁可防止上述現象。
- 酪梨的鉀含量和能量是香蕉的3倍，所含礦物質——磷、鐵、鎂和銅對血液有良效。

4. 金盞花油 Merigold Infused Oil

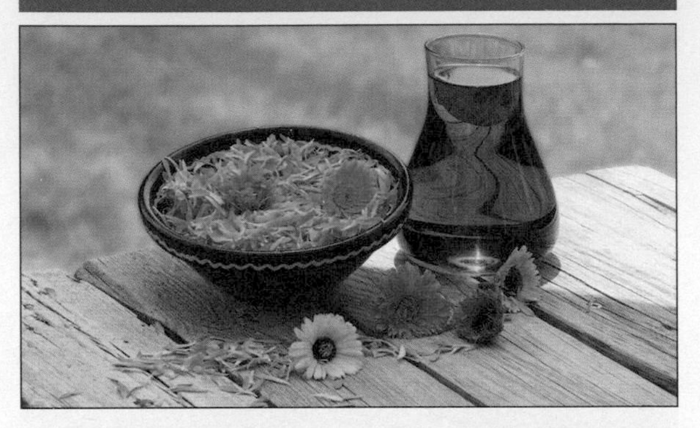

金盞花開出黃色或橘色花朵，含有多種藥用成分，主要是小花葉進行乾燥後加以利用，屬浸泡油的一種，通常浸泡在橄欖油或甜杏仁油裡。金盞花具有擊退黴菌、害蟲和昆蟲的功效，可改善血流，控制炎症，治療贅疣和粉刺，適合用於包括嬰兒肌膚在內的所有膚質。

- 金盞花油所含藥用成分適用於哺乳期婦女的乳房皮膚保養、尿布疹、皮膚的黴菌感染、眼炎、皮膚、口腔、陰道感染、耳朵感染、紫外線導致的老化肌膚、感染、痔瘡、肛門疼痛、念珠菌、敏感肌膚、肌肉痛、燒傷和受傷肌膚。
- 金盞花油不耐熱，需要冷藏保管或存放在15°C以下的陰涼處。
- 雖然調合時加入的精油多少會影響浸泡油的有效期，但總的來說，金盞花油的使用期限較短。
- 將毛蕊花、蒜、聖約翰草與金盞花一起泡成茶使用，可以幫助消化與抑制耳朵發炎。

5. 芥花油 Canola Oil

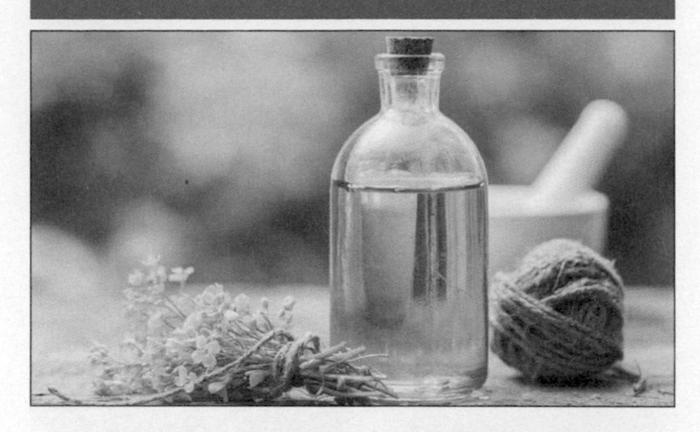

芥花油是由芥花種子榨取的油，雖與油菜（Rapeseed）屬同一品種，但其營養結構與油菜完全不同。油菜的芥酸（Erucic Acid）含量過高，不可食用，但芥花的芥酸低，不僅可食用，且為全球第三大食用油。

- 芥花油的α-亞麻酸含量是食用油之冠，α-亞麻酸屬於與心臟健康有關的Omega-3脂肪酸一族。
- 常被用於包括臉部按摩在內的多種按摩和沐浴中，亦可洗臉後搽在皮膚上。
- 除了可用來按摩，因其穩定性高、價格便宜、滋潤度高、容易取得，所以還常被作為精油皂的基底油。

6. 杏桃仁油 Apricot Kernel Oil

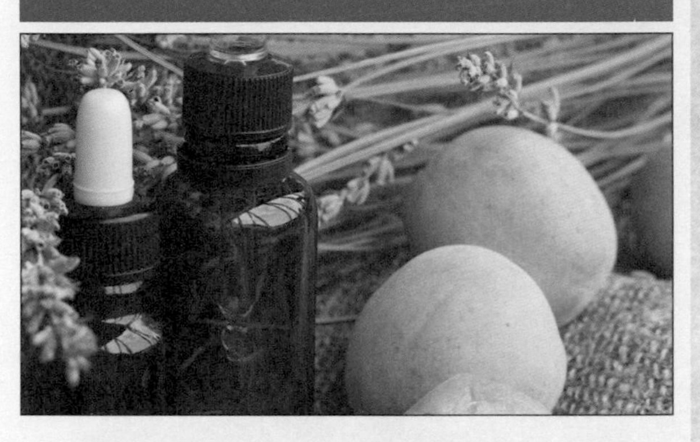

地中海和中亞地區種植著大面積杏樹，最大的產地在土耳其，杏桃仁油由杏樹種子萃取，富含礦物質和維生素。

- 杏桃仁油因為含有維生素E，世界各地紛紛將其用在促進毛髮生長、改善乾性頭皮和髮質。
- 杏桃仁油柔和清淡，可用於敏感肌膚、去皺、老化肌膚、黑斑、雀斑、黑眼圈、水腫、細紋、改善皮膚暗沉和皮膚養分供應，並具有清除陳舊角質，促進曬黑肌膚再生的功效。
- 杏桃仁油具有強效消炎抗菌功效，外敷可促進血液循環，達到消炎、去痱、濕疹軟化、抗炎、防老、抗病毒、防腐、抗氧化、治療腫瘤和潰瘍等效果。
- 杏桃仁油是外用油，避免口服。
- 杏桃仁油的主要成分是油酸與亞麻仁油酸的三酸甘油酯，由於飽和脂肪酸的比例低，低溫時，維持透明液體的狀態，適合加入寒帶或溫帶國家地區常用的沐浴乳內使用。

7. 月見草油 Evening Primrose Oil

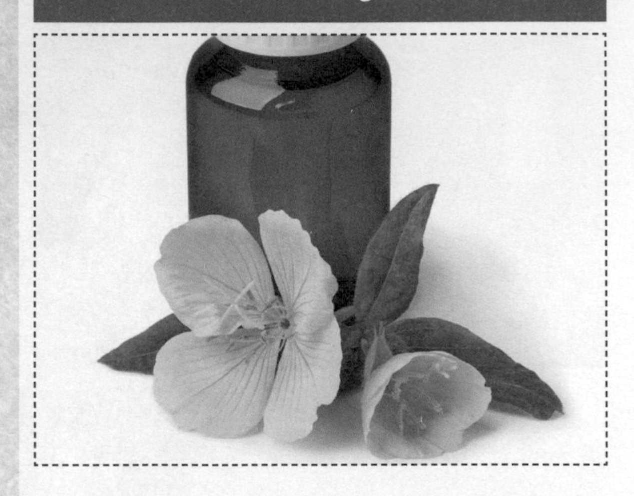

月見草除了可製成草藥，還可萃取成為精油或基底油。原產地為南美，富含維生素E和F、礦物質以及γ-亞麻酸。也常與其他基底油或精油混和，做調和油。

- 可有效減輕皮膚乾燥症引起的黑斑和皺紋，不僅能促進身體正常發育和生長，而且對大腦功能具有決定性作用。
- 可作為抗炎藥使用，減緩自我免疫疾病引起的症狀，促進新細胞生成，加速皮膚血液循環。可在其它基底油裡加入5～10%混合使用。
- 可促進激素分泌、皮膚、毛髮和骨骼健康。
- 數百年來，接生人員在產婦懷孕最後幾個月的時候，都會幫助產婦在子宮頸部位擦月見草精油，使其變得柔軟，有時也會讓產婦服用月見草精油膠囊，提供豐富的前列腺素，降低血栓、減少發炎、減低消化道發炎，提升免疫能力、幫助細胞增殖、增加子宮頸部黏液、提高體重。

8. 葡萄子油 Grapeseed Oil

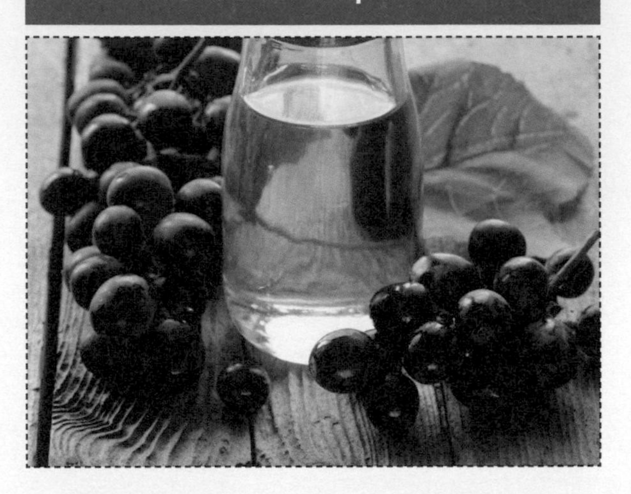

葡萄子榨油可做成高溫壓榨的食用油和冷壓法提取的基底油，但兩者的營養價值差別卻很大。

- 葡萄子油最為稱道的是含有亞麻油酸和原花色素。
- 雖然沒有像葡萄那麼富含維生素K、C和銅、鉀，但含有許多強力的抗氧化物質。
- 葡萄子油不僅含有單一不飽和脂肪，而且Omega-6和Omega-9等多元不飽和脂肪酸（PUFAs）的含量很高，而這些成分是有益於激素分泌、大腦健康、心臟健康和組織纖維的抗炎劑，因此葡萄子油也是有益健康的油脂。
- 葡萄子油尤其深受美容專家和專業按摩師的喜愛，除了營養成分好之外，也因為極易被皮膚吸收，滲透力強，和對皮膚的保濕效果極佳。

9. 榛果油 Hazelnut Oil

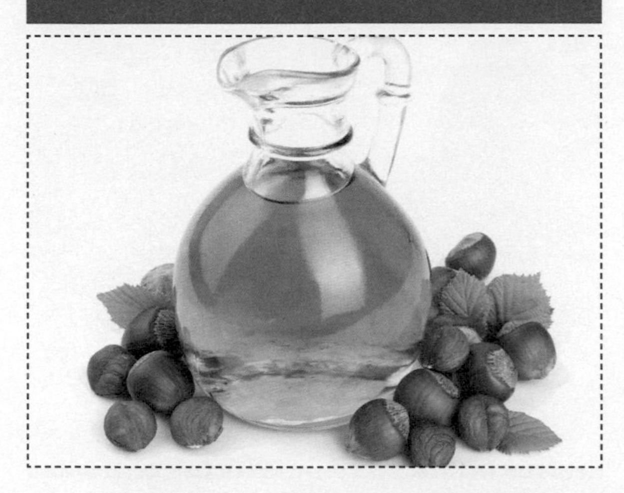

由榛果萃取，對需要脂肪的皮膚尤其有效。有助於鎮靜肌膚，恢復肌膚柔嫩，緩解乾性、敏感或受損肌膚受到的刺激。榛果不僅含有天然脂肪，而且是蛋白質、維生素E和B的良好供應源，含有可降低膽固醇值的不飽和脂肪——油酸（Oleic Acid），適合乾性或脆弱的膚況使用。

- 含有對孕期婦女尤其重要的葉酸，一次攝取即可滿足葉酸需求量的1/3。
- 具有香醇的堅果香味，榛果油的皮膚親和力好，保濕功效強，可供應肌膚營養，亦建議用於孕期肌膚保養。
- 榛果油價格比較貴，主要用於製作高檔料理，或偶見於高級美容產品。

10. 澳洲胡桃油 Macadamia Nut Oil

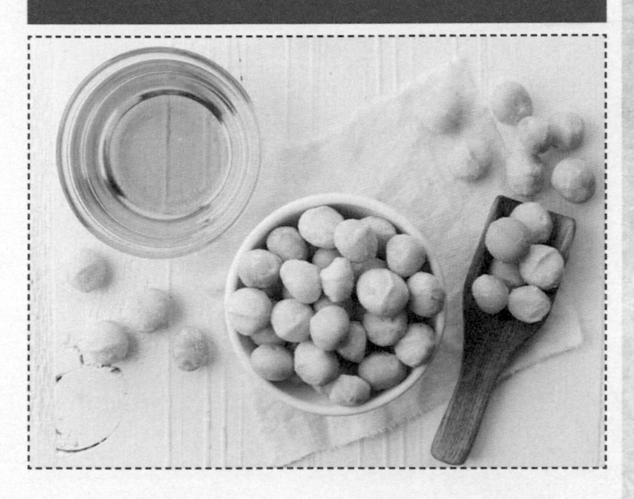

由澳洲胡桃果仁（亦名夏威夷果、澳洲堅果）萃取，含有豐富的礦物質、蛋白質和維生素（尤其是維生素A、E、F成分）。

- 增添皮膚光澤，適量使用有保濕和促進皮膚細胞的功效，對乾燥龜裂和受損肌膚、老化肌膚和毛髮保養有良效。
- 荷荷芭油和澳洲胡桃油可調和使用，具有輕柔卸妝，甚至清除睫毛膏的功效。
- 毛髮受熱損壞或乾枯時，在髮尾使用幾滴即可取得保濕柔順的驚人功效。
- 澳洲胡桃油營養豐富，硒、鋅和有益心臟健康的脂肪酸含量高。
- 具有維生素B1、鎂與錳，可產生健康的神經傳導物質，是人體腦細胞在傳達信號時所需重要的物質。
- 含有大量提升腦健康的油酸以及棕櫚酸，可保護腦內神經細胞，使大腦發揮正常的功能。

11. 玉米胚芽油 Maize Oil

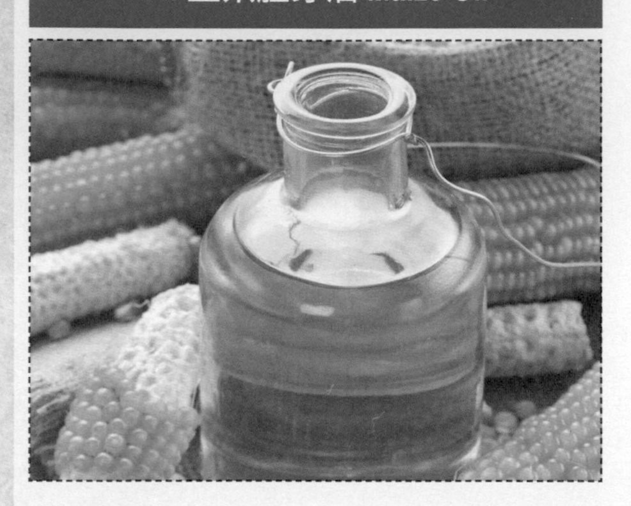

玉米胚芽油（又簡稱玉米油）是從玉米胚芽提取的營養豐富的油脂，富含蛋白質、礦物質和維生素（尤其是維生素E）成分。

- 常用於烹調，但亦用於護膚和毛髮保養。含有亞油酸和維生素E，因此可提高肌膚功能（有潤唇膏、膏藥、護膚霜等型態）。
- 降低膽固醇值，含有免疫系統必需的亞油酸（Omega-6、腎、肝、心臟、生殖器官和消化器官）等必需脂肪酸，可快速滲入肌膚。
- 玉米油含有可加強結締組織的礦物質錳，錳有助於維持血糖值穩定，促進碳水化合物和脂肪分解以供應能量，而且含有健康骨骼所必需的鎂、鐵、銅和磷等豐富的礦物質。除了礦物質和蛋白質成分以外，維生素A含量尤其高，因此主要用於治療乾燥受損肌膚、曬黑肌膚、因肥胖或懷孕產生的橘皮組織。

12. 桃仁油 Peach Kernel Oil

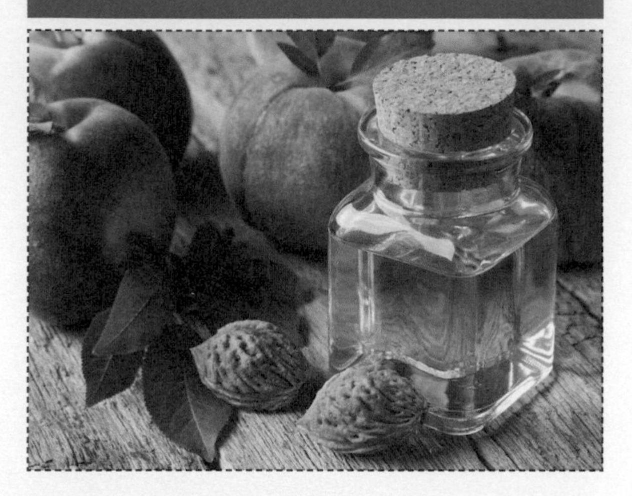

桃仁油是從水蜜桃的果核萃取而來的，氣味清淡，非常適合做臉部的按摩油。與杏桃仁油（Apricot Oil）看似相識，但是由兩種不同果核萃取而成，一種是水蜜桃，另一種是杏桃。

- 作為搭載精油的基底油，桃仁油是護膚產品中知名度較高的產品，它沒有油膩的感覺，容易被肌膚吸收，維持皮膚水分的自然均衡。
- 具有很強的防衰效果和滲透力，是護膚露和護膚霜的主成分。對敏感乾燥的肌膚有益處。桃仁油可用作護膚霜、按摩油、角質清除劑、潤膚露甚至香皂。桃仁油可增添皮膚光澤，緩解多種婦科疾病。
- 桃仁油內包含了維生素A、E與B群，其中維生素E可防止老化、清除部分癌症相關代謝過程中產生的有害自由基，另外，也具有抗氧化功能，對皮膚有益。

13. 山金車油 Arnica Soak Oil

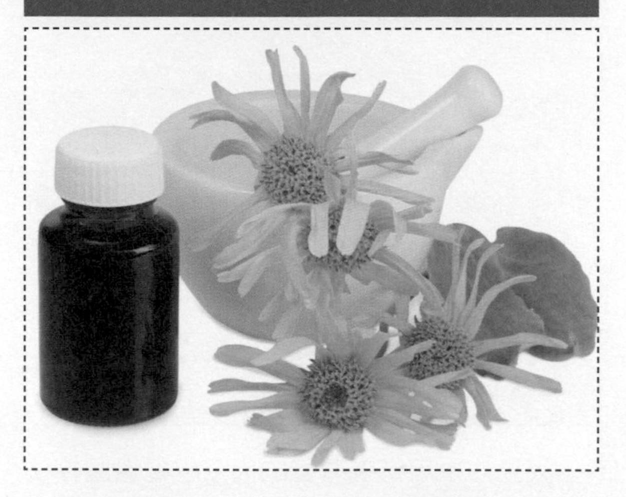

山金車是高山植物，在俄羅斯和瑞士阿爾卑斯山地區有悠久的用於民間療法的歷史。山金車適用於外科性外傷，諸如血腫、跌打損傷、骨折引起的浮腫、風濕性肌肉痛和關節痛等症。山金車油由山金車花葉或根部萃取，萃取量極少，屬浸泡油的一種，多數時候利用其它基底油稀釋5～10%後使用。

- 其它基底油豐富的營養成分，加上山金車油獨有的促進血液循環、緩解疼痛以及消解炎症的功效，可取得特別的加乘效應。
- 山金車油含有內酯成分（Lactone），可透過按摩改善粗糙受損肌膚、肌肉痛和促進血液循環，亦可用作受傷後的抗炎劑，它能促進血小板的移動，加快治癒過程。

14. 紅花子油 Safflower Oil

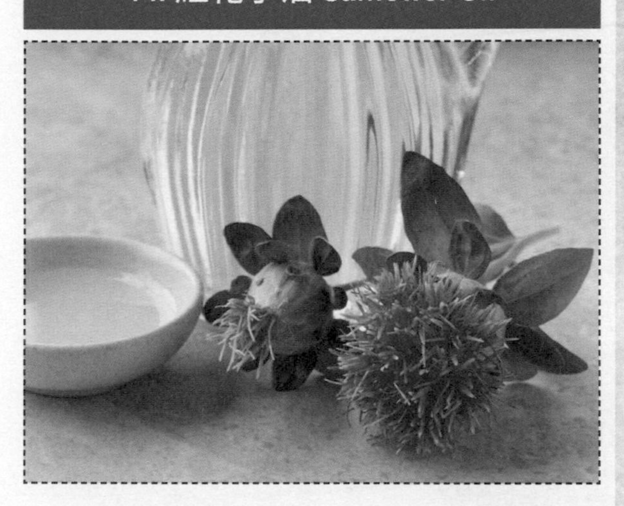

類似大薊草，刺多，除了一般聽到的家庭常備藥「紅花油」之外，其他功能並不為人知。由紅花種子萃取的紅花油亦稱紅花子油（Safflower Seed Oil）含有豐富的礦物質、蛋白質和維生素，價格比較低廉，特別適合做運動按摩中的基底油。

- 紅花子油的功效包括降低膽固醇值，控制血糖，減輕體重，改善毛髮質量，提高皮膚健康，調節肌肉收縮，以及改善免疫系統功能，甚至緩解疼痛。
- 紅花可用於染料，是希臘和埃及文化中舉足輕重的植物。
- 紅花子油的油酸含量高，對頭皮和毛髮非常有益，紅花所含的維生素可促進頭皮中的血液循環，激發毛囊重新長出頭髮。

15. 芝麻油 Sesame Oil

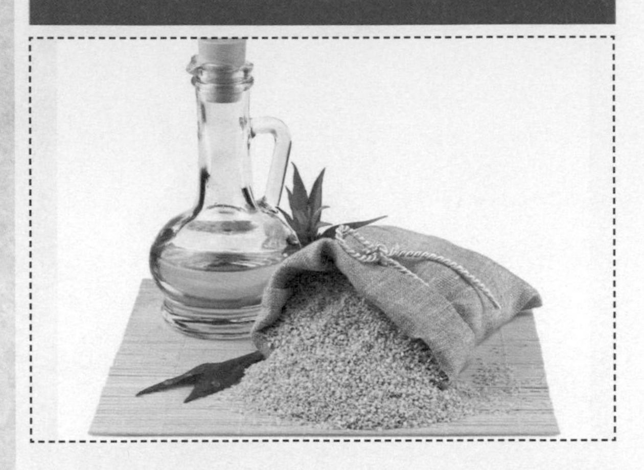

芝麻分黑芝麻和白芝麻，芝麻的用途包括芝麻油、芝麻鹽、麻醬、芝麻食品等多樣化。芝麻油由低溫壓榨法獲取，富含非氧化成分，含有豐富優質的蛋白質、維生素B和維生素E，以及具有強抗氧化作用的芝麻素酚（Sesaminol）。它會形成一層薄膜阻隔太陽光線，因此最適合在日光浴前後用其按摩肌膚。而所含的芝麻酚（Sesamol）可修復受放射線損傷的細胞。

- 芝麻含有豐富的鋅，鋅是生成膠原、提高皮膚彈性的必需礦物質，具有修整身體受損組織的功效。
- 芝麻所含的一種叫做苯丙氨酸的氨基酸，具有生成男性精子的重要作用。
- 黑芝麻的鈣含量高達菠菜的20倍，對孕婦健康、嬰兒的發育成長、老人的骨骼和關節、風濕性關節炎、護膚、防衰老、失眠症、精神病和癌症等有極好的療效。

16. 大豆油 Soyabean Oil

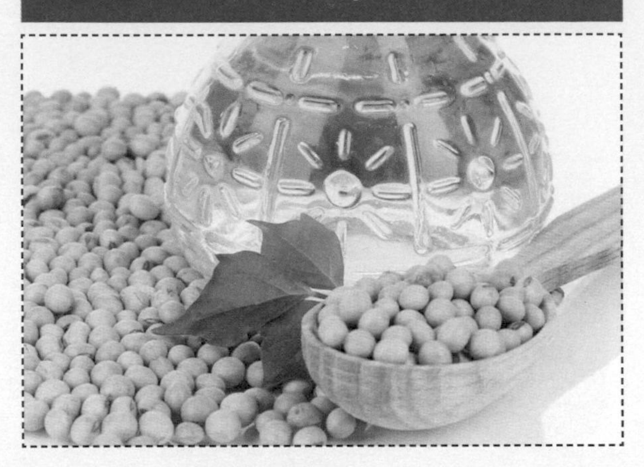

大豆油是用營養豐富的大豆經低溫壓榨法提取出來的油脂，呈淡黃色，清澈透明，無豆腥味，可快速被肌膚吸收，富含維生素E、亞油酸和卵磷脂等寶貴營養，而且價格低廉。

- 尤其適合為夏季乾燥粗糙的肌膚和油性皮膚做按摩。大豆油在健康方面擁有促進心臟健康，降低膽固醇，改善免疫系統，減少阿茲海默症等認知障礙，預防骨質疏鬆，促進成長和提升眼睛及肌膚健康等功效。
- 大豆油是全球使用最廣的植物油之一，但大部分經過精煉或混合，有時甚至經過氫化過程，因此無法發揮原有功效。
- 大豆油的維生素K含量較高，可持續改善阿茲海默症的症狀，而維生素K是抵抗有害自由基的抗氧化劑，具有恢復神經細胞的功效。但經過提煉的食用大豆油沒有這種功效。

17. 葵花子油 Sunflower Oil

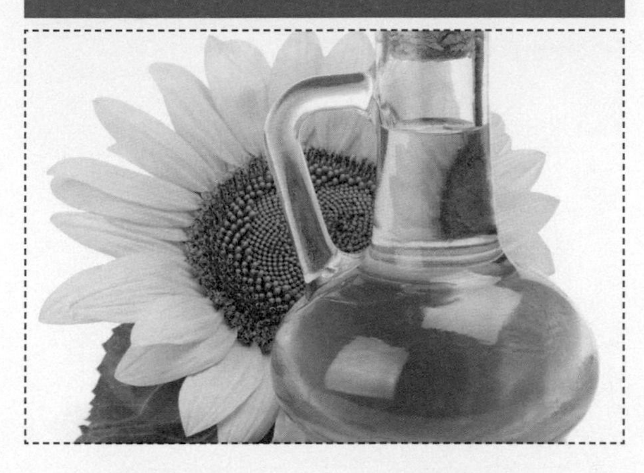

向著太陽吸收充足日光的向日葵，可由其種子提取葵花子油。北美印地安人很久前就開始用其治療風濕病和保養頭髮。葵花油含有豐富的礦物質、維生素A、B、D、E和F，對皮膚因寒冷或乾燥而破裂、潰爛的肌膚尤其有效。

- 有助於預防風濕性關節炎，其所含的類胡蘿蔔素有助於預防子宮、肺和皮膚癌。
- 對減輕孩童的皮膚感染，以及其它粉刺、濕疹、炎症、普通的皮膚潮紅和刺激有效。
- 可用做幼兒的潤膚露，有助於頭髮保濕，減少皮膚感染。
- 葵花油除含有銅、磷、鋅和鎂等礦物質以外，還富含維生素E、B1、B5、B6和C，以及葉酸、鉀、鈣、核黃素、鐵和鹽酸等成分。
- 葵花子油有效幫助預防風濕性關節炎。
- 有助於出生時體重過輕的幼兒降低胃炎的感染，亦可幫助免疫系統不良、皮膚與臟器功能缺乏的幼兒預防感染，成為身體的保護屏障。
- 防止髮質變乾燥、受損與脫落，提供髮質養分，使頭髮變細，具有改善掉髮與圓形禿問題的效果。

18.甜杏仁油 Sweet Almond Oil

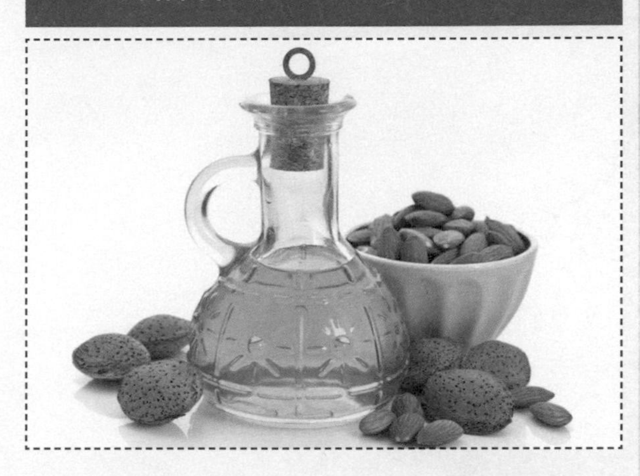

由杏仁萃取，富含蛋白質、礦物質和維生素，是中和酸性肌膚的最佳油脂。給疲憊乾燥失去彈性的肌膚細胞提供充足的維生素，有助於減輕以嬰幼兒尿布周圍常見的癤子為症狀的接觸性皮膚炎。甜杏仁油富含鋅，效果勝過乳霜，且不用擔心商業產品中普遍含有的化學添加物，因此完全可以代替市售的護膚霜或潤膚露。

- 可用於乾燥肌膚、搔癢症、皮膚疼痛、緩解炎症、早衰、皮膚失水、防脫水、防掉髮、髮質脆弱、黑眼圈和黑斑等。
- 杏仁油可調節膽固醇、降低心臟疾病危險、防止糖尿病、降低大腸癌、適用於肛門搔癢症。
- 將熱的杏仁油滴2到3滴於耳內，可治療耳朵感染炎症、適用於乾性濕疹、牙齦與牙齒磨損等症狀。

19. 小麥胚芽油 Wheat Germ Oil

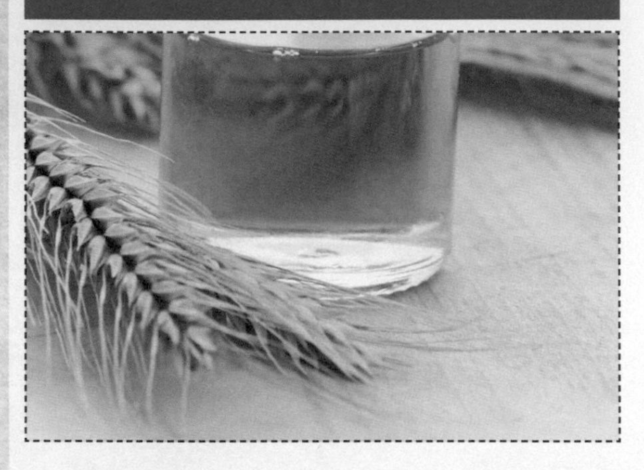

以營養豐富的小麥胚芽為原料製取的一種穀物胚芽油，富含蛋白質、礦物質和維生素E等多種活性成分，有淡淡的香味，密度較高。

- 具有很好的恢復細胞健康，維持細胞彈力，以及促進血液循環的功效，適合蒼老肌膚和供血緩慢的肌膚使用。常與其它基底油以5～10%比例混合使用。
- 小麥胚芽油是健康脂肪酸Omega-3的良好供應源，可降低膽固醇，減輕炎症，並幫助神經系統保持愉悅輕鬆的情緒。
- 小麥胚芽油含有包括鐵、鋅、鎂、鈣、硒和錳在內的多種礦物質。此外小麥胚芽裡還含有諸如葉酸、維生素B1（硫胺素）和維生素B6等重要的維生素B群。

20. 胡蘿蔔油 Carrot Oil

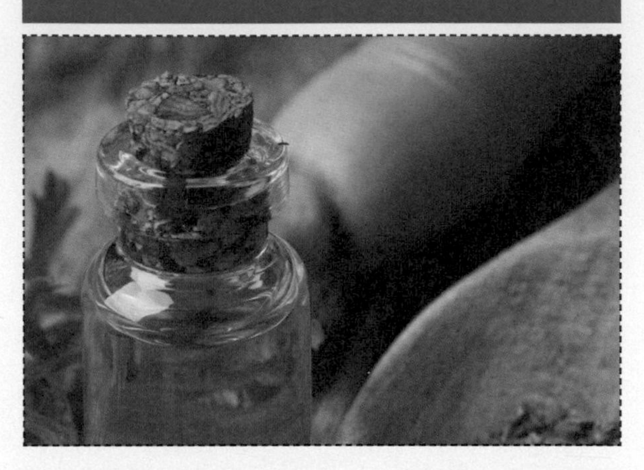

胡蘿蔔油可以是基底油，也可以是精油，但其特色和使用方式完全不同。兩者大多是由種子蒸餾而來，但精油價格高，基底油相對地便宜很多。

- 由胡蘿蔔根或胡蘿蔔子提取的高級油脂，富含維生素A和礦物質，用其它基底油稀釋5～10%後使用，特別適合迅速老化的肌膚和乾燥粗糙的肌膚。
- 胡蘿蔔精油對人體所有器官系統，特別是循環系統、消化系統與排泄系統的淨化有益。包含尿酸、隨著食物進到體內的殺蟲劑以及其他化學毒素的清除。
- 胡蘿蔔基底油可直接當按摩油使用，也可與其他基底油或精油搭配使用。

21. 椰子油 Coconut oil

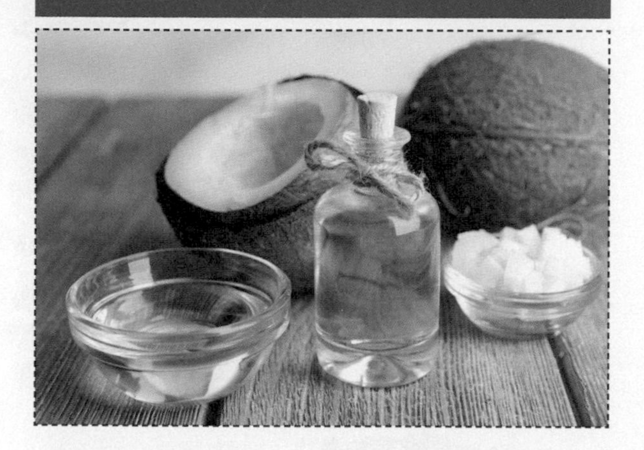

椰子油是地球上最有益健康的食品之一。椰子油含有3種健康脂肪酸和91%的健康飽和脂肪。

- 阿茲海默症患者的大腦失去自我生成胰島素的能力時，椰子油所含的酮有助於恢復患者的大腦功能，並抵抗癌症。
- 預防心臟病和高血壓，保護肝臟不受損傷，減少胃炎和胃潰瘍，減輕膽囊疾病、胰腺炎、潰瘍性大腸炎和骨質疏鬆症。
- 椰子油可清除細菌和念珠菌，減少引起炎症和消化不良的胃酸。
- 椰子油具有清潔皮膚和保濕功效，可改善皮膚問題（**燒傷、濕疹、頭皮屑、皮膚炎和牛皮癬**），既是很好的紫外線阻隔劑，亦可改善多種皮膚病。
- 用椰子油漱口，亦稱油拔法（Oil Pulling）有助於改善牙齦疾病、預防蛀牙、擁有健康的牙齒和牙齦。

22. 橄欖油 Olive Oil

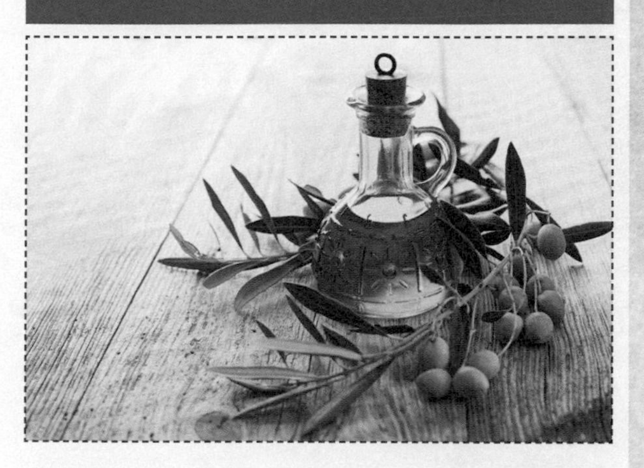

橄欖樹含有清除黴菌和炎症的天然抗生素。橄欖油以富含卵磷脂、蛋白質和維生素（**尤其是維生素A、D、E**）出名，容易被肌膚吸收。因為含有藥用成分，維生素E含量高，主要被化妝品行業用於頭皮和皮膚按摩品中。改善肌膚感染的功效卓越，可使皮膚保持柔嫩，適合乾燥肌膚使用。

橄欖油可分為食用油和基底油。食用級的橄欖油不適合拿來做基底油。

- 基底油：抑制發炎和搔癢，有助於預防孕產婦腹部出現的妊娠紋。
- 食用油：純橄欖油（Pure Olive Oil）是將5%的特級初榨橄欖油（Extra Virgin Olive Oil）和95%的加工橄欖油混合得到的混合油，價格低廉，烹調時香氣宜人，且飽和脂肪含量低，因此宜用於烘焙、沙拉醬和炒菜。普通橄欖油（Light Olive Oil）的等級最低，它是用化學物質和加熱法去除雜質的油脂，可與諸如芥花油等混合使用。

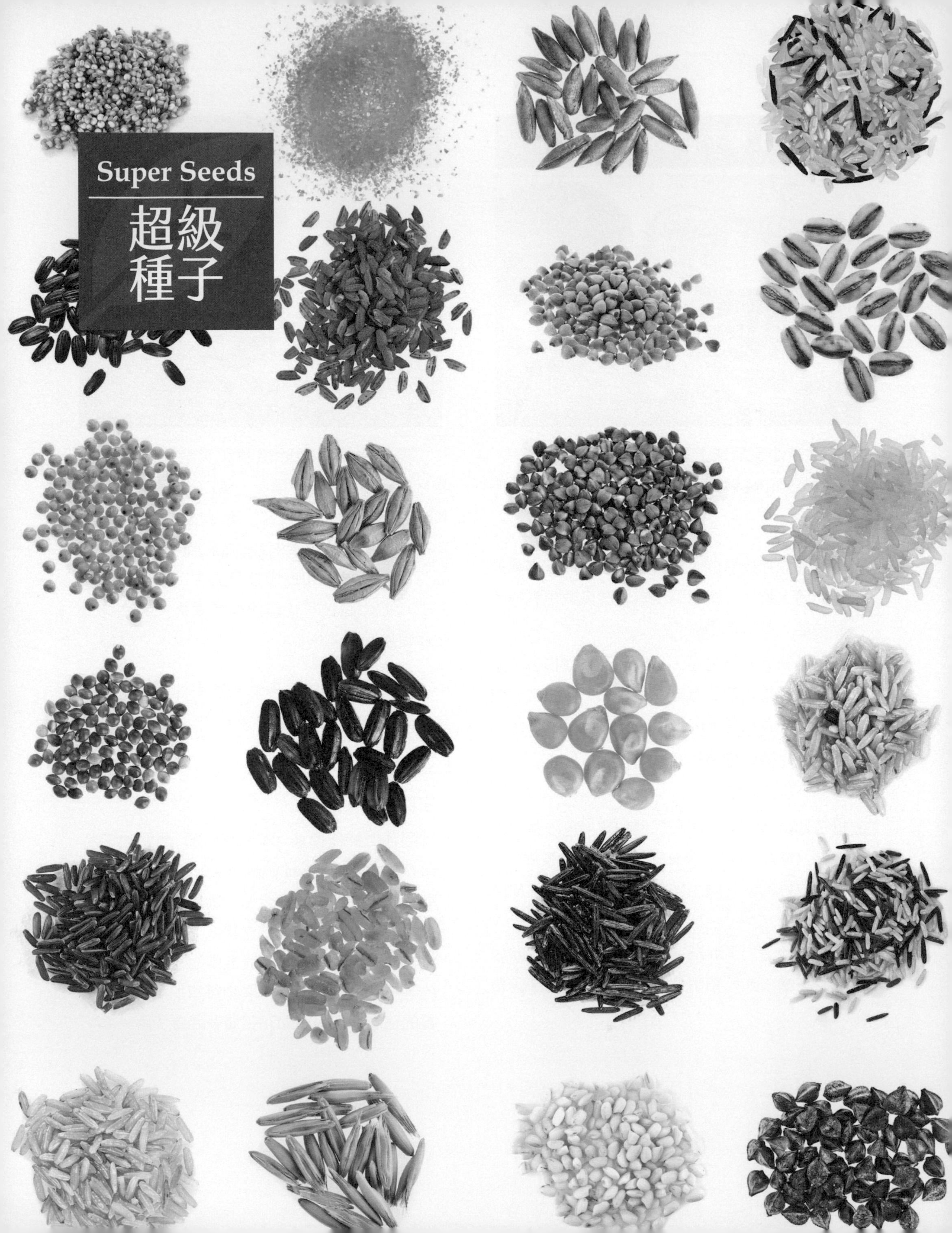
Super Seeds
超級
種子

《聖經》裡有關種子的記錄

起初上帝說：「地要發生青草，和結種子的菜蔬，並結果子的樹木，各從其類，果子都包著核。」（創世記1：11）。上帝創造種子的方法，和創造地上的青草蔬菜一樣，都是用命令創造的。我們耕種土地既要用理性，也要信靠地上所有種子的創造主——上帝的話語。

「天國好像一粒芥菜種，有人拿去種在田裏。這原是百種裏最小的，等到長起來，卻比各樣的菜都大。」（馬太福音13：31－32）

「地生五穀是出於自然的：先發苗，後長穗，再後穗上結成飽滿的子粒。」（馬可福音4：28）

「上帝說：『看哪，我將遍地上一切結種子的菜蔬和一切樹上所結有核的果子全賜給你們作食物。』」（創世記1：29）

上帝在為人造地時，就已賦予種子發芽、長穗、結種子和繁殖的功能，並留一部分作為人類的食物。這種能發芽的植物叫做種子，是生命的化身，營養價值高。

種子的起源

有些化石中存留著種子，迄今所發現的最古老的種子是在位於以色列馬薩達（Masada）的大希律王（Herodthe Great's）宮殿裡發掘的猶太棕櫚種子，已有約二千年歷史，它於2005年發芽成功。

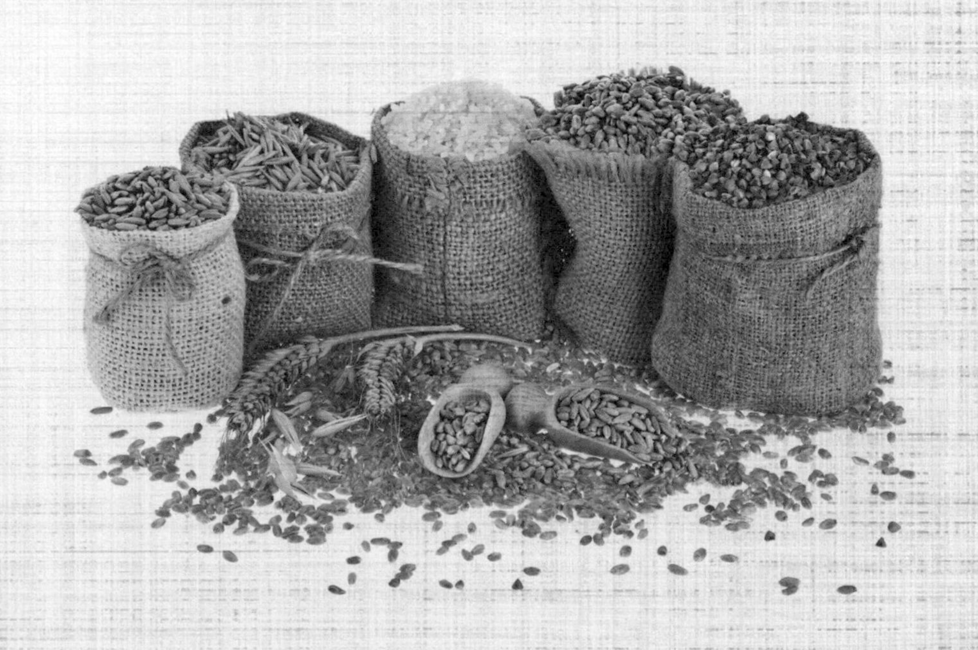

種子的分類

- 種子分不同的形狀、大小和種類，大至籃球，小到灰塵，形形色色，林林總總。
- 最大的種子屬於複椰子樹（亦稱海椰子，Double Coconut Palm），單顆種子就重達23公斤（約50磅）。
- 最小的種子是斑葉蘭種子，要用顯微鏡或放大鏡才看得清楚，長約0.5毫米、直徑70微米，2百萬粒種子加在一起才1克重。
- 整體上1年生植物容易結種子，且種子極小，容易擴散。
- 通常能吃的種子有水果、穀類或塊狀植物（如馬鈴薯），向日葵種子既是果實又是種子，它被硬殼包裹著；也有像玉米一樣，果實本身就是種子的植物。
- 種子可像石榴一樣藏在果皮裡，也可像草莓一樣嵌在果實外面。
- 堅果的種子被硬殼保護在內，比如杏仁、核桃、開心果、花生、巴西堅果、榛果、栗子、松子、大胡桃（Pecan）甚至夏威夷果（Macadamia），不過腰果則是完全不同。
- 通常水果都包裹著種子，所有種子都有或薄或厚的保護層。有些種子像藍莓的種子一樣幾乎沒有形狀也沒有實際用處；有些像無花果、奇異果一樣，成為果肉中的一部分。有些種子藏在堅硬的殼裡，如杏仁、巴西堅果、銀杏。

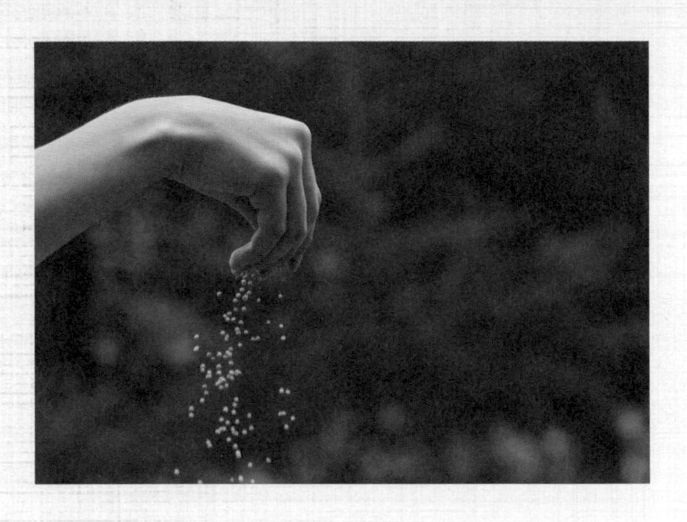

種子的特徵

- 種子發芽需要水、空氣、溫度和光。尤其是水，在水分子滲進去之前，種子不會發芽，乾燥會奪去種子的生存能力。
- 這些堅果內在的生命力，會讓自己突破堅硬的保護殼，把芽伸到外面。
- 不同種子發芽所需的時間各不相同，發芽還受發芽率、種子生存能力、休眠及環境影響。
- 每個種子具有的生命力也差距很大。某些植物的種子只能存活幾年，而前些年在中國出土的一千餘年前的蓮花種子竟還能抽芽生長。迄今為止，發芽的種子中最古老的是在希律王宮遺跡裡挖掘的二千餘年前的椰子樹種子，這些椰子樹的種子即使泡在海水裡也能存活幾年。

- 某些種子彷彿長著翅膀，就像蒲公英種子一樣，會隨風飄散。
- 某些種子含有很多脂肪，可以榨油，比如芝麻、蘇子（紫蘇的種子）和亞麻子等。
- 某些種子具有獨特的香氣和味道，因此被當做香料或調味料；某些種子像寶石一樣被用於裝飾。
- 聯合國糧食及農業組織定義的糧食包括三大類穀物：麥類、稻穀、粗糧（又稱雜糧，包括經常被用作動物飼料的糧食，如大麥、玉米、黑麥、燕麥、黑小麥、高粱），這些大部分是種子，這真應了創世記1章29節所說的，以結種子的植物為主食。問題是眼前這些主食中的70～80%為基因改造食品，是無法播種的種子，只能每年重新購買基因改造種子。

本書所提到的種子都是那些未經過基因改造處理，具有卓越的營養成分，且用途廣泛的超級種子。下面就來介紹這些種子的營養成分和功效。

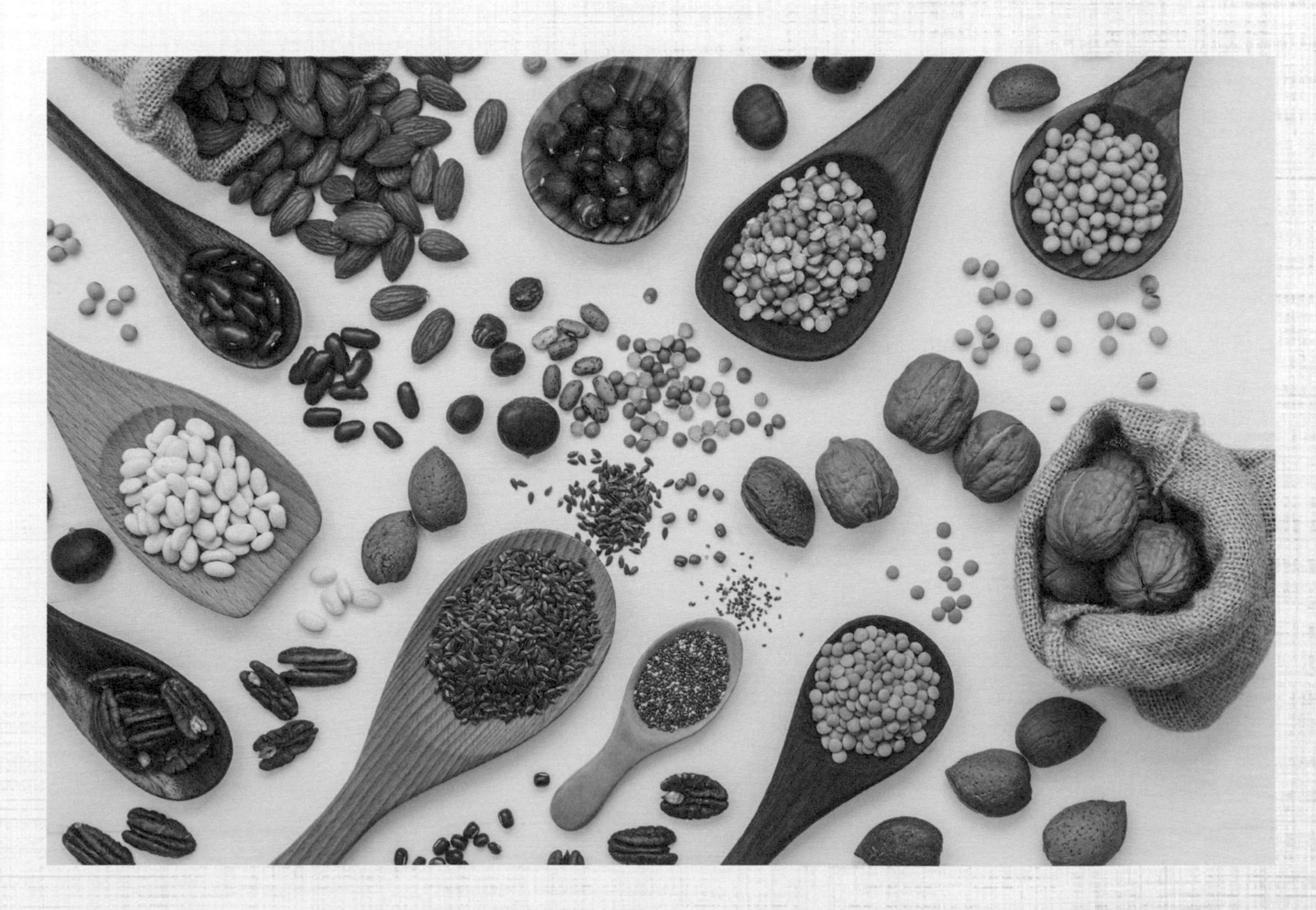

1. 洋車前子 Psyllium

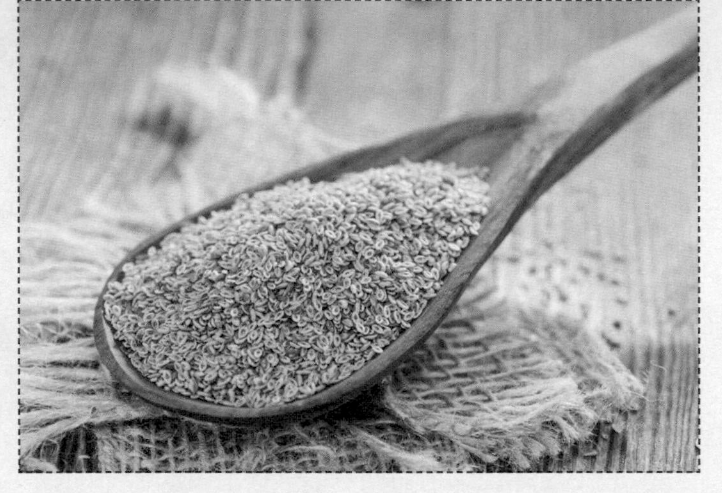

洋車前子在全球用於治療便祕。洋車前子和它的種殼是膳食纖維供應源，殼粉中的食物纖維具有極高的保水性和膨潤性，會形成具有促進消化和排便作用的凝膠。洋車前子種殼常被叫做「結腸清潔劑」（Colon Cleanser），亦是天然的減肥食品。口服洋車前子殼粉進入大腸後，吸收大量水分形成果凍狀的黏稠物質，然後留下黃褐色殼，增加腸道蠕動，清掃腸道。種殼中的水溶性纖維具有降低膽固醇的功效，豐富的纖維素可降低胰島素和血糖值，而麵筋則沒有這種功效。

- 洋車前子的英文名Psyllium來自希臘語的「跳蚤」，因其尺寸極小而得名。
- 洋車前子被用於調節體重和保持腸道健康，因為可以減少食慾，改善消化功能，減輕腹瀉，所以對交替出現的便祕和腹瀉更為有效。
- 洋車前子對心臟病有療效，在菜單裡加上高纖維食品，可降低心臟疾病患病率。食物裡含有豐富的水溶性纖維素，可降低三酸甘油酯數值，降低心血管疾病隱患。
- 洋車前子葉有助於減緩感冒、咳嗽、咽喉炎、肝炎和黃疸等症狀；種子可用於紓解膀胱炎、尿道炎、腹瀉和降高血壓，亦有降低膽固醇的功效。
- 排尿不暢時，也可多喝洋車前子茶。
- 有報告表明洋車前子具有抑制活性氧的作用，遏阻致癌物的活動率高達80%以上，因此具有抗癌效果。
- 對輕度炎症疾病、過敏性大腸症候群和痔瘡等腸道疾病有很好的療效。
- 對慢性肝炎、因乾熱出現眼睛充血或過敏性皮膚炎時，使用洋車前子可緩解症狀。

注意事項：

- 未熟悉用法之前，先少量試用，以後再根據需要逐漸加量。
- 原則上不要與其它藥物同時攝取。若有需要，則應在服用藥物後2～4小時再服用。
- 如果做腸道手術之前服用洋車前子，或未遵守用量，有可能出現腸道阻塞。
- 難以吞嚥食物時不要吃洋車前子。

2. 辣木子 Moringa Seed

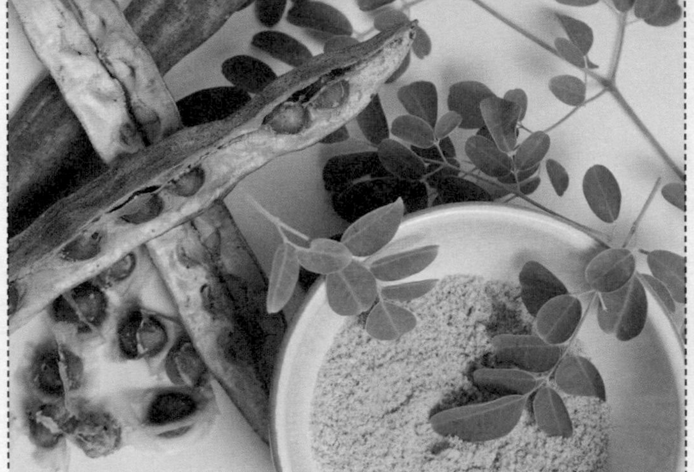

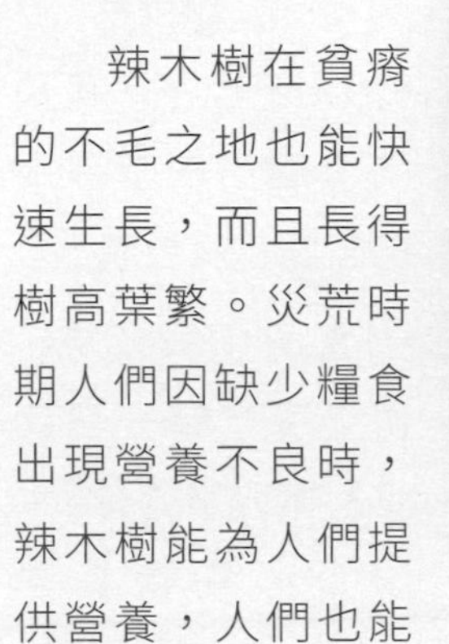

辣木樹在貧瘠的不毛之地也能快速生長，而且長得樹高葉繁。災荒時期人們因缺少糧食出現營養不良時，辣木樹能為人們提供營養，人們也能藉辣木樹保全生命。2008年美國國立衛生研究院（National Institute of Health）將辣木樹定為超級植物。

- 辣木樹全都是寶，種子、葉子、花、樹枝、樹根都能食用或入藥。
- 辣木樹具有抗氧化、消炎、延緩衰老和保護心腦健康的功效。同時因其含有大量抑制前列腺癌細胞和結腸癌細胞的β-素穀脂素，可以從多方面增強免疫功能。
- 辣木樹具有豐富的營養價值，其所含營養成分包羅萬象。葉子和根莖是豐富的營養源，含有包括9種必需氨基酸在內的共18種氨基酸、46種抗老化劑、36種抗炎成分；辣木葉含有抗氧化成分、蛋白質、鈣、β-胡蘿蔔素、維生素C、鉀和維生素A等；辣木根發出與芥末相似的味道，因此也被用做香辛料。
- 辣木子發出苦、甜、酸、澀及其它神祕的香味。
- 辣木樹因含有抗炎成分和可預防疾病的藥理成分，可保護心臟和循環系統，對腫瘤、癲癇、潰瘍、痙攣、高血壓和糖尿病有療效。
- 延遲大腦老化的玉米素（Zeatin）含量比其它食品多數千倍。

注意事項：

- 孕期和哺乳期一定要嚴格遵守用量。辣木樹的根、皮和花葉裡的植物性化合物，有可能在孕期引起合併症，導致子宮收縮，因此孕期不能大量使用辣木樹萃取物、根或補劑。
- 過去幾千年使用辣木樹的葉子、果實、油和種子是安全的，但如今人們開發出了各種形式的辣木樹保健食品或萃取物，品質良莠不齊，因此最好選用純天然或沒有化學添加物的產品。

3. 奇亞子 Chia Seed

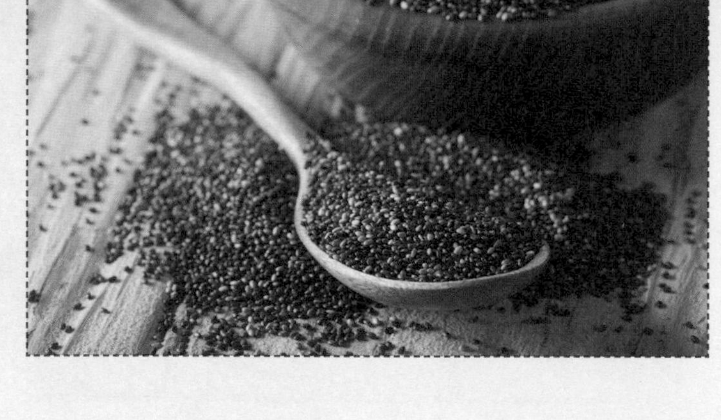

奇亞子是西班牙鼠尾草（又稱芡歐鼠尾草）的種子，不屬於穀類，但如今這種黑色細小的種子已在全球食療界被捧為超級食物。其名取自「迷你」之意，就像世上最小的寵物犬吉娃娃一樣；其名稱還有「力量」之意，因為1匙就能獲得可提供24小時的能量和持久力。奇亞子曾是南美阿茲特克文明時期古馬雅人喜歡吃的食物。

- 奇亞子比亞麻子含有更多的脂肪酸和其它優點。
- 膳食纖維含量高，浸泡在水裡經過10～15分鐘能膨脹10倍左右，並形成類似凝膠的膜，可作為美容、健康食品。
- 奇亞子的保存時間在陰涼乾燥之處可達2～4年，因含有大量抗氧化物，奇亞子不易腐爛，可長期保存。相比亞麻子研磨後需在90天之內使用，奇亞子能食用1～2年，而且價格比其它種子便宜。
- 奇亞子含有蛋白質、維生素、鉀、鈣、磷、鎂、錳、銅、鐵、鉬、煙酸和鋅。奇亞子所含脂肪中的60%為Omega-3，必需脂肪酸含量高，可為大腦供應營養。
- 服用奇亞子，可預防炎症自由基導致的早期皮膚衰老。
- 1盎司（約30公克）奇亞子含有一日建議鈣攝取量的18%，以及必需營養素——硼，其作用是透過促進鈣、鎂、錳和磷的代謝，推動骨骼肌肉的健康生長。奇亞子具有塑造肌肉，減輕體重的功效。
- 奇亞子可摻入各種食品，包括麥片、沙拉、零食、布丁、調味汁、醬料、果昔、粥、麵包或鬆餅和餅乾等食物裡。
- 沒有基因改造，不用殺菌劑和殺蟲劑，也能生長良好，且不含麵筋。
- 奇亞子的膳食纖維有助於腸道健康，規律排便之效。
- 奇亞子具有消炎，調節膽固醇和降低血壓的功效，對心臟健康極其有益。
- 孕期也能放心食用，對胎兒的大腦發育和骨骼發育都有好處。

注意事項：

- 一下子吃很多未浸泡的奇亞子，可能會因膨脹而造成消化器官負擔。
- 生吃時一次不要超過2大匙。

4. 莧菜子 Amaranth Seed

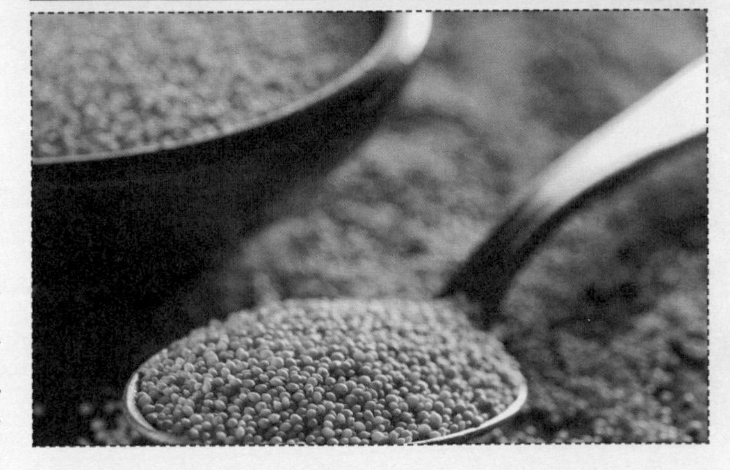

莧菜子是莧菜的種子，莧菜又名老來少，具有「永不凋謝的花」之意，來源於古希臘語，從五千多年前就已成為南美安地斯山區印加人的主食。

- 莧菜屬一年生草本植物，包括不同氣候下生長的50多個品種，莧菜子至今仍是墨西哥頗具人氣的早餐主食麥片的原料。
- 莧菜子含有數量驚人的維生素K，是對心臟健康極有幫助的超級食物。它與藜麥相似，含有包括蛋白質在內的鯊烯（Squalene）、多酚等多種營養成分，對糖尿病也有益處，被稱為「神賜的食物」。
- 莧菜子的蛋白質比白米多30%左右，莧菜的根和葉含有優質蛋白質，其離氨酸和必需氨基酸的含量也很豐富。它含有在某些豆類才能發現的特定肽成分。
- 莧菜子有助於身體的生長和恢復，可減少炎症，淨化血液，預防慢性疾病，增強骨骼，降低血液，改善免疫系統，減少靜脈瘤，維持毛髮健康，減重，避免發炎，以及遏阻自由基的活性，進而預防健康細胞突變成癌細胞。
- 莧菜子含有稀缺氨基酸離氨酸，其作用是提高身體的鈣吸收率，強化毛囊，預防脫髮及雄性禿。
- 莧菜子可提高骨骼強度，預防骨質疏鬆，它含有鈣、鉀、磷和鐵等無機物，以及其它穀物中沒有的多種營養成分。
- 用莧菜子做湯或拌沙拉，不會破壞食物原有的味道，還能得到健康。
- 用白米和莧菜子一起做飯可達到降血糖效果。
- 喝莧菜子茶可達到降血壓效果。
- 與大麥和小麥等穀類相比，莧菜子的碳水化合物和鈉含量低，而且幾乎不含麵筋，因此具有調節體重的效果。

注意事項：

- 與其它綠葉蔬菜一樣，莧菜葉也含有草酸鹽，因此有可能加重腎結石或膽結石患者的病情。
- 雖然對莧菜子過敏很少見，但也並不能完全排除。

5. 藜麥 Quinoa

南美洲山區有3種主要傳統食物——玉米、馬鈴薯和藜麥。Quinoa在秘魯語中有「穀物之母」之意。在矗立荒漠中的海拔3千公尺高的安地斯高山區，白天是40°C酷熱，進入夜晚則變得徹骨寒冷，在這種環境下生長的藜麥具有極豐富的營養。聯合國將2013年定為超級食物「藜麥之年」，因為藜麥既能幫人戰勝饑饉和營養失調，且價格低廉，營養成分足夠媲美供應給新生兒的母乳，因此入選21世紀健康超級食物中的佼佼者，是當之無愧。

- 藜麥的碳水化合物含量低，熱量低，但維生素、蛋白質、礦物質和纖維素等含量卻高達其它穀物的2倍。
- 蛋白質比白米多2倍，鈣多7倍，鐵20倍，對大腦發育和提高記憶力有益。
- 除了鈣以外，離氨酸成分也能預防骨質疏鬆症，並具有改善白內障，促進毛髮生長的功效。
- 鉀含量比牛奶多6倍，且營養更好，含有優質的蛋白質，必需氨基酸的搭配也非常理想。
- 現代人因為過度攝取加工食品，體內缺少很多營養成分，而藜麥含有驚人的核黃素、鎂、鐵等礦物質和維生素，而這些營養素不會在食品加工過程中遭到損壞。可以補足現代餐桌上的缺陷。
- 藜麥提供鎂的每日建議攝取量的30%左右，是鎂的極佳供應源。
- 很多女性因月經和不適當的飲食習慣身體缺鐵。食用含鐵量豐富的食物是補充鐵質的最佳途徑，而藜麥可提供鐵質的每日建議攝取量的15%，因此是最佳的食療食物。
- 藜麥中的植物性抗氧化劑類黃酮和槲皮素（Quercetin）含量非常高，可以預防和對抗多種疾病。事實上藜麥堪稱食物中純天然槲皮素的最佳供應源之一（含量甚至比樹莓高），已知槲皮素可以降低多種癌症危險。
- 藜麥具有降低膽固醇，減少動脈硬化等慢性疾病發病率的功效。
- 藜麥幾乎不含鈉，不含麵筋，但富含纖維素，因此不會激起過敏性肺炎。
- 藜麥的不飽和脂肪酸中有高比例的亞油酸，是具有促進血液循環和防衰老的功效。
- 藜麥的血糖值低，對糖尿病患者有良效。
- 藜麥具有調節血壓，改善骨質疏鬆的效果。

被稱為超級種子的藜麥在歐美國家已經聲名大噪多年了，最近開始在台灣盛行起來。藜麥主要分為三種顏色：白藜麥、紅藜麥、黑藜麥，營養價值差不多。

而台灣常見的紅藜，並不是紅藜麥，雖然營養價值差不多，外觀看起來也很像。台灣紅藜一般種植在高山上，是原住民釀酒的材料，其食用方法也跟藜麥一樣。如果買不到進口的藜麥，台灣紅藜也是一個很好的選擇。

藜麥的食用方法

- 將豌豆、蘆筍、酪梨和冰箱裡的各種蔬菜拿出來一起切丁，酪梨生食，其它材料翻炒後，撒上藜麥即可。
- 將黑豆、地瓜、藜麥和紅辣椒煮熟後攪拌，淋上檸檬汁。
- 與黑豆、酪梨、番茄、黃瓜和洋蔥加上醬汁涼拌。
- 餃子餡裡加藜麥。
- 用蘿蔔和蔬菜做湯後加藜麥。
- 可以和小胡蘿蔔、大豆、蘆筍、玉米、秋葵、綠豆以及茄子一起攪拌。
- 用蘑菇、菠菜、洋蔥、胡蘿蔔、辣椒、大蒜和藜麥一起做成調味醬汁。
- 用綠花椰菜、洋蔥、腰果、藜麥做燉菜。
- 三明治裡的漢堡排也可以像加燕麥一樣添加藜麥。
- 藜麥可以和白米按1：1比例混合做飯。
- 炸藜麥粒可做零食。
- 可以將藜麥粉和麵粉摻在一起做鬆餅、麵條、披薩和甜甜圈。

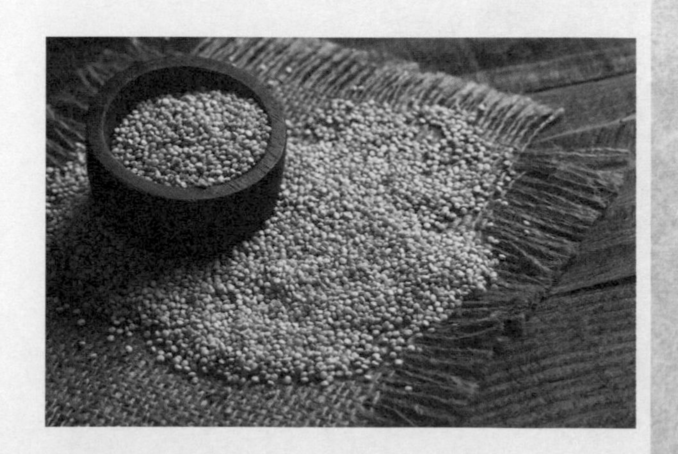

6. 亞麻子 Flax seed

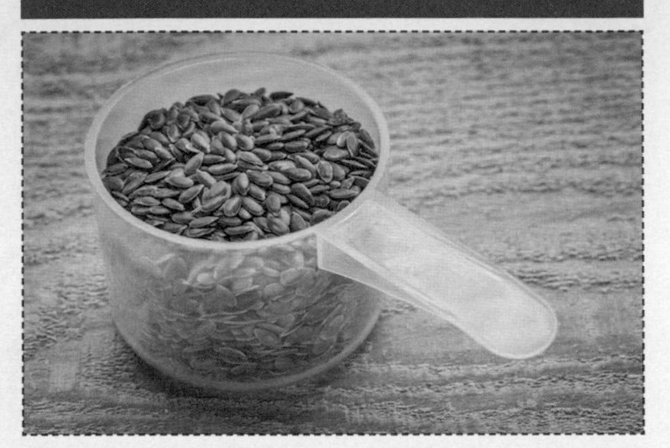

亞麻子是亞麻的種子，開紫色花朵的亞麻，最初種植在美索不達米亞地區的肥沃山谷中，在過去的幾千年裡，一直是人類的食物和紡織原料，古代埃及、希臘和羅馬醫學書籍裡有很多利用亞麻子防治疾病的記載。一直到今天，歐洲、亞洲和北美等全球各地還在廣泛使用亞麻。亞麻子的顏色隨著栽種地區而有所不同，主要有棕色、黃褐色或金色。

- 將亞麻子在水中浸泡30分鐘至1個小時，會出現膠狀黏液，將這種黏液塗在皮膚和患處可加快傷口癒合；用亞麻子粉和活性碳粉加在一起做成膏狀貼在發炎或惡瘡部位，可吸收膿液，使傷口變得乾淨。
- 追求健康肌膚、毛髮和指甲時，每天可將1～2大匙亞麻子摻在果昔裡飲用。黏液中的營養成分會促進皮膚細胞形成纖維質，吸收體內水分，使皮膚變得柔嫩有彈性，並改善黑斑、雀斑和皮膚乾燥。
- 亞麻子含有豐富的抗氧化物木酚素，具有抗衰老，調節激素均衡，保護更年期婦女細胞健康的功效。多酚有利於腸道益生菌增加，並消除體內黴菌和念珠菌。
- 有研究表明，亞麻子中的有效成分可改善消化，締造乾淨肌膚，降低膽固醇，減少對白糖的渴望，維持激素均衡，抗癌並促進減重。
- 亞麻子大概是世上Omega-3脂肪酸含量最豐富的植物。Omega-3具有植物中的α-亞麻酸美稱，對大腦和視力發育有良效，而亞麻子裡的含量比海鮮多7倍。它的作用是抑制和減少膽固醇和脂肪成分，促進冠狀動脈的血液循環，進而預防冠狀動脈、心臟疾病和腦中風。
- 亞麻子的另一個特點是植物性雌激素——木酚素的含量最高，比芝麻多出將近7倍。木酚素是天然抗癌藥物，可預防乳癌及其它各種癌症，並且具有減輕更年期症狀的功效，因此在預防婦科疾病方面頗受歡迎。
- 如果吃飯時同時攝取亞麻子，可清除毒素，提高免疫力，並使胃裡的食物加快消化，轉移到小腸中，從而提高營養成分的吸收。亞麻子具有卓越的排宿便、改善便祕的功效。
- 木酚素的結構與雌激素相似，可在細胞膜與雌激素受體相結合，因此有助於減輕更年期婦女症狀，並促進受傷細胞的再生。
- 若要使用亞麻子油，應選用低溫壓榨油。高溫壓榨會破壞有效成分。

- 可將亞麻子磨成粉，摻入水、蜂蜜或果汁後與麵包或菜餚一起食用，或加入果昔、油茶麵（類似米麩、麵茶）和燕麥片裡，或在製作即食麥片、鬆餅、餅乾和麵包等時加入。
- 細嚼慢嚥亞麻子對口腔疾病患者尤有好處，因為亞麻子對牙齦炎、口腔炎、慢性口腔疾病有療效。不過亞麻子必須加熱後再食用。

注意事項：

- 亞麻子經過長時間放置會發生氧化，因此儘量選用最新鮮的產品，並在食用前查看狀態。
- 亞麻子和亞麻子油最好每次只購入少量並盡快食用完畢。
- 保存亞麻子要注意方式。發生氧化的亞麻子脂肪具有致癌毒性，因此要仔細鑒別。
- 切記：生吃亞麻子會在體內產生有毒成分氰甙，這種成分會妨礙體內氧氣運輸過程，使大腦發生休克，嚴重者甚至會死亡，但氰甙屬不耐熱物質，經由加熱過程便可除去，因此亞麻子一定要加熱後才能食用。

亞麻子的食用方法

- 直接食用：加熱過的生亞麻子或熱亞麻子，都可直接吃。
- 烘焙食用：加入麵包、饅頭裡或灑在麵包上。
- 拌沙拉或冷盤（涼菜）。
- 炒菜時加入亞麻子一起炒。
- 加入果汁中。
- 磨成粉末後，加入食物中，但營養成分很容易氧化，所以不要一次做太多的份量。

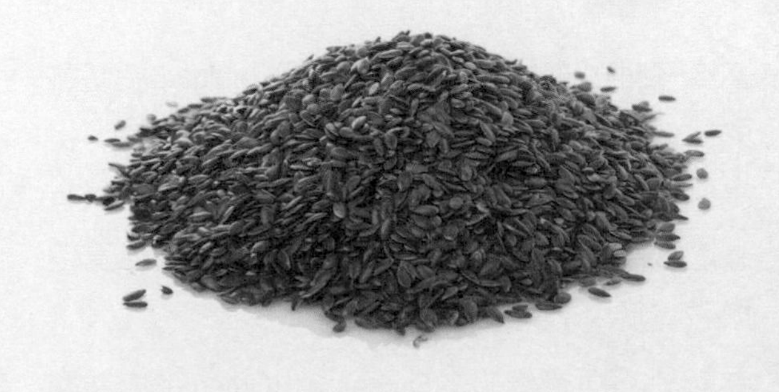

7. 漢麻子 Hemp Seed

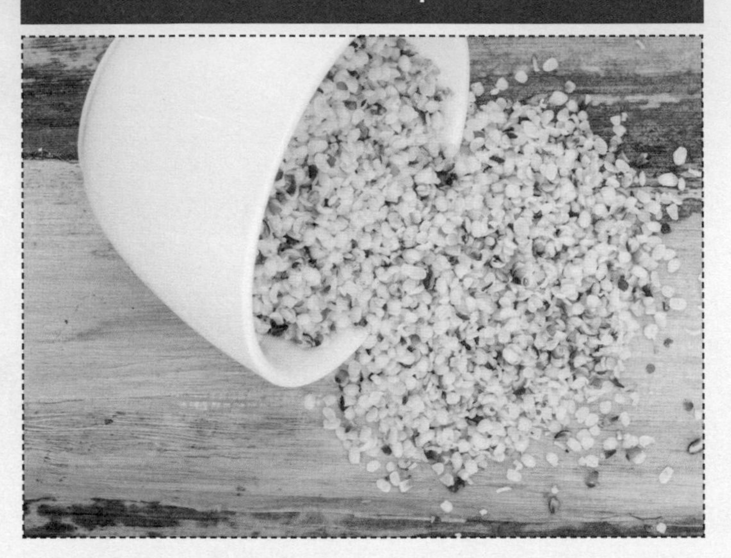

漢麻子是食用大麻的種子，經過烘焙或熱炒、不會發芽的種子。它在中藥上是著名的一種藥品，稱為火麻仁，它與毒品大麻（Marijuana）完全不同，它不含四氫大麻酚（THC）等有害成分，它具有「完美蛋白質」，含有全部20種氨基酸，其中包括體內無法合成的9種必需氨基酸。蛋白質含量比雞胸肉多，含有比蛋黃豐富的Omega-6必需脂肪酸和γ-亞麻酸（Gamma Linolenic Acid）。漢麻子的熱量低，但蛋白質含量高，容易產生飽足感，因此被捧為繼奇亞子之後的又一個「理想減肥食品」，而廣受世人矚目。

- 漢麻子裡的礦物質、Omega-3和Omega-6脂肪酸的比例非常理想，因此可自然地減輕炎症，提高免疫力。精氨酸成分可燃燒脂肪，因此具有減肥效果。它還能促進血液循環，保持血管健康。
- 有益於心血管健康的Omega-3和Omega-6脂肪酸的比例達到理想的3：1，此外纖維素、植物蛋白、健康脂肪和白糖吸收量達到均衡。
- 漢麻子油對肌膚和毛髮健康有極好的功效，對牛皮癬和濕疹等皮膚疾病也有益處，可改善乾燥以及紅色脫皮的皮膚。但目前台灣是不准進口的，所以不要在國外網站購買，以免在海關處被沒收。如要使用，須以中藥材料「火麻仁」之名，到中藥行購買。
- 漢麻子是對產婦和老人也有良效的營養食物。
- 適用於：肥胖者；關注養生的人群；具有「亞健康」問題和慢性便祕者；老人和一般人的高血壓；小兒脂肪肝；以減少碳水化合物方式減肥者；膽固醇高危險群；孕產婦以及患有產後憂鬱症婦女；注意力不足過動症兒童，糖尿病患者等。

8. 蕎麥 Buckwheat

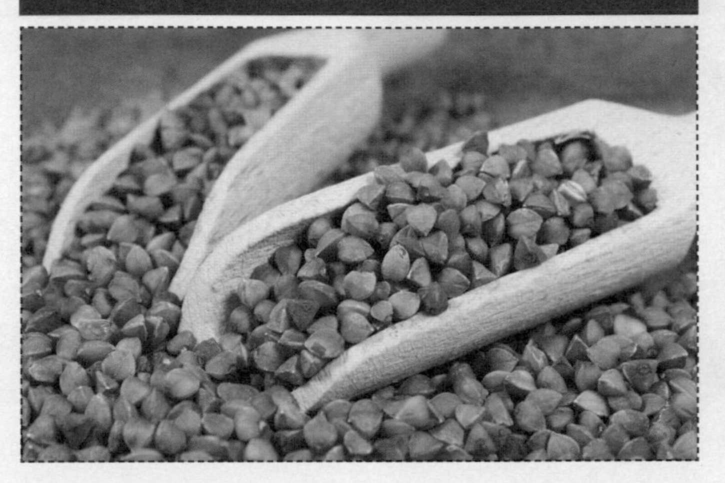

俄羅斯、中國、亞洲部分國家和喜馬拉雅高地平原的蕎麥食用歷史已有數千年，而北美和亞洲東部的種植約始於西元前一千年，蕎麥在全球都廣受歡迎。蕎麥花有白色、粉色或紅色，果實有褐色、灰色和黑色。種植蕎麥只要付出一點辛勞，就會回報優質的食物和營養。有時種植蕎麥的目的在於防止空地雜草蔓延，或用做天然有機肥料。蕎麥的生長、秋收和處理都很方便。蕎麥在貧瘠的土壤或惡劣的環境下也能蓬勃生長，從播種到收穫只需60天左右，因此一年可種2次。因為生長週期短，主要在山區種植，不過缺點是一降霜就會凍死。

- 蕎麥被稱作餐桌上的生藥。只要能尋得好種子，就能在食補藥補上取得良好效果。
- 喜歡涼爽潮濕的氣候和貧瘠的耕地，對主要病蟲害的抵抗能力較強，也是釀酒原料之一。
- 蕎麥含有12.5%蛋白質，以及碳水化合物、鉀、鹽酸、鎂和纖維素，還有8種必需氨基酸和維生素B，對維護神經系統有幫助。
- 具有降低血液中膽固醇的功效。
- 蕎麥食品——蕎麥自中國傳入日本後，便成為日本的主食之一，他們所吃的冷麵、蕎麥麵和蕎麥涼粉的主材料就是蕎麥。韓國江原道山區喜歡用蕎麥麵團加泡菜餡做成蕎麥煎餅。
- 有些人吃麵粉做的食物不易消化，但蕎麥食物卻很好消化。
- 可加入飯食、麵條、涼粉、冷麵、鬆餅、沒有麵筋的零食、炒菜、餅乾、穀物粉、油炸食物、麵包、燉菜和沙拉。
- 除了豆類以外，是不屬於禾本科的唯一一種穀物。蕎麥田是蜜蜂喜歡光臨的地方，蜜蜂從蕎麥花中採集的蜂蜜呈黃色，具有濃香，深受美食家的喜愛。

蕎麥的食用方法

- 煮熟後拌在沙拉裡。
- 泡水後打磨，做成薄煎餅。
- 發芽後拌入沙拉。
- 與糙米一起做成飯或粥。
- 研磨後做成涼粉。
- 做成各式冷麵和蕎麥麵。
- 做成蕎麥麵包。

9. 高粱子 Sorghum Seed

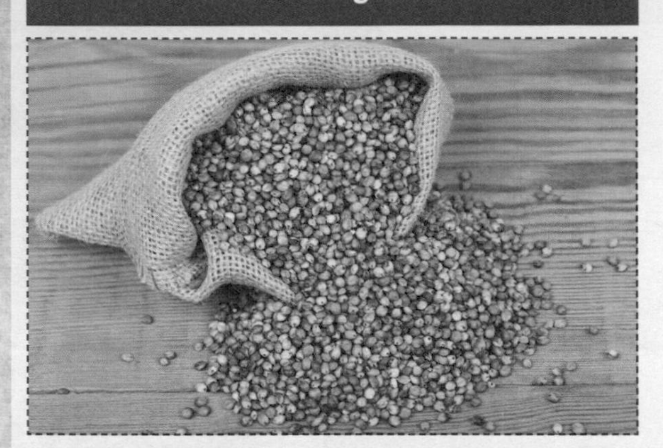

高粱是一年生草本植物，種子有紅、白、褐各種顏色，在過去幾世紀繼水稻、小麥和玉米以外第四大主要穀物。水稻的發源地是東亞；小麥是美索不達米亞；玉米是美洲，高粱的發源地則是非洲，蘇丹和衣索比亞在西元前3千年有種植高粱的痕跡。食用方式主要是為炊飯或磨製成粉後再做成其他各種食物。

- 具有維持體溫、保護腸胃、促進消化、解毒、消咳、改善食慾，治療膿瘡的功效。
- 含有優質蛋白質、高含量的必需氨基酸，但不含任何麵筋。
- 基因改造食品有可能引起過敏症、學習障礙、消化障礙和炎症，但高粱屬於非基因改造食品，因此不會出現這些副作用。
- 可做成像蜂蜜或楓糖漿之類的高粱糖稀，既不甜膩，味道很好。
- 做高粱飯或與糙米、雜糧混合。
- 加花生和堅果類一起用攪拌器攪拌，做成高粱醬。
- 做成高粱爆米花塊，讓乳汁分泌不足的產婦當零食吃。

10. 南瓜子 Pampkin Seed

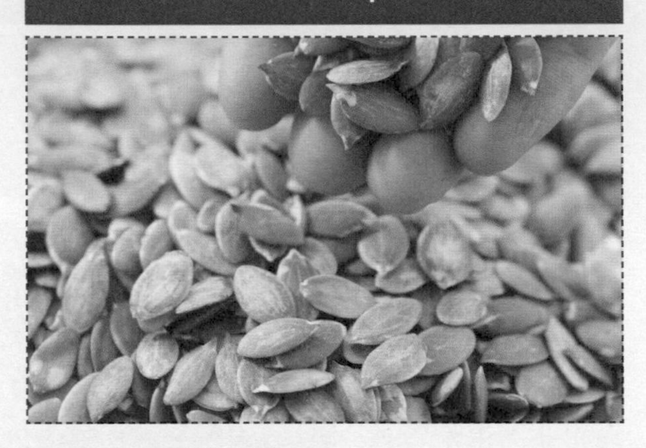

南瓜子和西瓜子一樣可用做驅蟲劑，對便祕和營養不良有很好的改善效果。南瓜子裡具有最優質的Omega-3脂肪酸，平常一天吃兩次，每次吃50mg左右。

- 南瓜子富含β穀固醇，這是一種可改善前列腺肥大症狀的成分。每天吃飯時吃1～2匙。
- 給大腦提供營養，達到緩解疲勞，增強記憶力的效果。
- 預防脂肪肝（強化肝的解毒能力）。
- 富含鈣（預防骨質疏鬆）、鎂（有助於心臟健康）、鋅（提升免疫力）和卵磷脂（集中注意力，預防失智）。
- 南瓜子幫助調節胰島素，可預防胰島素缺乏，進而防止糖尿病併發症。
- 南瓜子油富含天然植物性雌激素，研究結果對減輕停經期婦女的血壓、暫時性疼痛、頭痛、關節痛和其它更年期症狀有效。
- 南瓜子含有豐富的不飽和脂肪、抗氧化劑和纖維素，尤其與亞麻子混合時對心臟和肝臟健康有良效。
- 存放在室內的南瓜容易生蟲，而且蟲子有可能在南瓜裡產卵，因此吃時要小心。

11. 葵花子 Sunflower Seed

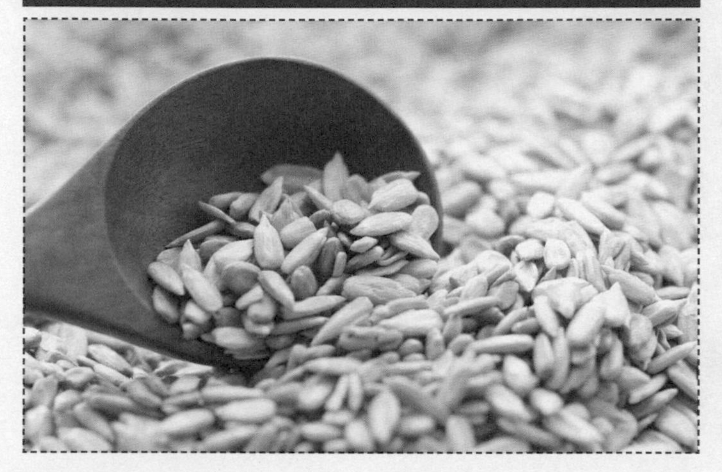

葵花子亦稱瓜子或向日葵子，和大多數堅果類、種子一樣含有必需脂肪酸——亞油酸，以及蛋白質、維生素B和植物性膽固醇、硫胺素、磷、硒，同時也是植物纖維和氨基酸（特別是色氨酸）的優質供應源。葵花子的含油量很高，成為生產不飽和油的基本原料之一。

- 葵花子含有豐富的不飽和脂肪酸、葉酸、植物固醇和複合亞油酸，具有抗炎、減少膽固醇的功效，可預防動脈硬化症。
- 富含維生素E，具有皮膚美容功效。
- 含鋅量高，有助於激發大腦功能。
- 含有大量硒，可清除體內活性氧，延緩身體組織衰老，提升甲狀腺機能。
- 吸收陽光精華，對提高視力有極好的效果。
- 含有大量複合亞油酸，具有抗癌、降低膽固醇、預防心臟病和防止肥胖等作用，也具有抗氧化作用，可直接遏阻致癌物，保護組織，抑制癌細胞分裂，促進癌細胞死亡，因此可預防癌症和心血管疾病。
- 增加胰島素，使血糖輕鬆進入細胞裡，從而降低血糖和胰島素值，可預防和改善糖尿病。
- 減少脂肪酸、中性脂肪和粥狀動脈，降低血糖，抑制高胰島素血症。
- 改善高血脂、動脈硬化、高血壓和腦中風等血管疾病。葵花子是很好的零食，含有豐富的營養和油分，是不飽和脂肪的主要供應源，其細嫩的口感適合加入各種菜肴。
- 整顆或研磨後加入各種沙拉；可用做裝飾；跟豆腐一起拌炒增添口感。
- 煮湯時加入研磨的葵花子會增加香味和油分。拌涼菜時也可添加輕炒後碾碎的葵花子。
- 吃多了會增肥。為了獲得最好的療效，儘量生吃。

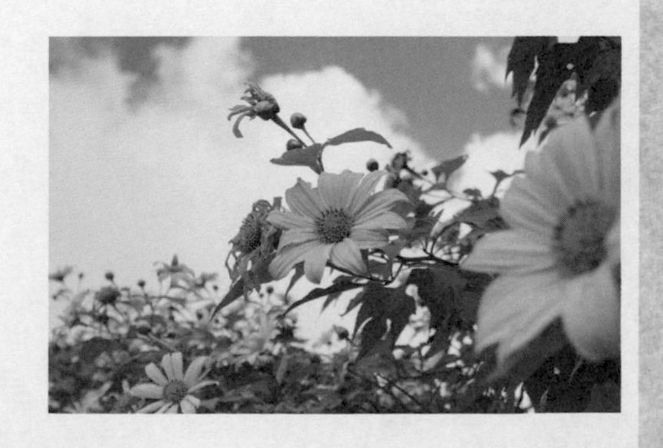

12. 苔麩 Teff

苔麩又稱衣索比亞畫眉草，是衣索比亞的主要糧食，生長在衣索比亞的本土作物，有幾千年種植歷史。現在於歐美國家十分流行。它是一種高纖、高鐵、高蛋白質、高鈣質的穀物，含有任何穀物都不可比的多種營養成分和功效。是21世紀人類最應關注的優質糧食和超級食物。

- 苔麩類似於小麥，體積比芝麻小，但營養成分不輸任何穀物，衣索比亞人幾乎每餐都離不開苔麩做成的「因傑拉（injera，又稱英吉拉）」，幾匙苔麩就能滿足一天蛋白質攝食量的2/3。
- 含有人體必不可少的蛋白質、礦物質、氨基酸、鈣、鐵、鎂和磷等成分。
- 豐富的蛋白質可增強肌肉強健、提高免疫力，加強心肺功能。
- 富含發育期兒童所需營養，防止骨質疏鬆症，是必需維生素、膳食纖維和礦物質的寶庫。
- 一方面碳水化合物含量低，一方面含鐵量高，因此可預防眩暈。
- 鉀含量高，對排出體內廢物和重金屬有很大幫助。
- 連穀皮一起攝取，尤其能補充蛋白質和礦物質，是不會浪費任何營養素的超級穀物。
- 含有大量鐵和鈣，有助於減輕孕婦貧血。鈣的含量比其它穀物高出很多，對骨骼和牙齒有益，老少皆宜。
- 為激素分泌出現問題的中年人提供豐富的纖維質和蛋白質。
- 將苔麩浸泡2個小時，或煮熟後待用。可用於粥、飯、果汁、麵包和拌菜等多種食物，可作為芝麻的替代品。
- 利用細篩網清洗，浸泡30分鐘後吃苔麩會有類似嚼魚卵的口感。
- 按1：3比例用苔麩和白米做飯。
- 它的功效有使骨骼和肌膚組織保持彈性、調節血糖、調節體重、有助於維護直腸健康、有助於消炎。

13. 羅勒子 Basil Seed

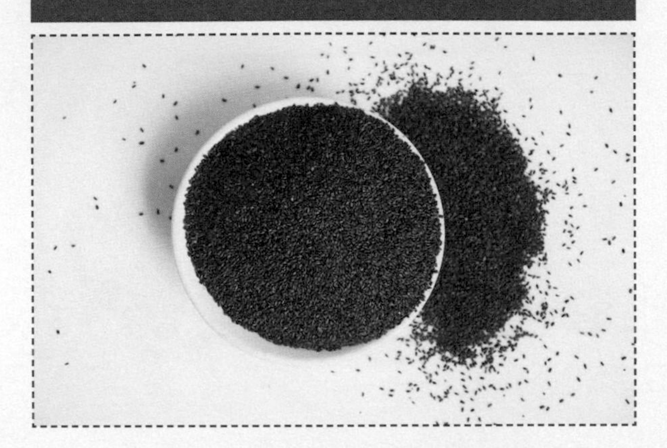

羅勒是一類可用於烹調和精油的一年生植物，它的種子大小與奇亞子相仿，呈灰色或褐色，泡水會膨脹30倍，並釋出類似明膠的膠狀物。維生素含量豐富的羅勒子已成為最新的超級食物之一，它的原產地在印度、埃及和太平洋地區，義大利和法國料理常使用羅勒子，也是調味香料的一種。

- 具有淨化小腸和腎臟，緩解胃痙攣和消化不良，鎮定歇斯底里和神經障礙，降低膽固醇，提高注意力和記憶力，有助於舒緩婦女的月經不順、鼻塞、氣喘和氣管炎等呼吸系統疾病。
- 羅勒子適合與任何食物搭配，可撒在蔬菜沙拉或三明治裡，或加入豆奶裡。
- 多數亞洲國家將羅勒子加在飲料裡，以提高飲料的香濃氣味，或將羅勒子和羅勒子油當做保健食品裡的提香調味料。加入羅勒子不僅使食物香濃味美，而且能提高營養價值。

14. 燕麥片 Oatmeal

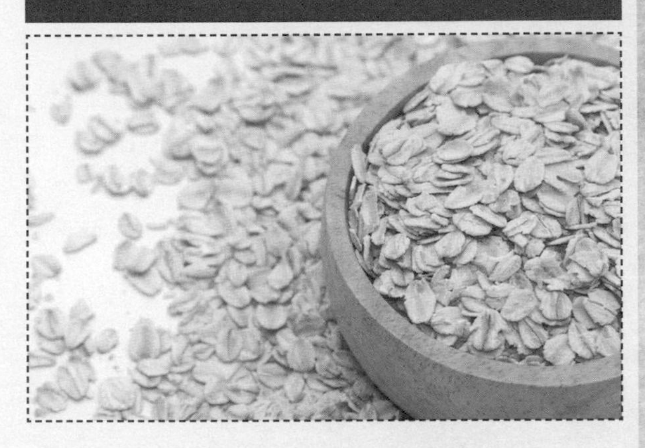

燕麥片是由燕麥的種子加工而成的，營養價值高，定期食用可降低血中的膽固醇。燕麥含有豐富的複合碳水化合物和水溶性纖維，促進消化，保持血糖穩定。比其它穀類含有更豐富的維生素B和更高的熱量。燕麥有助於減輕幼兒氣喘。

- 不含麵筋，是營養豐富的減肥餐。
- 可增加身體的食慾調節激素。
- 增強免疫系統。
- 有助於改善胰島素阻抗，減少第二型糖尿病。
- 年長者可用燕麥當瀉藥使用。
- 有飽足感，可作為早餐。
- 對咳嗽和皮膚病也有療效。

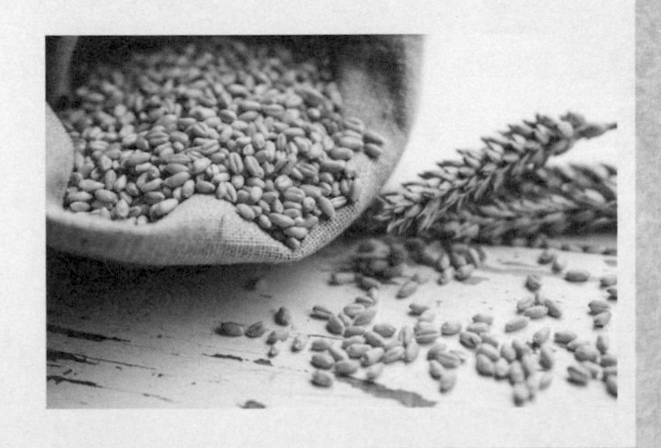

15. 人參子 Ginseng Seed

人參的果實只長在4年以上的植株上，而且一旦採摘，果實就會在一天之內枯萎，因為這些特性，過去人參的果實未能在食用和藥用方面受到重視。人參種植戶為了防止根裡的皂苷成分轉移到果實上，會提前剪掉枝椏，以便從源頭上封鎖人參結果實。不過最近發現紅色的人參果實裡的皂苷含量比根多2倍，且營養成分含量也比根部豐富，因此為了摘果實，甚至會放棄人參的根。

- 人參果實的主成分人參皂苷具有幾近植物雌激素的作用，可緩解婦女更年期症狀，並具有抗癌、抗糖尿病、提高肝臟解毒功能等功效。
- 具有抗氧化效果的維生素E在人參果實裡的含量比同等分量的松子或芝麻多2～3倍，並含有對失智、糖尿病和過敏性皮膚炎有療效的鋅。
- 人參的根、莖、葉和果實都含有有效成分，因此全身都是寶，全株都可入藥。

16. 開心果 Pistachio

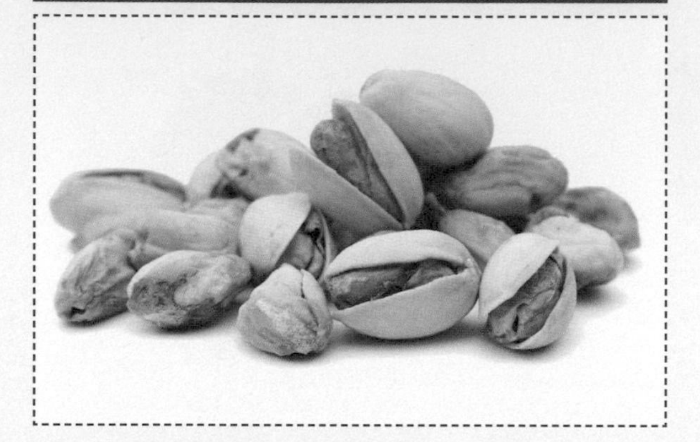

開心果是最古老的堅果之一，在《聖經》創世記43章11節中便提到榧子（開心果），可見人類食用開心果的歷史已有幾千年。

開心果是阿月渾子樹（亦稱綠仁果無名子）的果實，主要產於北美、中東至地中海區域，後傳入中國。開心果的名字相傳是果實在成熟的過程中會裂開一條縫，就像是張嘴笑，加上結果實不易，見到結果便感到高興，因而取之。

- 在各種堅果中，開心果的熱量和脂肪含量最低，但營養卻非常豐富，含有多種維生素、礦物質，有益健康的不飽和脂肪酸，以及具有降低膽固醇之功效的植物固醇、抗氧化成分和纖維素等多種有益成分。
- 含有豐富的葉黃素和玉米黃素，有助於延緩眼睛黃斑部病變與老化和白內障。已知類胡蘿蔔素可降低疾病、特定癌症和眼科疾病的發病危險，幫助維持身體健康。

17. 芝麻 Sesame Seed

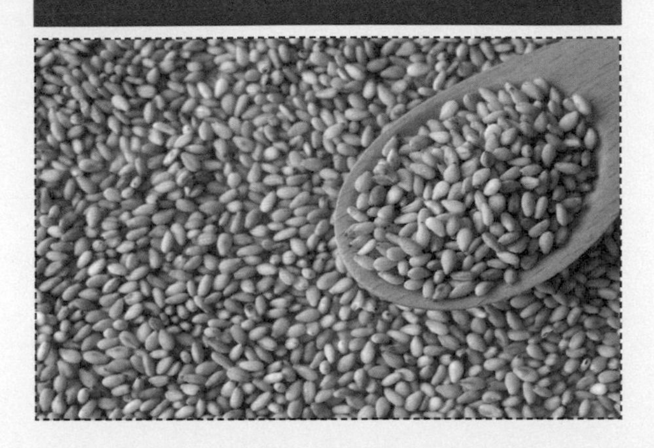

芝麻分黑芝麻和白芝麻，形狀大小看似一樣，但功效略有不同。芝麻含有豐富的優質蛋白質、維生素B、維生素E和具有強效抗氧化作用的芝麻素。芝麻本身沒有抗氧化作用，但在腸道內被細菌分解並被身體吸收後變成芝麻素。芝麻素的抗氧化作用，其效果甚至比抗氧化維生素中的佼佼者維生素E還要強烈。

- 芝麻不易發生氧化，因此可長期保存。細嚼慢嚥有助於防衰老、排毒、保持頭皮健康、改善風濕和關節炎。芝麻所含的氨基酸——苯丙氨酸具有製造男性精子的重要功效。
- 黑芝麻的鈣含量達到菠菜的20倍，對孕產婦健康、嬰兒的生長發育、老人的骨關節健康、皮膚美容、防衰老、失眠症、精神病和癌症等都有極佳的效果。

18. 紫蘇子 Perilla Seed

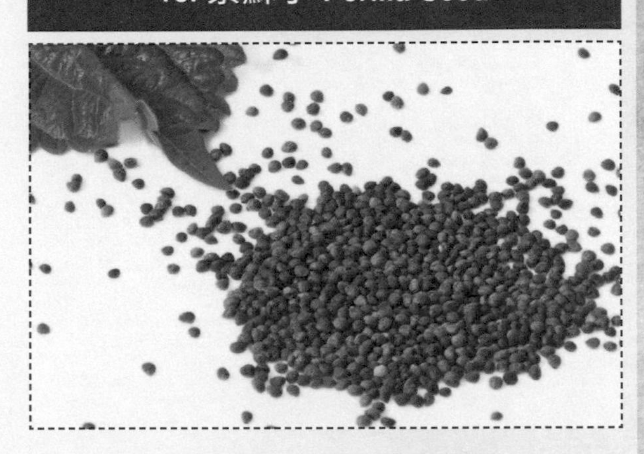

紫蘇子（**又名蘇子、野麻子**）狀似芝麻，但屬不同植物，屬於紫蘇屬，是薄荷類的一種草本植物，在中藥上其葉、梗、果都可入藥。

- 紫蘇葉使人聯想起蘋果和薄荷的風味，很多韓國料理愛使用紫蘇葉。紫蘇子油可用於湯、燉菜或拌菜等多種菜餚。
- 紫蘇子油含有豐富的Omega-3，其所含亞麻酸可抑制血栓生成，改善血管狀態，而類黃酮遇到致癌物會阻止癌症發生。
- 對出血性腦中風有很好的療效，最好生吃。
- 食物纖維很豐富，可促進腸道蠕動和吸收。
- 維生素E和維生素F含量多，是極佳的健康和美容食品。

19. 紅花子 Safflower Seed

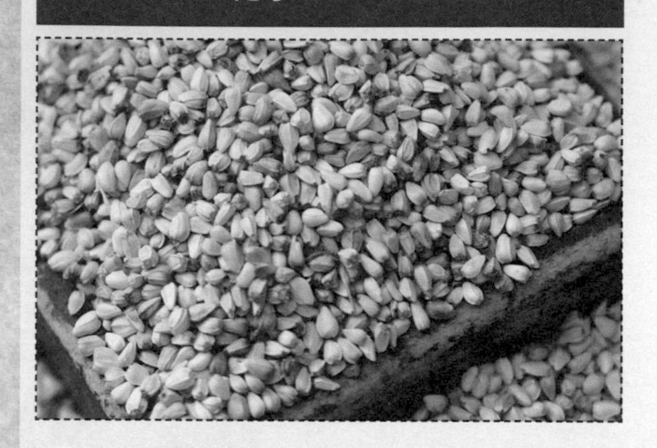

紅花子是紅花的果實，不是藏紅花的果實。紅花子的殼含有鉀、鈣、鎂和多酚等多種有益健康的成分，是有名的保健食品。

- 紅花子含有強壯骨骼的成分，長期服用效果更好，而且骨骼強壯的人不易患上癌症、糖尿病、關節炎、神經痛、椎間盤突出、中風、骨量減少和骨質疏鬆等疾病。
- 紅花子對骨折後的骨傷癒合有卓越的療效，此外亦對成骨不全症（脆骨症，患者被稱為「玻璃娃娃」）等關節衰弱導致的骨科疾病有療效。
- 紅花子的維生素E具有抗氧化作用，可防止皮膚老化；促進血液循環，提高皮膚細胞的活性；阻擋紫外線，保持皮膚美容。
- 紅花子還具有解毒、抑制癌症、緩解更年期症狀、防止腦細胞老化、預防消化系統疾病、利尿和壯陽作用。
- 用紅花子榨出的油約有75%是不飽和脂肪酸，是迄今為止亞油酸含量最高的油脂。

20. 杏仁 Almonds

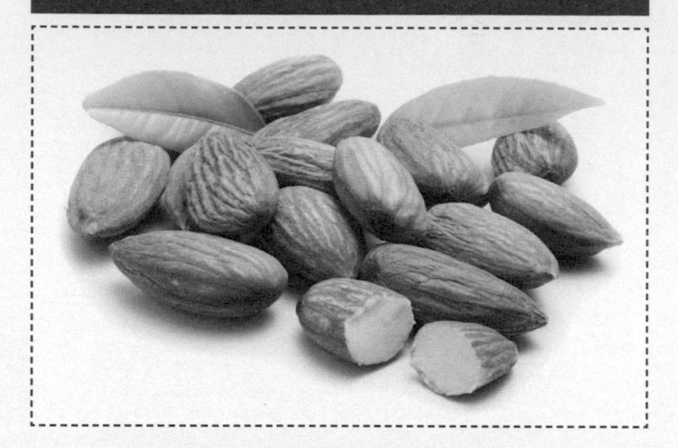

《聖經》創世記43章11節描述四千年前的歷史事件時，提到杏仁是送給法老的禮物之一，可見人們很早就已開始使用杏仁。《聖經》民數記17章8節也記載著亞倫的杖發芽開花結了熟杏。

- 杏仁裡的維生素E屬於脂溶性維生素，具有抗氧化作用，對患有高血脂症、炎症和胰島素阻抗的患者有良效，亦有助於減少掉髮和肌膚損傷。
- 杏仁含有較少的飽和脂肪酸和較多的不飽和脂肪酸，因此有助於降低「壞」膽固醇值。同時含有生育酚、精氨酸、鎂、鈣和鉀等多種對心血管健康有重要作用的成分。
- 攝取杏仁對改善能量不足、皮膚疾病、憂鬱症及皮膚炎症有療效。
- 每天有規律地攝取定量的杏仁，可減少第二型糖尿病患者的血紅蛋白；早餐攝取維生素B6含量高的杏仁可促進血糖的調節。

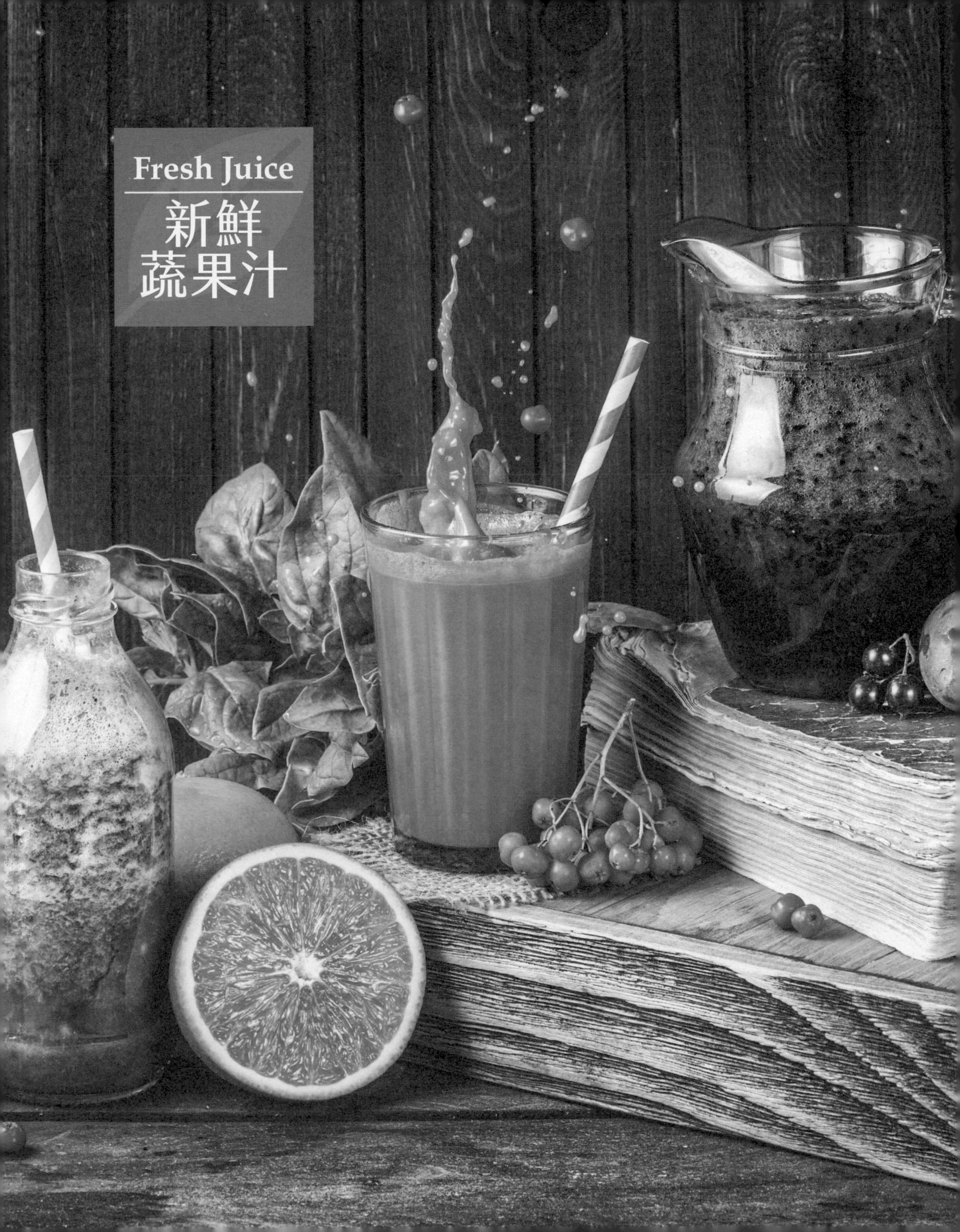
Fresh Juice
新鲜
蔬果汁

蔬果汁的功能——排毒、食補與營養

創造主賜給我們食物，不僅能供應營養，還能藉食補治病。某些時候體弱患病的原因在於體內累積的毒素和身體長期處於營養不良，此時就該利用蔬果汁促進排毒並補充營養，然後再輔以天然療法即能極大地提升療效並縮短康復過程。

為了消化和吸收身體所缺乏的營養和酵素，打成汁飲用比吃蔬果效果更快，而且喝蔬果汁可以最大程度吸收營養成分。一天喝兩杯蔬果汁，比生吃蔬果多吸收4～6倍營養成分。

蔬果汁種類及其營養

蔬果汁在為人體供應營養、緩解疲勞、恢復健康、提高疾病抵抗力和改善疾病方面有著極好的效果。製做蔬果汁的食材品質越好則效果越好。研磨機、手動榨汁器、攪拌機、榨汁機、原汁機、調理機等工具也會影響到蔬果汁營養。

蔬果汁大致可分為果汁和蔬菜汁兩大類，亦可細分為胡蘿蔔汁、綠色果汁、穀類豆奶汁或球莖汁等，應用當地當季產品製做蔬果汁。

本書將介紹35種具備排毒、改善疾病與提供營養為目的的各種蔬果汁。

注意事項：

1. 根據體重、消化能力、疾病和身體狀況來決定蔬果汁飲用量。
2. 必須洗乾淨蔬菜或水果的殘留農藥。
3. 因為蔬果汁不含任何纖維素，不宜長期飲用。喝蔬果汁需限定期間和數量，達到預期目標後即恢復吃新鮮的蔬果。
4. 冷藏保存蔬菜和水果，應避免溫度過低。
5. 蔬果汁應在榨取後立即飲用。
6. 慢慢喝，不宜一口氣喝完。
7. 正確選擇榨汁機或其它榨汁工具也很重要。

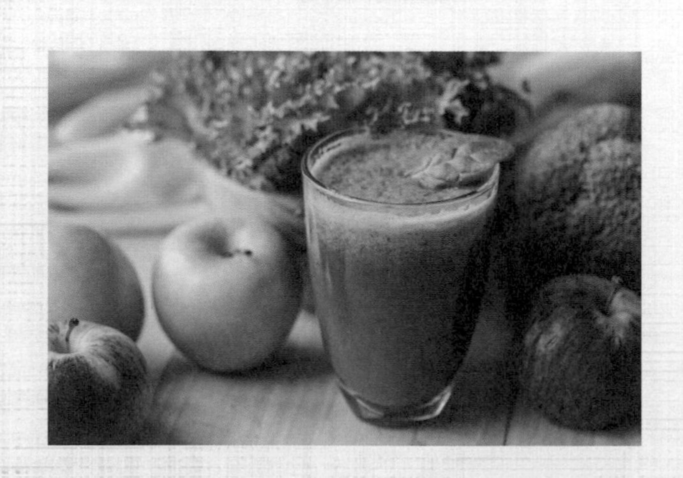

1. 葡萄柚汁 Grapefruit Juice

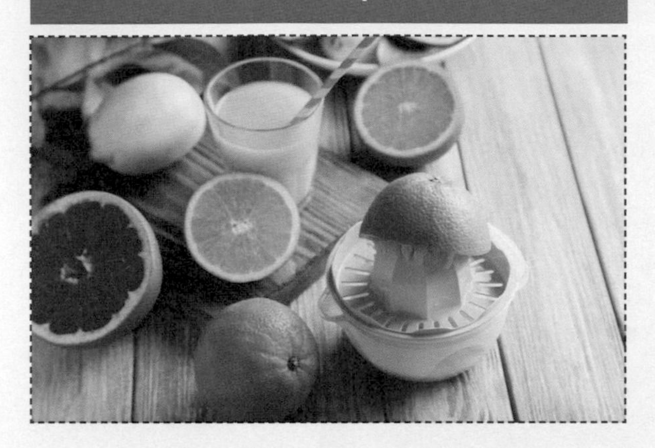

葡萄柚屬柑橘類水果，類似柳橙和橘子，果肉有紅色、白色和粉色，以紅色最受歡迎。含有酸、甜、苦味的豐富維生素C，因為果實長在樹上的形狀類似葡萄，因此得名。

- 葡萄柚所含枸櫞酸有預防癌症功效，果皮所含的芳香成分檸檬酸可刺激交感神經，促進脂肪燃燒。
- 葡萄柚有調節胰島素的功效，可透過大幅降低體內胰島素調節糖尿病，並降低肥胖指數。
- 葡萄柚中的大量果膠可預防動脈硬化，藉由燃燒體內多餘脂肪塑造出健康體型；豐富的維生素C可預防皮膚衰老，提高肌膚彈力，從而塑造出美麗肌膚；鉀成分則透過排出體內毒素和廢物，消除水腫。

注意事項：

葡萄柚和某些藥物一起服用可引起藥物代謝異常，如用於乳癌患者身上會出現女性激素增多，乳癌發病率增高。不能和葡萄柚一起服用的藥物有：高血壓、高血脂症和過敏症治療藥物、抗憂鬱藥，以及抗組織胺藥等。

2. 甜菜汁 Beet Juice

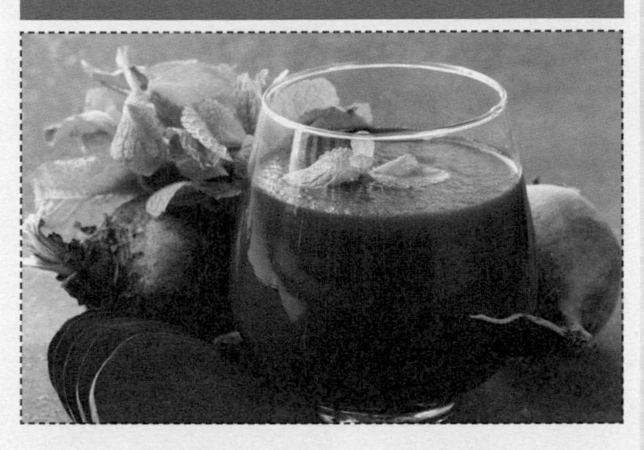

甜菜的歷史可追溯到四千年前的古代地中海地區，後傳到巴比倫，九世紀左右有文獻記載中國長期利用甜菜進行食補。

- 甜菜有助於製造紅血球、調節血液，如果與胡蘿蔔一起榨汁，對貧血和坐月子有極大良效。
- 甜菜含有多種營養成分、維生素和礦物質，有助於治療消化不良、便祕、腎臟疾病、頭皮屑、膽汁性疾病、癌症和心臟病，預防黃斑部病變和白內障，改善血液循環和皮膚健康，對呼吸系統疾病、心血管疾病、心臟麻痺、腦中風、心肌梗塞有療效。
- 用甜菜根和葉子榨汁飲下會出現些許頭暈和噁心，這是因為甜菜對肝臟有極強的作用，因此要和胡蘿蔔一起榨汁。
- 甜菜汁對月經不順和更年期症狀的效果比任何合成激素都要好得多，而且含鐵量高，有助於製造紅血球。

3. 胡蘿蔔汁 Carrot Juice

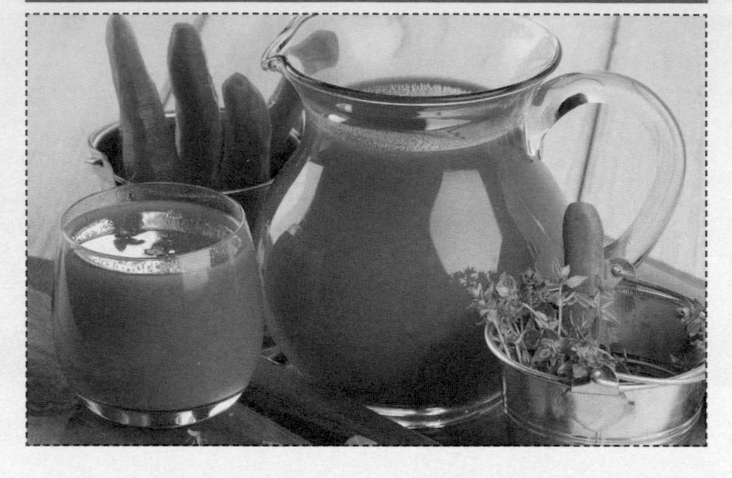

胡蘿蔔最大的優點是含有豐富的胡蘿蔔素。胡蘿蔔素的名稱來源於胡蘿蔔，顏色越深表示胡蘿蔔素含量越高。胡蘿蔔素在體內轉換成維生素A，可提高免疫力。胡蘿蔔汁進入體內即被吸收，除了維生素A，還含有豐富的維生素B、C、D、E、G和K。

- 胡蘿蔔富含維生素A，可提高視力，而且越成熟，越能預防夜盲症等疾病。它還有助於預防扁桃腺、鼻竇、咽喉和呼吸道等感染，並對恢復疲勞、身體虛弱和貧血、不孕症和保持皮膚健康有療效。
- 仔細咀嚼胡蘿蔔可刺激牙齦，增加唾液分泌。唾液呈鹼性，可抵抗病菌和異物入侵，預防蛀牙、口臭及其它口腔疾病，有助於預防失智，促進大腦健康。不管生吃、榨汁還是炒菜，胡蘿蔔總是對健康有益！
- 攝取含有豐富膳食纖維的胡蘿蔔，可將大腸癌發病危險降低24%，另有研究表明，生吃胡蘿蔔的婦女乳癌發病率比不吃胡蘿蔔的婦女低5～8倍，胡蘿蔔的β-胡蘿蔔素有助於治療多種癌症，肺癌患者尤其應每天喝胡蘿蔔汁。
- 胡蘿蔔含有豐富的膳食纖維，可透過消化道，刺激腸道蠕動和胃液分泌，從而減輕便祕，保護結腸和胃免受大腸癌等各種重病之苦。
- 胡蘿蔔可使肌膚滑嫩緊實，對乾性肌膚尤有改善之效。
- 胡蘿蔔汁可增強腸胃健康。
- 胡蘿蔔含有類胡蘿蔔素，可調節血糖。類胡蘿蔔素對胰島素阻抗起到反向作用，可降低血糖，因此可幫助糖尿病患者享受健康的正常生活。
- 胡蘿蔔汁可作為潰瘍和癌症的輔助治療劑。產婦和孕婦喝數月的胡蘿蔔汁，分娩時可避免產後感染發燒。
- 對增強體質、術後復原、潰瘍和癌症有療效，並在不知不覺中提高身體功能。胡蘿蔔葉也含有豐富的胡蘿蔔素、各種維生素、鉀和鈣等成分。

注意事項：

種植過程中可能會使用農藥，因此儘量選用有機胡蘿蔔，每天不宜攝取過多，以免膚色變黃，甚至造成維生素A中毒。

4. 番茄汁 Tomato Juice

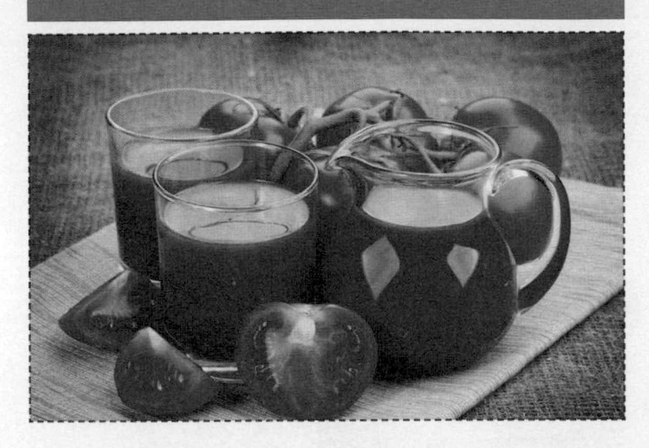

番茄汁是人們最愛喝的果汁之一，全球都有常吃番茄的人群和地區患病率低的說法。作為超級食物之一，新鮮番茄汁呈鹼性，容易消化，具有最好的療效，但如果和澱粉、白糖一起吃，會出現酸性反應。

- 紅色番茄含有大量具有防癌作用的茄紅素；它富含類胡蘿蔔素，其抗氧化和抗癌作用比胡蘿蔔素高數倍。
- 吃煮熟的番茄可導致酸性成分，在新陳代謝過程中逐漸凝結成腎結石或膀胱結石，將生番茄加上澱粉和白糖一起攝取也一樣。
- 新鮮番茄含有相當多的枸櫞酸、蘋果酸和草酸，並富含鈉、鈣、鉀、磷和鎂等成分，櫻桃、柿子和其它多種番茄只要是生的都含有類似的成分。
- 世界上總共有7500多種番茄。
- 番茄是可消炎止痛的食品。
- 攝取多量茄紅素可預防肺癌、胃腸癌、大腸癌、口腔癌、前列腺癌、乳癌與子宮頸癌，另外，番茄除了含有鉀與磷之外，也含有其他抗氧化物質及維生素。

5. 抱子甘藍汁 Brussels Sprouts Juice

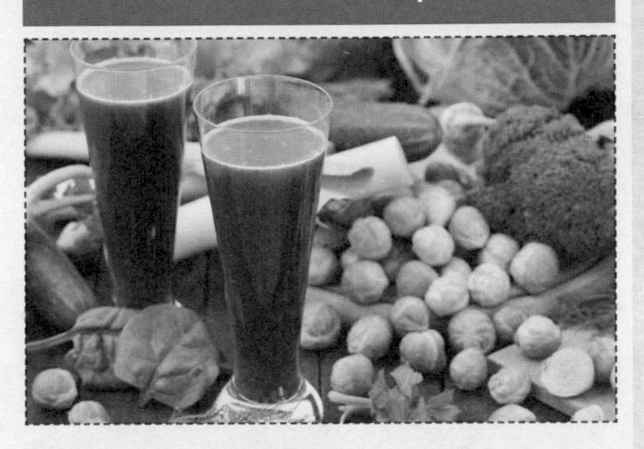

抱子甘藍（又稱球芽甘藍、小捲心菜）具有獨特的苦味，維生素C含量達高麗菜的4倍。

- 有助於貧血、血液、骨骼與牙齒健康、防癌、增強心血管功能、結腸健康、消化系統、普通感冒和流感、保護DNA、提升熱量、免疫系統、助孕、減肥、高蛋白與低脂肪、受傷患處的復原。
- 抱子甘藍配胡蘿蔔、豌豆、美生菜等蔬菜汁，可再生和增強胰島素，對糖尿病患者具有非常好的功效。
- 挑選抱子甘藍時，宜選擇顏色鮮明、質硬而新鮮的產品，避免葉子上有窟窿、長蚜蟲、變黃或枯萎的狀況。
- 光喝抱子甘藍汁沒什麼味道，因此可與好吃又有營養的胡蘿蔔、西洋芹一起榨汁，喝汁時不要同時吃味道重的肉類、澱粉和糖分。

6. 高麗菜汁 Cabbage Juice

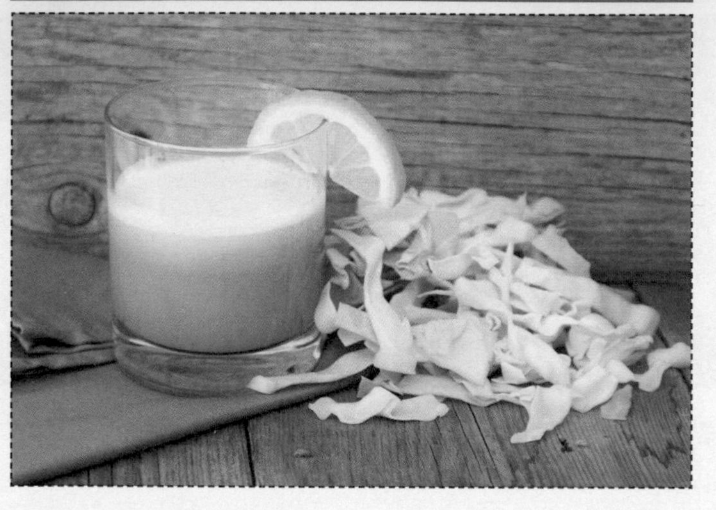

高麗菜正式名稱為「甘藍」，亦俗稱洋白菜、捲心菜，具有從綠色到紅色、紫色等多種顏色，葉子柔嫩或有褶皺。高麗菜含有呈苦味的萊菔硫烷（Sulfora-phane），此成分多見於十字花科蔬菜。

- 防癌效果僅次於大蒜，多食可降低黑素瘤、食道癌、前列腺癌、膀胱癌、肺癌和胰腺癌等多種癌症發病率。
- 高麗菜汁含有維生素U，可保護腸胃黏膜，因此可以改善胃潰瘍和十二指腸潰瘍。
- 缺點是會產生硫酸氫這種惡臭的氣體，腸內積聚的殘渣腐敗物被高麗菜汁分解後可產生氣體並排出體外。
- 不管喝高麗菜汁還是其它蔬菜汁，只要腸內產生氣體，就表示腸道有異常。
- 高麗菜的最大特點是含有大量的硫磺和氯，含碘量也不低。硫磺和氯的組合可淨化腸胃黏膜，因此喝高麗菜汁有良效。
- 將高麗菜、胡蘿蔔和菠菜一起榨汁每天喝，持續兩三週，輔以灌腸，對消除炎症有極好的效果。高溫烹調或曬乾易破壞維生素、礦物質和硫素類效果。高麗菜可以生吃，或蒸、煮、醃、烤，在變熟過程中會散發出硫磺氣味。
- 嚴重的便祕和腸道廢物累積導致皮膚病惡化時，喝適量高麗菜汁可起到淨化和改善作用。
- 高麗菜汁若添加一點鹽或醋，功效就會大打折扣，不僅會破壞營養素，還會產生副作用。
- 高麗菜和胡蘿蔔一起榨汁生喝，有利於牙瘻管炎症、牙齦炎症的治療。
- 高麗菜可降低糖尿病、肥胖、心臟病及整體死亡率，並改善氣色、提高身體熱量和保持適當的體重。

注意事項：

- 甲狀腺功能不良者，勿大量飲用，以免影響甲狀腺功能。
- 醃漬的高麗菜食品不是沒有防癌功效，反而易增加胃癌和大腸癌的發病率，故不宜食用。

7. 蒲公英汁 Dandelion Juice

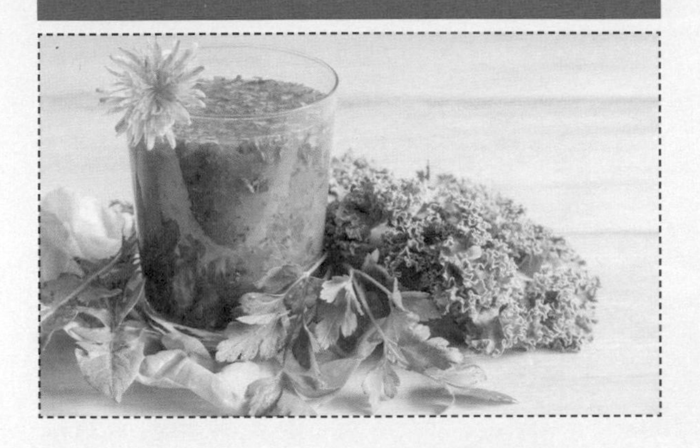

蒲公英常被世人視為雜草，但它是有效的強身劑，不僅可抑制胃酸過多，其所含的鎂和鐵還會強化骨骼，預防骨骼軟化症，並成為肺和神經系統組織不可或缺的成分，但條件是必須攝取新鮮的生蒲公英，不可採集路邊或郊外的野生蒲公英。利用蒲公英的葉子和根，以及胡蘿蔔和蘿蔔葉子一起榨汁，可輔助治療脊椎和骨骼疾病，並做為淨化血液、肝臟和腎臟的補劑。

- 蒲公英汁含有豐富的鈣，參與神經傳遞、凝血、激素分泌與肌肉收縮過程，可防止蛀牙、肌肉緊張、高血壓等缺鈣引起的症狀。
- 蒲公英汁所含的維生素K對骨骼和心臟健康有著重要作用，形成骨骼的效果比鈣強，因此尤其可幫助具有骨質疏鬆隱患的停經期婦女，促進骨骼健康，降低骨折危險；同時有利於維持大腦功能和健康的新陳代謝。
- 對前列腺癌、大腸癌、胃癌、鼻腔癌和口腔癌也有良效。
- 孕期婦女在懷孕早期3個月內如果缺乏維生素A會患上夜盲症，而蒲公英汁有助於身體攝取維生素A。

8. 菊苣汁 Chicory Juice

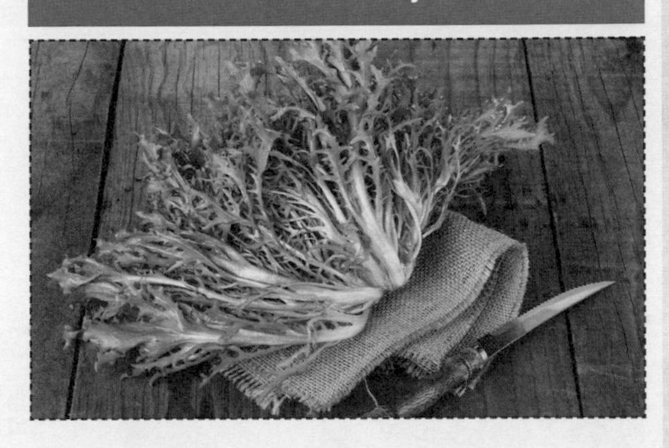

菊苣又稱苦苣、明目菜（護眼菜），屬菊科，英文名稱繁多，如Chicory、Endive、Frisee等，其植物性化合物成分與蒲公英相似。

- 富含對視力神經系統有效的成分，因此有助於恢復眼睛健康。
- 菊苣加上胡蘿蔔、芹菜和西洋芹，可對視神經和眼部肌肉提供更多營養，對視力疾病有特效。
- 將菊苣和西洋芹或芹菜搭配使用，對貧血和心臟疾病有極好的療效。
- 可當作造血劑，可促進膽汁分泌，因此對胰腺疾病也有益處。
- 胡蘿蔔、芹菜、菊苣混合汁對氣喘、花粉熱有療效。
- 菊苣可與任何蔬菜一起榨汁，它的作用是促進膽汁分泌。但如果添加澱粉、牛奶或白糖，則療效盡失。

9. 黃瓜汁 Cucumber Juice

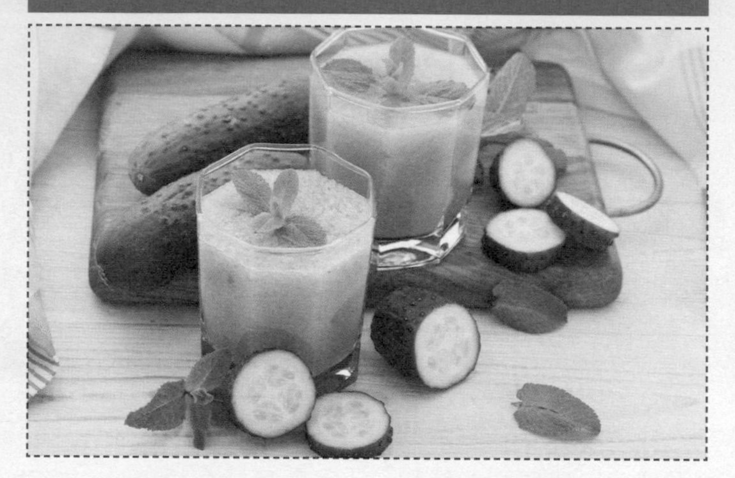

黃瓜也稱為胡瓜，其水分含量高於95%，富含維生素C和鉀，含有微量蛋白質、脂肪、碳水化合物、纖維質、鈣、磷和鐵，是促進小便分泌的天然利尿劑。黃瓜特有的苦味是葫蘆素引起的，與苦瓜的苦味成分一樣，具有很強的抗癌作用。

- 容易與其它食物搭配，發出黃瓜特有氣味的吡嗪具有抗凝血效果，可預防動脈硬化。
- 含有40%以上鉀，可將鈉鹽排出體外，因此有利於清除體內廢物；對控制血壓有極好的療效。
- 含有大約17種氨基酸，可預防高血脂症。
- 黃瓜汁加上胡蘿蔔汁，對體內尿酸過剩導致的風濕性疾病有極好療效。
- 指甲皸裂，毛髮生成出問題，胃疼、嘔吐、頭痛，或皮膚出現各種斑疹時，可喝黃瓜汁。
- 黃瓜汁對消除水腫有益處，比如心臟性水腫、腎臟性水腫或中年婦女因代謝不暢而引起晨起手部發腫，到下午才會消腫的症狀都有較好的效果。
- 維生素A、B、C含量多，葉子裡含有很多葉綠素。黃瓜的葉綠素和維生素C共同作用於皮膚，使皮膚保持光亮潤澤，而且黃瓜中的膠原蛋白成分具有美白保濕效果和促進血液循環的功效，因此可使臉色明亮，肌膚細嫩。
- 黃瓜皮含有豐富的二氧化矽和硫磺，二氧化矽可促進頭髮生長。要生吃黃瓜。
- 黃瓜加胡蘿蔔、甜菜根榨汁可排除體內結石。膽囊或腎臟產生結石，是因為常吃澱粉質和白糖，使無機鈣蓄積在體內，且無法及時排除而成；也有可能是體內積聚大量尿酸，但無法從腎臟排除而成。
- 喝生黃瓜汁或磨碎後貼在患處，對燒傷和「溫毒」（受感染的化膿）有良效，同時具有吸收體熱化解粉刺或癤子起因的作用，因此可消除化妝品殘留在臉上的餘毒，減輕皮膚出油。

10. 生菜汁 Lettuce Juice

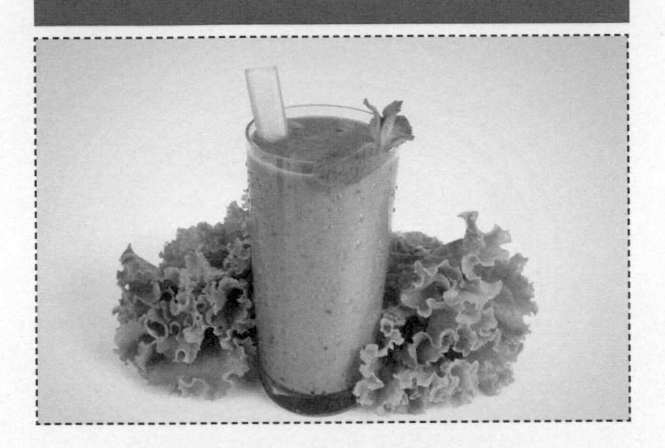

生菜也稱萵苣（**泛指萵苣屬類蔬菜，葉形差異大，主要用於沙拉**），味道獨特而微苦。它含有豐富的胡蘿蔔素、維生素C、E，以及鉀、鈣、鎂、磷，還有鐵、維生素K等成分。生菜汁含有大量人體所需的鐵和鎂。肝臟和脾臟是保管鐵的倉庫，鎂具有激發肌肉組織、大腦和神經系統活性的作用。

- 鎂是人體必需的礦物質營養素，是維持正常神經肌肉興奮性和組織細胞新陳代謝必不可少的元素。
- 生菜混合胡蘿蔔汁可多吸收維生素A和鈉，生菜配搭胡蘿蔔和菠菜，可促進毛髮生長，並使毛髮烏黑亮麗。
- 生菜汁尤其對結核病患者和腸胃病患者有很大功效。將生菜和胡蘿蔔一起榨汁，可以給離乳期的嬰兒當副食品。

11. 苜蓿芽汁 Alfalfa Sprout Juice

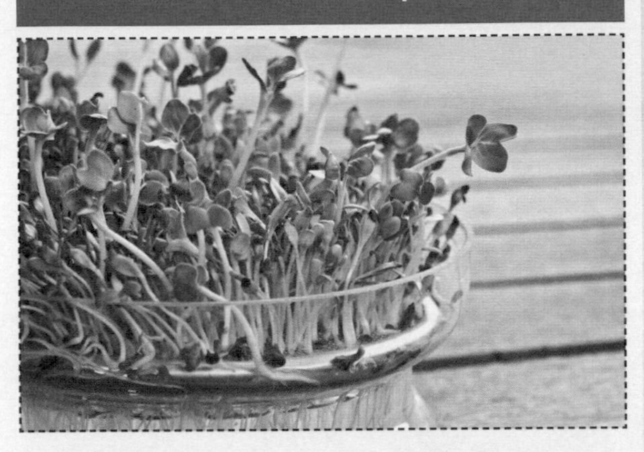

苜蓿是所有食用植物中含葉綠素最多的植物，同時富含多種礦物質營養素。其含有的抗炎成分為植物之最，與胡蘿蔔汁一起服用，對心臟疾病有傑出功效。苜蓿可在家裡輕鬆種植。

- 苜蓿芽是植物性異黃酮和其它植物性雌激素的優秀供應源，可抑制乳癌；它富含維生素K和植物性雌激素，有助於緩解停經和月經的症狀；維生素K還有凝血作用，可預防出血不止。
- 苜蓿芽所含的維生素K和錳是預防與衰老有關的疾病（**骨質疏鬆、癌症、動脈硬化、炎症等**）的必要營養素，可降低血糖值，有益於提升胰島素功能。
- 苜蓿是維生素C的最佳供應源，可使哺乳期婦女乳汁增多，幫助解決腎臟和膀胱問題，並有助於紓解胃、氣喘和關節炎疾病。

注意事項：

- 苜蓿芽不宜攝取過多，也不宜長期生食，以避免血球細胞受到破壞。
- 紅斑性狼瘡患者不宜吃或飲用。

12. 青椒汁 Green Pepper Juice

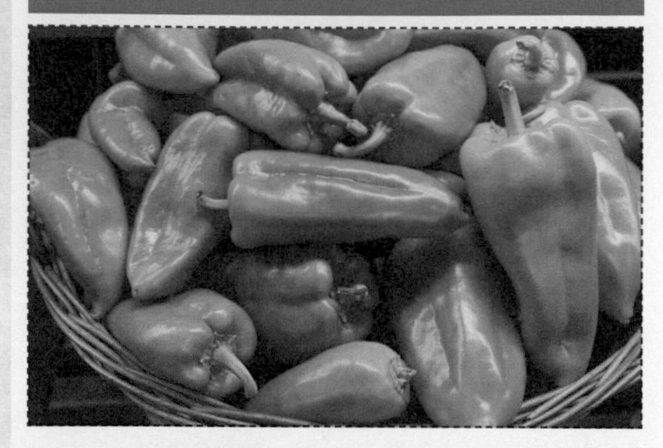

新鮮的青椒富含珍貴的礦物質、維生素A、B1、B2、B3、B5、B6、B9、C、E、抗氧化劑、銅、鉀、錳、鋅、矽與硫胺素，可藉由血液輕鬆的吸收，提供身體充分的營養素。

- 青椒含有促進指甲和毛髮生長所需的矽，對淚腺和汗腺有淨化作用。
- 青椒汁加上兩倍胡蘿蔔汁一起飲用對皮膚大有裨益；若輔以灌腸則對清除腸道廢物有很好的療效。腸道內容易產生氣體而脹氣，或因無法排氣而腹痛時，飲下胡蘿蔔加上菠菜和青椒汁，可緩解疼痛。可在兩餐之間每隔一兩個小時喝青椒汁。
- 青椒含有大量胡蘿蔔素（維生素A）、維生素C和維生素E，這些成分在防癌效果位列前茅，且具有很好的防衰老功效。青椒特有的氣味來自於吡嗪成分，吡嗪具有抑制凝血和抗血栓作用，因此可預防心肌梗塞和腦血管梗塞。
- 青椒具有抗真菌劑、抗細菌、抗氧化等性質，與適當的草本植物一起使用，可逆轉老化的徵兆、緩解帶狀泡疹、降低運動感染，青椒亦可保護皮膚、促進皮膚健康、使人看起來變年輕。

13. 櫻桃蘿蔔汁 Cherry Radish Juice

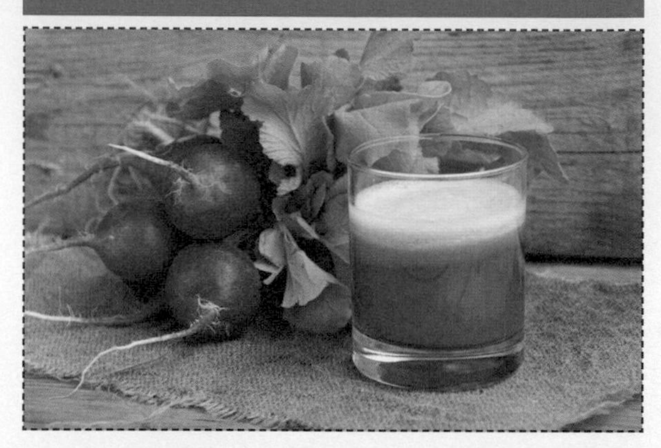

櫻桃蘿蔔屬於十字花科，富含維生素C、維生素E、鉀、鈉、鐵和鎂。其辣味來自異硫氰酸鹽，這是一種主要位於根莖處的硫磺化合物，具有強烈的抗氧化作用，透過增強肝臟的解毒作用預防癌症，阻礙血栓生成，並達到殺菌作用。

- 含有多種消化酶。澱粉酶改善胃痛和消化不良；氧化酶對致癌物具有解毒作用。
- 蘿蔔葉含有豐富的β-胡蘿蔔素，所含的維生素A是綠花椰菜的3倍以上；鈣含量是菠菜的4倍；維生素C含量是檸檬的10倍以上。蘿蔔葉的營養價值是非常驚人的，可惜一般很少被人利用。維生素A，它們的抗氧化作用很強，可清除體內活性氧，預防癌症。
- 榨汁時同時使用根莖和葉子，比分別只榨葉子或根莖的味道更好。

14. 馬鈴薯汁 Potato Juice

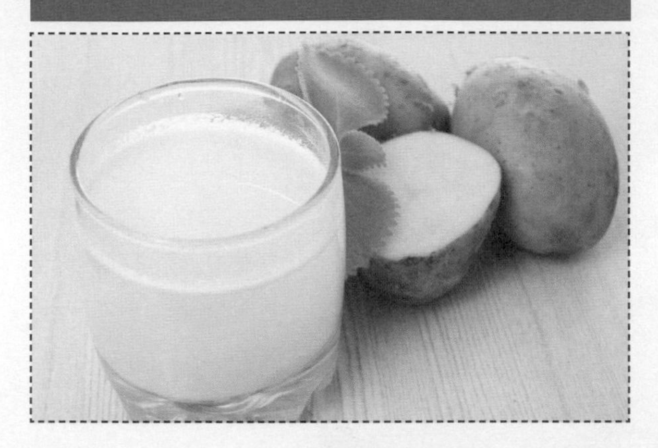

馬鈴薯含有很多強效抗氧化物，以及豐富的維生素C和鉀。

- 維生素C具抗氧化作用，可抗癌，遏阻動脈硬化，預防衰老，並提高免疫功能，對骨骼和皮膚健康也有益處。鉀參與調節體內礦物質平衡，並預防高血壓。
- 馬鈴薯汁可作為人體清潔劑，與胡蘿蔔汁搭配效果更佳。胡蘿蔔和芹菜汁對胃、神經痛、痛風和坐骨神經痛等肌肉疾病有極好的療效。

注意事項：

- 馬鈴薯生汁對清潔皮膚有極好的效果，這是因為馬鈴薯裡的鉀、硫磺、磷和氯含量較高。不過熟的馬鈴薯的有機元素沒有任何療效，即使有，功效也極其有限。
- 發芽的馬鈴薯含有龍葵鹼，不可食用。龍葵鹼的毒性會刺激控制生殖器官的神經，就像肉食者體內產生的尿酸形成結晶一樣，給生殖器官造成過度刺激。

15. 菠菜汁 Spinach Juice

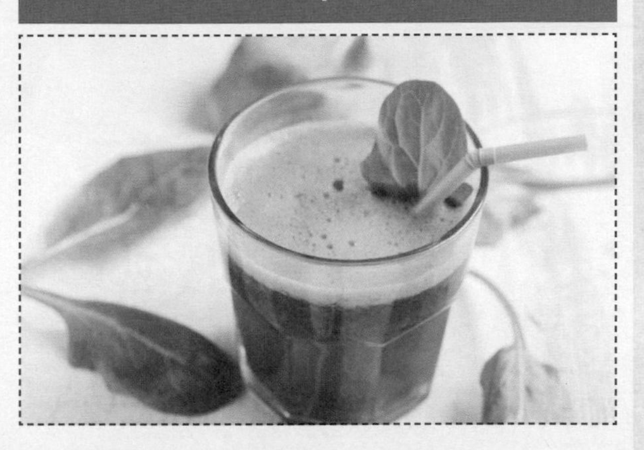

眾所周知，菠菜對於胃、十二指腸和小腸等消化器官，以及包括大腸、結腸在內的所有消化系統可帶來最大的活力。藉由生菠菜，大自然向人體供應清潔、重建和再造消化器官所需的有機材料。每天喝一杯菠菜汁可在短短數日內解決嚴重便祕。

- 為了清掃消化器官，最好用生菠菜汁代替瀉藥這類化學武器（腸道在排出瀉藥的過程中易受到過度刺激）。
- 菠菜和胡蘿蔔的混合汁可有效解決十二指腸潰瘍、惡性貧血、痙攣、各種神經性疾病、腎上腺和甲狀腺功能障礙、神經炎、關節炎、膿腫、瘡、生殖器官疼痛、水腫、出血、體力不支、風濕等多種身體疾病。菠菜裡的草酸是刺激腸道蠕動的重要因素。
- 菠菜煮熟後草酸會和鈣結合形成結晶體並累積在腎臟裡，從而引發結石問題。

16. 大蒜汁 Garlic Juice

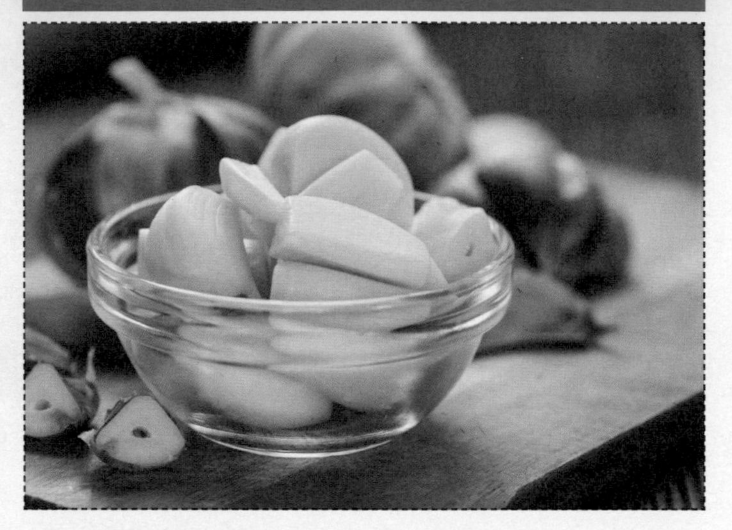

所有植物中，大蒜的抗癌成分含量最高，大蒜獨有的味道來自蒜素，而蒜素具有很強的抗氧化作用，可預防癌症，抑制引起疾病和衰老的活性氧的副作用。生吃大蒜對清除腸道寄生蟲有很大功效。大蒜的刺激性氣味滲透力極強，可以溶化積聚在副鼻腔、氣管和肺裡的黏液，可治療阿米巴原蟲引起的腹瀉，並幫助排出體內毒素。如果要保留這些有效成分，應生吃大蒜。

問題是榨過大蒜的機器再怎麼清洗都會殘留大蒜的味道，因此榨過大蒜後無法再榨其它蔬果汁。喝過大蒜汁的人因大蒜獨有的氣味會讓自己和周圍的人感到不快，只要能忍受這一點，大蒜是極佳的食品和極佳的身體清潔劑。

- 每天早晨飲下大蒜汁和豆奶混合汁，有助於改善陽痿和女性不孕。
- 大蒜汁裡的大蒜素（Allixin）和S-烯丙基半胱氨酸（S-allyl cysteine）化合物具有促進神經細胞再生作用，因此對防治癌症和失智有較好療效。也對腦血管性疾病和神經細胞退化性疾病有功效。
- 大蒜還有增強體力、解除疲勞、減輕壓力、調節生理時鐘、加強免疫力以及改善足癬症狀等作用。
- 為了減輕被昆蟲叮咬後產生的疼痛，塗上大蒜汁後按摩叮咬處可消腫止癢。
- 大蒜汁可以清除頭蝨。與檸檬汁混合後，每晚擦在毛髮上並按摩，晨起洗掉。
- 大蒜有助於減少掉髮，每天兩次在頭髮稀少處擦大蒜汁，直到見效為止。
- 用兩杯水加10滴大蒜汁、2大匙蜂蜜飲下可調節氣喘發作。
- 一杯石榴汁加上20滴大蒜汁，可緩解所有類型咳嗽。
- 將大蒜汁擦在臉上，可改善粉刺，緩解痘痘的症狀。

注意事項：

大蒜的好處多到數不清，但不宜攝取過量，特別是長期過量食用、飲用或生吃，除了會傷胃，還會影響身體健康。

17. 蕪菁汁 Turnip Juice

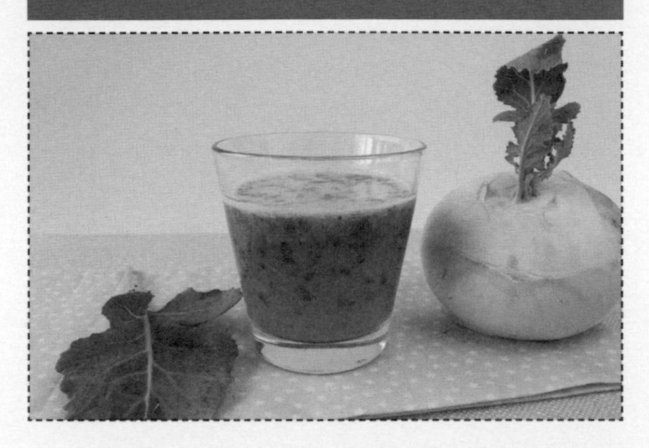

蕪菁別名大頭菜、蔓菁、諸葛菜、圓菜頭，屬於黃綠色蔬菜，根和葉子都可食用並有中藥用途。葉子含有豐富的胡蘿蔔素、維生素C和膳食纖維，因此不要丟棄。胡蘿蔔素在體內轉換成維生素A，發揮增強免疫力和預防癌症的效果。維生素C的抗氧化作用可預防衰老，膳食纖維可促進排便。葉子只要洗乾淨農藥殘留物，就能用於榨汁。

- 蕪菁汁含有益於改善膀胱疾病、風濕性關節炎等疾病的高濃度營養成分，可減少癌症發病率，解除肝的毒素，阻止腫瘤增殖，預防心臟麻痺、腦中風、凝血及其它多種心臟疾病。
- 有抗炎作用，舒緩氣喘。
- 透過提供鉀和鈣，加強骨骼和牙齒健康，以及預防白內障。
- 同時具有減肥效果，可降低貧血。高濃度維生素C有助於改善肺和氣管瘀血，去除身體氣味和腎臟結石，並改善血液循環。

18. 水芹菜汁 Water Celery Juice

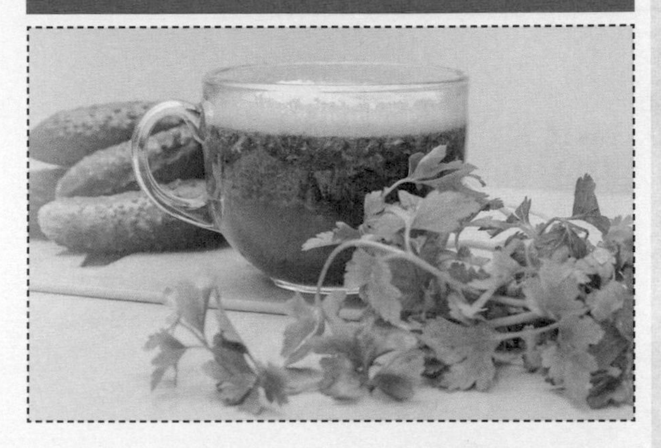

水芹菜屬傘形科，是多年水生草本植物，生長在瀑布或小溪裡，即使沒有根，也能在一週內扎根生長。水芹菜具有很強的淨水功能。水芹菜的空心莖管裡常附有水蛭，而且種植過程中經常使用農藥，因此食用前要注意清洗。

- 水芹菜汁含有大量硫磺，以及磷和氯等元素，這些都是非常強效的腸道清潔劑，水芹菜常與胡蘿蔔或西洋芹一起榨汁。生菜、蘿蔔葉和水芹菜等植物若和胡蘿蔔、菠菜等混合榨汁，對血液再生有極好的效果，尤其含有造血所需成分，因此對貧血、低血壓和體重過低有良效。
- 加入水芹菜的混合汁具有消除痔瘡和多種腫瘤的凝固纖維素。
- 水芹菜具有獨特的香味，可以生吃或做成各種菜式。

注意事項：

有一種同屬傘形科的毒草叫毒芹，形狀與水芹菜相似，但沒有水芹菜特有的香味，要加以區分。

19. 芹菜汁 Celery Juice

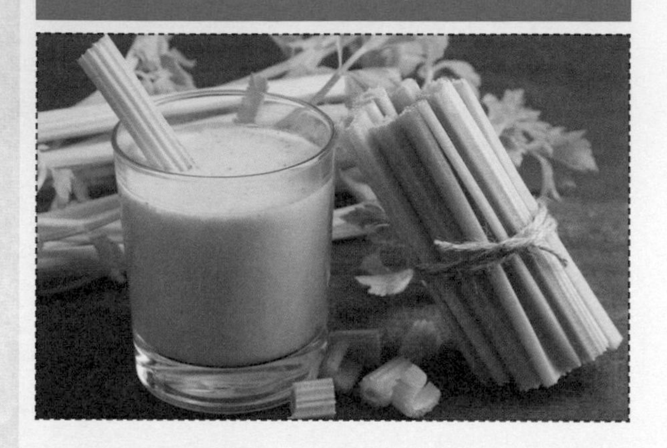

水芹、旱芹以及西洋芹，都統稱芹菜。在台灣，食用旱芹和西洋芹最為常見。過去幾世紀的民間療法中，芹菜一直被當作抗高血壓藥，現代已證實芹菜對血管疾病有諸多益處。

- 芹菜的口感清脆，氣味清新，因其含有的芹菜甙和吡嗪，具有增加食慾、調節神經焦慮、預防心臟疾病、保持血壓、提高高密度膽固醇值、預防動脈硬化和癌症的效果。
- 含有豐富的胡蘿蔔素和維生素C，可藉助極強的抗氧化作用遏制癌症。
- 莖梗的深綠色部分比白色部分多含2倍以上胡蘿蔔素。
- 含有改善高血壓的鉀，強化骨骼和牙齒的鈣。
- 每天喝一杯芹菜和胡蘿蔔混合汁，對軟骨和關節再生有很大益處。
- 芹菜的特點是含有維生素K、維生素C、鉀、葉酸和維生素B6等多種維生素和礦物質，具有增強肝臟、皮膚和眼睛健康的功能。
- 因含水量高，每天喝2杯可防治脫水，並具有利尿、減重和促進消化作用。

20. 茼蒿汁 Crown Daisy Juice

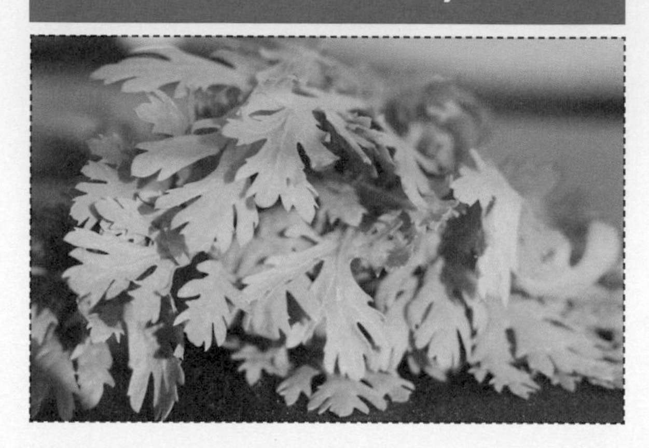

屬多葉菊科植物，暖夏開花，喜歡溫暖或偏冷氣候，原是歐洲作為花壇或盆栽的觀賞植物，但現已是亞洲料理中的常客。茼蒿含有豐富的鉀、胡蘿蔔素、礦物質和維生素；莖、葉和根含有多種抗氧化物。茼蒿的胡蘿蔔素含量比菠菜多，且維生素B群和C的含量也很高。

- 胡蘿蔔素和維生素C同樣具有強烈的抗氧化作用，可預防癌症和動脈硬化，提高免疫功能。維生素B群是利用醣類、脂類和蛋白質的過程中必不可少的營養素。
- 含有可強化骨骼和牙齒的鈣，以及預防貧血的鐵。
- 發出茼蒿特有香味的蒎烯（Pinene）具有調節腸胃功能的作用。用沾濕的紙巾包住莖梗可延長保存期間。

21. 巴西利汁 Pasley Juice

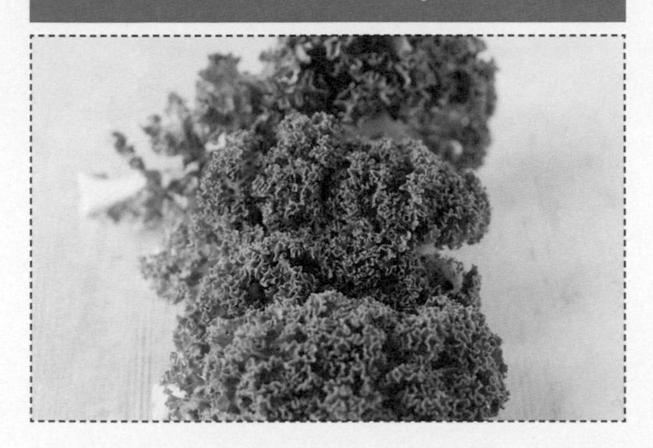

巴西利又名歐芹、洋香菜，用於裝飾多於食用。巴西利含有多種營養成分，且含有多種藥用成分，富含預防癌症的頂尖成分維生素A、C和E，維生素B群和礦物質則參與調節全身功能。

- 可與胡蘿蔔、芹菜、生菜或菠菜等混合榨汁，此時巴西利的份量不宜過多。
- 生巴西利汁有益於腎上腺和甲狀腺以及泌尿生殖器官健康，對諸如腎結石、膀胱結石、蛋白尿、腎炎及腎臟疾病等有療效。
- 對眼睛方面包括視力低弱、角膜潰瘍、白內障、結膜炎及其它各種眼疾和視神經疾病有極好的效果。
- 和甜菜、胡蘿蔔或黃瓜汁混合，規律性地飲用一段時間可預防月經不順。
- 特有香味的洋芹醚（Apiol）成分透過促進胃液分泌提高食慾，幫助消化，抑制口臭和體臭，並發揮強效利尿作用，調節腎臟功能。
- 可抑制血液中膽固醇的上升，並預防癌症。

22. 綠花椰菜汁 Brocoli Juice

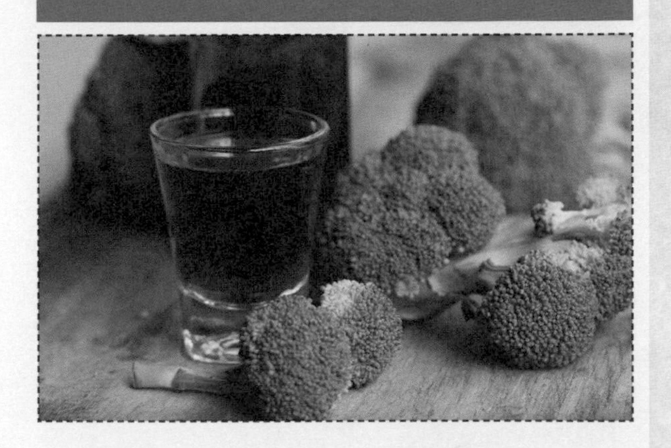

綠花椰菜又名青花菜、西蘭花。英文亦稱為Cauliflower，顏色有白色、綠色、紫色，但以綠花椰菜營養價最高。和高麗菜、羽衣甘藍同屬十字花科。

- 是葉酸的來源、維生素K和C的供應源，同時提供鉀和纖維素。綠花椰菜含有大量硫磺化合物萊菔硫烷（Sulphoraphane），其芽更是多含20倍，綠花椰菜抗癌效果強，耐熱性高，因此蒸煮炒後也能維持抗癌功效。
- 含有維生素B群，以及可預防癌症的胡蘿蔔素和枸櫞酸；維生素C和E可降低活性氧的副作用，提高免疫力；鐵和葉酸具有預防貧血作用。
- 葉酸有助於維持大腦和肝臟健康，增強免疫系統功能，屬於不用斷食也能幫助身體排毒的十大食物之一。綠花椰菜汁幫助肝臟排除因藥物、食物、飲料和香菸而進入體內的尼古丁和焦油等毒性成分。

23. 明日葉汁 Ashitaba Juice

明日葉名字的由來是「今日剛採完葉子，明天又能收穫。」原產地日本，生命力強韌。折斷菜莖可見獨特的黃色汁液，其主成分是查耳酮，具有抗菌作用，對癌症有療效。

汁液可預防潰瘍和血栓，含有叫做香豆素的抗氧化物，以及預防癌症的胡蘿蔔素和維生素C、鉀、鈣。嫩葉尚好，但葉子長大後就會變粗發澀，需要泡水2～3小時後再用。

- 根、莖、葉子和果實全株都是可用之材，通常用於祛痰，對感冒、咳嗽、胸膜炎、腹痛、風濕、肺病和胸部疾病有良效，亦可用於熱敷。
- 明日葉對泌尿器官疾病具有療效，但用後尿液中的糖分增加，因此糖尿病患者不可多用。
- 明日葉也可加上胡蘿蔔、甜菜和迷迭香葉一起榨汁飲用。
- 曬乾的明日葉是治療慢性風濕病和痛風的藥材。

24. 蘆筍汁 Asparagus Juice

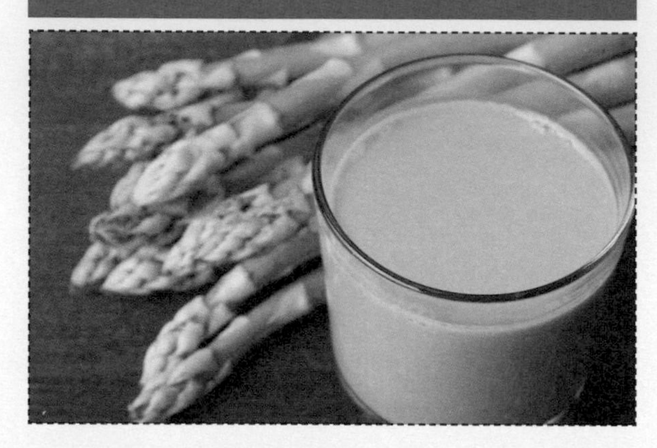

蘆筍含有大量生物鹼，就是能促使植物生長的活性物質——冬氨酸，但煮熟或加熱後，這種成分就會消失。將蘆筍和胡蘿蔔一起榨汁，對阻止腎臟功能衰弱有奇效；蘆筍汁對腎臟、肌肉、神經痛、風濕病也有極好的改善效果。

- 蘆筍獨特的香味是由冬氨酸而來，冬氨酸可促進新陳代謝，提高代謝作用，進而恢復疲勞，提高免疫力。冬氨酸可將有害物質氨藉尿液排出體外，從而預防動脈硬化。
- 筍尖所含蘆丁（Rutin）具有強化微血管，預防動脈硬化，促進巨噬細胞活躍，增強抗癌作用的功效。
- 蘆筍分為綠色和白色兩種，綠色含有更豐富的抗氧化成分。
- 蘆筍加上胡蘿蔔和黃瓜榨汁，飲下對前列腺有極大益處。

25. 漢麻根汁 Hemp Root Juice

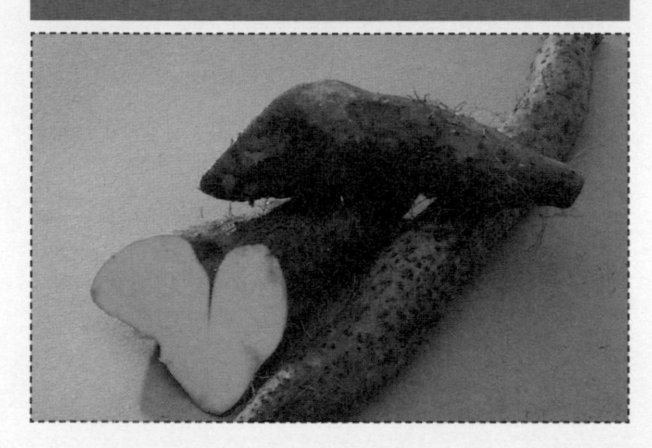

漢麻的澱粉分解酵素（Amylase）、澱粉酶（Diastase）和葡萄糖苷酶（Glucosidase，將醣分解成葡萄糖的一種酶）含量高達白蘿蔔的3倍。

- 通常植物球莖不宜消化吸收，因此無法生吃，但漢麻根含有大量消化酶，因此完全可以生吃。事實上未經加熱烹調的漢麻根，其消化酶活性高，作用也強。
- 飲用生汁時，野生山麻的效果比人工種植的好。漢麻根含有黏液狀黏蛋白、精氨酸等成分，精氨酸是製造健康精子所不可或缺的必需氨基酸，而精子60%的成分是氨基酸，或許這就是為何人們認為漢麻根屬於強精壯陽之物。
- 漢麻根汁對嘔吐患者和糖尿患者也是很好的食物。
- 含有豐富的維生素B1，此成分參與糖分轉換成熱量的過程；它亦含有可預防高血壓的鉀。

26. 李子汁 Plum Juice

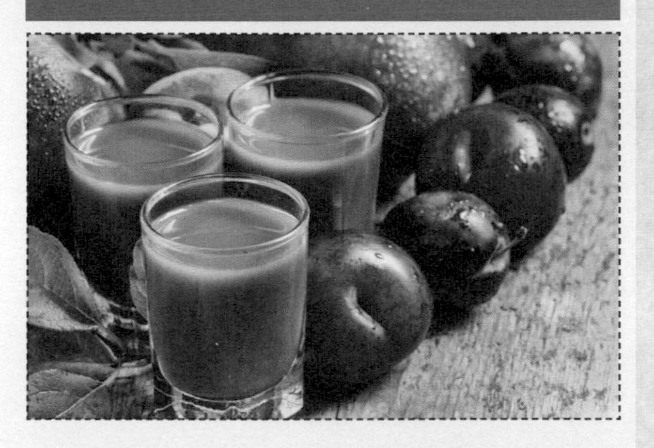

李子因其具有極強的抗氧化作用，被人熱捧為預防癌症的果實，紫色果皮是花色素苷所起的作用，對甲狀腺癌有益處。

- 促進消化，預防便祕。
- 據說李子的抗氧化作用在所有蔬菜、水果和豆類中首屈一指，這是因為李子中的綠原酸對預防癌症有特效。
- 李子乾（Prune）是帶核曬乾的果實，李子（plum）是生果或生果加工品。
- 美國的老年人喜歡將李子汁當做預防便祕的食品。
- 李子所含的抗氧化物花色素苷可補充眼部營養，預防夜盲症和乾眼症。
- 李子具有促進肝臟功能和血液循環的功效，尤其對宿醉後的疲勞恢復、肩膀疼痛、頭痛、眩暈、月經不順和經痛有較好的功效。

27. 生薑汁 Ginger Juice

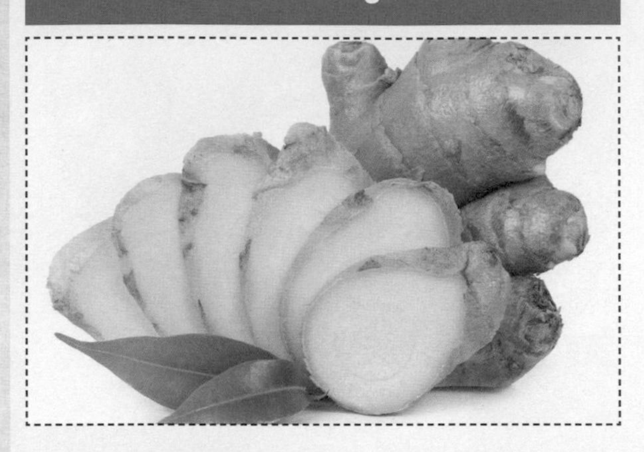

生薑具有很強的抗氧化作用，其辣味成分具有防癌功效，可抑制活性氧引起基因突變而發生癌症病變。

- 生薑裡含有超過200種芳香成分，有些成分可強化胃功能，降低血液中的膽固醇，改善高血壓。
- 生薑特有的薑辣素（Gingerol）和薑酚（Shogaol）具有殺菌、抑制嘔吐、促進胃液分泌並提高食慾的效果。
- 生汁裡含有澱粉酶和蛋白質分解酶，因此有助於消化。
- 喝生薑茶益處多多，可舒緩產後血液循環不良或下腹疼痛；有經痛或四肢冰涼的婦女每天飯前飲一杯生薑茶可減輕症狀；另外因感冒發燒的患者飲下可促進血液循環和排汗；它還具有減輕腹痛、腹瀉和祛痰消腫功效。

28. 韭菜汁 Chive Juice

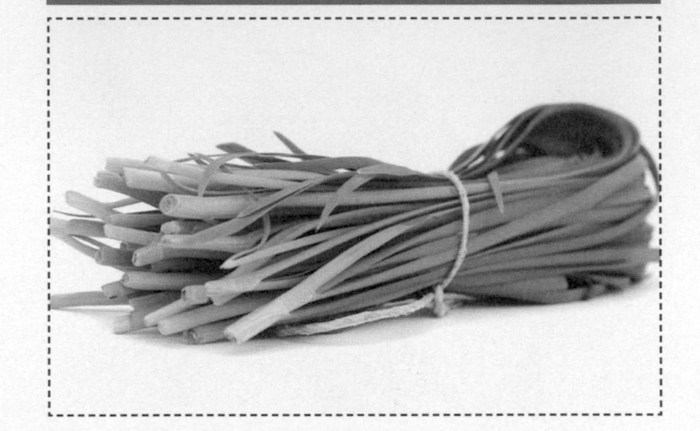

韭菜是少數幾樣含有維生素E的蔬菜之一，和洋蔥、大蒜一樣含有蒜素，韭菜特有的氣味來自硫代丙烯成分，進入人體後可加快新陳代謝。韭菜可預防癌症，提高免疫力，促進肝臟解毒，但單用韭菜較難榨汁。韭菜含有促進凝血的維生素K、有助於造血功能的葉酸等成分。

- 韭菜沾水後容易腐爛，無法長時間保存。韭菜和韭黃的營養成分不同。
- 韭菜具有很強的促進肝功能作用，堪稱健肝蔬菜。
- 有助於胰腺癌、肝癌，韭菜宜與高麗菜、胡蘿蔔、芹菜、蘋果和生薑等混合榨汁。

注意事項：

- 過度攝取韭菜可導致腹瀉，胃不好的人應該少吃韭菜。
- 韭菜含有硫化物，會對眼睛產生刺激。眼睛發炎、疼痛等眼疾患者應儘量少吃。

29. 洋蔥汁 Onion Juice

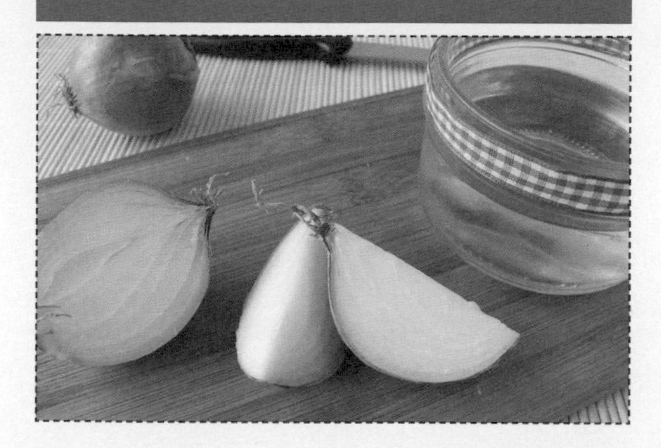

人們常說吃洋蔥有益健康，不易生病，這是因為洋蔥含有蒜氨酸，洋蔥被切片或切碎後，蒜氨酸形成蒜素，蒜素接觸空氣後進一步形成多種離子化合物。蒜素在體內與維生素B1結合形成蒜硫胺素，這是一種具有抗癌效果的成分。

- 維生素B1不易存留在體內，因此如果不從外界攝取，容易出現維生素B1缺乏。而轉換成蒜硫胺素後則容易在體內長時間存留而不被排出。
- 洋蔥有助於降低膽固醇、預防血栓、促進血液循環和預防動脈硬化。
- 蒜素可促進人體內的自然殺手細胞（Natural Killer Cell）攻擊體內異物或癌細胞。
- 洋蔥亦含有山奈酚和槲皮苷的多酚成分，具有很強的抗氧化作用。

30. 藍莓汁 Blueberry Juice

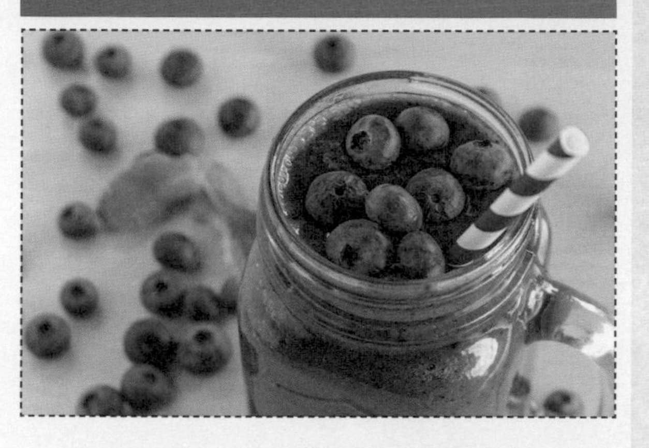

藍莓起源於北美，多年生灌木小漿果果樹。因果實呈藍色，故稱為藍莓。

藍莓含有大量抗氧化劑花青素，具有活化視網膜細胞再生功效，消除眼睛疲勞，進而擴大視野並提高夜間視力。

- 花青素（Anthocyanosides）是花色素苷的一種多酚成分，具有很強的抗氧化作用，可去除活性氧、防止動脈硬化、解除壓力、抗炎、抗癌，以及保護大腦和眼睛的功能。
- 藍莓含有鞣酸（Tannin）成分，作用於腸胃能起到停止腹瀉的作用；作用於黏膜或皮膚傷口，則會形成一層保護傷口的薄膜，具有收斂消炎作用。

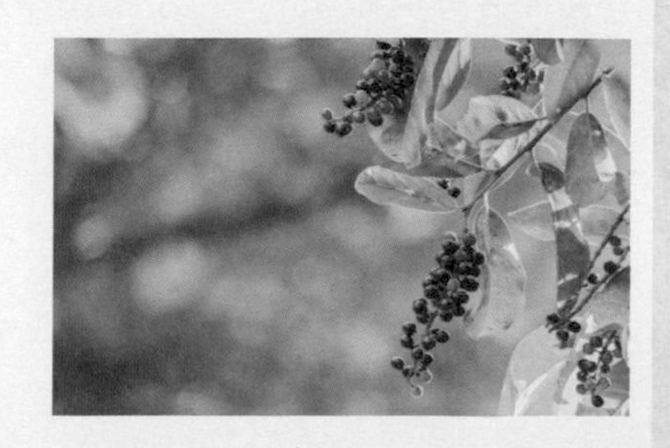

31. 葡萄汁 Grape Juice

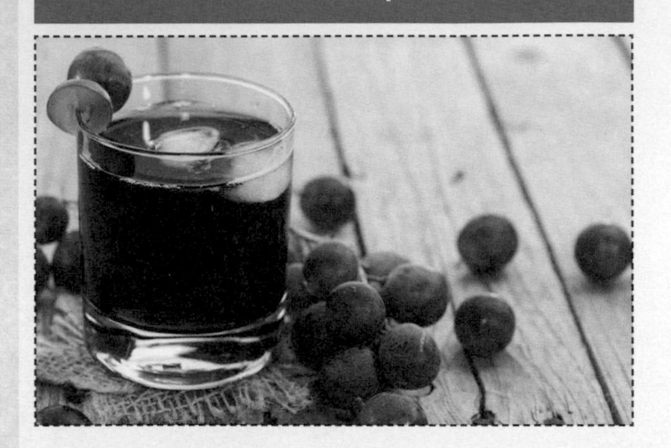

《聖經》裡記載著挪亞曾經種過葡萄樹，可知人類使用葡萄的歷史有多麼悠久。很久前葡萄就已被做成葡萄酒、葡萄汁或入藥。

- 葡萄幾乎所有部位皆可入藥。果實可用來榨汁，紅色或深色葡萄比淺綠色葡萄含有更多的黃酮類化合物。
- 葡萄樹液用來做軟膏，葡萄葉用來做熱敷材料，有止血和消炎效果，熟透的葡萄果實可用於恢復疲勞和促進術後康復，同時對腎臟疾病、肝病、霍亂、抗氧化和抗癌有卓越的功效。
- 葡萄萃取物被用於降低膽固醇和高血壓，以及治療冠狀動脈性心臟疾病、慢性靜脈衰竭、下肢靜脈瘤等多種循環系統疾病。
- 葡萄含有叫做多酚的強抗氧化物，可延遲或預防包括食道、肺、口腔、咽喉、子宮內膜、胰腺、前列腺及結腸在內的多種癌細胞增生。

32. 豆奶 Soybean Milk

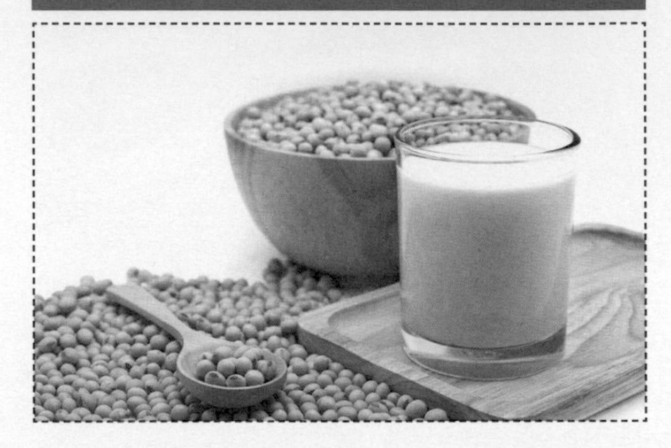

大豆含有豐富的異黃酮。大豆異黃酮類似於性激素中的雌激素和雄性激素，可與乳癌、前列腺癌的腫瘤受體相結合，抑制癌細胞的增殖。有一種理論認為如果體內檸檬酸循環（citric cycle）出現問題，就會出現癌症，而大豆富含的維生素B群是檸檬酸循環不可或缺的元素。

- 大豆裡的維生素E也具有抗癌作用，有助於預防癌症。
- 大豆有助於改善動脈硬化，其所含的膳食纖維能刺激腸道，提高腸道免疫功能，促進排便。
- 用大豆做的純豆奶（即非配方豆奶），加上蘋果、胡蘿蔔或各種當季水果一起打成果汁，可享受香醇的味道和豐富的營養；如果再加一點芝麻或幾粒堅果，味道更香，營養更高。

33. 蘋果醋 Apple Vinegar

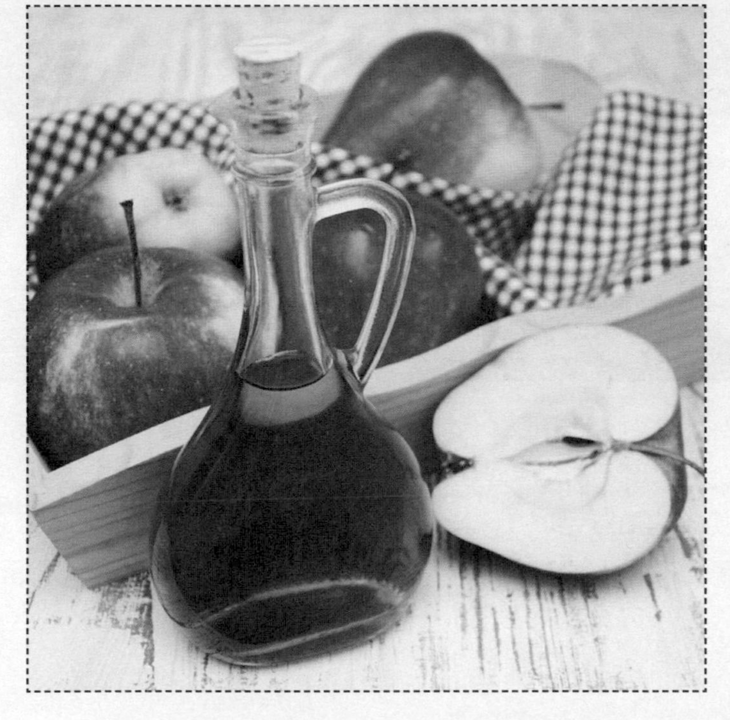

食醋主要分為兩類：釀造食醋和配製食醋。釀造食醋是以糧食或者水果等原料經過微生物發酵而製成的；配製食醋則是用一部分釀造食醋添加一些食品級冰醋酸來調配而成的。

自製天然蘋果釀造醋含有豐富的蘋果酸和促進消化的成分，比市售蘋果醋更有益於健康。

- 用蘋果製作的蘋果醋含有益於消化的成分。蘋果酸在體內與鹼性物質或其它礦物質結合產生熱量，或者以糖原形式儲存在體內，以備日後產生熱量。因此在人和動物身上妥善使用蘋果酸可得到良好的效果。
- 蘋果醋富含鉀，鉀是構成並維持身體的必要元素，使身體保持協調與穩定。
- 製作蘋果醋要用整顆蘋果。蘋果醋的殺菌性能非常強，可擦在肌膚上。對靜脈瘤連續一個月每天早晚利用蘋果醋做按摩，並用一杯水加入2～3茶匙蘋果醋飲下。
- 經期出血量多、因痔瘡出血、鼻子或傷口流血時，用一杯水加入2茶匙蘋果醋，喝2～3遍，即可奇蹟般地止住流血。
- 如果胃液中缺酸，會出現蛋白質不易消化，進而血壓升高的現象。此時將一兩匙蘋果醋加入一杯水，在兩餐之間飲下，可降低血壓，促進消化。

注意事項：

如果長期大量攝取蘋果醋，有可能因其強酸性腐蝕牙齒珐瑯質，阻礙骨骼新生，出現低鉀和骨骼損失，從而出現容易骨折的骨質疏鬆症。

34. 山羊奶 Goat's Milk

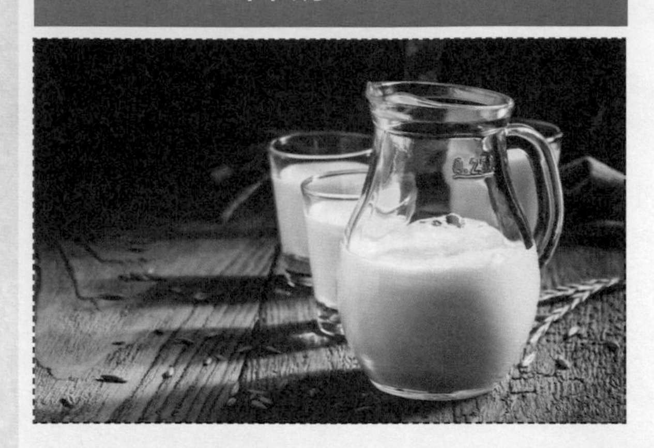

雖然沒有什麼東西能與母乳相比，但如果一定要使用其它奶，山羊奶將是最合理且對人體最有益的奶。山羊奶不能加熱到48°C以上，如果達到55°C以上，酵素會失去活性。

- 山羊奶裝入瓶裡放進冰箱可保存1至2天。
- 喝完山羊奶後宜喝胡蘿蔔汁。
- 山羊奶是我們可吃的最乾淨的動物奶。（箴言27：27提到「有母山羊奶夠你吃，也夠你的家眷吃。」）
- 如今不喝山羊奶是因為它的價格比量產的牛奶貴。山羊不像牛一樣容易患病，山羊奶的品質出類拔萃，不僅蛋白質的品質好，而且比其它食品含有更多的鹽酸和硫胺素。
- 山羊奶含有營養豐富的煙酸，對止住兒童腹瀉有良效。

35. 結球萵苣汁 Head Lettuce Juice

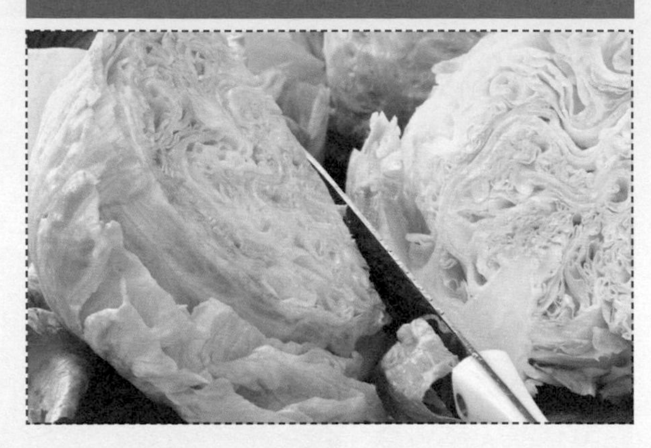

結球萵苣又叫美生菜、西生菜、包心萵苣，因不耐熱，無法在炎熱的地方或夏季生長，長相類似高麗菜，實心，質地柔嫩，主要用於沙拉、三明治、漢堡、捲餅、肉捲和拌飯。

- 結球萵苣含有豐富的膳食纖維，其90%以上為水分，能促進腸道蠕動，對減肥、除宿便、乾渴和水腫的人來說是最佳食品。
- 結球萵苣不僅熱量低，而且其所含毒萵苣素和萵苣苦素等類生物鹼有安神、促眠作用，因此具有催眠、鎮痛、安神和緩解失眠症的效果。
- 含有豐富的鎂，可強化細胞組織和肌肉組織，有益於新陳代謝和補充血液。
- 含有豐富的無機物和鐵，有助於身體補血，預防貧血。
- 含有豐富的具有強抗氧化作用的維生素A、C和E，有助於提高免疫力，防止細胞衰老並緩解壓力。

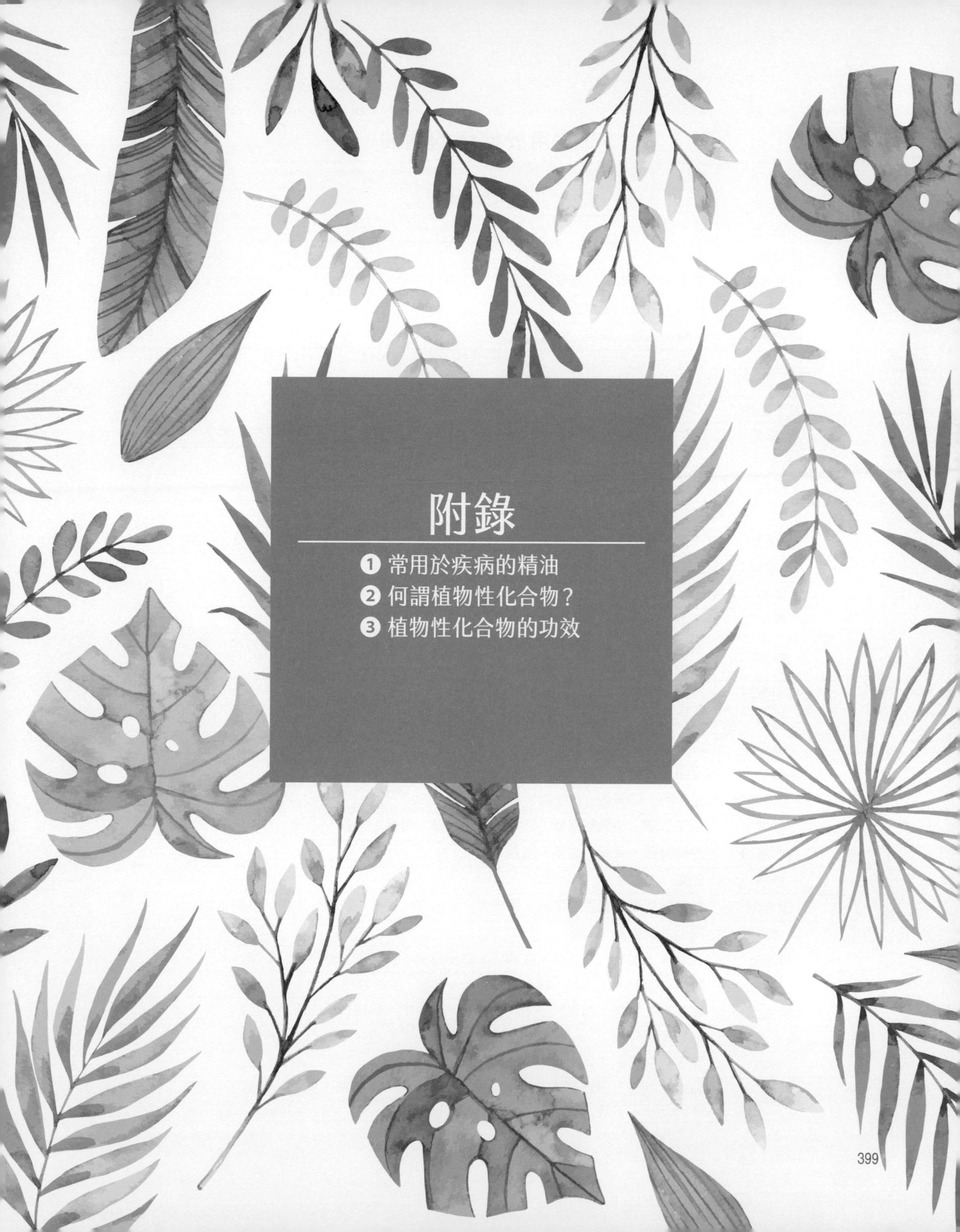

附錄

❶ 常用於疾病的精油
❷ 何謂植物性化合物？
❸ 植物性化合物的功效

常用於疾病的精油

麻醉劑	肉桂、丁香、歐薄荷
抗氣喘	雪松、洋甘菊、尤加利、乳香、薰衣草
抗生素	蒜、茶樹
抗凝血劑	天竺葵
抗憂鬱劑	佛手柑、薰衣草、纈草、啤酒花、柳橙
抗菌劑	沒藥、茶樹、百里香
抗神經痛	月桂、丁香、檸檬
風濕性疾病	冬青、洋甘菊、扁柏、尤加利、牛膝草、檸檬、薰衣草、牛至、迷迭香、百里香、絲柏、丁香、聖約翰麥芽汁、乳香、生薑、歐洲赤松
減充血劑	尤加利、蒜、薰衣草、歐薄荷、歐洲赤松
除臭劑	佛手柑、快樂鼠尾草、巴西利、扁柏、天竺葵、薰衣草、沒藥、鳳梨、紫檀
消炎劑	尤加利、絲柏、檸檬、玫瑰、茶樹
排毒	雪松、葡萄柚、檸檬、柳橙、迷迭香
消化系統	聖約翰麥芽汁、生薑、檸檬、歐薄荷
殺菌劑	丁香、絲柏、青檸、沒藥、歐洲赤松、羅勒、蒜、薰衣草、檸檬、柑橘、茶樹
利尿劑	玉米鬚、雪松、扁柏
能量	羅勒、葡萄柚、檸檬、柳橙、迷迭香
疲勞	乳香、葡萄柚、檸檬、蕉柑、依蘭依蘭
去痰劑	當歸、羅勒、美國薄荷、雪松、蒜、牛膝草、沒藥、巴西利、歐洲赤松、薄荷、檀香、百里香、尤加利
長期腳汗	扁柏、快樂牛膝草、天竺葵、歐薄荷
發燒	美國薄荷、黑胡椒、洋甘菊、尤加利、生薑、檸檬
痛風	絲柏、天竺葵、歐薄荷
牙齦發炎	沒藥、薄荷、茶樹、羅馬洋甘菊、迷迭香
呼吸道問題	尤加利、歐薄荷、迷迭香、檀香
安定	依蘭依蘭、快樂鼠尾草、天竺葵、薰衣草、柑橘、檀香
傷口組織	蘆薈凝膠、茉莉、柑橘、檀香
暈船	生薑
鎮定劑	快樂鼠尾草、乳香、茉莉、薰衣草、蜜蜂花、柑橘、玫瑰、檀香、依蘭依蘭
休克	羅勒、薰衣草
靜脈炎	羅勒、尤加利、薰衣草、歐薄荷、歐洲赤松、迷迭香、茶樹
防曬	羅馬洋甘菊、尤加利、薰衣草
喉嚨痛	尤加利、檸檬、檀香、茶樹、安息香、佛手柑、扁柏、薰衣草
扁桃腺炎	薰衣草、茶樹
牙痛	羅馬洋甘菊、丁香、薄荷
補品	羅勒、胡椒、胡蘿蔔子、乳香、天竺葵、生薑、牛膝草、檸檬、香茅草、沒藥、柳橙、歐洲赤松、玫瑰、紫檀

靜脈曲張	絲柏、天竺葵、檸檬
皮膚病	羅馬洋甘菊、薰衣草
傷口	美國薄荷、羅馬洋甘菊、尤加利、乳香、薰衣草、茶樹、當歸、佛手柑、肉桂、丁香、生薑、牛膝草、絲柏、檸檬、柳橙、牛至、巴西利、歐薄荷、迷迭香
宿醉	柏、葡萄柚、絲柏、歐洲赤松、迷迭香
花粉熱	尤加利、洋甘菊、薰衣草、蜜蜂花
高血壓	樟腦、牛膝草、迷迭香、百里香
低血壓	芹菜、鼠尾草、薰衣草、檸檬、蜜蜂花
頭痛	羅勒、尤加利、葡萄柚、薰衣草、蜜蜂花、歐薄荷
胃灼熱	洋甘菊、歐薄荷
消化不良	荳蔻果實、香菜、生薑、檸檬、歐薄荷
感染	胡椒、肉桂、絲柏、薰衣草、香茅、沒藥、歐洲赤松、迷迭香
流行性感冒	月桂、胡椒、肉桂、丁香、扁柏、生薑、檸檬、薄荷
驅蟲劑	雪松、香茅精油、尤加利、薰衣草、歐薄荷、檀香
失眠	羅馬洋甘菊、薰衣草、快樂鼠尾草、柑橘、檀香
過敏反應	安息香、洋甘菊、快樂鼠尾草、天竺葵、薰衣草、柑橘
時差疲勞	羅勒、天竺葵、葡萄柚、歐薄荷、迷迭香
緩瀉劑	胡椒、生薑、檸檬、肉豆蔻、巴西利、玫瑰、紫羅蘭
麻疹	美國薄荷、洋甘菊、尤加利、天竺葵、薰衣草、茶樹
提升記憶力	羅勒、迷迭香
更年期	羅馬洋甘菊、快樂鼠尾草、扁柏、天竺葵、茉莉、薰衣草、檀香
生理痛	快樂鼠尾草、天竺葵、薰衣草、羅馬洋甘菊、馬鬱蘭
偏頭痛	羅馬洋甘菊、薰衣草、薄荷、迷迭香
口腔感染	天竺葵、沒藥、茶樹
腮腺炎	羅馬洋甘菊、薰衣草、茶樹
肌肉痛	羅勒、月桂、胡椒、羅馬洋甘菊、快樂鼠尾草、歐薄荷、迷迭香
嘔吐	丁香、生薑、蜜蜂花、薄荷
流鼻血	柏、薰衣草、檸檬
神經痛	月桂、安息香、胡椒、洋甘菊、快樂鼠尾草、天竺葵、歐薄荷
焦躁	絲柏、葡萄柚、檸檬、薄荷
肌肉痛	快樂鼠尾草、薰衣草、洋甘菊、冬青、歐薄荷
體溫低	快樂鼠尾草
抗毒性	羅勒、百里香
抗病毒劑	尤加利、蒜、薰衣草、青檸、茶樹
不安	安息香、洋甘菊、快樂鼠尾草、茉莉、薰衣草、洋甘菊、檀香
催情藥	當歸、果實、羅勒、胡椒、肉桂、鼠尾草、三葉草、生薑、茉莉、青椒、紫檀、檀香、百里香、依蘭依蘭
心臟病患者	肉桂、牛膝草、百里香

何謂植物性化合物（Phytochemical）？

1. 植物性化合物是Phyto（植物性）與Chemical（化學）的合稱。
2. 植物性化合物不是特定的一個物質，而是統稱「植物固有的化合物質」，也就是天然營養劑。
3. 這類植物為了抵禦強烈的太陽光、害蟲以及其他天敵而具有自我防禦的物質，但是，這些物質對人體卻可成為抗氧化、預防疾病、提升免疫力以及排除病毒與細菌作用的有力功效。
4. 距今已有兩萬五千多種植物性化合物被發現，至今仍具有預防疾病與保護能力的成分。
5. 在陽光下的果實，隨著其成熟程度，植物性化合物的活性也會隨之提升，充分熟成的果實會具有明顯的顏色，此時的果子最佳。均勻攝取各樣顏色的植物有益身體健康，例如紅、黃、綠、紫、橘色等蔬果具有高抗氧化物質。
6. 盡可能攝取深色的果皮，由於植物性化合物多存於果皮內，建議每一餐都吃帶皮水果，或是利用不使果皮變色的料理方法食用。
7. 建議攝取無加工的天然新鮮蔬果。
8. 多攝取含植物性化合物，如以水果、蔬菜、糙米類、豆類、堅果類等食物為主食，可有效預防癌症。
9. 將蔬果打成汁後可攝取到大量植物性化合物。以蔬果汁或花草茶代替一般茶，以豆類代替牛奶，不論是對血壓、骨骼、消化、細胞代謝均大有裨益，也有助於與乳癌、結腸癌相關的體內雌激素與胰島素濃度的調節。
10. 植物性化合物可降低發炎、預防癌症、延緩老化、提升免疫力，亦可防止DNA損傷、幫助DNA修復，對於術後患者的恢復大有幫助。
11. 人體是由70%水分和碳水化合物、蛋白質、脂肪、維生素、無機物質等六大主要營養素，以及植物性化合物所組成。

植物性化合物的功效

生物鹼 Alkaloid	用於抗瘧疾劑、抗癌劑、抗發炎劑、血管擴張劑、抗心律不整劑、止痛劑、局部麻醉劑、安神劑、抗菌、抗高血糖等。帶苦味的咖啡因、尼古丁、嗎啡、古柯鹼、可可鹼中具有生物鹼，是細菌、黴菌、植物與動物體中具代表性的有機體。
烯丙基硫化物 Allyl Sulfides	抗癌、胃癌、大腸癌、冠狀動脈硬化。洋蔥、蒜、韭菜、大蔥內含量多。
大蒜素 Allicin	有效防止皮膚老化，抗乳癌、胃癌、前列腺癌，可分解血液中的膽固醇，預防高血壓、動脈硬化、心血管疾病。存在於白色蔬果內，是使蔥、洋蔥、韭菜、蒜產生辣味與氣味的物質。
花青素 Anthocyanin	強抗氧化物質、相較於阿斯匹靈的抗癌效果好十倍，防止血栓形成、降低心血管疾病、降低腦中風，延緩阿茲海默症，殺菌、消炎效果好。深紫紅色蔬果內含有，如葡萄、覆盆子、藍莓、茄子、黑芝麻、黑豆、草莓、櫻桃、樹莓、紅皮洋蔥等。
β-胡蘿蔔素 Beta carotene	是維生素A的前驅物質，抗癌、抗氧化，防止細胞及遺傳因子所造成的損傷，有益於眼睛，生成破壞腫瘤因子。黃色蔬果內含有，如胡蘿蔔、南瓜、香蕉。
甜菜素 Betalains	可在黃色、赤紅色、紫色蔬果中發現，難溶於水、含氮。甜菜、紅甜菜、莧菜、紅色仙人掌、紅藜、蕪菁、菠菜含量多。
鳳梨蛋白酶 Bromelain	消腫、預防感染、分解蛋白質，不耐熱。鳳梨莖內含量高。
辣椒紅素 Capsanthin	殺菌、增進食慾、消除疲勞、加速代謝、提高體溫。辣椒內含量多。
胡蘿蔔素 Carotene	強抗氧化劑，對貧血、白內障、夜盲症、癌症、心血管疾病、肺病患者有益。胡蘿蔔、南瓜、黃地瓜、芒果、鳳梨、木瓜、柳橙等黃紅色蔬果中含量多，能將胡蘿蔔素轉換成維生素A提高免疫力。
類胡蘿蔔素 Carotenoid	抗癌、抗氧化、增加免疫力。黃色、橘色、粉紅色蔬果內含有，如綠花椰菜、紅蘿蔔、番茄、綠色蔬菜、玉米、地瓜、豌豆、南瓜、杏、哈密瓜、柑橘類等中含量多，是維生素A的載體，人體無法合成，因此必須靠外部吸收來獲取。
葉綠素 Chlorophyll	提升肝功能、抑制過氧化脂質生成，抗氧化劑。植物的綠色素成分。
香豆素 Coumarin	薑黃內含量多。
鞣花酸 Ellagic acid	核桃、草莓、樹莓、黑莓、芭樂、葡萄內含有。
黃酮類化合物 Flavonoide	預防成人病、防止老化、抗癌、預防心血管疾病、降低感染、增強免疫力、排毒。葡萄皮中含量多、蜂膠的主成分、蘋果、柑橘類、洋蔥、豆類、豆漿內含有，約有200多種類黃酮。
岩藻黃素 Fucoxanthin	廣泛存在於海帶、各種藻類。具有抗腫瘤、抗炎、抗氧化等保健作用。

硫代葡萄糖苷/異硫氰酸酯 Glucosinolates / Isothiocyanate	抗氧化、強抗癌作用，具辣味，對害蟲與疾病有防禦作用，抑制乳房、肝、大腸、肺、胃、食道等腫瘤形成。十字花科植物中含量多，蕪菁、綠花椰菜、高麗菜、花椰菜、羽衣甘藍、小白菜、野蒜、蒜、蘿蔔等。
橙皮苷 Hesperidin	防止老化、預防心臟疾病、預防白內障、降低血管炎、預防動脈硬化。富含維生素C的水果中含量多，如橘子、葡萄柚、檸檬、柳橙。
吲哚 Indole	抗乳癌、抗癌、抗氧化，預防比治療更有效。十字花科綠色植物、白菜、綠花椰菜、高麗菜、花椰菜、羽衣甘藍、小白菜等內含量高。
肌醇 Inositol	具有抗氧化、調節細胞生成之作用。玉米、燕麥、米、花生、醬油大豆製品內含有。
異黃酮 Isoflavone	植物性雌激素，抗乳癌、抗癌症、抗氧化劑，預防骨質疏鬆，緩和更年期症狀、緩和夜盲症狀。豆類製品、豆漿、大豆、馬鈴薯、玉米、花生、檸檬、葡萄乾、石榴內含量高，染料木黃銅、大豆苷元均屬這類。
木脂素 Lignan	植物性雌激素，抗乳癌、抗癌症。種子內含量多，如亞麻子、芝麻、南瓜子、葵花子、海藻類、大豆、豆類、穀物、燕麥。
葉黃素 Lutein	健康的視網膜中具有的色素，有益於眼睛，抑制感冒、預防流感、改善氣喘，屬類胡蘿蔔素的一種。綠花椰菜、酪梨、奇異果、水果、綠色蔬菜、蘆筍內含量高。
茄紅素 Lycopene	抗前列腺癌、抗癌、抗氧化。存於紅色蔬菜內，如櫻桃、草莓、西瓜、蘋果、芭樂、杏、紅蘿蔔。
木瓜蛋白酶 Papain	防止眼角膜損傷、治療過敏、增進免疫力。木瓜內含量多。
酚化合物 Phenolic Compound	預防心臟病、降低血液中膽固醇。李子、草莓、紅葡萄、番茄內含有。
酚類酸 Phenol Acid	巴西利、芹菜葉、迷迭香、鼠尾草、牛至、百里香。
酚醛 Phenolic	具抗菌、抗過敏、消炎作用的化合物質。
多酚 Polyphenol	綠色，抗癌、抗氧化、增加免疫力、降低感染。葡萄、蘋果、穀物、酪梨、小黃瓜、菠菜、綠色蔬菜內含量高。
吡嗪 Pyrazine	預防血栓、預防動脈硬化、防止血液凝固。青椒、羽衣甘藍內含量多。
白藜蘆醇 Resveratrol	抑制大腸癌、基因改造修復。
楊素 Salicin	阿斯匹靈主成分，屬多酚的一種，止痛、解熱、抗發炎。柳樹皮、繡線菊內含有。
水楊酸 Salicylic Acid	薄荷、甘草、花生、蜜蠟含量多。
皂苷素 Saponins	苷的一種，具抗癌作用。人參、糙米、乾豆類、紅豆、玉米、苜蓿、藜麥內含有，溶於水後有像肥皂一樣產生泡泡的特性。
硒 Selenium	抗前列腺癌、抗肺癌、促進甲狀腺激素、增加免疫力。香菇、糙米內含有。

沙雷肽酶 Serrapeptase	預防腦中風、預防靜脈瘤、具消炎作用、消腫、降低傷口發炎、消除痛感，屬蛋白酶的一種，清除蛋白質類死細胞、幫助凝血、消除囊腫。豆漿、清麴醬大豆製品內含量高。
芝麻木酚素 Sesaminol	具抗氧化作用、抑制過氧化脂質生成。芝麻、芝麻油內含有。
生薑酚 Shogaol	抗氧化、提升免疫力、殺菌，解宿醉、治嘔吐。生薑的辣味中含有，加熱之後會由薑辣素轉換成生薑酚。
水飛薊素 Silymarin / Silibinin	大薊中含有，可解毒、保護肝。
類固醇 Steroid	杏仁、腰果、花生、芝麻、葵花子、麥、玉米、大豆、橄欖油。
蘿蔔硫素 Sulforaphane	綠色，有機黃成分，有效消除幽門螺旋桿菌、抗大腸癌、降血壓、幫助肝細胞消除誘發癌症以及引發胃炎、胃潰瘍、胃癌的化學物質。綠花椰菜內含量高，白菜、綠花椰菜、羽衣甘藍、高麗菜、蕪菁內含有。
丹寧酸 Tannin / Tannic Acid	抗氧化、抗病毒、緩解子宮出血、抗發炎、消腫、蕁麻、茶、草莓、葡萄內含有。
萜烯 Terpene	抗癌、增加免疫力。迷迭香、果皮、櫻桃、柑橘內含有。
硫胺素 Thiamine	亦稱為維生素B1。
香蘭素與香草酸 Vanillin and Vanillic Acid	油、丁香、陳年烏龍茶、芒果、草莓、大黃、豆類內含有。
玉米黃質 Zeaxanthin	黃色，有益於眼睛，與類胡蘿蔔素中的葉黃素屬於同一種類，植物與部分微生物可合成，預防視力減退、預防白內障。辣椒粉、玉米、番紅花、喜馬拉雅枸杞內含有，綠色植物中也含有，如櫻桃蘿蔔、羽衣甘藍、菠菜、水芹菜、黃芥末、生菜。

參考文獻 Reference

· Selected Messages ,Volume 2
· Wildwood Online Course Textbooks
· LIGHT Essential Book for the Medical Missionary by James Hartley
· Yuchi Pines Institution - Dr. Agatha Thrash's Books
· Liz Hall's Material-Wildwood Teacher
· Dr. Kim, Pyung Ahn's Books
· Back to Eden by Jethro Kloss
· Natural Remedy Encyclopedia by Vance Ferrel,
· Home Remedies by Agatha Thrash,
· The Encyclopedia of Popular Herbs by McCaleb, R.S
· Norman W. Walker's Raw Vegetable Juice
· University of Maryland Medical Center's Material
· Complementary and Alternative Medicine Guide Herb
· Dr. Axe - Food is Medicine
· where there is no doctor -David werner
· Complementary and Alternative Medicine Guide Herb
· Green pharmacy -James A.Duck
· Complementary and Alternative Medicine Guide Herb
· Aromatherapy no Kyokasho by Fumio Wada

國家圖書館出版品預行編目（CIP）資料

58種天然療法／喬安娜・金（Joanna Kim）作.
-- 初版. -- 臺北市：時兆, 2018.11
面；　　公分

譯自：58 Natural remedies in where there is no doctor or medicine

ISBN 978-986-6314-84-1(精裝)

1.自然療法　2.健康法

418.995　107016782

58種 Natural Remedies 天然療法

作　者　喬安娜・金（Joanna Kim）
譯　者　金英花

董事長　金時英
發行人　周英弼
出版者　時兆出版社
客服專線　0800-777-798
電　話　886-2-27726420
傳　真　886-2-27401448
地　址　台灣台北市105松山區八德路2段410巷5弄1號2樓
網　址　http://www.stpa.org
電　郵　service@stpa.org

主　編　周麗娟
責任編輯　陳美如
校　對　章心韻
封面設計　時兆設計中心　馮聖學
美術編輯　時兆設計中心　邵信成、李宛青
法律顧問　元輔法律事務所　電話：886-2-27066566

商業書店　總經銷　聯合發行股份有限公司 TEL：886-2-29178022
基督教書房　0800-777-798／基石音樂有限公司 TEL：886-2-29625951

網路商店　http://www.pcstore.com.tw/stpa
電子書店　PChome商店街、Pubu電子書城　58種天然療法

I S B N　978-986-6314-84-1
定　價　新台幣680元　美金25元
出版日期　2018年11月　初版1刷

PRINTED WITH SOY INK 本書使用環保大豆油墨印刷